Carl-Auer

Systemische Therapie und Beratung

In den Büchern der Reihe zur systemischen Therapie und Beratung präsentiert der Carl-Auer Verlag grundlegende Texte, die seit seiner Gründung einen zentralen Stellenwert im Verlag einnehmen. Im breiten Spektrum dieser Reihe finden sich Bücher über neuere Entwicklungen der systemischen Arbeit mit Einzelnen, Paaren, Familien und Kindern ebenso wie Klassiker der Familien- und Paartherapie aus dem In- und Ausland, umfassende Lehr- und Handbücher ebenso wie aktuelle Forschungsergebnisse. Mit den roten Bänden steht eine Bibliothek des systemischen Wissens der letzten Jahrzehnte zur Verfügung, die theoretische Reflexion mit praktischer Relevanz verbindet und als Basis für zukünftige nachhaltige Entwicklungen unverzichtbar ist. Nahezu alle bedeutenden Autoren aus dem Feld der systemischen Therapie und Beratung sind hier vertreten, nicht zu vergessen viele Pioniere der familientherapeutischen Bewegung. Neue Akzente werden von jungen und kreativen Autoren gesetzt. Wer systemische Therapie und Beratung in ihrer Vielfalt und ihren transdisziplinären und multiprofessionellen Zusammenhängen verstehen will, kommt um diese Reihe nicht herum.

Tom Levold
Herausgeber der Reihe *Systemische Therapie und Beratung*

Don R. Catherall

Emotionale Sicherheit

Affektive Kommunikation in Paarbeziehung und Paartherapie

Aus dem Amerikanischen von Ute Weber
Mit einem Vorwort von Tom Levold

2022

Themenreihe »Systemische Therapie und Beratung«
hrsg. von Tom Levold
Reihengestaltung: Uwe Göbel
Umschlaggestaltung: Heinrich Eiermann
Umschlagfoto: © Richard Fischer
Redaktion: Veronika Licher
Satz: Drißner-Design u. DTP, Meßstetten
Printed in Germany
Druck und Bindung: CPI books GmbH, Leck

MIX
Papier | Fördert gute Waldnutzung
FSC® C083411
www.fsc.org

CPI klimaneutral
Mehr Bäume.Weniger CO_2

Erste Auflage, 2022
ISBN 978-3-8497-0386-8 (Printausgabe)
ISBN 978-3-8497-8379-2 (ePUB)

Die Originalausgabe erschien unter dem Titel "Emotional Safety. Viewing Couples Throug the Lens of Affect"

Authorised translation from the English language edition published by Routledge, a member of the Taylor & Franic Group LLC

Aus dem Amerikanischen übersetzt von Ute Weber

Bibliografische Information der Deutschen Nationalbibliothek:
Die Deutsche Nationalbibliothek verzeichnet diese Publikation in der Deutschen Nationalbibliografie; detaillierte bibliografische Daten sind im Internet über http://dnb.d-nb.de abrufbar.

Informationen zu unserem gesamten Programm, unseren Autoren und zum Verlag finden Sie unter: **https://www.carl-auer.de/**
Dort können Sie auch unseren Newsletter abonnieren.

Carl-Auer Verlag GmbH
Vangerowstraße 14 • 69115 Heidelberg
Tel. +49 6221 6438-0 • Fax +49 6221 6438-22
info@carl-auer.de

Inhalt

Vorwort zur deutschen Ausgabe

Die Beschäftigung mit Affekten, Gefühlen und Emotionen in Paar- und Familienbeziehungen ist im systemischen Therapiediskurs lange vernachlässigt worden. Auch wenn die Bedeutung der affektiven Aspekte von Kommunikation in der praktischen Bearbeitung von Beziehungskonflikten auf der Hand liegt, hat sich das in den letzten Jahren nur allmählich verändert.

In den über 40 Jahren, in denen ich mit Paaren und Familien arbeite, ist mir die Erweiterung des systemischen Diskurses um die Ergebnisse der Bindungs- und Affektforschung in Praxis und Lehre immer besonders wichtig gewesen. Dieses Anliegen erhält mit diesem Band eine großartige praktische und konzeptuelle Unterstützung, und ich freue mich, dass der Carl-Auer Verlag sich entschieden hat, dieses Buch in einer deutschen Übersetzung herauszugeben.

Im Unterschied zu vormodernen Zeiten, als die (eheliche) Paarbeziehung in erster Linie wirtschaftliche und generative Funktionen zu erfüllen hatte – auch wenn dabei durchaus Liebesgefühle eine Rolle spielen konnten –, hat die Bedeutung einer gefühlsmäßigen Bindung und der damit verbundenen Intimität der Beziehung in den vergangenen Jahrzehnten einen immer größeren Stellenwert bekommen. Die Frage der emotionalen Qualität und Tragfähigkeit von Beziehungen wird dabei umso wichtiger, je weniger der äußere Rahmen wirtschaftlicher, sozialer, rechtlicher, religiöser und moralischer Vorgaben noch eine Rolle bei der Ausgestaltung von Paarbeziehungen spielt.

Das Gelingen von Paarbeziehungen hängt heutzutage also in großem Maße von der Kommunikation der Partner ab, die eben nicht nur sprachliche Verständigung über Bedürfnisse und Interessen umfasst, sondern ganz wesentlich auch affektive Kommunikation ist, welche entscheidenden Einfluss darauf hat, ob die Beziehung als wohltuend und erfüllend erlebt wird oder als Quelle von Kummer, Anspannung und Konflikt.

Don Catherall präsentiert ein Modell emotionaler Sicherheit in Paarbeziehungen, das er in seiner langjährigen paartherapeutischen Arbeit entwickelt und eingesetzt hat und welches sowohl Professionellen im Feld der Paartherapie und -beratung als auch interessierten Paaren selbst aufgrund seiner Klarheit und unmittelbaren Plausibilität eine große Hilfe bei der Analyse und Bewältigung von Konfliktsituationen bietet. Er bezieht sich dabei u. a. auf die affekttheoretischen Arbeiten von Silvan Tomkins, dem – leider hierzulande immer noch zu wenig bekannten – Begründer der modernen Affekttheorie, auf Donald Nathanson, der die Arbeiten von Tomkins für das psychotherapeutische Feld erschlossen hat, auf die bindungstheoretischen Arbeiten von John Bowlby sowie die paartherapeutischen Ansätze von Susan Johnson und John Gottman, deren spezifische Perspektiven er zu einem schlüssigen Konzept integriert.

Seit über zehn Jahren nutze ich dieses Buch für meine Arbeit mit Paaren (von denen viele auch selbst durch die Lektüre dieses Buches profitiert haben) und in meinen paartherapeutischen Weiterbildungsseminaren. Müsste ich eine Liste von zehn Büchern zur Paartherapie erstellen, die man auf jeden Fall gelesen haben sollte, hätte dieses Werk darin einen festen Platz.

Was ist mit dem Titel *Emotionale Sicherheit* gemeint? Als sowohl kulturell wie auch biologisch soziale Wesen sind wir, um überleben zu können, auf die Zugehörigkeit zu sozialen Systemen ebenso angewiesen wie auf die Anerkennung eines gewissen Status und Wertes innerhalb dieser Systeme. Zugehörigkeit und Wertschätzung stellen wichtige Aspekte des Funktionierens aller sozialen Systeme dar, spielen aber eine besondere Rolle im emotionalen Nahraum der Familie und der Paarbeziehung als Kontext für die individuelle Entwicklung und die Befriedigung elementarer Bedürfnisse.

In heutigen Paarbeziehungen, deren Gelingen – wie schon erwähnt – nicht zuletzt an der Befriedigung emotionaler Bedürfnisse festgemacht wird, geht es deshalb um die Frage, ob und wie diese Bedürfnisse nach einer sicheren Bindung als Ausdruck von Zugehörigkeit und Status als Wertschätzung der eigenen Person wechselseitig erfüllt oder frustriert werden. Neben den vielen alltäglichen Konflikten um Geld, Erziehung, Haushalt, Sex, Aktivitäten etc., die Partner als mögliche Themen in einer Paartherapie vorbringen, sind es vor allem diese Grundthemen, die in der Dynamik der Paarbeziehung eine problematische Rolle spielen können.

In Paartherapien werden wir daher häufig mit einer Vielzahl von Anliegen und Konfliktthemen gleichsam auf der »Vorderbühne« der Paarbeziehung konfrontiert, deren Lösung dadurch erschwert wird, dass auf der »Hinterbühne« das Verhalten des Partners als Angriff auf die eigene Bindungssicherheit oder das eigene Selbstwertgefühl erlebt wird, vor dem man sich schützen muss. Auf diese Weise werden die Themen der Vorderbühne zu stellvertretenden Schlachtfeldern, die durch die ungelösten Probleme auf der Hinterbühne mit ständig neuer Energie versorgt werden, ohne in einen konstruktiven Lösungsbereich kommen zu können.

Das Gefühl einer sicheren Bindung wird z. B. infrage gestellt, wenn Zweifel am Engagement oder der Zuverlässigkeit des Partners auftauchen oder Unklarheit über die eigene Beziehungsmotivation besteht. Die – positive oder negative – Aktivierung des Bindungsgefühls ist mit Affekten wie Freude und Kummer sowie Vertrauen oder Misstrauen gegenüber dem Partner verbunden. Die Regulierung von Achtung und Missachtung in Paarbeziehungen ist mit dem Thema der Anerkennung und Wertschätzung in Bezug auf das Selbst und den anderen Partner als ganze Person verbunden und damit ausschlaggebend dafür, ob die Partner auf sich und den Anderen stolz sein können oder ob Scham und Beschämung durch Kritik, Vorwürfe und Entwertung im Vordergrund stehen.

Das Eingehen einer engen emotionalen Beziehung, in der man für den Anderen auf eine Weise sichtbar und erfahrbar wird, die der eigenen Kontrolle mehr oder weniger entzogen ist, macht verletzbar für Zurückweisung und Entwertung. Die Aussicht, beschämt zu werden, mobilisiert Abwehrstrategien (Skripte), die in der Ursprungsfamilie und in Auseinandersetzung mit früheren ähnlichen Erfahrungen entwickelt worden sind. Wenn diese Skripte auf der Vorderbühne immer wieder neu aufgeführt und reinszeniert werden, kann der paartherapeutische Blick auf die Hinterbühne und die zugrundeliegende Dynamik der Abwehr von Angst und Scham Paaren dabei helfen, neue Formen des Umgangs mit Konflikten zu finden, das Zugehörigkeitsgefühl zu stärken und beider Selbstwertgefühl zu heben.

Der besondere Wert dieses Buches besteht darin, dass es die interaktiven Implikationen der Scham und anderer Affekte herausarbeitet, die trotz ihrer herausragenden Bedeutung auch von Professionellen nicht immer hinreichend erkannt werden, und sie in ein praktisches paartherapeutisches Konzept transformiert. Ich wünsche ihm eine große Verbreitung nicht nur unter systemischen Therapeuten.

Köln, im Dezember 2021
Tom Levold

Vorwort

Es geschieht eher selten, dass man einem Psychotherapeuten begegnet, der gleichermaßen kompetent und entspannt mit Einzelpersonen wie mit Paaren arbeitet. Professionelle Therapeuten unterscheiden sich erheblich in ihrer Fähigkeit und Bereitschaft, die intensiven Gefühle auszuhalten, die von Paaren erzeugt werden, deren Unbehagen so groß ist, dass sie sich bereit erklärt haben, ihr Ausgesetztsein gegenüber allen Beteiligten als unerlässlichen Bestandteil der Therapie zu akzeptieren. Die meisten Therapeuten stellen strenge Regeln auf, um sich und diejenigen zu schützen, die sie um Hilfe ersuchen: »Heftige Streits sind verboten.« »Bringen Sie Ihre Konflikte mit, nicht Ihre Wut.« »Sie beide werden den Therapieprozess soweit respektieren müssen, dass Sie hier drinnen anders miteinander umgehen.« Sogar den wenigen Paaren, die solche lauen Anweisungen überhaupt akzeptieren können, erscheinen sie paradox und von geringem persönlichen Nutzen. Supervisoren, Ausbilder und Mentoren von Paartherapeuten hört man häufig sagen, dass Erfolg auf ihrem Gebiet weit weniger auf eine entsprechende Ausbildung zurückzuführen sei als auf individuelles Talent und persönliche Eigenarten.

Dem widerspricht Don Catherall in diesem überzeugenden und sorgfältig durchdachten Buch. Die meisten Paartherapeuten, die dabei sind, erste Berufserfahrung zu sammeln, bekommen zu hören, dass die Therapie dann einfach und zugänglich sei, wenn man die Teilnehmer dazu bringen könne, ihre Affekte zu Hause zu lassen. Doch Dr. Catherall lässt sich vom Lebensgefühl der von Diane Keaton verkörperten Figur Luna im Kinofilm *Der Schläfer* leiten, in dem sich ein zweihundert Jahre in die Zukunft versetzter Woody Allen erschrocken zeigt, als Luna ihren Gästen zum Mittagessen winzige Cholesterinkügelchen anbietet. Sie lacht ihn wegen seiner Angst aus: »Leute, ihr habt den besten Teil weggeworfen.« Und gegenüber einer jüngeren Generation: »Es sind die Affekte, ihr Dummköpfe!«

Lassen Sie sich von Dr. Catherall zeigen, wie man das gesamte Spektrum an Affekten erkennen kann – jene uralten, von Natur aus angenehmen oder unangenehmen subkortikalen Mechanismen, die wie Scheinwerfer unsere Aufmerksamkeit auf das richten können, was für das bestmögliche Funktionieren unseres Neokortex erforderlich ist. Hören Sie zu, wenn er über interpersonelle Bindungen und die affektiven Erfahrungen spricht, die sie unterstützen oder behindern. Richten Sie Ihre Aufmerksamkeit darauf, was er unter emotionaler Sicherheit versteht. Lernen Sie, wie Sie Ihren Klienten diese Sicherheit vermitteln und ihnen beibringen können, sie auch bei sich zu Hause zu schaffen. Beschäftigen Sie sich mit den Sitzungsprotokollen, in denen Dr. Catherall aufzeigt, was genau er mit jeder von ihm beschriebenen Theorie meint. Stellen Sie sich vor, *Sie* würden mit jedem *seiner* Klienten arbeiten. Erinnern Sie sich an Ihre eigenen Klienten – diejenigen, die sich jedes Mal über ihren Partner mokiert haben, wenn dieser sie um Hilfe bat oder es so aussah, als würde er gleich in Tränen ausbrechen. Noch besser wäre es natürlich, Sie würden einige von Dr. Catheralls Vorstellungen von emotionaler Sicherheit selbst einem Praxistest unterziehen, wenn sich Ihr Ehepartner oder Ihre Partnerin das nächste Mal beschwert, dass Sie »wirklich gemein« oder »unmöglich« seien und sich nicht für seine bzw. ihre Bedürfnisse »interessieren würden«. Bei Beschimpfungen geht es um Scham, und je mehr Sie über Ihr eigenes Schamerleben wissen, umso eher werden Sie in der Lage sein, Therapie einerseits verständlich und andererseits zu einem dermaßen positiven Prozess zu machen, dass sich Ihre Klienten auf die Sitzungen mit Ihnen freuen werden. Wir Therapeuten sind schließlich auch nur Menschen, und einer der Gründe, warum wir ziemlich viel über die Menschen wissen, die uns aufsuchen, lässt sich durch die wunderbare Zeile aus dem alten Pogo-Cartoon veranschaulichen: »Wir sind dem Feind begegnet und er ist wir.«

In diesem Buch findet sich noch ein weiterer Aspekt, der Ihnen wirklich gefallen wird. Jedes Kapitel enthält sowohl klinisches Wissen als auch Hinweise auf Fachliteratur, durch die Sie noch mehr über dieses Material lernen können. Einige der Zitate dienen ausschließlich der beruflichen Bildung des Lesers, andere Referenzen enthalten Analogien, die Sie nützlich finden werden, wenn Sie psychotherapeutisch arbeiten, und viele davon werden Sie dazu bewegen, herausfinden zu wollen, warum sie Ihnen im Gedächtnis haften bleiben.

Dr. Catherall nimmt keine Abgrenzung zwischen Psychotherapie und Lehre vor – wenn die Klienten lernen sollen, dann müssen wir sie lehren! Zu den Mitteln, um Veränderungen herbeizuführen, gehören auch Anekdoten aus unserer Praxis, Geschichten über unser eigenes Leben sowie Filme und Bücher, die uns geholfen haben, etwas zu verstehen, was andernfalls unklar geblieben wäre. Der Autor kommt nicht einmal ansatzweise dieser potenziell toxische Scham auslösenden Andeutung nahe, die besagt, der Therapeut sei psychisch gesund und der Klient psychisch krank. Die Beschäftigung mit der Scham zwingt uns, die Anmaßungen und Maskierungen aufzugeben, die wir in dem Bemühen verwenden, eine wahrgenommene persönliche Schwäche kaschieren zu wollen. Der Affekt ist universeller Natur und immerzu im Spiel – jede Sitzung demaskiert uns genauso wie unsere Klienten. Eine Psychotherapie, die die Psychologie des Affekts als selbstverständlich ansieht, bestärkt uns, in jeder Sitzung, die wir geben, zu wachsen und so zum Vorbild für ein achtsames Leben zu werden.

Als Wissenschaftler, der sich auf den Affekt im Allgemeinen und die Scham im Besonderen spezialisiert hat, sowie als Autor, dessen Arbeit Dr. Don Catherall in sein Therapiesystem integriert hat, ist es mir eine Freude, meinen Stolz darüber zum Ausdruck zu bringen, dass Konzepte, deren Entwicklung so lange gedauert hat, weiterhin Eingang in die klinische Literatur finden. Ob Sie dieses faszinierende Buch nun als Psychotherapeut in die Hand nehmen, um neue Auswege aus alten Fallen zu finden, oder als Partner in einer schwierigen Beziehung auf der Suche nach einem angenehmeren Leben, Sie werden den Lernprozess, den Sie jetzt durchlaufen werden, genießen.

Donald L. Nathanson, M. D.
Geschäftsführender Direktor des Silvan S. Tomkins Instituts
Klinischer Professor für Psychiatrie und Menschliches Verhalten
am Jefferson Medical College

Einleitung

Klienten, die sich in Einzeltherapie begeben, zu verstehen, stellt eine Herausforderung dar, doch die Arbeit mit zwei Individuen und ihrer Beziehung zueinander kann mehr als doppelt so herausfordernd erscheinen. Einige Partner reagieren dermaßen stark auf alles, was der andere sagt, dass ihre Therapeuten von der Geschwindigkeit, mit der Emotionen und Interaktionen in der Sitzung auftauchen, überfordert sind. Einige Therapeuten entscheiden sich sogar, nicht mit Paaren zu arbeiten, weil sie es so schwierig finden, mit all dem Schritt zu halten, was sich im Praxisraum abspielt.

Wissen die Partner überhaupt, worüber sie streiten?

Eines der hartnäckigsten Probleme, mit dem sich Paartherapeuten konfrontiert sehen, ist, dass das Paar in einem Zyklus repetitiver ungelöster Konflikte gefangen ist – einem Streit, der sich endlos zu wiederholen scheint. Innerhalb des repetitiven Konflikts können kleinste Probleme irgendwie hochkochen, und die Partner machen wie bei einem Déjà-vu die Erfahrung, dass sie diesen Streit schon oft gehabt haben. Er wird nie beigelegt, auch wenn die unmittelbare Auseinandersetzung vielleicht endet, weil das Paar einfach zu erschöpft zum Weitermachen ist oder einer von beiden nachgibt. Therapeuten können durch Sitzungen voller endloser Konflikte ebenfalls erschöpft werden, insbesondere dann, wenn sie nur mit Mühe verstehen, worum es bei dem Streit eigentlich geht.

Schwierigkeiten in der Paartherapie treten auf, wenn man nicht versteht, was vor sich geht

Paartherapie erscheint dann überwältigend, wenn man einfach nicht versteht, was vor sich geht. Überlegen Sie, wie verwirrend es ist, sich eine Sportveranstaltung anzusehen, ohne die Regeln zu kennen. Ihre gesamte Sichtweise des Erlebnisses verändert sich jedoch, wenn Sie verstehen, was geschieht. Statt eine scheinbar ziellose Aktivität zu beobachten, können Sie spezifische Ereignisse verfolgen und die gesamte Erfahrung schätzen. Das Paar, das sich wegen etwas streitet, weiß häufig nicht, worüber es sich streitet. Wenn der Therapeut es auch nicht weiß, entsteht Chaos.

Es kommt auf das richtige Modell an

Das theoretische Modell des Therapeuten bestimmt, ob er in der Lage sein wird, zu verstehen, was in der Sitzung vor sich geht, und effektiv intervenieren kann – oder ob er sich von der Datenflut verwirren bzw. überwältigen lässt. Ein solides theoretisches Modell ist wie eine Brille, ein Mikroskop oder Teleskop – es stellt ein Mittel bereit, um sehen zu können, was mit bloßem Auge nicht zu erkennen ist. Mit der richtigen Linse lassen sich scheinbar sinnlose Informationen zu einem klaren und aussagekräftigen Bild ordnen.

Wodurch zeichnet sich ein starkes, nützliches Modell aus?

Je mehr ein Modell es erforderlich macht, dass sich seine Anwender auf unbewiesene Annahmen verlassen, umso mehr muss es idiosynkratische Anweisungen einführen, um besondere Umstände zu erklären, und umso schwächer wird es. Meiner Meinung nach wird die Stärke eines Modells bestimmt durch:

- das Ausmaß, in dem es die Annahme von als Hypothesen formulierten Konstrukten verlangt
- die Breite an menschlichem Verhalten, die es erklärt
- die allgemeine Kohärenz, die es aus seinen Kernannahmen ableitet
- seine Einfachheit und
- seine Anziehungskraft auf der Ebene des gesunden Menschenverstands.

Die besten Modelle

- verlangen, dass nur wenige Annahmen einfach geglaubt werden
- erklären eine große Bandbreite an Verhaltensweisen
- erklären jene unterschiedlichen Verhaltensweisen konsequent auf der Grundlage derselben Kernprinzipien
- sind klar und einfach genug, um im Laufe einer Psychotherapiesitzung wirklich nützlich zu sein, und
- ergeben sowohl für die Klienten als auch für den Therapeuten Sinn.

In der Paartherapie muss man verstehen, was geschieht, *während es geschieht*

Als ich mit der Paartherapieausbildung begann, war es populär, Paare nach ihrer jeweiligen Charakterstruktur zu kategorisieren. Das funktionierte für mich nicht, weil sich meine diagnostischen Annahmen zu häufig als falsch erwiesen. Ich erlebte die Partner in ihren schlimmsten Momenten – wenn sie aufgrund von Problemen in ihrer wichtigsten Beziehung äußerst aufgebracht waren –, und sie wurden zu ganz anderen Menschen, wenn sich ihre Beziehung gebessert hatte. Folglich bewegte ich mich von Modellen, die den Schwerpunkt auf Pathologie und Defizite legten, weg und versuchte stattdessen, die Kernanliegen zu verstehen, die das Verhalten der Partner beeinflussten.

Was haben alle effektiven Paartherapien gemeinsam?

In dieser Phase der Forschungen zur Paartherapie haben sich mehrere Ansätze als effektiv herausgestellt. Dazu gehören: *die verhaltenstherapeutische Paartherapie* (VET), die *emotionsfokussierte Paartherapie* (EFT), die *einsichtsorientierte Paartherapie* und die *integrative Paartherapie*. Diese unterschiedlichen Herangehensweisen stellen verschiedene Aspekte der Behandlung in den Vordergrund und schlagen unterschiedliche Veränderungsmechanismen vor. Auch wenn gezeigt worden ist, dass einige besser funktionieren als andere, haben alle Wirkung gezeigt.[1] Es scheint auf der Hand zu liegen, dass es unter den nichtspezifischen Faktoren in der Behandlungssituation ein wesentliches Element geben muss, das zu therapeutischen Veränderungen führt, einen Aspekt der Paartherapie, den alle effektiven Ansätze miteinander gemein haben. Welcher Art dieser gemeinsame Faktor ist, steht noch nicht fest; mehrere groß angelegte Überprüfungen sind zu demselben Schluss gelangt: Die Forschungen zur Paartherapie haben bislang nicht aufzeigen können, welche Veränderungsmechanismen bei denjenigen Therapien am Werke sind, die zu Verbesserungen führen (Gottman 1998; Lebow 2000; Snyder, Castellani a. Whisman 2006).

Es geht um Sicherheit

Häufig ist der einzige Ort, an dem sich ein Paar sicher genug fühlt, um sich überhaupt mit seinen Problemen zu beschäftigen, das Behandlungszimmer des Paartherapeuten, da dort jeder Partner vor Angriffen geschützt ist, mit Respekt behandelt und nicht beurteilt wird. Die Sicherheit, die der Paartherapeut bietet, ermöglicht es vielen Paaren, nach einiger Zeit Fortschritte im Umgang mit ihren Problemen zu erzielen. Ich glaube, dass der Mechanismus, den alle effektiven Paartherapieansätze gemeinsam haben, diese Sicherheit ist, und zwar vor allem die *emotionale Sicherheit*.[2]

Was führt dazu, dass sich ein Mensch emotional unsicher fühlt?

In intimen Beziehungen tauchen Schwierigkeiten in den unterschiedlichsten Bereichen auf, doch die ihnen zugrunde liegenden emotionalen Probleme lassen sich auf zwei Bereiche menschlicher Bedürfnisse reduzieren: Wertschätzung und Bindung. *Probleme in intimen Beziehungen tauchen deshalb auf, weil mindestens ein Partner seinen Selbstwert oder sogar die Beziehung als solche als bedroht ansieht.* Die Themen, die in den Bereichen Wertschätzung und Bindung gebündelt sind, sind die Triebfedern – das, worüber sich die Partner streiten –, während der Affekt (der biologische Kern von Emotion) wie eine Linse wirkt, durch die wir diese Themen deutlicher zu sehen vermögen. Das Modell der emotionalen Sicherheit befähigt Paartherapeuten, die wesentlichen emotionalen Interaktionen zu erkennen, die sämtlichen Aktivitäten in einer intimen Beziehung zugrunde liegen.

Das Modell der emotionalen Sicherheit

Im *Modell der emotionalen Sicherheit* (engl. *emotional safety model*; im Folgenden auch *ES-Modell* genannt) werden Intimpartner durch die Linse des Affekts betrachtet. Dabei legt es den Fokus auf die Bereiche Bindung und Wertschätzung, um zu erkunden, ob sich beide Partner sicher fühlen. Hat einer von ihnen das Gefühl, dass seine Bindung oder Wertschätzung bedroht ist, erfährt das Paar keine emotionale Sicherheit.

Das Modell der emotionalen Sicherheit ist nicht so sehr eine Behandlungsmethode als vielmehr eine Art, über die Behandlung nachzudenken – ein Modell, das dem Kliniker helfen soll, zu beobachten, was passiert, wenn zwei Partner mit ihrer emotionalen Beziehung zu kämpfen haben. Es ist, wie der Untertitel des Buches nahelegt, eine Linse, durch die Paartherapeuten ihre Klienten betrachten können, um zu verstehen, was vor sich geht. Als theoretisches Modell für die Behandlung von Paaren beschränkt es sich nicht auf ein einziges Behandlungskonzept. Vielmehr kann es, auch wenn es sich mit einigen Ansätzen besser vereinbaren lässt als mit anderen, potenziell jeden paartherapeutischen Ansatz bereichern. Wahrscheinlich am ehesten vereinbar ist es mit Susan Johnsons *emotionsfokussierter Paartherapie* (EFCT) aus dem Jahr 1996,[3] die sich auf zwei der zentralen Elemente dieses Modells konzentriert – Emotionen und Bindungsbeziehung, sowie mit Harville Hendrix' *ImagoPaartherapie* (Hendrix 1988, 1993), die einem weiteren zentralen Moment dieses Modells besondere Aufmerksamkeit schenkt – der Sichtweise der Partner voneinander.

Darüber hinaus hat es auch Bestandteile mit mehreren anderen Ansätzen gemein und funktioniert gut mit diesen, etwa mit einsichtsorientierten und objektbeziehungstheoretischen Ansätzen, mit kognitiv-verhaltenstherapeutischen, systemischen sowie integrativen Ansätzen.[4]

Was Sie in diesem Buch erfahren werden

In der ersten Hälfte dieses Buchs werden Sie lernen, wie Sie Ihre Klienten durch die Linse des Affekts betrachten können. Die *Affekttheorie* ist ein relativ neuer, jedoch äußerst mächtiger Akteur auf der Bühne der metapsychologischen Theorien. Donald Nathanson (1992) hat mir mit seiner wegweisenden Arbeit zum Thema Scham die Augen für die Implikationen der Affekttheorie geöffnet. Das vorliegende Werk konzentriert sich auf die interaktiven Folgen der Scham und weiterer Affekte und stellt insofern eine Weiterentwicklung der modernen Affekttheorie dar, als es sie um den Bereich der interpersonellen Beziehungen erweitert. Die Beschäftigung mit den theoretischen Grundlagen dieses Modells wird Ihnen Folgendes ermöglichen:

- die emotionalen Themen zu identifizieren, die den Problemen Ihrer Klienten zugrunde liegen
- die spezifischen Befürchtungen eines Partners in Bezug auf die Bindungsbereitschaft des anderen zu identifizieren
- die spezifischen Befürchtungen eines Partners in Bezug darauf zu identifizieren, wie er vom anderen gesehen wird
- die grundlegenden Skripts, die das Affektleben der Partner bestimmen, zu identifizieren
- genau zu identifizieren, worauf jeder Partner reagiert
- die Befürchtungen Ihrer Klienten mit größerer Klarheit auszudrücken, als diese selbst es vermögen
- jedem Klienten zu helfen, sich wirklich verstanden und unterstützt zu fühlen, während Sie gleichzeitig dem Partner gegenüber ein ähnliches Maß an Verständnis und Unterstützung zeigen.

In der zweiten Hälfte dieses Buches werden Sie dann lernen, wie Sie das Modell in der Praxis anwenden können. Das Ziel der Therapie ist die Schaffung und Aufrechterhaltung von emotionaler Sicherheit, und jede Intervention leitet sich aus dieser grundlegenden Ausrichtung ab. Sie werden lernen:

- ein von beiden Seiten akzeptiertes Verständnis für die Art des Problems zu schaffen
- die spezifischen Probleme und Bereiche zu identifizieren, in denen sich jeder Partner bedroht fühlt
- die maladaptiven Reaktionen jedes Partners zu identifizieren und den Partnern helfen zu erkennen, inwiefern ihre Reaktionen eine Bedrohung füreinander darstellen
- den Partnern zu helfen, einander zu verstehen und zu lernen, sensibel für die Empfindlichkeiten des jeweils anderen zu sein
- dem Paar zu helfen, die zirkulären Muster zu erkennen, die durch seine Reaktionen erzeugt werden, damit keinem Partner die alleinige Schuld an dem wiederkehrenden Problem angelastet werden kann
- dem Paar zu helfen, das beschädigte Selbstwertgefühls eines Partners zu reparieren
- dem Paar zu helfen, die Bindungsverletzungen eines Partners zu heilen
- das Paar anzuleiten, durch die Beibehaltung positiver Wertschätzung und Bindungssicherheit emotionale Sicherheit zu schaffen
- genau zu identifizieren, was jeder Partner tun muss, um emotionale Sicherheit zu erreichen und aufrechtzuerhalten
- das Paar darauf vorzubereiten, emotionale Sicherheit ohne Hilfe wiederherzustellen, wenn es sich mit den unvermeidlichen Schwankungen des Sicherheitsgefühls konfrontiert sieht, die in allen Beziehungen auftreten.

Ein Hinweis zu Büchern über intime Beziehungen

Dieses Buch enthält Beispiele von Individuen und Paaren, anhand derer sich verschiedene Punkte veranschaulichen lassen. In allen Fällen sind Details verändert worden, um die Identität der Personen zu schützen, auf denen diese Beispiele beruhen. Darüber hinaus muss sich ein Buch, in dem es um Beziehungen geht, unweigerlich damit auseinandersetzen, welches Geschlecht bei den Personalpronomen verwendet werden soll. Die in diesem Buch erörterten Themen betreffen jeden; die Dynamik einer emotionalen Beziehung beschränkt sich nicht auf Männer und Frauen oder heterosexuelle verheiratete Paare. Daher verwende ich die Personalpronomen willkürlich. Bei der Erörterung der Dynamik zwischen zwei Partnern habe ich versucht, beide Geschlechter abwechselnd zu verwenden.

Die Ausnahmen sind dort zu finden, wo ich spezifisch das eine oder andere Geschlecht anspreche oder die Dynamik zwischen Paaren beschreibe. Ich habe festgestellt, dass es leichter ist für mich, das Paar als »er« und »sie« zu identifizieren, wenn ich die Rolle eines jeden Partners bei komplexen Interaktionen beschreiben will (besser, als von Partner A und Partner B zu sprechen). Das soll jedoch mitnichten implizieren, dass diese Muster geschlechtsspezifisch seien. Einige Muster treten bei einem Geschlecht häufiger auf (zum Beispiel ist es häufiger der Fall, dass sich der Mann zurückzieht und die Frau über die Beziehung sprechen will), aber praktisch jedes Muster kommt auch beim jeweils anderen Geschlecht vor.[5]

Verwenden Sie diese Linsen und machen Sie die Probe aufs Exempel

Die wirkliche Bewährungsprobe für ein Modell wie dieses ist der Grad seiner Nützlichkeit, und dieser wird von Ihnen, den Paartherapeuten, die dieses Buch lesen, bestimmt werden. Das Modell sollte Ihr Verständnis vertiefen und Ihnen helfen, das zu sehen, was Ihre Klienten nicht sehen können. Haben Sie das Modell einmal begriffen, sollten Sie in der Lage sein, die emotionalen Kernthemen zu behandeln, die den wiederkehrenden Problemen Ihrer Klienten zugrunde liegen. Dann wird Ihre Rolle darin bestehen, diese Themen im konkreten Fall zu verstehen und anzusprechen, damit das Paar in seiner Beziehung emotionale Sicherheit schaffen und aufrechterhalten kann.

Sobald sich Intimpartner emotional sicher fühlen, können sie mehr Nähe zulassen und eine tiefere Verbindung aufbauen – wenn sie es denn möchten. Das Modell der emotionalen Sicherheit zielt jedoch nicht auf solche Vorgänge ab, auch wenn sie sich häufig als Ergebnis einstellen. Vielmehr muss jedes Paar selbst das Maß an Nähe, Abhängigkeit und Autonomie festlegen, das beide in ihrer Beziehung haben wollen, und bei jedem Paar ist der Ausgangspunkt ein anderer.

Unsere Aufgabe ist es, den Partnern zu helfen, Hindernisse aus dem Weg zu räumen und emotionale Sicherheit miteinander zu erlangen. Wie es dann für sie weitergeht, ist ihre Sache.

Danksagungen

Das in diesem Buch vorgestellte Modell baut auf den bahnbrechenden Arbeiten zweier origineller Theoretiker auf und der Weiterentwicklung ihrer Arbeiten durch zwei zeitgenössische Kliniker, die die Theorien auf den klinischen Kontext angewendet haben. Bei den Theoretikern handelt es sich um Silvan S. Tomkins, den Begründer der modernen Affekttheorie, und John Bowlby, den Begründer der Bindungstheorie. Donald Nathanson nahm einen Aspekt der Affekttheorie – die Bedeutung der Scham und der Gefühle, die man sich selbst gegenüber hat, – und entwickelte ihn über Tomkins' ursprüngliche Ideen hinaus weiter. Nathansons Werk *Shame and Pride* (1992) hat mir die Augen für die Dimension von Paarbeziehungen geöffnet, die ich Wertschätzung nenne. Susan Johnson hat auf der Grundlage von Bowlbys Bindungstheorie einen paartherapeutischen Ansatz entwickelt, der die Bindungsthematik auf eine Weise zum Leben erweckt, wie es niemand sonst geschafft hat. Ihre Arbeit, insbesondere ihr Werk *Die Praxis der emotionsfokussierten Paartherapie: Verbindungen herstellen* (Paderborn 2009), hat mir geholfen, die zentrale Bedeutung der Bindung in Paarbeziehungen zu würdigen. Über die von diesen visionären Theoretikern vorgegebene begriffliche Klarheit hinaus ist meine Sichtweise von Paarbeziehungen auch durch die Erkenntnisse vieler hervorragender Forscher gestützt worden, insbesondere durch diejenigen von John Gottman.

Jede metapsychologische Theorie muss sich daran messen lassen, wie groß ihr Wert für die Schaffung von Modellen ist, die als Richtschnur für die klinische Arbeit dienen können. Frei nach William Blake: Die Reichweite eines Klinikers beschränkt sich weitestgehend auf sein Erfassen dessen, was das menschliche Verhalten antreibt. Ich habe es den Werken von Tomkins, Nathanson, Bowlby, Johnson und Gottman zu verdanken, dass ich das Verhalten von Paaren mittlerweile sehr viel leichter erfassen kann, und meiner Ansicht nach hat dies auch meinen Wirkungsbereich vergrößert.

Dieses Werk setzt sich intensiv mit der Emotion der Scham auseinander. Mein Verständnis von der Macht der Scham gründet sich weitgehend auf meine eigene Fähigkeit und Neigung, diese lebensbestimmende Emotion zu erleben. Dieses »gefühlte Wissen« ist erweitert worden durch:

- meine Lektüre der großartigen Werke von Silvan Tomkins und Daniel Nathanson
- meine Klienten (die jeden vorurteilsfreien Therapeuten erziehen) und

- einen besonderen Kollegenkreis, mit dem ich am Phoenix Institute in Chicago zusammengearbeitet habe.

Dazu gehören Skip Shelton, der mich als Erster mit der Affekttheorie und der Macht der Scham bekannt gemacht hat, mich weiterhin lehrt und mir als Vorbild dient; Eleanore Feldman, deren Herzlichkeit und scharfer Geist mir geholfen haben, viele Dinge zu sehen; Joe McDonald, dessen Integrität auf jeden um ihn herum abfärbt; Ruth Engel, die einem, wenn man mit ihr spricht, das Gefühl gibt, der einzige Mensch auf der Welt zu sein, und Chris Johnson, dem fast alles, was ich in diesem Buch schreibe, schon sehr viel länger bekannt ist als mir.

Mein Dank gilt ferner den Fachleuten auf dem Gebiet psychischer Krankheiten, die das Manuskript aufmerksam begutachtet haben, mir halfen, meine Gedanken zu präzisieren, und mir durchweg Ermutigung und Unterstützung anboten. Das waren meine Frau Kim Catherall und meine Kollegen Skip Shelton, Joe McDonald, Blair Barbour und Don Nathanson (der viel Zeit investiert hat, um einem Kollegen zu helfen, dem er noch nie persönlich begegnet war). Seit ich intensiv mit Paaren arbeite, habe ich mein Verständnis von Affekttheorie und Bindung auf die Welt intimer Beziehungen anwenden können. Doch ich stehe auf den Schultern von Giganten. Wenn ich es richtig mache, dann liegt das daran, dass ich mich als guter Schüler erwiesen und es geschafft habe, klar zu sehen. Das verdanke ich eben diesen Giganten – den Doktoren Tomkins, Nathanson, Bowlby und Johnson sowie all meinen Kollegen und Klienten. Wenn ich Fehler mache, dann liegt das daran, dass ich immer noch von meinem eigenen kurzsichtigen Standpunkt aus auf die Welt blicke.

Teil I: Theorie und Grundlagen

1 Das Problem

Als Kurt und Sally meine Praxis betraten, wirkten sie bedrückt und schienen sich unbehaglich zu fühlen. Kurt lächelte kurz, Sally verdrehte die Augen. Beiden war es offensichtlich ein wenig peinlich, wieder hier zu sein. Zwei Jahre zuvor hatten sie eine Therapie bei mir abgeschlossen und sich am Schluss in ihrer Beziehung ziemlich wohl gefühlt. Jetzt waren sie wieder da und sahen genauso niedergeschlagen aus wie zu Beginn der Therapie damals. Ich erkundigte mich, was sie veranlasst habe, mich erneut aufzusuchen. Zunächst zögerten sie, doch dann begann Sally zu sprechen.

»Na ja, im Grunde genommen sind wir wegen der gleichen Probleme hier wie beim letzten Mal. Kurt will nicht wirklich verheiratet sein. Er ist zu beschäftigt, um sich um Frau und Kinder zu kümmern. Er hat immer wichtigere Dinge zu tun.«

Kurt schloss die Augen und seufzte. »In einem hat sie zweifelsohne recht, es hat sich nicht viel geändert. Egal, was ich tue, es ist immer falsch.« Er machte eine Pause und fügte dann spöttisch hinzu: »Und egal, was Sally tut, es ist immer richtig.«

Sally sah ihn an und sagte: »So hast du das deiner Schwester aber nicht gesagt. Du hast gesagt, ich könne zu Hause nichts richtig machen, und das wäre der Grund, warum ich meiner ehrenamtlichen Arbeit nachginge.« Dann wandte sie sich mir zu und meinte: »Kurt glaubt nicht, dass ich als Mutter etwas tauge.«

Kurt reagierte ziemlich entnervt: »Ich habe nie behauptet, du seist keine gute Mutter. Ich habe sogar immer betont, was für eine gute Mutter du bist.« Er holte einmal tief Luft und erklärte dann: »Meiner Schwester habe ich lediglich gesagt, dass dir die Arbeit fehlen würde und dass es dir nicht genüge, Mutter zu sein – dass du etwas tun müsstest, wofür du positives Feedback von Erwachsenen bekommst.« Auf mich deutend, meinte er: »Das haben wir hier beim letzten Mal gelernt.«

Sally sagte: »Na ja, ich bekomme doch wirklich nie positives Feedback von dir, oder? Du bist ja auch nie da, um es überhaupt geben zu können.«

Mich beschlich ein Gefühl der Beklemmung. Es war wieder einmal so weit. Es schien, als seien Kurt und Sally all die positiven Effekte, die wir in der Therapie erzielt hatten, wieder abhandengekommen.

In der Paartherapie werden Paare wie Kurt und Sally gewöhnlich als konfliktsuchend beschrieben – zwei Individuen, die sich auf so gut wie gar nichts einigen können. Ihre nie endenden Differenzen werden mal in Form hitziger Auseinandersetzungen ausgetragen, mal bewegen sie sich in ruhigerem Fahrwasser. Doch in jedem Fall ist ein leidvoller Grundkonflikt vorhanden, den sie nie zu lösen vermochten. Dieser Konflikt lauert stets im Hintergrund und kann bei der trivialsten Interaktion zum Leben erweckt werden.

Bei vielen anderen Paaren ist das Problem weniger offensichtlich:

> Die Beziehung zwischen Gil und Marian erschien in vielerlei Hinsicht positiv. Sie waren sehr aktiv und genossen es, gemeinsam verschiedene Sportarten und Aktivitäten im Freien auszuüben. Darüber hinaus waren sie äußerst gesellig und verbrachten einzeln und als Paar viel Zeit mit Freunden. Beide waren intelligent und kultiviert, doch die Gespräche, die sie miteinander führten, blieben oberflächlich. Nur selten brachten sie intensive Gefühle zum Ausdruck oder stellten emotionale Ansprüche aneinander. Beide behaupteten, sie wünschten sich in ihrer Beziehung mehr körperliche Nähe, doch keiner von beiden ging je das Risiko ein, sich als Erster aktiv darum zu bemühen.
>
> Es kam regelmäßig zu Konflikten. Einer bestimmten Auseinandersetzung ging Gils Bekenntnis voraus, er habe sich bei einem Treffen mit Marians Familie gelangweilt. Marian wollte wissen, was er mit »gelangweilt« meine, und nur ein paar Minuten später pöbelte sie ihn wegen seiner Passivität und seinem Unvermögen an, mit jemandem ein sinnvolles Gespräch zu führen. Er reagierte, indem er sie beschimpfte, sie sage nie, was sie eigentlich von ihm wolle. Der Konflikt eskalierte rasch bis zu dem Punkt, an dem niemand dem anderen mehr zuhörte; jeder äußerte sich nur noch kritisch über seinen Partner. Nach einem solchen Streit gingen sie sich tagelang aus dem Weg. Dann pflegten sie eine Zeit lang einen förmlicheren Umgang miteinander. Schließlich fingen sie an, sich in Gegenwart des anderen zu entspannen und ihr gewohntes Muster wieder aufzunehmen. In absehbarer Zukunft wird sich jedoch explosionsartig ein weiterer Konflikt entzünden, und sie werden den Vermeidungszyklus von Neuem durchlaufen.

Gil und Marian sind sich nicht in allem uneins; es fällt ihnen leichter, ihre Zweisamkeit zu genießen als Kurt und Sally. Trotzdem stellt sich auch bei ihnen häufig eine Atmosphäre von Spannung und übertriebener Vorsicht ein. Aus Angst, es könnte »schlecht laufen« und ihr

Verhalten könnte irgendwie dazu führen, dass die Beziehung in einen für sie unlösbaren Konflikt abgleitet, halten sich beide Partner zurück. Wird ein solcher Konflikt entfacht, dann beherrscht er die Beziehung wahrscheinlich für den Rest des Tages oder noch länger. Paare wie Gil und Marian könnte man als *konfliktvermeidend* bezeichnen. Jeder Partner lernt, um die Gefühle des anderen herumzuschleichen, und ist bemüht, nichts zu sagen, was den anderen in Rage versetzen könnte.

1.1 Ein grundlegender Mangel an Sicherheit

Beide Paare hatten ähnliche Probleme, auch wenn sie sich auf sehr unterschiedliche Weise äußerten. In beiden Fällen fühlten sich die Beziehungspartner in emotionaler Hinsicht nicht sicher miteinander. Ihre Beziehung wurde von dem Gefühl belastet, sie müssten mit Vorsicht agieren, um zu verhindern, dass irgendein nebulöser, unterschwelliger Konflikt zwischen ihnen aufflackerte. Das Gefühl, keine emotionale Sicherheit zu haben, zeigte sich anhand der beiden häufigsten Zustände, unter denen Paare mit diesem Problem leiden:

- einem Zustand erhöhter Reaktivität, der zu sich wiederholenden, nicht bewältigten Konflikten führt, oder
- einem permanenten Zustand *mangelnder Verbundenheit (disconnection)*, der zu einer oberflächlichen, unbefriedigenden Beziehung führt.

Die meisten Paare mit diesem Problem lassen sich einer der beiden Kategorien oder einer Mischung davon zuordnen.

Keiner der vier Beteiligten war imstande, das Problem genau zu definieren, doch jeder Einzelne war sich des Problems bewusst. Und jedem von ihnen graute es unterschwellig davor, den Konflikt loszutreten. Das soll jedoch nicht heißen, dass die beiden Paare im Laufe der Therapie keine Fortschritte erzielt hätten. Jedes von ihnen hatte vielmehr eine Reihe von Problemen gelöst und sogar ein gewisses Maß an Toleranz für jene Dauer-Streitpunkte entwickelt, die auf Persönlichkeitsunterschieden beruhen. Diese Punkte lieferten jedoch lediglich den Inhalt für ihre Auseinandersetzungen.

Der Grund, warum sie sich heftig stritten – beziehungsweise sich aus Angst vor Streit aus dem Weg gingen –, ist Gegenstand des vorliegenden Buches. Ich verwende die Formulierung »heftig streiten«, um den Umgangston wiederzugeben, der ihre Konflikte prägte. Im Wesentlichen gilt ein Konflikt als heftiger Streit, wenn die Partner das Gefühl bekommen, sie könnten erhebliche persönliche Verluste erleiden. Natürlich ist in der Regel unklar, was verloren gehen wird, und die Individuen sind sich nicht wirklich sicher, warum sie so gereizt sind. Viele Paare spüren das und werden bestätigen, dass sie nicht wirklich wissen, worüber sie sich streiten, oder sie werden sagen, dass es bei dem Streit wohl um etwas anderes gehe als um das Problem, das den Inhalt des Streits bildet.

Paartherapie kann solchen Paaren entweder helfen, die diversen Oberflächenprobleme zu lösen, oder aber das Grundproblem angehen: die Sache, die dazu führt, dass sie sich streiten, statt über ihre Probleme zu sprechen und zu verhandeln. In manchen Fällen reicht es aus, die Oberflächenprobleme zu lösen. Einige Paare nutzen Therapie zu diesem Zweck und begnügen sich damit, anschließend zu ihrer normalen Beziehung zurückzukehren. Doch bei den meisten Paaren genügt es einfach nicht, die inhaltlichen Themen zu lösen, weil es einen endlosen Strom solcher Streitpunkte gibt. Diese Paare können nur dann Frieden finden, wenn sie sich endlich mit dem Grundproblem konfrontieren und es lösen.

1.2 Zwei Bereiche potenzieller Bedrohung

Bei den beschriebenen Paaren hat jeder untergründig das Gefühl, in emotionaler Hinsicht nicht sicher zu sein. Ihrem Gefühl nach besteht ständig die Gefahr, dass etwas passieren wird, was ihnen als Individuen oder der Beziehung schaden wird. Folglich agieren sie, als befänden sie sich auf feindlichem Territorium. In Gegenwart des anderen sind sie immer ein wenig auf der Hut und halten Ausschau nach potenziellen Bedrohungen. Einige Beziehungspartner gehen mit diesem Gefühl der Unsicherheit um, indem sie sich zurückziehen und nur einen Teil von sich offenbaren. Andere werden damit fertig, indem sie sich beim geringsten Anschein einer Bedrohung in eine Verteidigungsposition begeben. Wieder andere stumpfen emotional ab und ersticken so jegliche Leidenschaft in ihrem Leben.

Das eigentliche Problem – dass sie sich miteinander nicht sicher fühlen – beschränkt sich überwiegend auf zwei getrennte Funktionsbereiche, in denen die Wahrnehmung einer Bedrohung auftritt: Jeder Partner macht sich Gedanken

- über sich selbst, was den Bereich *Wertschätzung* betrifft, und
- über die Beziehung, was den Bereich *Bindung* betrifft.

Die meisten Beziehungskonflikte spielen sich im Bereich Wertschätzung ab, doch ursächlich für sie ist die Wahrnehmung einer Bedrohung, und eine solche kann in beiden Bereichen wahrgenommen werden. Wenn Therapeuten verstehen, wie Beziehungspartner die Bedrohung jeweils wahrnehmen, werden sie ihnen leichter helfen können.

1.3 Der eigentliche Gegenstand der Auseinandersetzung

Ich habe Paaren über viele Jahre geholfen, die themenbezogenen Konflikte zu lösen, die sie in die Therapie mitbrachten. Manchmal war ich erfolgreich, doch häufig war mir bewusst, dass es uns nicht gelungen war, das eigentliche Problem, das sie so extrem sensibel aufeinander reagieren ließ, zu lösen. Ich konnte sehen, wie ungelöste Fragen über jeder Interaktion hingen. Unsere Sitzungen waren von Auseinandersetzungen darüber geprägt, wer recht hatte, wer wen verletzt hatte, wessen Version der Realität die richtige war, und vor allem, wer schuld war. Manchmal konnte ich den betreffenden Paaren helfen, indem ich sie lehrte, besser zu kommunizieren und vor allem einander besser zuzuhören. Doch ich selbst konnte nicht hören, worum es bei den endlosen Auseinandersetzungen *wirklich* ging. Als ich es schließlich begriff, begann die Grundidee für dieses Buch in mir heranzureifen.

Wenn es sich um einen offenen Konflikt handelt, sind die vorgebrachten Argumente immer dieselben: Jeder Partner versucht zu korrigieren, wie er vom jeweils anderen Partner dargestellt wird. Beide reagieren defensiv: »So habe ich das nicht gesagt.« »Das habe ich nicht gemeint.« »Du bist diejenige, die uns das eingebrockt hat.« »Du willst also sagen, dass es in Wirklichkeit meine Schuld ist.« *Der Streit hat seinen Ursprung darin, dass sein Bemühen, ihr Bild von ihm zu ändern, mit ihrem Bemühen, sein Bild von ihr zu ändern, kollidiert. Das eigentliche Problem, das diesen wiederkehrenden Konflikt befeuert, ist im Bereich Wertschätzung zu finden – wie Partner sich selbst und einander achten.* Die Wertschätzung wird von jedem Partner in seinem Bild von sich selbst und in dem des jeweils anderen ausgedrückt. Die entsprechenden Ausdrucksformen können direkt oder sehr subtil und indirekt sein. Ein Partner kann zum Beispiel deutlich kommunizieren, dass er den anderen als unfähig ansieht, mit etwas klarzukommen (»Du kannst das nicht«). Er kann es indirekt oder implizit zum Ausdruck bringen (»Also, wen wirst du dir dafür zu Hilfe holen?«) oder lediglich durch seinen Tonfall (»Willst du etwa sagen, dass du es *ganz allein* machen wirst?«).

Der Konflikt bricht aus, wenn ein Partner darauf reagiert, wie er seinem Gefühl nach von dem anderen gesehen wird. Wenn seine Selbstachtung stark genug bzw. sein Selbstgefühl ausreichend entwickelt ist, ist er vielleicht in der Lage, die vermeintlich negative Sichtweise oder Darstellung seiner Person zu ignorieren. Doch wenn er reagiert, dann besteht sein Ziel ausnahmslos darin, zu widerlegen, wie er seiner Wahrnehmung nach dargestellt wurde (selbst wenn es unausgesprochen ist oder das, was er glaubt, sich nur in seiner Fantasie abspielt). *Es ist, als könne er sich selbst nicht so sehen, wie er gesehen werden möchte, wenn der andere ihn anders sieht.* Die Partner streiten sich also, um sich vor einem wahrgenommenen Verlust an Wertschätzung zu schützen.[6] Was sie zu verlieren haben, ist ihr hohes Ansehen in den Augen des anderen, und ihre eigentliche Angst besteht darin, gedemütigt zu werden, wenn sie dieses Ansehen verlieren. Den Kampf zu verlieren, kann also bedeuten, eine tiefe Demütigung zu erleiden, und das ist der Grund, warum einige Partner so ungeheuer viel investieren, um Auseinandersetzungen zu gewinnen, die nach außen hin trivial erscheinen mögen.

Als ich ein klareres Bild von diesen Zusammenhängen bekam, begann ich, dem Gesagten selbst weniger Beachtung zu schenken als der *Art, wie* es gesagt wurde. Die Kommunikation in einer Liebesbeziehung beschränkt sich nicht auf die Worte, die gebraucht werden; wesentlich wichtiger ist der Tonfall, in dem sie gesprochen werden. Der kann eine ganz andere Bedeutung transportieren. Diese andere »Sprache« wird Affekt genannt, und sie spielt in den meisten Gesprächen zwischen Intimpartnern eine Rolle. Der Affekt ist die biologische Komponente der Emotion und wird von uns häufig weitergegeben, ohne dass wir es selbst mitbekommen. Ein aufgebrachter Partner kann möglicherweise seine Gefühle hinter den von ihm verwendeten Worten verstecken, doch wesentlich schwieriger ist es, die Affektivität im Tonfall zu verbergen.

Wir transportieren Affekte durch unseren Tonfall, unsere Haltung, unser Verhalten und insbesondere unseren Gesichtsausdruck. Wenn sie ihn wegen seines Tonfalls, seiner Körpersprache, seines Gesichtsausdrucks oder wegen etwas, das er getan oder nicht getan hat, angeht, dann ist sie weder albern noch sieht sie Probleme, wo keine sind. Vielmehr spricht sie ihre Wahrnehmung von etwas an, das in der Sprache des Affekts übermittelt wurde. Leugnet er, dass sein Verhalten etwas zu bedeuten hatte, oder argumentiert er, sein Tonfall oder sein Blick seien nicht so gewesen, wie sie sie wahrgenommen habe, dann ist er sich vielleicht dessen, was er weitergegeben hat, nicht bewusst. Oder sie hat das, was sie gesehen hat oder was sein Verhalten ihrer Befürchtung nach zu bedeuten hatte, falsch interpretiert. Oder er stellt sich dumm und verlässt sich darauf, dass die Sprache des Affekts schwer zu erkennen sein kann. Meiner Erfahrung nach reagieren Partner fast immer auf etwas Reales, wenn sie eine negative affektive Botschaft wahrnehmen – auch wenn sie deren Heftigkeit womöglich überschätzen.

1.4 Die tieferen Gründe für Auseinandersetzungen

Wenn zwei Menschen eine Liebesbeziehung beginnen, gehen sie eine Bindung ein und öffnen sich füreinander. Unter anderem bedeutet das, dass er es ihren Gefühlen ihm gegenüber erlaubt, Einfluss auf seine Gefühle sich selbst gegenüber zu nehmen, und sie erlaubt es seinen Gefühlen ihr gegenüber, Einfluss auf ihre Gefühle sich selbst gegenüber zu nehmen. Im wahrsten Sinne des Wortes wirkt sich ihr Bild von ihm auf sein Bild von sich selbst aus und umgekehrt. Das stellt eines der Hauptelemente des Verletzlichseins dar – offen genug für das Bild deines Partners von dir zu sein, um zuzulassen, dass dieses dein Bild von dir selbst beeinflusst. *Eine der Kernprämissen dieses Buches lautet, dass Beziehungspartner ihr Bild voneinander in erster Linie durch die Affektivität in ihrem Tonfall transportieren.*

Eine enge Verbindung ist wunderbar, wenn die Gefühle positiv sind; ihr positives Bild von ihm hilft ihm, sich noch besser mit sich selbst zu fühlen. Deshalb fühlt man sich in Gesellschaft von Verliebten im Allgemeinen so wohl. Doch dieselbe Verbindung kann verheerend sein, wenn die Gefühle nicht positiv sind; ihr negatives Bild von ihm kann bewirken, dass er sich schrecklich fühlt. Wenn er ihr Bild von sich als negativ empfindet, reagiert er. Das ist die Basis der meisten wiederkehrenden Konflikte. Wie schon erwähnt, reagieren die Beziehungspartner, indem sie versuchen, dem Bild etwas entgegenzuhalten, das der andere Partner vermeintlich von ihnen hat, um diesen so zu der Erkenntnis zu bringen, dass er im Unrecht ist.

Im Laufe der Auseinandersetzung darüber, wie ein Partner seiner Meinung nach gesehen werden sollte, übermittelt er oft ein negatives Bild vom anderen – was dazu führt, dass dieser wiederum ähnlich reagiert und es zu einem repetitiven Streit kommt.

1.5 Die Beziehung

Gibt es also Ursachen für berechtigte Konflikte, die außerhalb des wiederkehrenden Streits liegen, der beeinflusst, wie jeder Partner dargestellt wird? Tatsächlich gibt es alle möglichen Ursachen für berechtigte Konflikte, und Paare streiten sich zuhauf darüber. Der Unterschied liegt im Tonfall und in den Auswirkungen, die der Streit auf die Beziehung hat. Paare kommen normalerweise in die Therapie, wenn einer oder beide Partner das Gefühl haben, dass der Streit (oder die Distanzierung) die Beziehung zerstört.

Auch wenn im Grunde genommen jede Konfliktquelle zur destruktiven Variante von Streit (oder Distanzierung) führen kann, gibt es ein Thema, bei dem dies wahrscheinlicher ist als bei allen anderen. Dies ist die Beziehung selbst. Ein solcher Konflikt sieht normalerweise so aus, dass ein Partner anfängt, sich Gedanken darüber zu machen, was der andere in die Beziehung einbringt (oder nicht). Er drückt dann seine Sorge dadurch aus, dass er den anderen attackiert, kritisiert oder anderweitig negativ darstellt. Dieser reagiert, indem er sich selbst verteidigt, und es beginnt ein repetitiver Zyklus. Sobald ein Paar in einem solchen Zyklus gefangen ist, sei es in einem des Konflikts oder der Distanz, fühlt sich keiner von beiden mehr sicher genug, um sich in der Beziehung vollkommen offen und verletzlich zu zeigen. Das Paar hat das Schlüsselelement verloren, das für das Funktionieren einer Liebesbeziehung verantwortlich ist – seine emotionale Sicherheit.

1.6 Emotionale Sicherheit

Die Emotionen, die in unseren Liebesbeziehungen die größte Relevanz haben, sind diejenigen, die wir in Bezug auf uns selbst und unsere Partner empfinden. Diese Emotionen lassen sich in Bezug auf die betroffenen menschlichen Bedürfnisse in zwei voneinander getrennte Bereiche einteilen: die Wertschätzungsemotionen, die widerspiegeln, inwieweit wir uns selbst und unseren Partner schätzen, und die Bindungsemotionen, die widerspiegeln, inwiefern wir uns etwas aus unserem Partner machen und von ihm oder ihr abhängig sind. Es ist zum Beispiel weitaus sicherer und leichter für sie, mit ihm darüber zu reden, wie verärgert sie ist, wenn die Quelle ihres Ärgers nicht in ihm liegt. Wenn er jedoch die Ursache für ihren Ärger in etwas sieht, das er getan haben soll, dann wirkt sich das negativ auf seine Gefühle sich selbst gegenüber aus. Das repetitive Streitmuster taucht wahrscheinlich dann auf, wenn er versucht, ihr ihre Gefühle ihm gegenüber auszureden. Oder es »taucht sozusagen ab«, wenn er sich zurückzieht und sich damit den Wirkungen ihres Bildes von ihm entziehen will. In beiden Fällen beeinträchtigt seine Empfindlichkeit in Bezug darauf, wie sie ihn sieht, die Qualität ihrer Verbindung.

Konflikte in einer Liebesbeziehung können unterschiedliche Ursachen haben. Allerdings ist gewöhnlich nur die wiederkehrende Variante im Bereich Wertschätzung anzusiedeln. Die Wahrnehmung einer Bedrohung für die emotionale Sicherheit der Beziehung hingegen spielt sich in beiden Bereichen, nämlich *Bindung* und *Wertschätzung,* ab. Wenn ihre Liebe und ihr Engagement nachzulassen beginnen, dann wird er seine Bindung als bedroht empfinden. Wenn ihre Wertschätzung seiner Person nachlässt (sie liebt ihn vielleicht noch, ist sich aber nicht so sicher, wie sehr sie ihn noch mag), dann wird er seine Achtung gefährdet sehen. Wenn eine Bedrohung in einem der beiden Bereiche auftaucht, ist die Folge in jedem Fall ein Verlust an emotionaler Sicherheit in der Beziehung.

Je nachdem, wie die Beziehungspartner mit derartigen Ereignissen umgehen, sind Konflikte wahrscheinlich. Taucht die Bedrohung im Bereich Bindung auf, reagieren Paare häufig damit, dass sie einander im Bereich Wertschätzung attackieren. Jetzt findet die Auseinandersetzung in dem Bereich statt, in dem die meisten Menschen ihre offenen Konflikte haben. Ganz gleich, wo der Konflikt herrührt, wenn er nicht gelöst wird, dann ziehen sich die meisten Menschen schließlich aus der emotionalen Verbindung zurück, um sich selbst zu schützen – was dann wiederum eine Bedrohung der Bindung für den anderen Partner darstellt.

Darin steckt eine herbe Ironie: Zwei Menschen kommen zusammen, weil sie sich so wohl und offen miteinander fühlen, im Laufe der Zeit fangen sie jedoch an, sich voreinander zu verstecken. Schließlich distanzieren sie sich und werden misstrauisch, und der intime Raum zwischen ihnen entwickelt sich zu einer Gefahrenzone, einem Ort, bei dessen Betreten die Möglichkeit, sich schlechter zu fühlen, wahrscheinlicher ist als die Aussicht, sich besser zu fühlen.

1.7 Die Art und Weise von Auseinandersetzungen

Das direkteste Medium, mittels dessen er ihr Bild von ihm und sie sein Bild von ihr interpretiert, ist nicht die »Sprache der Worte«, sondern die Sprache des Affekts. Dort, in dieser unsichtbaren Sphäre, wird der ungelöste Konflikt ausgetragen. Paare in der Gefahrenzone verhalten sich defensiv; sie interpretieren ihre wechselseitigen Gefühle und Intentionen schnell als feindselig, kritisch oder unsensibel. Das Kernproblem dabei ist gewöhnlich die Sorge jedes Partners um die Beziehung selbst, ihre Bindung. Wenn sich der Konflikt jedoch, wie dies häufig geschieht, in den Wertschätzungsbereich verlagert hat, dann tritt die Sorge jedes Partners darüber, wie er oder sie in der Beziehung gesehen wird, in den Vordergrund. Wenn die beiden sich streiten, so tun sie das, um sich vor der Demütigung zu schützen, als unfähig, nicht gut genug, unterlegen, inkompetent, ja als Loser bzw. Null entlarvt zu werden. Der Konflikt kann sich auf der Ebene der Worte abspielen oder auch nicht, er findet aber in jedem Fall in der Sprache des Affekts statt.

Manche Menschen verwenden den Begriff Affekt, als sei er gleichbedeutend mit Emotion, doch ihre Bedeutungen unterscheiden sich voneinander. In der Tat ist es so, dass der Unterschied zwischen Affekt und Emotion für einen großen Teil der Missverständnisse in Liebesbeziehungen verantwortlich ist. Silvan Tomkins (1962) erbrachte den Nachweis, dass Affekte angeborene biologische Fähigkeiten sind, der genetisch programmierte Teil der Emotion. Wir alle werden mit der gleichen Grundausstattung an Affekten geboren, doch unsere Emotionen entwickeln sich auf der Grundlage unserer einzigartigen Erfahrungen. So werden sich die Emotionen Wut und Scham, die jemand erlebt, der in seiner Kindheit misshandelt wurde, sehr stark von den Wut- und Schamgefühlen einer Person unterscheiden, die in einem sicheren und liebevollen Umfeld aufgewachsen ist. Dennoch kann der Affekt, der von diesen unterschiedlichen Menschen gezeigt wird, grundsätzlich der gleiche sein; was sich dagegen unterscheidet, ist seine interne Bedeutung.

Wir transportieren unsere Gefühle durch die gemeinsame Sprache des Affekts, doch wir neigen dazu, die affektiven Botschaften anderer Menschen mittels unserer idiosynkratischen »Sprache der Emotionen« zu interpretieren.

Ein Konflikt kann die unterschiedlichsten Formen annehmen. Ein Partner könnte zum Beispiel abstreiten, das getan zu haben, wessen sie ihn zu beschuldigen scheint. Er könnte argumentieren, dass mit ihr etwas nicht stimme und dass das der Grund sei, warum sie so fühle. Er könnte ihre Gefühle abtun und behaupten, sie würde überreagieren. Oder er könnte eine Mauer um sich herum bauen und alles dafür tun, um sich nicht von ihren Gefühlen berühren zu lassen. Jede dieser Reaktionsweisen (und viele weitere) werden ihr wahrscheinlich das Gefühl geben, sie sei ihm nicht wichtig, oder noch schlimmer, er vermittele ein negatives Bild von ihr. Wenn sie jetzt als Reaktion darauf versucht, ihn von seinen mutmaßlichen Gefühlen ihr gegenüber abzubringen, dann artet der sich wiederholende Konflikt in einen handfesten Streit aus.

1.8 Die Rolle der Scham

Das Reaktionsmuster, das diese wiederkehrenden Konflikte am Leben hält, beruht in den meisten Fällen auf einem bestimmten Affekt, nämlich *Scham*. Scham spielt eine äußerst wichtige Rolle bei den Paaren, die sich immer wieder über dieselben Dinge streiten. Über Scham in Beziehungen sind schon etliche Bücher geschrieben worden, doch genauso, wie ich bei einem nicht endenden Streit unfähig war herauszuhören, worum es wirklich ging, sind auch die betreffenden Autoren meines Erachtens nicht auf den »richtigen Trichter« gekommen. Ihr Fokus liegt immer auf dem Akt des Beschämens, welcher zweifellos ein wesentlicher Teil des Problems ist; doch es ist weitaus mehr erforderlich, als nur das Beschämen zu unterbinden, um Paaren bei der Heilung zu helfen und emotionale Sicherheit zu schaffen.

Der Grund, warum es in engen Beziehungen zu endlosen Konflikten kommt, lässt sich in einer Reihe von Superlativen ausdrücken: *Unsere am stärksten mit Scham behafteten Selbstbilder werden am leichtesten von den Menschen aktiviert, die uns am meisten am Herzen liegen.* Die Aussicht, beschämt zu werden, macht enge Beziehungen riskant. Es ist nicht möglich, Nähe ohne Scham zu erleben, und je größer die Nähe ist, umso größer ist das Potenzial für Scham. Das ist ein dem Leben innewohnendes Dilemma, und die einzige Möglichkeit, ihm zu entgehen, besteht darin, Nähe vollkommen zu vermeiden. Leider ist dies eine gängige Lösung, nicht nur bei Singles, sondern auch bei Paaren, die schon jahrelang zusammen sind.

Das Erstaunliche an der Scham ist jedoch, dass sie Paare entweder auseinandertreiben oder aber näher zusammenbringen kann. Wenn sich Beziehungspartner gefahrlos gemeinsam ihrer Scham stellen können, dann verringern sie ihre gegenseitigen Verletzungen und vergrößern die Nähe in ihrer Beziehung. *Das Geheimnis besteht darin, dass Partner lernen, mit ihrer Scham umzugehen, statt lediglich auf sie zu reagieren.* Die ungesunde Scham, der Menschen aus dem Weg gehen, trennt sie von denjenigen, die sie lieben; gesunde Scham aber kann ihnen helfen, sich trotz ihrer Einschränkungen miteinander zu verbinden.

Wiederkehrende Konflikte

Wiederkehrende Konflikte treten fast immer auf dem Gebiet der Wertschätzung auf. Das soll nicht heißen, dass die Probleme, um die gestritten wird, nicht wichtig seien. Oft sind sie sogar sehr wichtig. Doch wenn sich die Partner keine Sorgen um ihre persönliche Wertschätzung machen müssen, können sie meistens vernünftig über ihre Meinungsverschiedenheiten sprechen. Wenn ein Partner jedoch sieht oder hört, wie er negativ von seiner Partnerin dargestellt wird, dann hat er wahrscheinlich das Gefühl, er sei verleumdet worden, und das kann zu einem Verlust an Selbstwert führen. Seine Reaktionen werden sich dann daran orientieren, wie er sich selbst schützen oder beweisen kann, dass er recht hat, und die Lösung der inhaltlichen Fragen wird dadurch verzerrt. Es ergibt vielleicht mehr Sinn, wenn ich ein konkretes Beispiel gebe.

Sagen wir zum Beispiel, meine Frau und ich diskutieren darüber, wie wir die Schulgebühren für unsere Kinder aufbringen können (was ein aktuelles und definitiv wichtiges Thema in unserem Leben ist). Wir beschäftigen uns mit Möglichkeiten, unsere Ausgaben zu reduzieren, und sie schlägt vor, ich könne ja ein kostengünstigeres Auto fahren (oder aufs Golfen oder einen Angelausflug oder was auch immer verzichten). Je nachdem, wie sie das sagt (oder genauer: wie ich den Tonfall wahrnehme, in dem sie es sagt), könnte ich Kritik aus ihrem Kommentar heraushören und Anstoß daran nehmen. Will sie etwa sagen, dass ich einen teureren Wagen fahre, als wir uns leisten können, dass ich meine Bedürfnisse vor die meiner Kinder stelle und mir ihre Schulbildung egal ist? Natürlich könnte es sehr gut sein, dass sie all das gar nicht sagen will, doch meine Empfindlichkeit in Bezug darauf, wie ich von ihr gesehen werde, macht mich in hohem Maße empfänglich für die geringste Andeutung von Negativität.

Wenn ich ihren Kommentar als Verunglimpfung erlebe, verändert sich meine gesamte Stimmungslage. Selbst wenn ich versuche, das zu unterdrücken und so zu tun, als sei es nicht passiert, wird in meiner Antwort wahrscheinlich ein gereizter Unterton mitschwingen. Dann wird sie vermutlich fragen: »Stimmt etwas nicht?« Sie hat die Veränderung in meinem Tonfall mitbekommen und möchte die Dinge wieder in die rechte Bahn lenken. Natürlich lautet meine übliche Antwort: »Nein, es ist alles in Ordnung.« Schließlich möchte ich nicht, dass sie weiß, dass ich so sensibel bin – das könnte sie dahingehend beeinflussen, mich weniger positiv zu sehen, und meine Selbstachtung würde aus einem anderen Grund in Mitleidenschaft gezogen werden. Aber jetzt habe ich schlechte Laune, und es ist wahrscheinlicher geworden, dass unsere weitere Kommunikation in einen Konflikt ausartet.

Oder vielleicht bemühe ich mich erst gar nicht, das Umschlagen meiner Stimmung zu unterdrücken. Stattdessen gehe ich direkt zum Gegenangriff über, indem ich sie darauf hinweise, wofür sie überall zu viel Geld ausgibt. Dann könnte sie sich veranlasst sehen, sich zu verteidigen, und die gesamte Diskussion schlüge in einen Streit um Geld um. Wenn so etwas geschieht, dann konzentrieren sich die meisten Paare auf das inhaltliche Problem. Da es bei dem gesamten Streit zum Schluss ums Geld ging, werden beide wahrscheinlich ihre Meinungsverschiedenheiten in Bezug auf Geld als das Problem ansehen, um das es hier geht. Das eigentliche Problem, das die schwierige Diskussion zu einem Streit hat werden lassen, wird vollkommen vergessen. Das Grundproblem war jedoch meine Empfindlichkeit in Bezug darauf, wie ich in meiner Beziehung gesehen werde, die tiefgreifende Veränderung in meiner Stimmungslage, die sich einstellte, als ich das Gefühl bekam, ich würde negativ dargestellt, sowie mein Umgang mit beidem.

1.9 Die Wurzeln der Empfindlichkeit

Wir alle reagieren empfindlich darauf, wie wir in unseren Liebesbeziehungen gesehen werden. Doch einige Menschen sind so sensibel, dass sie selbst auf die geringfügigsten Dinge reagieren. Sie nehmen alles persönlich. Für Menschen, die so zart besaitet sind, ist eine Liebesbeziehung ein Minenfeld, und jeder Schritt kann potenziell ins Auge gehen. Andere sind nicht so sensibel, dass sie auf alles reagieren würden, sie haben nur gelegentlich Zusammenstöße, die ihre Fähigkeit beeinträchtigen, mit ihrem Partner bzw. ihrer Partnerin in Frieden zu leben. Doch auch sie sind möglicherweise konsterniert darüber, wie vollkommen am Boden zerstört sie sich fühlen können, wenn es gelegentlich zu einem Konflikt mit dem Partner kommt. Solche Menschen lernen häufig, die Stärke ihrer Beziehung abzuschwächen, indem sie Intimität opfern.

Doch es gibt auch Menschen, die imstande sind, Nähe und Intimität aufrechtzuerhalten, selbst wenn sie nicht damit übereinstimmen, wie sie (ihrer Wahrnehmung nach) von ihrem Partner gesehen werden. Sie streiten nicht, weil sie nicht das Bedürfnis verspüren, die Meinung ihres Partners zu ändern oder sie abzuwehren, indem sie umgekehrt die Glaubwürdigkeit ihres Partners infrage stellen. Sie können geteilter Meinung sein und ihrem Partner trotzdem vertrauen. Diese Menschen haben normalerweise ein starkes Selbstbewusstsein und ein hohes Maß an Selbstachtung. Ihre Gefühle sich selbst gegenüber können nicht so leicht dadurch beeinträchtigt werden, wie ihr Partner sie sieht.

Natürlich kommen auch Paare ohne repetitive ungelöste Konflikte in die Therapie. Manchmal suchen diese einen Therapeuten auf, um Hilfe bei der Lösung spezifischer Konfliktthemen zu bekommen, wie zum Beispiel bei Differenzen in Bezug auf die Religion, die erweiterte Familie oder die Entscheidung, Kinder zu bekommen. Wir Therapeuten neigen dazu, mit diesen Paaren anders zu arbeiten, weil wir indirekt erkennen, dass sie kein signifikantes, tieferliegendes Problem haben. Dennoch können wir ihnen vielleicht helfen, ihre Beziehung zu festigen.

Unsere Fähigkeit, festzustellen, ob ein Paar ein tieferliegendes Problem hat (auch wenn es von Oberflächenproblemen verdeckt ist) oder nicht, stellt ein Beispiel für unsere eigene Sensibilität in Bezug auf die affektive Gestimmtheit dar. Therapeuten sind normalerweise besser darin, diese zu erspüren, als der Durchschnittsmensch. Schließlich arbeiten wir praktisch jeden Tag in diesem Bereich. Doch auch ein natürliches Talent kann weiterentwickelt werden. In den folgenden Kapiteln werden Sie erfahren, wie Sie Ihre Fähigkeit, Affekte zu erkennen, verbessern können, und Sie werden den Wortschatz erwerben, um das, was Sie sehen und hören, zu beschreiben, insbesondere in den ganz wichtigen Bereichen Bindung und Wertschätzung, welche die Basis jeder Liebesbeziehung darstellen.

2 Die Sprache des Affekts

Sehen Sie sich das Bild des Überlebenden eines Massakers an, dann können Sie, ohne etwas über dessen Sprache, Kultur, religiöse Überzeugungen oder Gesamtsituation zu wissen, anhand der starren Züge seiner Gesichtsmuskeln die unverkennbaren Spuren des Leids erkennen.
Robert Sapolsky (1997, S. 100)

Obwohl auf der Erde mehr als sechstausend Sprachen aktiv gesprochen werden, sind Menschen aus ganz unterschiedlichen Kulturen trotzdem in der Lage, miteinander zu kommunizieren. Ein Lächeln, eine sanfte Berührung, ein abgewandter Blick, ein wütender Gesichtsausdruck – diese Ausdrucksformen überwinden die Grenzen gesprochener Sprache. Zwei Liebende können zusammensitzen und einander in die Augen schauen, ohne etwas zu sagen. Trotzdem kommunizieren sie inhaltsreich über die gemeinsame Sprache des *Affekts*. Diese stellt den verbindenden Faktor dar, der den vielen verschiedenen, auf Wörtern basierenden Sprachen zugrunde liegt. Jeder Mensch wird mit der »Sprache des Affekts« geboren; durch sie bringt das Neugeborene seine Gefühle und Bedürfnisse zum Ausdruck. Auch wenn Affekte in der Kommunikation mit Menschen, zu denen wir nur eine lockere Verbindung haben, in den Hintergrund treten mögen, sind sie nie weit entfernt, wenn wir mit engen Bezugspersonen oder unseren Partnern kommunizieren.

Die Selbst- und die Fremdbilder, die den Tonfall in unseren Beziehungen bestimmen, sind zutiefst affektgeladen. Tatsächlich entwickeln sich diese Bilder nahezu vollständig als Reaktion auf die Sprache des Affekts. Das grundlegendste Bild ist das des Selbst; es bestimmt, wie wir uns der Welt zeigen, wie wir uns mit uns selbst fühlen und wie wir uns im Laufe unseres Lebens verhalten. Viele der Entscheidungen, die wir in unserem Leben treffen, leiten sich aus unserem Selbstbild ab und basieren auf Erfahrungen von Erfolg oder Misserfolg, Gefühlen von Kompetenz oder Inkompetenz und positiven oder negativen Bewertungen durch andere. Solche Erfahrungen haben uns zu dem Menschen gemacht, der wir heute sind.

2.1 Die Physiologie der Emotion

Emotionen existieren nicht nur in unseren Gedanken, sie haben auch eine starke physiologische Komponente. Deshalb unterscheiden wir Gedanken von Emotionen, indem wir auf unseren Kopf oder unser Herz (beziehungsweise unser »Bauchgefühl«) verweisen. Der Begriff *Affekt* bezieht sich auf den biologischen Aspekt von Emotionen, genauer gesagt, auf die physiologischen Veränderungen, die wir in unserem Körper spüren. Wenn jemand sagt, er habe ein *Gefühl*, dann teilt er mit, dass er sich eines Affekts bewusst geworden ist.

2.2 Die angeborenen Affekte von Säuglingen

Babys werden mit der Fähigkeit geboren, Affekte zu erleben und auszudrücken. Dies wird zum Beispiel anhand des ersten Schreis eines Babys deutlich, das mit einem Klaps auf den Po ins Leben geholt wurde. Man kann bei Babys von Geburt an Gefühlszustände unterscheiden; ganz offensichtlich sind sie in der Lage, Gefühle wie Lust, Unlust und Interesse zu empfinden. Wenn das Baby diese Gefühle erlebt, teilt es seine Bedürfnisse durch die Sprache des Affekts mit.

Wenn das Baby aufgebracht ist, weiß die Mutter dies, weil das Baby es durch seine Affekte zeigt. Eine gut eingestimmte Mutter lernt schnell, die Schreie ihres Babys zu lesen, und sie weiß, was es braucht, weil *sie fühlen kann, was es fühlt.* Ihr empathisches Verstehen dessen, was das Baby fühlt, basiert auf ihren eigenen Affekten, die mit dem affektiven Ausdruck des Babys resonieren. Diese Qualität der *affektiven Resonanz* ist eine der grundlegenden Eigenschaften des Affekts (d. h., unsere eigenen Affekte resonieren mit den Affekten, die eine andere Person zeigt). Auf diese Weise versteht die Mutter nicht nur die Bedürfnisse und Gefühle ihres Babys, sondern sie ist auch in der Lage, ihm ihre eigenen Gefühle mitzuteilen! Wenn das Baby also aufgebracht ist, kann ihm die Mutter ein Gefühl von Ruhe und Sanftheit vermitteln, das beruhigend auf das Baby wirkt.

Es ist aufschlussreich, sich zu vergegenwärtigen, auf welche Weise die Mutter das Baby beruhigt. Sie beruhigt den Säugling nicht einfach, indem sie mit ihm schäkert und Ruhe ausstrahlt. Vielmehr beginnt sie, sich auf den Affektzustand des Babys einzustimmen und mit ihm mitzuschwingen. Oft redet eine Mutter mit ihrem Säugling, während ihr Gesicht die Affekte zeigt, die denjenigen des Babys entsprechen.

»Oh, wir sind nicht glücklich?« Dann geht sie dazu über, ihren eigenen Affekt zu einem beruhigenderen Tonfall hin zu verändern. »Alles wird gut.« Und das Baby reagiert, indem es ihrer Führung folgt; es resoniert mit ihrem positiveren Affekt und beruhigt sich. So spielt die affektive Resonanz eine wichtige Rolle für die innige Erfahrung des Säuglings, von der Mutter beruhigt zu werden.

Das also ist die Sprache des Affekts. Bevor wir sprechen lernen, beruht unser gesamtes Kommunikationsrepertoire auf der Affektbekundung. Wenn wir uns entwickeln und lernen, gesprochene Sprache zu verwenden, erweitert sich unser Repertoire. Wir hören jedoch nie auf, auf einer affektiven Ebene zu kommunizieren. Wir ergänzen sie lediglich durch Worte und Symbole.

2.3 Die empathische Abschirmung

Donald Nathanson (1992) stellte fest, dass das von Natur aus ansteckende Wesen von Affekten – insbesondere in einer engen Beziehung mit einem hohen Maß an affektiver Resonanz – zwei Entwicklungsaufgaben mit sich bringt, die alle Säuglinge bewältigen müssen. Sie müssen die Fähigkeit erlangen,

- die Bekundung ihrer eigenen Affekte zu mäßigen und
- die Affekte anderer Menschen auszublenden.

Ohne diese Fähigkeiten würden wir alle unter ständiger Reizüberflutung leiden und diese auch bei anderen auslösen. Unter anderem ist es das, was Säuglinge so faszinierend macht – es ist höchst vergnüglich, die spontane Bekundung von Interesse und Genuss im Gesicht eines Babys zu beobachten. Sein Interesse und seine Freude regen unser eigenes Interesse und unsere eigene Freude an. Doch wenn das Baby aufgebracht ist, fühlen wir dies ebenfalls – die ansteckende Wirkung des negativen Affekts eines Babys kann außerordentlich erschreckend sein. Gewalt gegen Säuglinge geht häufig auf eine Situation zurück, in der ein Erwachsener nicht in der Lage ist, ein schreiendes Kleinkind zu beruhigen.

Wenn ein Mensch die Fähigkeit besitzt, die Wirkung der Affekte anderer Menschen auf sich zu kontrollieren, dann sagen wir, er habe eine *empathische Abschirmung* entwickelt. Wäre ein Mensch nicht in der Lage, diese einzusetzen, würde er seine Fähigkeit verlieren, ein Individuum zu sein. Dann würde er ständig mit den Affekten resonieren, die von anderen in seinem Umfeld ausgestrahlt werden. Natürlich wird dieser Mensch, wenn er seine empathische Abschirmung auf eine rigide Alles-oder-nichts-Weise aufrechterhält, unsensibel und blind für die Affekte anderer. Zum Glück haben die meisten Menschen jedoch mehr Kontrolle darüber, als ihnen möglicherweise bewusst ist. Sie können sich in andere hineinversetzen, kurzzeitig mit den Affekten eines anderen Menschen mitschwingen und sich mithilfe ihrer Abschirmung vor dauernder Resonanz schützen.

Manchmal ist es erforderlich, dass jemand seine empathische Abschirmung intensiviert. So kann es sein, dass Ärzte, die einer Patientin Schmerzen zufügen müssen (zum Beispiel beim Nähen einer Wunde), während eines notwendigen medizinischen Eingriffs eine stärkere empathische Abschirmung brauchen, um sich nicht von dem Schmerz der Patientin überwältigt zu fühlen und deshalb unfähig zu sein, effektive Arbeit zu leisten. In dem Beispiel von der Mutter, die ihr Baby beruhigt, wird deutlich, dass diese sich einerseits auf den Affekt des Babys einstimmt, andererseits aber auch die Abschirmung bis zu dem Grad aufrechterhält, dass sie sich nicht allzu sehr von der Not des Säuglings absorbieren lässt. So kann sie das Baby zu einem angenehmeren Zustand hinführen.

Gesunde Erwachsene können im Allgemeinen ihre eigenen Affektbekundungen moderieren und die von anderen ausblenden, um so die Auswirkungen der Affekte in beide Richtungen abzufedern. Doch eine solche Affektkontrolle wird im Allgemeinen erst nach und nach erreicht. Bei den meisten Menschen ist ihr affektiver Zustand noch bis zu einem gewissen Grad sichtbar, insbesondere über den Gesichtsausdruck, und es ist wahrscheinlich, dass sie sich durch die Affektbekundungen anderer beeinflussen lassen, selbst wenn es ihnen vielleicht gelingt, deren Auswirkungen abzumildern. Gesunde Erwachsene sind also in der Lage, ihre empathische Abschirmung zu verstärken oder zu verringern. Je vertrauter man allerdings mit jemandem ist, umso schwieriger ist es, eine solche zu errichten und gegen die Neigung vorzugehen, mit den Affekten der vertrauten Person mitzugehen. Jemand lässt sich vielleicht nicht durch eine Nachrichtensendung erschüttern, die leidende Menschen in anderen Teilen der Welt zeigt, doch sich nicht vom Schmerz nahestehender Personen erschüttern zu lassen, ist weitaus schwieriger.

Die größten Schwierigkeiten haben Menschen damit, die empathische Abschirmung in ihren nahen Beziehungen einzusetzen. Die affektive Resonanz zwischen Intimpartnern ist sehr hoch, und es ist schwer, die Affekte eines Partners auszublenden. Wenn die Gefühle in der Partnerschaft positiv sind, kann das überaus angenehm für beide sein. Doch wenn die Gefühle negativ sind, kann es außerordentlich unerfreulich werden. Wenn ein Partner in der Beziehung exzessiven Gebrauch von der empathischen Abschirmung macht, kann dies außerdem dazu führen, dass sich seine Partnerin im Stich gelassen fühlt. Dies drückt sich häufig darin aus, dass sie sich fragt, ob er wirklich so ist, wie sie ihn bisher gesehen hat.

Die Bekundung von Affekten ist am leichtesten bei Babys zu lesen, die sich in der Kommunikation ausschließlich auf den spontanen Affektausdruck stützen können. Es wird komplizierter, wenn sich Kinder entwickeln und anfangen, ihre Affekte mit dem zu verbinden, was sie in der Welt lernen. Die Verbindung des Affekts mit dem Gelernten schafft *Emotion*.

2.4 Emotion ist gleich Affekt plus Lernen

Die Begriffe *Affekt* und *Emotion* werden häufig synonym verwendet, doch sie sind nicht identisch, und es ist wichtig, den Unterschied zwischen beiden zu verstehen. Affekte sind die Hauptbestandteile von Emotion, doch Affekte haben für sich genommen keine moralische Bedeutung, so wie wir sie unseren Emotionen zuschreiben; sie sind lediglich neurologische Ereignisse, die unter bestimmten Bedingungen getriggert werden. Silvan Tomkins (1962, 1963, 1991, 1992) hat neun angeborene Affekte identifiziert, die wie Primärfarben gemischt (zusammengefügt) werden können, um eine breite Palette an affektiven Erfahrungen zu produzieren.

Indem ein Individuum verschiedene affektive Zustände immer wieder erlebt, erwirbt es in Verbindung mit jedem einzelnen Zustand eine Reihe von Erinnerungen. Tomkins hat die These aufgestellt, dass diese Erinnerungen in Form von Bildern codiert werden, die sämtliche Elemente der ursprünglichen Szene beinhalten, in der sich der betreffende Affektzustand abgespielt hat. Im Laufe der Zeit wird das innerhalb eines affektiven Zustands angesammelte Wissen dann alle Szenen einschließen, die mit ihm gekoppelt sind, ebenso wie das aus diesen Erfahrungen Gelernte. Der Begriff *Emotion* bezieht sich auf jene Kopplung

- eines Affekts (oder einer Kombination von Affekten)
- der Reihe von Szenenbildern aus früheren Erfahrungen jenes Affektzustands und
- dessen, was das Individuum in Bezug auf den bestimmten Affektzustand gelernt hat.

Daraus, dass jeder von uns andere Lebenserfahrungen gemacht hat, ergibt sich, dass jeder von uns andere Emotionen entwickelt. Ihre Erfahrung der Emotion des Ärgers wird sich von meiner unterscheiden, auch wenn der angeborene Affekt Ärger-Wut für uns beide der gleiche ist. *Die Sprache des Affekts ist universell, während die Sprache der Emotionen für jeden Menschen einmalig ist.* Genau darin liegen viele der Missverständnisse begründet, zu denen es in Paarbeziehungen kommt!

Affekte sind kurzlebig, sie dauern maximal einige Sekunden. Doch ein Individuum kann sehr lange in einem emotionalen Zustand verharren, wenn der Affekt weiter getriggert wird. Es kann zum Beispiel sein, dass die Situation, die den Affekt hervorgerufen hat, sich nicht ändert, oder dass die Person weiterhin Erinnerungen abruft, die den Affekt triggern.

2.5 Affekte wirken motivierend

Silvan Tomkins hat die Affektbekundung von Säuglingen untersucht und neun angeborene Affekte identifiziert, die die Grundlage für sämtliche emotionalen Erfahrungen im Laufe unseres Lebens bilden. Ich habe die Rolle des Affekts bei der *zwischen*menschlichen Kommunikation hervorgehoben, insbesondere in intimen Beziehungen, doch Tomkins legte seinen Fokus auf die *intra*personale Rolle des Affekts. Er kam zu dem Schluss, dass die Funktion der Affekte darin besteht, für Motivation zu sorgen, und dass sie dies tun, indem sie das Ereignis verstärken, durch das sie getriggert worden sind. Informationen allein führen erst dann zu Handlungen, wenn der Affekt ins Spiel kommt. Sie merken vielleicht, dass Sie von einem Raubtier verfolgt werden, doch die Motivation, um Ihr Leben zu rennen, entspringt Ihrer Angst.[7]

Tomkins' Theorie von der motivierenden Funktion des Affekts hilft uns, die Komplexität menschlichen Verhaltens besser zu verstehen. Solange die Triebe als primäre Motivationsquelle angesehen wurden, musste jedes Verhalten erklärt werden, indem man es darauf reduzierte, welcher Trieb dafür verantwortlich war. Doch die Affekttheorie zeigt, dass jeder Trieb einen Affekt »rekrutieren« kann.[8] Denken Sie an die Vielzahl von Ereignissen, die Wut auslösen. Menschen können wütend werden, weil andere etwas von ihnen wollen oder nicht wollen. Sie können wütend werden, weil sie Hunger oder Durst haben oder weil ein anderer Mensch ihre Geschenke in Form von Lebensmitteln oder Getränken nicht annimmt. Sie können wütend auf den Zustand der Welt oder das Glück ihres Nachbarn werden. Weitere ähnliche Beispiele lassen sich bilden, indem wir Wut durch Angst ersetzen.

Dieselbe Flexibilität gilt auch für die positiven Affekte – Genuss und Interesse. Eine Person hat vielleicht Freude daran, Videospiele zu spielen, während eine andere sich daran erfreut, Dinge zu bauen. Manche Menschen weiden sich am Unglück anderer, während andere es genießen, persönliche Opfer zum Wohl der Gemeinschaft zu bringen. Die positiven Affekte können sogar aufgrund unseres Bedürfnisses rekrutiert werden, uns selbst zu schützen. Vor Jahren besuchte ich einmal eine Veranstaltung, die von Modelleisenbahnfans organisiert worden war. Sie verbrachten viele Stunden damit, Miniaturwelten in ihrem Innenhof oder Keller zu erschaffen. Ich war fasziniert von ihrem großen Interesse und fragte einige von ihnen, was sie motiviere, sich einer dermaßen mühsamen und intensiven Beschäftigung zu widmen. Überrascht stellte ich fest, dass ich mehrmals die gleiche Reaktion bekam – ein Achselzucken und den Kommentar: »Es bewahrt mich vor Problemen.« Zu lernen, unser Interesse in produktive Tätigkeiten zu lenken, ist tatsächlich eine adaptive Reaktion, um destruktivere Aktivitäten zu unterlassen.

Einige Menschen arbeiten aus Interesse oder Freude hart, während andere sich durch Wut oder Habgier motivieren lassen. Affekte können in ganz unterschiedlichen Situationen rekrutiert werden, um unterschiedliche Bedürfnisse und Triebe zu befriedigen. Doch das Interesse des Paartherapeuten richtet sich primär auf die Rolle, die Affekte bei der Kommunikation spielen.

2.6 Die Sprache des Affekts

Wenn du mich anlächelst, werde ich es verstehen,
denn das ist etwas, was jeder überall in derselben Sprache tut.
Crosby, Stills, Nash & Young: »Wooden Ships«

Tomkins hat die Rolle von Affekten als primärem Motivationssystem von Individuen hervorgehoben, doch Affekte dienen noch einem zweiten Zweck, der genauso wichtig ist wie ihre Funktion, ein Individuum zu motivieren. Affekte stehen im Mittelpunkt unserer Fähigkeit, miteinander zu kommunizieren. Wie es in der Liedstrophe im Eingangsmotto dieses Abschnitts zum Ausdruck kommt, sind wir in der Lage, auf affektiver Ebene zu kommunizieren, selbst wenn wir keine gemeinsame Sprache haben. Affekte bilden den Grundstock für die anfängliche Verbindung zwischen Mutter und Neugeborenem. Wie hätten wir ohne ein gemeinsames Verständnis, auf dem wir aufbauen konnten, je Sprache entwickeln können? Affekte sind der »Stein von Rosette«, den die Menschen der Frühzeit nutzten, um die ersten gesprochenen Worte zu entwickeln. Bevor es ein »Ja, ich bin einverstanden« gab, waren da ein Lächeln und ein Nicken.

Die Rolle des Affekts bei der Kommunikation beschränkt sich nicht auf dessen Fähigkeit, ein anfängliches gemeinsames Bewusstsein für gesprochene Sprache zu schaffen. Aufgrund der affektiven Resonanz ermöglichen es uns Affekte nicht nur, zu kommunizieren, sondern auch einander zu *beeinflussen*. Wenn zum Beispiel seine Affektbekundung ihre Affekte zum Resonieren bringt, dann hat sein persönliches Motivationssystem ihres ganz unmittelbar beeinflusst. Manchmal ist dieser Einfluss etwas so Einfaches wie sein Lächeln, dass auch sie zum Lächeln bringt. Aber natürlich ist es nicht immer so leicht. Je nachdem, was bei ihr gerade abläuft (welche *Emotionen* sie in die Situation mitbringt), interpretiert sie sein Lächeln vielleicht ganz anders und reagiert folglich auch anders darauf. Sie mag beeinflusst sein, aber nicht in der Richtung, die ihm vorschwebte.

2.7 Die Affekte

Tomkins gliederte die Affekte in folgende Kategorien: zwei positive Affekte *(Interesse-Begeisterung* und *Vergnügen-Freude)*, einen neutralen Affekt *(Überraschung-Erschrecken)* sowie drei negative Affekte *(Angst-Grauen, Leid-Qual* und *Ärger-Wut)*; schließlich noch drei Affekte, die die anderen begrenzen oder mäßigen: *Ekel vor schlechtem Geruch* (dissmell), *Ekel vor schlechtem Geschmack* (disgust) und *Scham-Demütigung*.[9]

Denken Sie daran, dass die grundlegende Funktion der Affekte darin besteht, zu motivieren. Dies tun sie, indem sie die Ereignisse verstärken, durch die sie aktiviert wurden. In Tomkins' Worten machen Affekte »entweder gute Dinge besser oder schlechte Dinge schlechter«

(1979, S. 203). Ohne die Verstärkung wären wir möglicherweise nicht ausreichend motiviert zu handeln oder schnell genug zu handeln. Die positiven Affekte motivieren uns, die Situation aufzusuchen, fortzusetzen oder zu verstärken, die sie auslösen; die negativen Affekte motivieren uns, eben diese Situation zu meiden oder abzuschwächen, und die moderierenden Affekte halten uns davon ab, das zu tun, wozu uns ein anderer Affekt veranlassen will.

2.8 Der Schamaffekt

Der Affekt, der für den Paartherapeuten von größtem Interesse ist, ist der moderierende Affekt Scham-Demütigung. Der Schamaffekt dient dazu, die positiven Affekte Interesse-Begeisterung und Vergnügen-Freude außer Kraft zu setzen. Der Schamaffekt wird ausgelöst, wenn wir beim Verfolgen der Quelle eines Interesses oder Vergnügens auf ein Hindernis stoßen. Dies hemmt uns für gewöhnlich, mit der Aktivität weiterzumachen, die den positiven Affekt hervorgerufen hat (folglich mäßigt er einen der beiden positiven Affekte). Mit anderen Worten, der Schamaffekt bewirkt, dass sich die betreffende Person aus einer Beschäftigung oder Tätigkeit *zurückzieht.*[10]

Ein Beispiel für einen aktivierten Schamaffekt ist, wenn sein Interesse an einem romantischen Abend »abgeschaltet wird«, weil sie ihm zu verstehen gibt, dass sie zu müde ist. Er erlebt eine Enttäuschung – das ist ein Beispiel für den Scham*affekt,* nicht aber für die Emotion, die wir als Scham bezeichnen. Von seiner Seite aus kann eine begleitende *emotionale* Reaktion auf die Situation erfolgen oder nicht. Doch wenn sein Verlangen zu Beginn stark war – was bedeutet, dass das »Abschalten« des betreffenden Gefühls entsprechend stark sein muss, – dann wird sein momentanes Gefühl von Frustration-Enttäuschung intensiv sein.

Die beiden anderen moderierenden Affekte, Geruchs- und Geschmacksekel, sind in der Regel mit appetitiven Antrieben verbunden – zum Beispiel, wenn man einem durstigen Menschen hilft, eine verdorbene Flüssigkeit nicht zu trinken, – doch manchmal verbinden sie sich auch mit Scham in sozialen Situationen. Wenn sich der Affekt Scham mit Ekel *(disgust)* koppelt, gibt eine Person etwas, das sie in sich aufgenommen hatte (einschließlich eines Liebesobjekts), wieder von sich. Wenn sich der Affekt Scham mit Ekel vor schlechtem Geruch *(dissmell)* verbindet, dann hält sich eine Person von etwas zurück, das ihr vorher wünschenswert erschienen war (wieder einschließlich eines Liebesobjekts).

2.9 Die Skripttheorie und die Einzigartigkeit von Emotionen

Wir werden nicht mit Scham über unsere Sexualität oder mit Angst-Grauen vor Algebratests geboren, angeborene Affekte sind im Allgemeinen nicht mit spezifischen Erfahrungen verknüpft. Diese Dinge sind erlernt, und der Lernprozess hängt von unseren besonderen Erfahrungen ab. Einige Menschen freuen sich auf Algebratests, während andere schreckliche Angst vor ihnen haben. Die meisten dieser Unterschiede gehen auf unsere persönliche Geschichte zurück (einige von uns waren gut in Mathematik; andere hatten Misserfolgserfahrungen, die uns das Gefühl gaben, in diesem Bereich dumm zu sein). Wenn wir heranreifen, entwickeln wir Erwartungshaltungen und Einstellungen, die mit allen möglichen Situationen verknüpft werden. Auf diese Weise entwickelt sich unser Gefühlsleben.

Tomkins verwendete den Begriff *Szenen* für Erinnerungen an frühere Affekterfahrungen und den Begriff *Skripts* für musterbildende Sets von Szenen und das aus diesen Szenen Gelernte, das wir mit spezifischen Situationen verknüpfen. Die Skripts, die ein Individuum im Laufe seines Lebens entwickelt, prägen seine Erfahrung emotionaler Situationen; es wird eine emotionale Situation wahrscheinlich dem Skript entsprechend interpretieren, dem sie am meisten ähnelt. Unser Szenenrepertoire beinhaltet auch, wie wir reagieren und was wir gelernt haben, folglich können unsere Skripts auch unsere Reaktionen bestimmen, wenn wir eine Emotion erleben.

So sind die Emotionen jedes Menschen anders und bei vielen stehen die emotionalen Reaktionen zum großen Teil von vornherein fest. Bei dem einen Menschen kann ein an ihn gerichteter Hilferuf Mitgefühl hervorrufen, und es kann ihm Freude bereiten zu helfen, während dasselbe Ereignis bei einem anderen Gefühle von Wut und Ekel hervorruft, gefolgt von Gefühlen des Grolls, wenn er die Hilfe gewährt hat. Der Unterschied liegt in den einzigartigen Erfahrungen jedes Einzelnen begründet sowie in den Skripts, die er infolgedessen entwickelt hat.

Die Skripts eines Individuums spielen eine Schlüsselrolle bei der Herausbildung seiner Persönlichkeit, da sie seine Reaktionen, Einstellungen und Werte mitbestimmen. Wenn zum Beispiel die Wut eines Menschen in Situationen ausgelöst wurde, in denen er zu dem Schluss kam, dass jemand versucht hatte, ihn auszunutzen, dann könnte er eine zentrale Haltung entwickeln, die sich daran orientiert, sich von anderen nicht ausnutzen zu lassen. Manchmal sind die Schlussfolgerungen, die Menschen ziehen, nicht rational (»Jeder nutzt mich aus«), und diese irrationalen Gedanken werden zu einem Teil der Skripts, aus denen sich ihre Emotionen zusammensetzen. *Da Affekte die Ereignisse verstärken, durch die sie ausgelöst worden sind, haben wir, wenn wir im Affekt gefangen sind, möglicherweise Schwierigkeiten, zu erkennen, wie irrational einige unserer Skripts sind.*

Sind wir nicht im Affekt gefangen, sind wir eher in der Lage, irrationale Gedanken zu erkennen.

2.10 Die affektive Gestimmtheit

Nahezu jede Handlung, die wir vollführen, beinhaltet ein gewisses Maß an Affekten, da diese unsere stärkste Motivationsquelle darstellen. Affekte spielen in Paarbeziehungen eine große Rolle. Praktisch jede Interaktion in einer intimen Beziehung ist von einer bestimmten *affektiven Gestimmtheit* geprägt. Das heißt: Da er sich primär in ihren Augen sieht (und umgekehrt), hat ihre affektive Gestimmtheit einen tiefgreifenden Einfluss darauf, wie er sich selbst betrachtet und wie er sich mit sich selbst fühlt. Wenn sich Menschen erst einmal aus ihren frühesten Bindungen gelöst haben und weitergegangen sind, sträuben sie sich im Allgemeinen dagegen, jemandem so viel Macht zu geben, dass er darüber bestimmen kann, wie sie sich selbst sehen und fühlen. Das ändert sich, wenn sie sich verlieben und eine neue Bindung aufbauen. Dann wird ihnen jemand wieder so wichtig, dass sie ihm erlauben, ihr Selbstbild zu beeinflussen.

In einer intimen Beziehung durchlaufen Erwachsene einen Prozess der affektiven Resonanz, der dem von Mutter und Kind ähnelt. Sie schauen einander in die Augen, stimmen sich auf den Affektzustand des jeweils anderen ein und beeinflussen gegenseitig ihren Affektzustand. In der Verliebtheitsphase ist dieses wechselseitige Erleben affektiver Resonanz faszinierend und erhebend. Die Affekte von Interesse-Begeisterung und Vergnügen-Freude, die zwischen den beiden Liebenden resonieren, sind überaus angenehm. Natürlich schaffen solche ausgesprochen positiven Affekte jedoch auch den Kontext für ein besonders heftiges Erleben des Schamaffekts, wenn Hindernisse auftreten.

Ich werde diesen Abschnitt mit einem kurzen Beispiel beenden, das die Macht der affektiven Gestimmtheit zeigt, wenn sie bei Intimpartnern wirksam wird. Bei der nachfolgenden Interaktion hat sich zu der Zeit, als sie sich abspielte, keiner von beiden besonders aufgeregt oder negativ reagiert, doch in den folgenden Wochen kamen mehrfach Gefühle in Bezug auf die Interaktion zum Vorschein.

> SEAN *(aufgeregt)* He, stell dir vor! Ich habe Tickets für ein Notre-Dame-Spiel bekommen, sodass wir da hingehen können, wenn wir in Chicago sind.
>
> LINDA Ah, okay. Natürlich. Ich weiß ja, dass das wichtig für dich ist.
>
> SEAN Nun, äh, ja *(Pause)*. Hör mal, wir müssen nicht hingehen, wenn es dich nicht interessiert.
>
> LINDA Sean, das ist schon in Ordnung. Sie ist deine Alma Mater, deine Uni; ich weiß, wie viel dir das bedeutet.
>
> SEAN Nun, ich will nicht, dass du nur wegen mir hingehst.
>
> LINDA Sean, das ist schon in Ordnung. Wirklich. Ich werde es in meinen Terminkalender eintragen.

Später gab Sean zu, dass er gewollt hätte, dass sich Linda darauf freute, sich das Spiel mit ihm ansehen zu können. Aus dem Tonfall ihrer Reaktion hörte er heraus, dass sie zwar bereit war mitzugehen, aber nicht gerade begeistert von der Aussicht war. Für ihn veränderte das die Erfahrung vollkommen, und er hatte nun Schwierigkeiten, sich selbst darauf zu freuen. Doch achten Sie darauf, wie völlig anders die Interaktion interpretiert werden kann, wenn die affektive Gestimmtheit anders gehört wird. Würde man Lindas anfängliche Reaktion mit Ausrufezeichen versehen (»Ah, okay. Natürlich!«) oder wäre die Wortbetonung anders (»Ich *weiß* ja, dass das wichtig für dich ist«, statt »Ich weiß ja, dass das wichtig für *dich* ist«) oder wäre die Reaktion von einer anderen Gestimmtheit geprägt, dann könnte die Aussage ganz anders rüberkommen. Versuchen Sie, die Interaktion oben noch einmal zu lesen, und lassen Sie dabei dieselben Worte eine ganz andere affektive Gestimmtheit vermitteln. Wie diese wahrgenommen wird, zeigt, auf welche Weise Partner zwar dieselbe Interaktion erleben können, aber trotzdem hinsichtlich des Geschehenen einander heftig widersprechen.

In unseren Intimbeziehungen werden wir so sehr für die affektive Gestimmtheit unserer Partner sensibilisiert, dass wir sie aus einem einzigen Wort oder einer einzigen Geste herauslesen können, insbesondere, wenn sie negativ ist. Manchmal interpretiert er beispielsweise ihre affektive Gestimmtheit so, dass es um sie geht (»Linda begeistert sich nicht für Fußball«), manchmal interpretiert er die Stimmung als

- negativ und
- auf sich bezogen (»Sie hält meine Interessen für bescheuert«).

Wenn er ihre affektive Gestimmtheit als

- negativ interpretiert und so,
- als ginge es um ihn

dann werden seine negativen Selbstskripts am leichtesten getriggert (»Ich bin einfach nicht interessant genug für sie«).

Die Sprache des Affekts spielt eine wichtige Rolle für die Kommunikation in intimen Beziehungen. Es ist leicht, ihre Bedeutung zu erkennen, wenn Menschen einander anschreien, doch ihr Einfluss ist auch in ruhigeren Zeiten vorhanden. Jeder Intimpartner ist in hohem Maße auf die affektive Gestimmtheit des anderen Partners eingestellt, und viele Partner reagieren auf jeden negativen Unterton, den sie von ihrem Partner oder ihrer Partnerin aufschnappen. Seine Fähigkeit beispielsweise, mit seiner eigenen Reaktion umzugehen, wenn er eine beunruhigende affektive Gestimmtheit bei ihr wahrnimmt, wird beeinflusst durch:

- seine Fähigkeit, seine empathische Abschirmung zu gebrauchen,
- seine Fähigkeit, seine affektive Reaktion selbst zu beruhigen, und
- die Skripts, die er in die Beziehung mitgebracht hat.

Erinnern Sie sich: Wann immer der Affekt maßgeblich an der Kommunikation von Beziehungspartnern beteiligt ist – insbesondere dann, wenn er nicht offen zugegeben wird, – gibt es sehr viel Raum für Missverständnisse.

2.11 Schlussfolgerung

In diesem Kapitel ist die Sprache des Affekts beschrieben worden, doch darüber hinaus hat es die Grundlage dafür gelegt, dass Therapeuten ihre Klienten durch die Linse des Affekts sehen können. Diese affektive Linse setzt sich aus verschiedenen konzeptionellen Werkzeugen zusammen:

- dem Verständnis der grundlegenden Affekte
- der Funktion der Szenen und Skripts, die sich mit den Affekten verbinden und Emotionen bilden
- der Kraft der affektiven Resonanz
- dem Bedürfnis nach affektiver Abschirmung
- der motivierenden Kraft von Affekten
- der Beziehung zwischen Affekt und Emotion
- dem Einfluss der affektiven Gestimmtheit als unvermeidlicher Hintergrundschwingung, die über jeder Interaktion in einer intimen Beziehung schwebt
- und der besonderen Macht des Schamaffekts, eine positive Erfahrung plötzlich und vollständig zunichtezumachen, indem er ein auftretendes Hindernis verstärkt, sodass dieses wichtiger wird als die ihm vorausgegangenen positiven Affekte.

Im nächsten Kapitel werden wir den erstaunlichen Einfluss sehen, den die affektive Gestimmtheit in den Bereichen Bindung und Wertschätzung auf Beziehungen ausübt.

3 Bereiche des Affekts: Bindung und Wertschätzung

Paartherapeuten können mit ihren Klienten zwar über die Probleme sprechen, die bei ihnen zu Hause auftreten, doch zu wirklichen Veränderungen kommt es häufig erst dann, wenn sie sich auf das unmittelbare affektive Erleben des Paares beziehen können, so wie es sich in ihrer Praxis zeigt. Erfahrene Paartherapeuten beobachten die affektiven Ereignisse, die bei jedem Partner im Laufe der Therapiesitzung auftreten. In der Regel sind sie in der Lage, die genaue Abfolge der Ereignisse zu beschreiben, die einem bedeutsamen Moment vorausgingen. Als Reaktion auf ein bestimmtes affektives Ereignis beschließen sie dann gegebenenfalls, zu intervenieren oder auch nicht, doch in jedem Fall erkennen sie, *dass* sich diese Ereignisse vollziehen, und können daher entscheiden, *ob* und *wie* sie möglicherweise intervenieren möchten. Solche Entscheidungen beruhen im Wesentlichen auf dem Verständnis der Therapeuten von der Bedeutung der affektiven Ereignisse. Folglich ist das Modell, das ihnen für das Verständnis dieser Ereignisse zur Verfügung steht, ein unverzichtbarer Bestandteil der Therapie.

Auch wenn Therapeuten affektiven Ereignissen schon immer Beachtung geschenkt haben, sind Emotionen häufig als zweitrangig im Vergleich zu anderen Beziehungsaspekten angesehen worden, wie etwa der Problemlösung oder der Machtverteilung. In den letzten zehn Jahren haben sich Paartherapeuten und Forscher jedoch zunehmend auf die affektive Dimension von Beziehungen konzentriert. Ein Modell affektiver Ereignisse, das sich in der Paartherapie als überaus nützlich erwiesen hat, ist John Bowlbys Bindungstheorie, insbesondere in der Form, wie sie in Susan Johnsons emotionsfokussierter Paartherapie angewendet worden ist. Bowlby fasste Bindung als fundamentales Bedürfnis auf, das sich in der frühen Kindheit entwickelt und ein Leben lang fortbesteht. Wenn Menschen sicher gebunden sind, fällt es ihnen leichter, in die Welt hinauszugehen und gut zu funktionieren. Doch wenn sie spüren, dass ihre Bindungsbeziehung bedroht ist, werden sie ängstlich und unsicher und reagieren häufig auf eine Weise, die zu weiterer Entfremdung von ihren Partnern führt.

Die Bindungstheorie unterschied sich von traditionellen psychoanalytischen Theorien darin, inwieweit sie ihr Augenmerk auf die tatsächlichen Erfahrungen der Person richtete; ihr Fokus lag auf dem äußeren Umfeld des Individuums statt auf der subjektiveren inneren Umwelt, die bei der traditionellen psychoanalytischen Theorie im Mittelpunkt stand.[11] Susan Johnson hat darauf hingewiesen, dass die Bindungstheorie im Wesentlichen eine Theorie des Traumas ist. Sie »beschreibt und erklärt das Trauma von Entbehrung, Verlust, Zurückweisung und Verlassenwerden durch diejenigen, die wir am meisten brauchen«[12]. Johnsons Paartherapieansatz besteht darin, die gestörte Bindung zu reparieren und die »sichere Basis und den sicheren Hafen« wiederherzustellen, die die Partner verloren haben.

3.1 Das Bindungskonzept

Bowlby verwendete den Begriff *Bindung* für eine bestimmte Art von Beziehung, bei der eine Person ein emotionales Band mit einer anderen knüpft. Bindungsbeziehungen werden ein Leben lang geknüpft, doch Bowlbys Forschungen konzentrierten sich hauptsächlich auf die Bindungen von Babys und Kleinkindern. Er entwickelte seine Vorstellungen vom Wesen der Bindung, indem er untersuchte, was passiert, wenn die Bindungsbeziehung gestört ist. Zu diesem Zweck beobachtete er sehr kleine Kinder, die aus medizinischen Gründen von ihrer Mutter getrennt worden waren, und stellte fest, dass sich ein durchgehendes Muster abzeichnete, wenn die abhängige Beziehung eines Babys zu seiner Mutter unterbrochen wurde. Dann durchläuft das Baby drei Phasen, die Bowlby *Protest, Verzweiflung* und *Ablösung* nannte. In der ersten Phase, dem Protest, ist das Baby sichtlich beunruhigt.

> »Oft schreit es laut, schüttelt sein Bettchen, wirft sich darin hin und her und hält eifrig nach akustischen oder visuellen Anzeichen Ausschau, die sich als die vermisste Mutter herausstellen könnten.« (Bowlby 2006a, S. 40)

In der zweiten Phase, der Verzweiflung, deutet das Verhalten des Säuglings auf wachsende Hoffnungslosigkeit hin. Seine Aktivität verringert sich oder endet, und er zieht sich zurück und wird träge. In dieser Phase hört der Säugling auf, Forderungen an Menschen in seiner Umgebung zu stellen, und er scheint sich in einem Zustand tiefer Trauer zu befinden. Doch die dritte Phase, die Ablösung, ist diejenige, die am trügerischsten ist. Der Säugling fängt an, wieder mehr Interesse an seiner Umgebung zu zeigen. Er lehnt die Krankenschwestern nicht mehr ab und kann sogar lächeln und kontaktfreudig sein. Bowlby stellte fest, dass Beobachter diese Phase häufig missverstanden und meinten, der Säugling habe sich erholt. Der Unterschied wurde jedoch deutlich, als die Mutter zu Besuch kam.

> »[Wenn jedoch die Mutter das Kind besucht, dann lässt sich feststellen, dass nicht alles zum Guten steht], denn dann zeigt sich ein auffallendes Fehlen des Verhaltens, das für die starke Mutterbindung, die in diesem Alter normal ist, charakteristisch ist. Anstatt seine Mutter zu begrüßen, scheint es sie kaum zu kennen, anstatt sich an sie zu klammern, bleibt es zurückhaltend und apathisch, statt zu weinen wendet es sich müde ab.[13] Es scheint alles Interesse an ihr verloren zu haben.« (Bowlby 2006a, S. 41)

Aus seinen Beobachtungen, was beim Durchtrennen eines emotionalen Bandes passiert, entwickelte Bowlby eine Theorie dazu, was eine gut funktionierende emotionale Bindung ausmacht. Er kam zu dem Schluss, dass eine solide Bindung dem Baby ein elementares Gefühl von Sicherheit gibt, das es ihm ermöglicht, sich zu entspannen und die unvermeidlichen Anforderungen des Lebens ohne größere Not anzunehmen. Bowlbys Erkenntnisse zu den Folgen von Bindungsunterbrechungen boten eine neue Möglichkeit, Säuglinge (und Erwachsene) zu verstehen, die in nahezu ständiger Not zu leben scheinen. Er behauptete, ihnen fehle die grundlegende Sicherheit, die durch eine starke Bindung vermittelt wird; in der Sprache der Bindungstheorie ausgedrückt, haben diese möglicherweise eine *unsichere Bindung*. Ein Kind mit einer unsicheren Bindung hat nicht länger das Vertrauen, dass es sich darauf verlassen kann, dass seine Mutter für es da ist, wenn es sie braucht.

Das Kind, das in die Ablösungsphase kommt, hat gelernt, sich vor dem Schmerz zu schützen, dass es sich nicht auf seine Mutter verlassen kann, indem es sich nichts mehr daraus macht, ob die Mutter nun für es da ist oder nicht. Für einen Erwachsenen könnte die Entsprechung sein, zwar eine Beziehung einzugehen, es dem Partner oder der Partnerin jedoch nicht zu erlauben, allzu wichtig für ihn zu werden, oder aber er vermeidet intime Beziehungen überhaupt.

3.2 Bowlbys Arbeitsmodelle

Bowlby behauptete, dass man als Kind internalisierte Repräsentationen des Selbst und des Anderen entwickelt, die er *innere Arbeitsmodelle* nannte, und dass diese Modelle bestimmen, welche Einstellung die betreffende Person im Laufe ihres Lebens zu Beziehungen hat. Er hob hervor, wie wichtig eine sichere Bindung dafür ist, dass Individuen mit den Belastungen und Anforderungen des Lebens umgehen können. Bowlby stellte die Theorie auf, dass eine sichere Bindung voraussetzt, dass der jeweilige Mensch ein Modell von sich selbst hat, dass er eine sichere Bindung verdient, sowie ein Modell des anderen als zuverlässig gebunden. Er hatte das Gefühl, dass diese Modelle zwar in der Kindheit gebildet werden, jedoch durch spätere Erfahrungen in erwachsenen Bindungsbeziehungen korrigiert werden können.

3.3 Die Erweiterung der Bindungstheorie

In den folgenden Jahren entwickelten Bowlby und andere Theoretiker, die auf ihn folgten, die Bindungstheorie weiter und beschrieben verschiedene Subtypen von unsicheren Bindungen. Die Forscher zeigten die Bedeutung sicherer Bindungen bei Kleinkindern in Bereichen wie der *Trennung* von der Mutter und der *Erkundung* fremder Situationen (Explorationsverhalten) auf.[14] Eine sichere Bindung erlaubte es den Kindern, sich leichter zu trennen, während sich das unsicher gebundene Kind an die Mutter klammerte, voller Angst, Mami könne nicht mehr da sein, wenn es sich trennte. Wenn das Kind in eine neue, ihm fremde Situation gestellt wurde, dann stellte eine sichere Bindung zu seiner Mutter eine stabile Basis dar, von der aus es vertrauensvoller seine neue Umgebung erkunden konnte.

In den letzten zwanzig Jahren ist die Bindungstheorie verstärkt auf Erwachsene und ihre Liebesbeziehungen angewandt worden. Forscher haben Instrumente entwickelt, um die Bindungssicherheit von Erwachsenen zu messen.[15] Diese Messungen basieren auf Bowlbys Theorie, dass der Grad der Bindungssicherheit eines Menschen die internalen Arbeitsmodelle der Person von sich selbst und anderen widerspiegelt. Es gibt eine ständig wachsende Zahl von Forschungsarbeiten zum Zusammenhang von Bindungssicherheit und Beziehungen im Erwachsenenalter, und die Resultate dieser Arbeiten bestätigen durchweg den hohen Stellenwert einer sicheren Bindung für eheliche Zufriedenheit.[16]

Die Essenz der Bindungstheorie für Beziehungen unter Erwachsenen ist die Erkenntnis, wie wichtig diese ist und wie groß der zerstörerische Einfluss unsicherer Bindungen. Allein das zu verstehen, hilft uns, die extremen Emotionen einordnen zu können, die in einer intimen Beziehung auftreten können, wenn die Liebesbindung bedroht ist. Zwischen den Forschungen zu den Bindungen Erwachsener und denen von Kindern und Säuglingen gibt es jedoch einen wesentlichen Unterschied. Die gesamte Kinder- und Säuglingsforschung beruht auf Beobachtungen und konzentriert sich auf äußere Anzeichen von Qual und Zuversicht. Die Bindungsforschung bei Erwachsenen, in der eigene Berichte und Selbsteinschätzungen verwendet werden, konzentriert sich auf die internalen Arbeitsmodelle, insbesondere das Arbeitsmodell des Selbst. Die Erwachsenen-Bindungsforschung hat sich auf ein Gebiet begeben, das der mit Kindern durchgeführten Bindungsforschung nie zugänglich war.

3.4 Die Arbeitsmodelle der Erwachsenen

Aufgrund eines Aspekts der Arbeitsmodelle, der auf Bowlbys ursprüngliche Formulierungen zurückgeht, sind einige dieser Untersuchungen zum Bindungsverhalten Erwachsener kritisiert worden.[17] Bowlby behauptete, Menschen mit sicheren Bindungen würden sich kompetenter fühlen und im Leben besser funktionieren. Das scheint durchaus zuzutreffen, sollte aber nicht so verstanden werden, als hätte jedes Kompetenzgefühl seinen Ursprung in einer sicheren Bindung. Dies mag der Fall bei Säuglingen sein, doch auf Erwachsene trifft es nicht zu. Eine sichere Bindung verstärkt das Kompetenzgefühl eines Erwachsenen, *doch ein wesentlicher Teil seines Kompetenzgefühls leitet sich – unabhängig von seiner Intimbeziehung – aus der Bewertung seiner Fähigkeit ab, mit den Anforderungen des Lebens umgehen zu können!*

Bei dem aktuellen Ansatz zur Erforschung der Erwachsenenbindung, der positive versus negative Sichtweisen des Selbst als Aspekte von Bindungssicherheit einstuft, besteht die Tendenz, Bindungssicherheit mit der Einschätzung des Individuums, inwieweit es den Anforderungen des Lebens kompetent begegnen kann, zu verschmelzen. Dieser andere Kompetenzbereich, der auch im Arbeitsmodell des Selbst der Person enthalten ist, hängt zwar mit der Bindung per se zusammen, ist aber unabhängig von ihr. Gewiss können Ereignisse in der Bindungsbeziehung beeinflussen, wie eine Person ihre Kompetenz, das Leben zu bewältigen, beurteilt, doch diese Bewertung beruht auf wesentlich mehr als nur ihrer Bindungstauglichkeit.

Das Vorhandensein eines Bereichs, der nichts mit Bindung und deren Arbeitsmodellen zu tun hat, hat eine enorme Bedeutung für die Paartherapie, weil sich die meisten Konflikte hauptsächlich in diesem anderen Bereich abspielen, dem der Wertschätzung. Der klinischen Arbeit mit Paaren kommt es sehr zugute, wenn man die Bereiche von Wertschätzung und Bindung trennt.

3.5 Die Bereiche Bindung und Wertschätzung

Aus der Sicht des ES-Modells, des Modells der emotionalen Sicherheit, setzen sich die Arbeitsmodelle des Selbst und des Anderen aus zwei zentralen Bereichen zusammen: *Bindung* und *Wertschätzung*.[18] Diese beiden beinhalten die affektiven Botschaften, die eine Schlüsselrolle in den emotionalen Dramen verzweifelter Paare spielen. *Der Bereich Bindung besteht zum großen Teil aus Gefühlen in Bezug auf die Beziehung selbst sowie das Engagement und die Verlässlichkeit des anderen Partners. Der Bereich Wertschätzung besteht zum großen Teil aus Gefühlen in Bezug auf das Selbst und den anderen Partner als Person (statt als Partner).* Gelegentlich überschneiden sich beide Bereiche, doch im Allgemeinen können sie klar voneinander getrennt werden. Je besser die Paartherapeutin die affektiven Mitteilungen erkennen kann, die in diesen beiden Bereichen gesendet und empfangen werden, um so präziser werden ihre Interventionen und umso größer deren Wirkung sein.

3.6 Bindung

Der Bereich Bindung bezieht sich auf die Affekte, die mit dem emotionalen Band zu tun haben, das die Grundlage jeder Liebesbeziehung darstellt. Dieses emotionale Band erzeugt Abhängigkeitsgefühle, die mit dem Partner in Verbindung gebracht werden, *und diese unvermeidliche Abhängigkeit macht beide Partner verletzlich, da jeder von beiden das Band durchtrennen könnte.* Probleme treten auf, wenn ein Partner das Gefühl hat, das Band bzw. die Bindung sei bedroht, da dies zu Unsicherheit in der Liebesbeziehung führt. Einige Individuen ertragen es nicht, so verletzlich zu sein, und positionieren sich deshalb so, dass sie dem Partner ein Gefühl von Unsicherheit in Bezug auf die Beziehung vermitteln. Andere gehen mit ihrem Gefühl der Verunsicherung so um, dass sie den Partner aggressiv verfolgen, was oft die paradoxe Wirkung hat, dass dieser noch weiter fortgetrieben wird. Wieder andere versuchen, jegliche Gefühle von Verunsicherung dadurch zu vermeiden, dass sie die Kontrolle über die Beziehung übernehmen.

Natürlich gibt es eine ganze Bandbreite von möglichen Unannehmlichkeiten, die sich Paare aufgrund ihres Unbehagens wegen der Verletzlichkeit, die mit einer Liebesbeziehung einhergeht, einhandeln. Der Bereich der Bindungsaffekte bezieht sich primär auf: die Liebe, welche diese Bindung einschließt (und die Sehnsucht danach, wenn sie zu fehlen scheint), die Ängste, die aus dem potenziellen Verlust der Bindung resultieren, sowie das Leid, das durch diesen Verlust entsteht.

3.7 Wertschätzung

Der Bereich Wertschätzung bezieht sich auf die Affekte, die mit dem Selbst zu tun haben, sowie darauf, wie dieses Selbst beurteilt und bewertet wird. Das schließt die Gefühle des Partners sich selbst gegenüber ebenso ein wie seine Gefühle gegenüber dem Selbst des anderen. Die Gefühle gegenüber dem eigenen Selbst (die Bestandteile des Selbstwerts) sind in diesem Zusammenhang am wichtigsten, doch die Gefühle dem Selbst des Partners gegenüber (die Wertschätzung des anderen) sind ebenfalls von großer Bedeutung, da sie die positiven oder negativen Gefühle des Partners in Bezug auf sich selbst aktivieren können. Der Bereich der Wertschätzungsaffekte besteht aus den positiven und negativen Gefühlen, die im Zusammenhang mit dem Selbst und dem Partner erlebt und zum Ausdruck gebracht werden.

Eine sichere Bindung ist eine Quelle positiven Selbstwertgefühls, doch sie ist nur *eine* von vielen möglichen Quellen aus dem Bereich der Wertschätzung. Das Gefühl zu haben, eine sichere Bindung zu verdienen, kann eine Person liebenswert machen, doch sie gibt ihr nicht das Gefühl, kompetent oder ausreichend befähigt zu sein, in der Welt zu funktionieren. *Selbstwertgefühle rühren von sicheren Bindungen her, doch Gefühle von Kompetenz und Zulänglichkeit entwickeln sich hauptsächlich durch Erfahrungen außerhalb der Bindungsbeziehung.* Der Bereich Wertschätzung beinhaltet sowohl wie eine Person ihren Selbstwert als auch ihre Kompetenz einschätzt, und die Kompetenz spielt gewöhnlich die größere Rolle. Einige Partner bemühen sich sehr, ihre Gefühle von Kompetenz und Zulänglichkeit nur aus der Beziehung selbst zu beziehen, und das führt gewöhnlich zu Problemen.

Die Bereiche Bindung und Wertschätzung voneinander zu trennen, ist außerordentlich nützlich. In beiden Bereichen sind nämlich unterschiedliche Affekte und Emotionen zu finden, und diese erfordern auch eine ganz andere therapeutische Vorgehensweise. Lassen Sie uns nun einen genaueren Blick auf die verschiedenen Bereiche werfen und einige ihrer Implikationen für die Paartherapie untersuchen.

3.8 Der Bereich der Emotionen

Der Paartherapeut befasst sich mit den Affekten im Raum, doch die Partner erfahren nur selten Momente reinen Affekts – was sie im Innern erfahren, sind natürlich Emotionen. Ihr affektiver Zustand setzt sich fast immer aus einem Affekt oder einer Mischung mehrerer Affekte zusammen, die gekoppelt sind mit:

- Erinnerungen an frühere Szenen ähnlicher affektiver Zustände und
- Skripts, die das Wesen dieser Zustände sowie die Art des Umgangs mit ihnen bestimmen.[19]

Jeder Partner bringt eine reiche Geschichte an affektgeladenen Szenen und Skripts mit, die aus früheren Beziehungen und eigenen Erfahrungen stammen. Aus diesem emotionalen Gesamtpaket entstehen die Arbeitsmodelle des Selbst und des Anderen.

Die Bindungsemotionen umfassen die Beziehung einschließlich seiner Liebe zu ihr und seines Bekenntnisses zu der Beziehung sowie seiner Wahrnehmung ihrer Liebe zu ihm und ihres Bekenntnisses zu der Beziehung. Der Fokus von Wertschätzungsemotionen liegt auf dem Selbst eines jeden Partners. Folglich gibt es nicht nur die Emotionen der Selbstwertschätzung, sondern auch eine Dimension der Wertschätzung des Anderen, bei der er darauf eingestimmt ist, wie sie ihn sieht. Durch diese Wertschätzung vermittelt er sein Bild von ihr.[20] Bindungs- und Wertschätzungsemotionen sind also auf unterschiedlichen Gebieten angesiedelt, auch wenn sie sich bisweilen überschneiden.

Wenn er zum Beispiel wahrnimmt, dass sie ihn in gewisser Weise als nicht gut genug ansieht (seine Wahrnehmung ihrer Wertschätzungsemotionen des anderen), dann könnte er folgern, dass dies eine

Bedrohung für ihre Liebe zu ihm oder ihr Bekenntnis zu der Beziehung darstelle (ihre *Bindung*). In diesem Fall aktiviert ihre Sichtweise der Wertschätzung des anderen bei ihm eine Bindungssorge. Meistens jedoch wird seine Wahrnehmung der Wertschätzung des anderen Auswirkungen auf seine Sichtweise der eigenen Wertschätzung haben (die Sichtweise von sich selbst als kompetent/zulänglich). Ebenso wird, wenn sie seiner Wahrnehmung nach ihre Bindung an ihn infrage stellt (ihre Emotionen der Bindung an den anderen), dies Bindungssorgen bei ihm aktivieren. Doch es könnte auch Sorgen in Bezug auf seinen Selbstwert auslösen, wenn er schon vorher große Zweifel an seiner Kompetenz/Zulänglichkeit hatte. Die beiden Bereiche überschneiden sich hauptsächlich in jener Komponente des Selbstwertgefühls, die widerspiegelt, ob der andere ihn der Bindung für würdig erachtet.[21]

Ein Großteil der Literatur zur Bindung von Erwachsenen behandelt Selbstwertgefühle ausnahmslos als Aspekt von Bindungssicherheit. Es stimmt sicherlich, dass eine sichere Bindung zu positivem Selbstwert beiträgt, doch es gibt noch viele weitere Quellen der Wertschätzung. Ein häufiges Problem ist zum Beispiel, dass sich ein Partner im Wertschätzungsbereich als unzulänglich empfindet. Seine Sorge um seine Zulänglichkeit hat möglicherweise nichts mit seiner Wahrnehmung der Qualität der Bindung des anderen Partners zu tun. Vielleicht rackert er sich in seinem Beruf oder einem anderen Bereich außerhalb der Beziehung ab, in dem er funktionieren muss. Wenn er allerdings bestrebt ist, seinen Selbstwert durch verstärktes Engagement außerhalb der Beziehung zu steigern, dann könnte sein verringertes Engagement in der Beziehung ihre Bindungssorgen aktivieren. Jetzt ist sein Selbstwertproblem zu einem Beziehungsproblem geworden. Wenn sie sich zu verletzlich fühlt, um ihre Bindungsbedürfnisse direkt auszudrücken, wird sie sich stattdessen vielleicht stärker auf ihn fokussieren, was häufig dazu führt, dass sie ihn heftiger kritisiert, was wiederum seine Sorge in Bezug auf seinen Selbstwert verstärkt.

Jetzt verfängt sich das Paar wahrscheinlich im Zyklus von »kritischem Verfolger« und »defensivem Distanzierer«, und der Therapeut könnte die Beziehung als ursächlich für sein Selbstwertproblem betrachten. Doch de facto lag der Ursprung woanders; lediglich sein Umgang mit dem Problem hat eine Dynamik innerhalb der Beziehung in Gang gesetzt.

Zu einem anderen Szenario kommt es, wenn er versucht, mit seinem geschwächten Selbstwert umzugehen (für den wiederum eine äußere Quelle als verantwortlich angesehen wird), indem er mehr Bestätigung von seiner Partnerin sucht. Wenn sie ihm den benötigten Auftrieb an Wertschätzung nicht gibt, dann könnte er so reagieren, als habe sie sein Problem verursacht.

3.9 Das Konzept des Objekts

Emotionen können unter Bedingungen von zweierlei Art auftreten [...] wenn der Organismus bestimmte Objekte oder Situationen mit einem seiner Sinnesapparate verarbeitet ... [und] wenn der Geist eines Organismus aus der Erinnerung bestimmte Objekte und Situationen abruft und sie als Vorstellungen im Denkprozess repräsentiert.
Antonio Damasio (2009, S. 74)

In der Objektbeziehungstheorie wird die mentale Repräsentation, die als Objekt bezeichnet wird, häufig so behandelt, als sei sie der *Ursprung* bestimmter Affekte. Die interne Repräsentation eines kritischen Elternteils scheint die Gefühle zu erzeugen, die mit diesem Elternteil in Verbindung gebracht werden. Doch in der Affekttheorie wird der Begriff des Objekts eher so verwendet wie in der Grammatik (wo es das Element eines Satzes ist, das als Ergänzung vom Prädikat gefordert wird und aus einem Substantiv, einer Substantivgruppe, einem Pronomen oder einer Präpositionalgruppe bestehen kann). In der Affekttheorie *ist ein Objekt einfach das, worauf ein Trieb oder Affekt abzielt.*[22] In diesem Sinne sind das Selbst und der Andere Bilder im Geist, die als Objekte für viele Affekte fungieren.

Die kognitive Theorie hat den Blick auf unsere Fähigkeit gerichtet, unsere Wahrnehmungen so abzuspeichern und zu organisieren, dass wir eine Landkarte der Welt entwickeln können, die es uns erlaubt, wirksam zu handeln. Theoretiker der kognitiven Therapie verwenden für das mentale Bild, das der elementare Bestandteil einer solchen Karte ist, den Begriff *Schema*. Aus psychoanalytischer Sicht werden Objekte wie das Selbst als Schemata betrachtet, die Emotionen hervorrufen. Aus dieser Perspektive kann ich ein negatives Bild von mir haben (Schema), das bewirkt, dass ich mich schlecht fühle (Emotion). Doch Tomkins' Skripttheorie zeigt eine ganz andere Perspektive auf: *Das negative Bild, das ich von mir selbst habe, existiert nicht unabhängig von der Emotion; es ist Teil der Emotion!*[23]

Auch wenn meine schlechten Gefühle in Bezug auf mich selbst durch einen Teil der Emotion (Szenen, Skripts, Affekte) aktiviert werden können, ist der Affekt der bei weitem stärkste Aktivator. So kann meine Ehefrau zwar ein negatives Bild von mir präsentieren, wenn damit jedoch kein Affekt einhergeht, kann ich vielleicht trotzdem mit ihr zusammen lachen. Doch wenn meiner Wahrnehmung nach ihr negatives Bild von mir auch einen negativen Affekt beinhaltet, dann ist die Wahrscheinlichkeit größer, dass meine schlechten Gefühle in Bezug auf mich selbst aktiviert werden.

3.10 Das Selbst

Das Selbstgefühl ist im Grunde genommen das Bild, das man von sich selbst hat. Da dieses Bild

- affektgeladen
- in einer Vielzahl von Szenen aus dem gesamten Leben eingebettet und
- mit Skripts ausgeformt ist, die es definieren,

ist das Selbstbild im Wesentlichen eine Emotion. Emotionen, die wir in Bezug auf bestimmte Dinge haben, zum Beispiel auf uns selbst oder unsere Götter, nehmen die Gestalt von *Glaubenssätzen* an, wenn wir die Realität oder Gültigkeit dieser Dinge akzeptieren.[24] Wir fangen an zu glauben, dass wir dieses oder jenes sind, und diese Überzeugung wird zu unserer Realität. Als Glaubenssatz wird sie zum Bestandteil unseres Repertoires an Konzepten, mit denen wir unser Weltbild aufbauen. Vielleicht können wir über unsere Überzeugung sprechen, ohne die ihr zugrundeliegenden Affekte zu aktivieren. Doch wenn eben das geschieht, *dann werden die Glaubenssätze, die wir in Bezug auf uns selbst haben, zu unserer unmittelbaren Realität.*

Die meisten Menschen haben mindestens zwei unterschiedliche Überzeugungen in Bezug auf sich selbst – ein positives oder gutes Selbst und ein negatives oder schlechtes Selbst. Das gute Selbst setzt sich aus den Emotionen zusammen, die positive Affekte beinhalten, und das schlechte Selbst aus den negativen. Es kann jedoch natürlich mehr als zwei Sichtweisen des Selbst geben, und diese können von Person zu Person unterschiedlich sein. Doch in Anbetracht der Vielzahl von mit dem Selbst verbundenen Szenen würden sich die Selbstskripts mit hoher Wahrscheinlichkeit zu relativ zusammenhängenden Selbstbildern verbinden – ähnlich wie Mittelwerte stabiler werden, wenn man sie aus einem größeren Zahlenbestand bildet. Weil es zwei getrennte Kategorien von Emotionen gibt, die wahrscheinlich auf das Selbst gerichtet sind (positiv versus negativ), werden die meisten Menschen vermutlich mindestens zwei sehr unterschiedliche Überzeugungen in Bezug auf das Selbst entwickeln. Die gleiche Argumentation legt nahe, dass es mindestens zwei Überzeugungen bezüglich des Anderen gibt. Diese Glaubenssätze über das Selbst und den Anderen üben lebenslang einen sehr großen Einfluss auf das Individuum aus.

3.11 Das Wachstum des Selbst

Donald Woods Winnicott, ein Kinderarzt, der später Psychoanalytiker wurde, führte eine neue Denkweise über das Selbst ein. Er hob die vollkommene *Abhängigkeit* eines Babys von seinen erwachsenen Bezugspersonen hervor, merkte jedoch an, dass es sich dabei um eine wechselseitige Beziehung handele; das Baby beeinflusse die Mutter genauso, wie die Mutter das Baby beeinflusse. Winnicott (1963) stellte die Theorie auf, dass das Selbst aus dieser komplexen Beziehung zwischen Baby und Mutter entstehe. Mit seiner Behauptung, es sei unzureichend, über das Baby allein nachzudenken, veränderte er auch die Art und Weise, wie Menschen Babys sehen: Wir müssen die Mutter-Kind-Einheit ins Auge fassen, um die wahre Komplexität des Seelenlebens eines Säuglings und die enorme Bedeutung seiner Abhängigkeit von einem anderen Menschen einschätzen zu können. So wird das anfängliche Selbstbild des Säuglings außerordentlich davon beeinflusst, wie die Mutter den Säugling sieht. *Im Laufe der Zeit entwickelt das heranwachsende Kind jedoch ein Selbstbild, das aus mehr Quellen stammt als nur der Sichtweise der Mutter* (wenn sich der Säugling von einem Zustand der Abhängigkeit zu einem Zustand relativer Unabhängigkeit hinbewegt).

Daniel Sterns (1985) Studien der Beziehung zwischen Säuglingen und ihren Bezugspersonen brachten ihn dazu, Winnicotts Hinweis zu wiederholen, dass sich das Selbst als Aspekt von Beziehung entwickele. Vor Sterns Untersuchungen wurden Säuglinge von den meisten Theoretikern als verhältnismäßig passive Empfänger elterlicher Aufmerksamkeit angesehen. Die freudsche Theorie legte nahe, dass Säuglinge kein Gefühl von sich als getrennten Wesen hätten, dass sie sich als mit ihren Müttern verschmolzen erlebten. Diese Sichtweise von Entwicklung stellt das Kind als jemanden dar, der sich zu immer mehr Getrenntheit hinbewegt.[25] Sterns Forschungen ergaben, dass das Gegenteil der Wahrheit näherkommt. Er zeigte, dass sich Säuglinge ihrer Getrenntheit bewusst sind, und beschrieb Entwicklung als progressives Wachstum des Selbst und Suche nach Nähe. Ferner beobachtete er, dass Säuglinge dabei höchst aktiv sind.[26] Stern hob hervor, dass sich der Prozess des Verbindungsuchens in erster Linie auf der Affektebene abspielt. Der Säugling und die Mutter können ihre subjektive Erfahrung durch einen Prozess der affektiven Kommunikation miteinander teilen, den er als *Interaffektivität* bezeichnete (Stern 1985).

Sterns Forschungsergebnisse widersprachen der vorherrschenden Auffassung von Entwicklung (d. h. derjenigen, dass sich das Selbst von der Mutter *weg* hin zu mehr Unabhängigkeit und Getrenntheit entwickelt). Die Komplexität im Wachstum des Selbst entsteht durch zusätzliche Quellen und die Bemühungen des Säuglings, von der Mutter Anerkennung und Bestätigung für das auftauchende Selbst zu bekommen.

Nathansons Konzept der empathischen Abschirmung fügt diesen Denkweisen über die Entwicklung des Selbst eine wichtige Dimension hinzu, da sich die Selbstentwicklung zusammen mit der sich stufenweise herausbildenden Fähigkeit vollzieht, das eigene Resonieren mit den Affekten anderer zu blockieren. Ohne die Fähigkeit, sich emotional abzuschirmen, würde das sich entwickelnde Kind ständig mit den Affekten anderer mitschwingen. Deshalb ist die empathische Abgrenzung ein entscheidender Faktor bei der Entwicklung des Selbstsystems.[27] Winnicott (1963) traf im Wesentlichen die gleiche Aussage, als er die Bedeutung der Fähigkeit, allein zu sein, hervorhob. Er behauptete, dass das Kind die Fähigkeit, allein zu sein, erst dann wirklich beherrsche, wenn es gelernt habe, *in Gegenwart der Mutter allein zu sein*. Ganz eindeutig hängt diese Fähigkeit davon ab, dass das Kind die Affekte der Mutter blockieren kann.

Die Bedeutung der empathischen Abschirmung so hervorzuheben, mag sehr ähnlich scheinen wie die traditionelle Fokussierung auf Getrenntheit als Entwicklungsziel, doch tatsächlich unterscheiden sich beide deutlich voneinander. Das Entwicklungsmodell der Getrenntheit betont ein stetiges Sichauseinanderentwickeln; es impliziert, dass das Ziel für das Kind darin besteht, sich zunehmend weniger abhängig von den Eltern zu fühlen und weniger mit ihnen identifiziert zu sein. Die Affekttheorie mit ihrer Betonung der Entwicklung der empathischen Abgrenzung muss kein Sichauseinanderentwickeln postulieren. Stattdessen betont sie die Entwicklung einer *unverzichtbaren Beziehungsfähigkeit*, einer Fähigkeit, die größere Nähe und Verbundenheit in Beziehungen fördert.[28] Ein Individuum, das keine empathische Abschirmung zur Verfügung hat, ist dazu verurteilt, Nähe zu vermeiden, weil es sein Selbstempfinden verlieren wird (und daher möglicherweise einen Teil seiner Funktionsfähigkeit), wenn es einem anderen Menschen zu nahe kommt. Ein Individuum mit einer gesunden empathischen Abgrenzungsfähigkeit jedoch ist in der Lage, große Nähe aufrechtzuerhalten und sich trotzdem seine unverwechselbare Individualität zu bewahren.

3.12 Die Verbindung von Selbst zu Selbst

Intimität ist ein interaffektiver Prozess,
bei dem die innersten Teile des Selbst dem anderen durch
konkrete Affektbekundung mitgeteilt werden.
Vernon C. Kelly, Jr. (1996, S. 73)

In den 1980er-Jahren sprachen sich feministische Theoretikerinnen des Stone Centers am Wellesley College nachdrücklich gegen die traditionelle Hervorhebung größerer Getrenntheit als Ergebnis gesunden Wachstums aus.[29] Sie wiesen darauf hin, dass sich die Entwicklung des Selbst nur dann vollziehen kann, wenn sich das Individuum als vollständig *in Verbindung mit* einer anderen Person erlebt.[30] Ihr Entwicklungsmodell postulierte, dass das Selbst *innerhalb* unserer engsten Beziehungen wächst und dass wir uns nur in diesen Verbindungen selbst entdecken, konfrontieren und entfalten können. Statt Intimität als potenzielles Hindernis für die Entwicklung eines unabhängigen Selbst zu betrachten, sieht das Modell des Stone Centers Intimität als den Hauptbereich an, in dem sich Entwicklung vollzieht.[31] Je mehr das Selbst in all seiner Komplexität (einschließlich seiner Gegensätze) gesehen wird, umso mehr entwickelt es sich.

Der Bereich Wertschätzung schließt viele Aspekte des Selbstbildes ein, die kein Bestandteil der Bindungsbeziehung sind. Doch *persönliches Wachstum* (das als positive Veränderung des eigenen Selbstbilds definiert wird) *rührt von einer Bindungsbeziehung her.* Je mehr ein Individuum wachsen möchte, umso mehr macht es sein Selbstbild dem Intimpartner zugänglich. Der Partner hat Zugang zu beiden Bereichen des Arbeitsmodells des Selbst, dem Selbstbild, liebenswert zu sein, und demjenigen, die Kompetenz zu besitzen, den Anforderungen des Lebens gerecht zu werden. Wenn ihr Bild von ihm größtenteils aus positiven Affekten besteht, dann erlebt er sein Selbstbild als stark und positiv (und hat ein gutes Selbstwertgefühl). Doch wenn ihr Bild negative Affekte enthält, dann werden sein Selbstbild und seine Emotionen in diese Richtung beeinflusst. Das ist der Grund, warum Menschen so sensibel darauf reagieren können, wie sie von ihren Partnern dargestellt werden.

Vernon Kelly (1996) wandte das Affektmodell auf die Erfahrung von Intimität an. Er hob die Bedeutung der Fähigkeit und den Wunsch jedes Menschen hervor, dem anderen sein innerstes Selbst durch den Prozess der Interaffektivität zu offenbaren. Die Theoretikerinnen des Stone Centers beschreiben diese Intimitätserfahrung als wesentlichen Faktor für persönliches Wachstum. In diesen Momenten größter Intimität, in denen das Selbst der anderen Person vollständig ausgeliefert ist, ist das grundlegende Selbstbild am zugänglichsten für Veränderungen. Das liegt daran, dass das Selbst nicht bloß eine Affekterfahrung ist – es ist eine Sichtweise, ein Set von Skripts und ein Objekt der Affekte. Mit anderen Worten, das Selbstempfinden enthält alle Bestandteile einer Emotion. Die Skripts, die uns definieren, existieren nicht unabhängig von den Affekten; es gibt kein internales Objekt per se. Nur, wenn wir Affekte auf unser verinnerlichtes Selbstbild richten, ist uns überhaupt bewusst, dass wir ein Selbst haben.[32]

3.13 Mit Emotionen aufgeladene Bereiche des Affekts

Die Affekte, mit denen es Paartherapeuten hauptsächlich zu tun haben, können in die Bereiche Bindung und Wertschätzung unterteilt werden. Doch natürlich erlebt ein Paar nicht einfache Affekte – es erlebt Emotionen. Das bedeutet, dass die Affekte mit

- Szenen aus der Vergangenheit
- möglicherweise anderen Affekten und
- Skripts vermischt sind, welche die Erfahrung und die Reaktion der Person definieren.

Jedes Individuum im Raum kann potenziell die vermittelten Affekte wahrnehmen, doch jeder ist auch anfällig dafür, die affektiven Mitteilungen vor dem Hintergrund seiner oder ihrer eigenen Emotionen zu interpretieren. Die Therapeutin hat den Vorteil, dass sie emotional nicht so involviert ist wie das Paar. Deshalb ist die Wahrscheinlichkeit geringer, dass sie die affektiven Botschaften durch den Filter ihrer Emotionen verzerren wird. Wenn jedoch ihre eigenen Emotionen aktiviert werden, dann ist sie anfälliger dafür, ihre Wahrnehmungen der Affekte des Paares zu verfälschen, indem sie deren affektive Botschaften durch ihre eigenen emotionalen Filter interpretiert. Dieses Phänomen wird im Allgemeinen als *Gegenübertragung* bezeichnet.

Die Tatsache, dass die Therapeutin die affektiven Botschaften des Paares wahrnehmen kann, ohne sie gefiltert durch ihre eigenen Emotionen auszulegen, bedeutet nicht, dass sie deshalb zwangsläufig das genaue Wesen der emotionalen Erfahrungen eines Partners verstehen wird. Trotzdem muss sie festlegen, welche emotionale Bedeutung diese für das Individuum haben. Doch es besteht eine größere Chance, dass sie dessen Beschreibung seiner Gefühle zuhören kann, ohne dieser ihre eigene emotionale Interpretation aufzuzwingen.

3.14 Primäre versus sekundäre Emotionen

Viele Individuen entwickeln Skripts für bestimmte schwierige Emotionen, die die Person unmittelbar aus dieser heraus und in einen anderen emotionalen Zustand hineinbringen, eine sekundäre Emotion.[33] Das kann so schnell passieren, dass dem Individuum die anfängliche emotionale Reaktion nie bewusst wird; stattdessen sieht es die sekundäre Emotion als die gesamte Erfahrung an. Es kann zum Beispiel sein, dass eine Person, die wütend wird, wenn sie eine beängstigende Erfahrung macht, nicht die Angst erkennt, die der Verschiebung hin zur Wut vorausging. Therapeuten sind mit diesem Phänomen vertraut und versuchen im Allgemeinen, dem Individuum zu helfen, die primäre Emotion zu erkennen, der es so schnell ausgewichen ist.

In angespannten Beziehungen ist die Verschiebung hin zu sekundären Emotionen weitverbreitet, und Paartherapeuten können versuchen, einem Partner zu helfen, die zugrunde liegende oder primäre Emotion zu identifizieren. Die Situation ist sogar noch schwieriger, wenn das Paar sich weiter auf inhaltliche Themen fokussiert. Die Therapeutin muss dem Paar nicht nur helfen zu erkennen, dass der Inhalt des Konflikts möglicherweise nicht die wichtigste Dimension ist, sondern auch, dass hinter den sichtbaren Emotionen noch eine tiefere emotionale Dimension verborgen sein kann. Sobald die inhaltlichen

Themen geklärt sind, kann sich die Therapie auf die tiefer liegenden emotionalen Themen konzentrieren. Die Herausforderung könnte dann sein, dem Paar (oder einem der Partner) zu helfen, Zugang zu den zugrunde liegenden primären Emotionen zu bekommen (wie z. B. Gefühlen von Kränkung, die der Wut häufig zugrunde liegen).

Doch selbst wenn eine primäre Emotion zum Vorschein gekommen ist, kann es sein, dass die emotionale Reaktion aufgrund des Zusammenhangs zwischen den Bereichen Wertschätzung und Bindung nicht vollständig verstanden worden ist. In jedem Bereich können aufwühlende Emotionen entstehen, von denen sich Individuen möglicherweise wegzubewegen gelernt haben, und sekundäre Emotionen in dem einem Bereich können zu primären Emotionen in dem anderen zurückführen. Das gängigste Muster ist, dass sekundäre Emotionen im Wertschätzungsbereich primäre Emotionen im Bindungsbereich verdecken. Die Situation wird weiter durch die Tatsache verkompliziert, dass Ereignisse in einem Bereich häufig Ereignisse in dem anderen auslösen.

Wenn er zum Beispiel das Gefühl hat, dass sie nicht hundertprozentig zu der Beziehung steht und ihn verlassen könnte, wird er die Bindung als bedroht wahrnehmen und wahrscheinlich Emotionen erleben, die mit einer unsicheren Bindung einhergehen. Doch seine Erfahrung einer bedrohten Bindung kann auch sein Gefühl anfachen, er sei unzulänglich und für die Beziehung verantwortlich – ein primäres Gefühl im Bereich Wertschätzung. Oder wenn sie sich als Person unzulänglich fühlt (eine primäre Emotion im Bereich Wertschätzung), dann könnte das ihre Sorge wachrufen, dass er nicht bei einer solchen Person würde bleiben wollen – ein primäres Gefühl im Bereich Bindung. So sind Überlagerungen von Emotionen nicht immer primäre versus sekundäre Emotionen. Die Signifikanz beider Bereiche – jeder von uns hat das Bedürfnis, sich (a) sicher gebunden zu fühlen und (b) fähig, alleine zurechtzukommen – bedeutet, dass Individuen primäre Emotionen in jedem Bereich haben können.

Primäre Emotionen in beiden Bereichen gelten zu lassen, ist wichtig, da wir dazu tendieren, unsere Klienten so wahrzunehmen, als würden sie die sekundäre Emotion (»Du bist nicht wirklich wütend, sondern vielmehr verletzt«) nicht »wirklich fühlen«. Die sekundäre Emotion ist natürlich real, doch ihr defensiver Zweck besteht darin, das Individuum vor der größeren Verletzlichkeit zu schützen, die mit der primären Emotion einhergeht. Die Verbindung zwischen zwei primären Emotionen in separaten Bereichen (wie im Beispiel von der Person mit geringem Selbstwert, die befürchtet, dass der Partner wahrscheinlich nicht gebunden bleiben wird) ist nicht defensiv, weil keine der beiden Emotionen die Funktion erfüllt, die andere zu vermeiden.

Einige Theoretiker aus der Erwachsenenbindung haben nahegelegt, dass eine sichere Bindung in jedem Fall zu einem guten Selbstwertgefühl führe. Auch wenn es sicherlich stimmt, dass eine sichere Bindung in der Kindheit eine wichtige Quelle für gute Gefühle in Bezug auf das Selbst ist (im Allgemeinen beschrieben als »sich liebenswert fühlen«), kann es bei Individuen in sicheren Bindungsbeziehungen immer noch zu Schwankungen in der Wertschätzung kommen, entweder aufgrund von Ereignissen außerhalb der Beziehung oder aufgrund früherer Schwierigkeiten mit diesem Thema. Und wenn die Wertschätzung eines Partners abnimmt, hat das häufig ebenfalls eine Wirkung auf die Bindungsbeziehung.

Wenn einer von beiden Partnern Schwierigkeiten in der Bindungsbeziehung hat, stellt es für den anderen ebenfalls eine größere Herausforderung dar, sein Selbstwertgefühl aufrechtzuerhalten. Häufig rührt das Leid in einem Bereich der Beziehung von den *Lösungen* her, die ein Partner anzuwenden versucht, um mit Schwierigkeiten in dem anderen Bereich umzugehen. Hier das Beispiel einer Sitzung, in der wir uns zunächst mit Inhalten, dann mit Wertschätzungs- und schließlich mit Bindungsthemen beschäftigt haben (was eine übliche Abfolge ist).

Die Sitzung beginnt damit, dass sich Ruth über Franks ständige Kritik beklagt. Selbst wenn sie ihm von realen Ereignissen aus ihrem Leben erzähle, die passiert seien, bevor sie zusammenkamen, korrigiere er sie. Sie beschwert sich, dass er an allem, was sie tue, etwas auszusetzen habe. Sie fängt an, über ihre endlosen Konflikte im Zusammenhang mit der Sanierung ihres Hauses zu reden.

Frank und Ruth sanieren das Haus in Eigenregie. Zu Beginn der Woche war Frank verärgert, weil nichts erledigt worden wäre. Ruth merkt mehrere Dinge an, die sie getan hat, und Frank sagt, genau das sei der springende Punkt – sie fange mehrere Projekte gleichzeitig an, bringe aber nie etwas zu Ende. Ich bitte beide um eine Klarstellung, wie ihre Zusammenarbeit bei diesen Projekten geregelt ist. Frank erklärt, dass sie ihre Arbeit gemeinsam planen und vereinbaren, welches ihre Prioritäten sind, doch dann ziehe Ruth die Prioritäten, die sie als Paar entwickelt hätten, nicht durch.

Ich notiere das Bedürfnis, sich vom Allgemeinen zu dem konkreten Problem hinzubewegen, das zu Beginn der Woche auftauchte.

Ruth war dafür verantwortlich, das Holz an den Fensterrahmen abzubeizen. Sie war an dem Punkt angelangt, wo sie an einem Fenster arbeiten musste, das sich hoch oben im Treppenhaus befand. Doch dieses Fenster konnte sie erst bearbeiten, wenn ein solides Gerüst aufgestellt war, und das war Franks Aufgabe. Sie hatten vereinbart gehabt, dass dieses spezielle Fenster als Nächstes auf Ruths Agenda stand, doch als es so weit war, arbeitete sie stattdessen an einer Tür in einem anderen Teil des Hauses.

Als ich sie frage, warum, sagt sie, das liege daran, dass das Gerüst nicht aufgestellt worden sei. Ich frage sie nach ihrer Vereinbarung mit Frank, um zu erfahren, wann er das Gerüst denn hätte aufstellen sollen. Er wirft ein, dass sie ihn nur hätte fragen müssen, und weist darauf hin, dass er es sofort aufgestellt habe, als sie ihn Tage später endlich fragte.

Ich gehe Ruths Gründen dafür nach, warum sie Frank nicht gebeten hat, das Gerüst aufzustellen. Da die Erledigung ihrer Aufgabe davon abhing, dass er seinen Job machte, nehme ich an, dass dies der Punkt war, an dem es zum Bruch kam. Ruth gesteht ein, dass sie sich trotz seiner vorherigen Zustimmung scheut, Frank um etwas zu bitten, »weil er voraussichtlich herummosern wird, dass er es nicht sofort machen kann, oder Alternativen vorschlagen wird«. Diese Reaktion gibt ihr das Gefühl, sie hätte die Situation vorhersehen und an alternative Lösungen denken sollen. Mit Ruths Worten: »Er gibt mir das Gefühl, ich hätte fähig sein sollen, es selbst auf die Reihe zu kriegen.« Mit anderen Worten, dies schürt ihr Bild von sich selbst als nicht besonders kompetent. Wir bewegen uns in den Bereich der Wertschätzung hinein.

Ich locke Ruth aus der Reserve. Grundsätzlich unterdrückt sie viele ihrer Ideen, weil sie befürchtet, dass Frank diese abschmettern wird, wenn sie ihnen Ausdruck verleiht. Frank schaltet sich in die Diskussion ein und erwähnt seinen akademischen Hintergrund. Auf der wissenschaftlichen Hochschule, die er besucht habe, wären sämtliche Ideen einer intensiven kritischen Prüfung unterzogen worden. Er deutet an, dass Ruth einfach an ein Umfeld gewöhnt sei, in dem man Ideen unkritisch akzeptiere. Ich locke Ruth weiter aus der Reserve und frage, inwiefern sie Gedanken zurückhalte, weil sie davon ausgehe, dass Frank sie korrigieren würde. Schließlich fasse ich zusammen, wie Ruth Dinge zurückhält; ich nehme die Wirkung zur Kenntnis, die Franks Kritik auf ihr Selbstwertgefühl hat, und erwähne mehrere Beispiele für typische Situationen, in denen sie sich zurückgehalten hat. Das letzte Beispiel zeigt, dass sie ihn nicht einmal darum bitten kann, das Gerüst aufzubauen, damit sie ihren Beitrag zu einem Projekt leisten kann, auf das sie sich gemeinsam geeinigt haben.

Dann gehe ich zu Frank über. Ich nehme seine Reaktion auf den Vorfall des Fenster-Abbeizens zur Kenntnis und sage, dass ich noch etwas anderes wissen möchte. Und zwar, ob er spüren könne, dass sie etwas zurückhalte, und wie das für ihn sei. Ich versuche jetzt, das Gespräch in den Bereich Bindung hineinzubewegen. Frank beginnt seine Gefühle des Getrenntseins zu beschreiben (so, als seien sie »lediglich Zimmergenossen«, »lebten aneinander vorbei« und so weiter). Als ich ihn ermutige, näher auf diese Gefühle einzugehen, wird sein Wunsch nach größerer Verbundenheit immer stärker sichtbar. Als ich schließlich Ruths Aufmerksamkeit auf Franks offensichtlichen Wunsch richte, ihr näher sein zu wollen, zeigt sie sich überrascht. Sie hatte das Gefühl, er wolle keine größere Nähe zu ihr, weil er ihr gegenüber immer so kritisch sei.

Wir sind fast am Ende der Sitzung, also fasse ich den Zyklus zusammen, in dem sich die beiden verfangen. Frank wünscht sich mehr Nähe, bringt jedoch sein Missfallen über den Mangel an Nähe häufig durch Kritik zum Ausdruck (er bestätigt, dass er in seiner Ursprungsfamilie gelernt hat, recht kritisch zu sein). Ruth möchte auf Frank eingehen, doch sie entzieht sich seiner Kritik, weil diese schmerzlich für ihren Selbstwert ist (sie erkennt ihre biografisch begründete Schwierigkeit an, sich mit sich selbst wohlzufühlen). Wenn Frank spürt, dass sie sich zurückzieht, tendiert er dazu, kritischer zu werden. Und je kritischer er wird, umso mehr zieht sie sich zurück. Sie sind in einem Teufelskreis gefangen. Ich hebe hervor, dass sich Frank mehr Nähe wünscht und dass Ruth auf ihn eingehen und mit ihm als leistungsstarkes Team zusammenarbeiten möchte, doch dass beide wachsam sein müssen, um sich nicht in dem Kreislauf zu verfangen, in den sie so leicht hineingeraten.

Dieser Fall ist ein Beispiel dafür, wie sich die Paartherapiesitzung von inhaltlichen Fragen zu Wertschätzungs- und Bindungsthemen hinbewegen kann. Die wichtigsten Themen sind im Bereich Bindung angesiedelt – dort, wo der Fortbestand der Beziehung selbst auf dem Spiel steht, – und hier endet die Therapie häufig. Aber nicht immer. In einigen Paarbeziehungen sind Wertschätzungsthemen so bedeutend für einen oder beide Partner, dass die Bindung aufgrund der Probleme in diesem Bereich bedroht ist. Ruth ist eine solche Person. Sie hat sich ihr ganzes Leben lang mit ihrem geringen Selbstwertgefühl herumgeplagt (eigentlich ist sie beruflich außerordentlich erfolgreich, doch das ist angesichts ihrer Anfälligkeit dafür, sich mit sich selbst nicht wohlzufühlen, ziemlich unerheblich).

Frank hat ebenfalls Selbstwertprobleme – warum sonst hätte er es nötig, seiner Partnerin das Gefühl zu geben, minderwertig zu sein? Aber in dieser Sitzung beschäftigen wir uns nicht mit seinen Selbstwertproblemen, und das mag auch in zukünftigen Sitzungen nicht notwendig sein. Er hat eine aggressive Haltung von Überlegenheit angenommen, die er allem Anschein nach in seiner Ursprungsfamilie erlernt hat. Diese könnte ihm in eher lockeren Beziehungen nützlich sein, doch in einer intimen Beziehung ist sie eindeutig problematisch. Wenn er lernen kann, Ruth mit größerer Feinfühligkeit (für ihre Selbstwertthematik) zu behandeln, dann wird es vielleicht nicht notwendig werden, sich eingehender mit Franks Selbstwertproblemen zu befassen.

Meine abschließende Intervention ist klassischer systemischer Natur. Ich habe den zirkulären Charakter des problematischen Zyklus identifiziert. Jeder Partner reagiert auf die Reaktion des anderen, folglich ist keiner von beiden das Problem. Das Problem ist der Zyklus, in dem sie sich verfangen, und deshalb können sie zusammen daran arbeiten, dieses Muster zu verändern.

Im nächsten Kapitel werden wir uns die Bereiche Bindung und Wertschätzung genauer anschauen. Wir werden erkennen, dass sie sich auf das durch den Affekt gefilterte Selbst- und Fremdbild stützen, das von jedem Partner zum Ausdruck gebracht wird.

4 Der Bereich der Emotionen: Selbstbilder und Fremdbilder

Der Affekttheorie zufolge gibt es eine Vielzahl von Trieben, die menschliches Verhalten motivieren.[34] Die Motivationskraft der Triebe ist allerdings recht schwach, weswegen sie die wesentlich kraftvolleren Affekte rekrutieren. Viele der Triebe sind notwendig, um das Überleben eines einzelnen Organismus auf Dauer zu sichern, wie zum Beispiel der Trieb, sich Nahrung, Wasser, Unterkunft und eine konstante Versorgung mit Sauerstoff zu verschaffen. Andere Triebe sind nicht für das unmittelbare Überleben notwendig, sondern beziehen sich auf längerfristige Ziele wie die Fortpflanzung. Und mindestens zwei Triebe orientieren sich spezifisch an Aspekten menschlicher Beziehungen. Der Trieb, sich zu binden, hat einen offensichtlichen Wert für einen Organismus, der hilflos und in frühen Jahren über einen sehr langen Zeitraum abhängig ist (wesentlich länger als jede andere Spezies). Es scheint auch einen Trieb zu geben, das Gefühl eines unabhängigen Selbst zu entwickeln, das in der Lage ist, ohne fremde Hilfe zu überleben. In gewissem Sinne sind diese beiden miteinander verbunden, doch manchmal scheinen sie auch im Widerspruch zueinander zu stehen.

Wenn schon aus keinem anderen Grund, so ist es wegen unserer langen Phase der Abhängigkeit im frühen Kindesalter wichtig für uns, ein äußerst soziales Lebewesen zu sein. Kein Mensch überlebt ohne die umfassende Unterstützung anderer. Die Entwicklung des *Selbstempfindens* beim Menschen geht sicherlich über das von Tieren hinaus, nicht nur aufgrund unserer Intelligenz und der Fähigkeit, Sprache zu erzeugen und zu verstehen, sondern weil dieses Empfinden aus einem Nährboden solch intensiver sozialer Kontakte erwächst. Die Entstehung und Ausgestaltung eines individuellen Selbst ist ein soziales Phänomen; es hat seinen Ursprung in unseren intimsten (und abhängigsten) Beziehungen und ist auch später dem Einfluss sozialer Beziehungen unterworfen. In den intimen Beziehungen von Erwachsenen wird das Selbstempfinden jedes Menschen durch die sichere Bindung an einen Partner entspannt und gehalten, und es wird durch dessen positive Wertschätzung beflügelt und gestärkt. Doch wenn das Selbstempfinden bedroht ist, kann die Beziehung nicht sicher sein.

4.1 Selbst und Bindung

Eine Bindungsbeziehung ist für das Individuum nicht nur die primäre Quelle von Sicherheit, sie ist auch der primäre Ort für persönliches Wachstum. Ein Leben lang haben wir die größten Entwicklungsmöglichkeiten, wenn wir voll und ganz in einer Bindungsbeziehung engagiert sind. *Intra*personelle Ereignisse, wie etwa die Tatsache, *wie* wir uns mit uns selbst fühlen und *wer* wir sein möchten, werden maßgeblich dadurch beeinflusst, was in unseren Bindungsbeziehungen passiert.

Erwachsene nähern sich potenziellen Bindungsbeziehungen aus zwei unterschiedlichen Bedürfnisfeldern im Bereich Wertschätzung heraus. Das Erste stellt das Bedürfnis nach einer sicheren Bindungsbeziehung dar, in der das Selbst das Gefühl haben kann, der Liebe eines geschätzten Menschen würdig zu sein.[35] Dies ist der Wertschätzungsbereich, der sich unmittelbar aus dem Bereich Bindung ergibt.

Den zweiten Bereich finden wir in dem allgemeineren Bedürfnis nach Wertschätzung (d. h., sich als Mitglied der Gesellschaft kompetent und zulänglich zu fühlen, sei es als Mann oder Frau, als Student, Arbeiter, Athlet, Bürger etc.). Dieser Bereich der Wertschätzung überschneidet sich bis zu einem gewissen Grad mit der Bindungsbeziehung, doch er umfasst auch das Leben des Individuums außerhalb davon. Eine sichere Bindung kann es einem Individuum erleichtern, die Welt jenseits des Einflussbereichs der Bindung zu erforschen, doch wie jedes Elternteil erfährt, wenn Kinder in die Welt hinausziehen, gibt es eine Vielzahl von Ereignissen und Situationen, die einen Einfluss auf das Selbstwertgefühl und Selbstvertrauen eines Menschen haben – und diese Erfahrungen sind unabhängig von den Gefühlen der Person, eine Bindung zu verdienen (obwohl sie dennoch die Gefühle der Person in diesem Bereich beeinflussen können).

Da das Selbst ursprünglich innerhalb der Eltern-Kind-Beziehung heranwächst, sind die anfängliche Definition und Wertschätzung des Selbst durch das Kind ein Ergebnis der Bindungsbeziehungen zu den Eltern. Wenn das Kind jedoch anfängt, die Welt zu erkunden, erstrecken sich die Quellen von Selbstdefinition und Selbstwertschätzung weit über die Bindungsbeziehungen hinaus. Bis es eine erwachsene Bindungsbeziehung eingeht, ist sein Selbstempfinden im Allgemeinen gut ausgebildet. Trotzdem werden Gefühle von Kompetenz und Zulänglichkeit und sogar die Art, wie sich eine Person selbst definiert, nie endgültig etabliert; sie kommen und gehen mit den Anforderungen des Lebens. Wenn das Leben einem Menschen starke Veränderungen beschert, wird seine Selbstdefinition als Reaktion darauf modifiziert; er kann sich nicht wirksam anpassen, wenn er ein starr definiertes Selbst aufrechterhält.

Wenn ein Paar eine erwachsene Bindung eingeht, ermöglicht ein Partner dem anderen Zugang zu seinen Gefühlen und Überzeugungen von sich selbst. Wenn sie ihn anders sieht als er sich selbst, dann muss er mit dieser Divergenz irgendwie umgehen. Er könnte zum Beispiel seine Sichtweise oder sein Verhalten dahingehend ändern, dass diese eher dem entsprechen, wie sie ihn sieht und haben möchte. Oder er könnte sich aus der Bindungsbeziehung lösen, um ihren Einfluss darauf zu reduzieren, wie er sich mit sich selbst fühlt. Natürlich könnte er auch in der Lage sein, ihre unterschiedliche Sichtweise zu tolerieren, ohne dass dies sein Selbstbild oder ihre gegenseitige Verbindung stören würde.[36] *In dem Maße, wie er es braucht, dass sie ihn so sieht, wie er gesehen werden möchte (weil er nicht in der Lage wäre, sich selbst so zu sehen, wenn ihre Sichtweise sich von seiner unterscheidet), verleiht er ihr die Macht, ihm gute oder schlechte Gefühle sich selbst gegenüber zu vermitteln.* Je mehr Macht seine Partnerin hat, sein Selbstwertgefühl zu beeinflussen, umso stärker ähnelt ihre Erwachsenenbeziehung einer Eltern-Kind-Beziehung.

4.2 Die dynamischen emotionalen Bereiche

Vielen Therapeuten gelingt es nicht, die Erfahrungen ihrer Klienten mit dem Thema Wertschätzung in Begriffe zu fassen, da sie die Wertschätzung als stabile Variable ansehen, die im Laufe einer Paartherapiesitzung nicht erheblich schwankt. Diese Sichtweise rührt wahrscheinlich von der Tatsache her, dass die Forschung auf diesem Gebiet Wertschätzung im Allgemeinen als feste Größe betrachtet hat (d. h., Menschen werden so eingestuft, dass sie entweder ein schlechtes oder ein gutes Selbstwertgefühl haben). Ebenso haben Forschungen zum Thema Bindung viele Kliniker davon überzeugt, dass sich Individuen getrennten Kategorien von Bindungssicherheit zuordnen ließen. In Wirklichkeit ist es jedoch so, dass wir, wenn wir jemandes Grad an Bindungssicherheit oder Selbstwertgefühl charakterisieren, seine *durchschnittliche* Orientierung beschreiben, die als *Bindungsstil* oder Grad an Selbstwertgefühl bezeichnet wird.[37]

Das ES-Modell, das Modell der emotionalen Sicherheit, sieht Wertschätzung und Bindungssicherheit als dynamische Variablen an, die innerhalb einer Beziehung als unmittelbare Reaktion auf das, was in der Beziehung passiert, schwanken. Zweifellos bringt jeder Partner biografisch erworbene Verletzlichkeiten und Sensibilitäten in die Beziehung mit, und diese beeinflussen die Wahrnehmungen und Erfahrungen beider Partner in Bezug auf Wertschätzung und Bindungssicherheit. Biografische Verletzlichkeiten und Sensibilitäten wirken jedoch nicht im luftleeren Raum; sie interagieren mit dem, was sich in der Beziehung abspielt. Und die wichtigsten Begebenheiten in jeder intimen Beziehung sind die affektiven Ereignisse.

Die affektiven Ereignisse, die für den Paartherapeuten von höchstem Interesse sind, sind die Gefühle jedes Partners sich selbst und dem anderen gegenüber. Wenn sich ein Partner gut mit sich selbst fühlt und den anderen für vertrauenswürdig hält, dann werden sich die kleinen Probleme, die zwangsläufig in der Beziehung auftreten, wahrscheinlich nicht zu größeren auswachsen. Doch wenn er sich nicht gut mit sich fühlt oder seiner Partnerin misstraut oder aber, wenn er merkt, dass seine Partnerin ihm misstraut oder sie sich schlecht in Bezug auf sich selbst fühlt und ihn dafür verantwortlich macht, dann können kleine Probleme schnell zu größeren werden.

4.3 Selbst- und Fremdbilder

Die frühen Arbeiten zum Thema Bindung konzentrierten sich auf Babys und Kleinkinder, doch in jüngerer Zeit liegt der Schwerpunkt darauf, wie Erwachsene ihre intimen Beziehungen angehen. Die Erforschung der Bindungsthematik konzentriert sich auf die Grundorientierung, die den Umgang eines Individuums mit Beziehungen bestimmt und als *Bindungsstil* bezeichnet wird. Bindungstheoretiker sind der Auffassung, dass dieser Stil zum größten Teil durch frühe Bindungserfahrungen geprägt wird; die meisten sind sich jedoch einig, dass er in den Bindungsbeziehungen von Erwachsenen (wie Ehe oder Psychotherapie) revidiert werden kann. Wenn eine Person am Anfang *sichere* Bindungen hatte, dann geht sie eher davon aus, dass man anderen vertrauen und sich auf sie verlassen kann und dass sie selbst es wert ist, dass andere sich um sie kümmern. Doch wenn diese frühen Bindungserfahrungen nicht sicher waren, dann geht sie mit weniger Vertrauen in Beziehungen durchs Leben und wird sich schneller aus der Beziehung zurückziehen (als jemand mit einer günstigeren

Bindungsbiografie) oder sie vollständig aufgeben. Im schlimmsten Fall vermeiden es Menschen mit einer umfangreichen Vorgeschichte unsicherer Bindungen entweder, überhaupt neue Bindungen aufzubauen (und haben dann nie erwachsene Intimbeziehungen), oder sie sind in ihren Bindungsbeziehungen außerordentlich anhänglich.[38]

Bindungstheoretiker haben auf der Grundlage ihrer speziellen Beobachtungen diverse Kategorien von unsicheren Bindungen entwickelt. Bis Ende der 1980er-Jahre setzten die meisten Forschungsarbeiten drei Arten von Bindungen voraus: sicher, ängstlich-ambivalent und unsicher-vermeidend.[39] Dabei konnten fundierte Nachweise für die sichere und die vermeidende Bindungskategorie erbracht werden, doch für die ängstlich-ambivalente Variante gab es weniger konsistente Ergebnisse (Bartholomew a. Horowitz 1991). Bartholomew und Horowitz entwickelten daraufhin ein Bindungsschema, das

> »alle vier Kategorien berücksichtigte, die sich logisch ableiten lassen, indem man die beiden Ebenen des Selbstbildes (positiv vs. negativ) mit den beiden Ebenen des Fremdbildes (positiv vs. negativ) kombiniert« (1991, S. 227).

Ein Individuum kann ein positives Selbstbild haben und sich der Fürsorge anderer für würdig halten (Gutes Selbst) oder ein negatives und sich der Fürsorge anderer nicht würdig fühlen (Schlechtes Selbst); es kann ein Bild des anderen haben, das diesen als verlässlich und vertrauenswürdig (Guter Anderer) einschätzt oder als unzuverlässig und nicht vertrauenswürdig (Schlechter Anderer).[40] Bartholomew und Horowitz verbanden die positiven und negativen Selbst- und Fremdbilder zu einem 2x2-faktoriellen Design, das die vier grundlegenden Bindungsstile abbildet (vergleiche Abb. 1).

	Positives Selbst (weniger abhängig)	**Negatives Selbst (stärker abhängig)**
Positiver Anderer (weniger vermeidend)	*Sicher* Gutes Selbst Guter Anderer	*Besitzergreifend* Schlechtes Selbst Guter Anderer
Negativer Anderer (stärker vermeidend)	*Abweisend* Gutes Selbst Schlechter Anderer	*Ängstlich* Schlechtes Selbst Schlechter Anderer

Abb. 1: Bartholomews Modell für Bindungsstile im Erwachsenenalter (nach Bartholomew a. Horowitz 1991)

Bartholomews Anordnung, die auf dem grundlegenden Bild des Individuums von sich und dem anderen als entweder gut oder schlecht basierte, nahm die Kategorien sicher und vermeidend auf, eliminierte jedoch die dritte Kategorie (ängstlich-ambivalent) und ersetzte sie durch zwei zusätzliche Kategorien. Diese neue Anordnung offenbarte Informationen, die verborgen bleiben, wenn man die gemischten Bilder vom Selbst und vom Anderen in einer Kategorie zusammenfasst. Eine Kategorie in dieser Anordnung beinhaltet ein positives Selbst- und ein negatives Fremdbild. Menschen in dieser Kategorie erleben Unbehagen, wenn sie anderen zu nahe kommen. Bartholomew gab dieser Kategorie die Bezeichnung *abweisend*. Die weitere Kategorie beinhaltet ein negatives Bild von sich selbst und ein positives Bild des Anderen. Menschen in dieser Kategorie erlebten Angst, wenn sie sich zu weit von der anderen Person entfernen. Bartholomew bezeichnete diese Kategorie als *besitzergreifend (preoccupied)*. Tatsächlich erfasste die bisherige Kategorie »ängstlich-ambivalent« zwei getrennte Gruppen von Menschen; die eine Gruppe war ängstlich (der besitzergreifende Stil) und die andere war abwehrend (der abweisende Stil). Jetzt gab es eine Form von sicherer Bindung und drei verschiedene Formen unsicherer Bindungen (die dritte Variante wurde als *ängstlich [fearful]* bezeichnet; sie umfasste Menschen, die sowohl ein negatives Selbst- als auch ein negatives Fremdbild hatten).

Die Trennung zwischen besitzergreifendem und abweisendem Stil trug zur Erhellung einiger grundlegender Fragen im Zusammenhang damit bei, wie diese Menschen mit Abhängigkeit und Autonomie umgehen. Individuen mit besitzergreifendem Stil neigen dazu, sehr abhängig von ihren Partnern zu sein und Autonomie herunterzuspielen, während Individuen mit abweisendem Stil größeren Wert auf ihre Autonomie legen und Abhängigkeit deutlich negativer betrachten. Das brachte Bartholomew und Horowitz dazu, die psychologischen Themen zur Kenntnis zu nehmen, die durch die beiden Achsen ihres Modells dargestellt wurden. Die horizontale Achse, die das Selbstbild widerspiegelt, trifft auch Vorhersagen zur Abhängigkeit. Menschen mit einem schlechten Selbstbild scheinen ein größeres Abhängigkeitsbedürfnis zu haben und brauchen mehr Bestätigung von außen. Die vertikale Achse, die das Bild des Anderen widerspiegelt, trifft auch Vorhersagen über das Vermeiden von Nähe. Menschen mit einem schlechten Fremdbild sind stärker darauf bedacht, Nähe zu vermeiden. Die einzelnen Komponenten in diesem Modell werden unabhängig voneinander berücksichtigt; Abhängigkeit versus Unabhängigkeit (basierend auf dem Selbstbild) und Nähe suchen versus Nähe vermeiden (basierend auf dem Fremdbild) sind nicht das Gleiche. Die wichtigsten Dimensionen, auf denen diese Unterschiede beruhen, scheinen die polarisierten Selbst- und Fremdbilder zu sein.

Die heutzutage vorherrschende Sichtweise der verschiedenen Bindungsstile ist das von Griffin und Bartholomew entwickelte Vier-Kategorien-Modell (siehe Abb. 2).[41] Menschen, deren Selbst- und Fremdbild positiv ist, fallen in die Kategorie *sicher* und gehen Beziehungen voller Selbstvertrauen an. Menschen, die ein negatives Bild von sich selbst, aber ein positives Bild vom anderen haben, werden als *besitzergreifend/ängstlich* gekennzeichnet; ihr Fokus liegt darauf, ihren Partner zufriedenzustellen. Menschen, die sich selbst positiv, aber ihren Partner negativ sehen, können problemlos Beziehungen aufbauen, werden jedoch als *abweisend* bezeichnet, da sie große Anstrengungen unternehmen, um ihre Unabhängigkeit zu betonen und Abhängigkeit zurückzuweisen. Die Menschen, die sowohl sich selbst als auch den Anderen negativ sehen, werden als *ängstlich/vermeidend* angesehen. Sie haben Schwierigkeiten, überhaupt Beziehungen einzugehen.

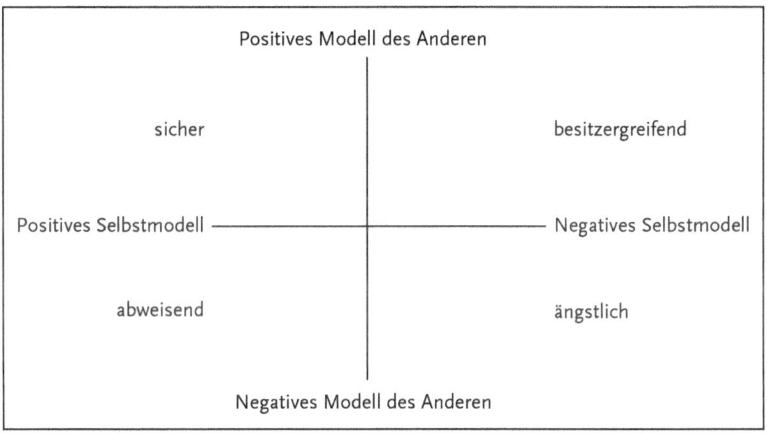

Abb. 2: Griffins und Bartholomews Vier-Kategorien-Modell der Bindungsstile Erwachsener (nach Griffin a. Bartholomew 1994)

Wenn Bob, Carol, Ted und Alice für die von Bartholomew und Horowitz identifizierten vier Bindungsstile stehen würden, könnte das wie im folgenden Beispiel aussehen:

Der sichere Bob lässt sich ohne große Schwierigkeiten auf eine Beziehung ein. Er vertraut darauf, dass seine Partnerin es immer gut meinen wird und verzeiht ihr, wenn sie ihn enttäuscht hat. Er vertraut darauf, dass sie ihn liebt, denn schließlich ist er ein ziemlich guter Kerl.

Die ängstliche Carol lässt sich mit der Sorge auf eine Beziehung ein, es ihrem Partner vielleicht nicht recht machen zu können. Sie gleicht dies aus, indem sie sich auf ihn und seine Bedürfnisse konzentriert. Wenn es Probleme gibt, geht sie davon aus, dass sie daran schuld ist, und versucht schnell, es besser zu machen. Sie ist sich der Liebe ihres Partners nicht sicher, weil es schließlich so viele Dinge gibt, bei denen sie unzulänglich ist.

Der abweisende Ted lässt sich mit einer lässigen Haltung auf eine Beziehung ein. Er bleibt die meiste Zeit distanziert und erwartet von seiner Partnerin, dass sie zu ihm kommt. Übermäßige Nähe bereitet ihm Unbehagen. Er legt den Schwerpunkt auf sein Bedürfnis nach Autonomie und sieht seine Partnerin möglicherweise als jemanden an, die »wie ein siamesischer Zwilling an ihm kleben möchte«. Er vermittelt das Gefühl, dass die Beziehung letztlich nicht so wichtig für ihn sei, weil er ja weiß, dass er immer jemand anderen finden kann. Der abweisende Ted wird sich am wahrscheinlichsten mit der ängstlichen Carol zusammentun (schließlich sind sie sich einig, dass er toll ist und sie nicht).

Die vermeidende Alice lässt sich nur selten auf eine Beziehung ein. Wenn sie es tut, dann ist sie vorsichtig und erwartet, dass die Dinge nicht funktionieren. Sie ist misstrauisch und sucht schnell nach Beweisen dafür, dass man ihrem Partner nicht trauen kann. Noch weitaus schlimmer ist, dass sie glaubt, ihr Partner wolle nichts mehr mit ihr zu tun haben, wenn er sie besser kennen würde. Sie leidet unter dem Groucho-Marx-Syndrom[42] und nimmt an, dass jemand, der an ihr interessiert ist, wahrscheinlich selbst mit gewissen Mängeln behaftet ist.

Die Kombination aus Selbst- und Fremdbild gibt uns eine Grundlage, um zu verstehen, wie Individuen im Allgemeinen an Beziehungen herangehen. Diese umfassenden Sichtweisen umspannen genau die beiden Bereiche Bindung und Wertschätzung. Ein Schlechtes Selbst kann bedeuten, dass das Selbst nicht liebenswert (Bindung) oder nicht zulänglich ist (Wertschätzung). Und ein Schlechter Anderer kann dafür stehen, dass der andere nicht zuverlässig (Bindung) oder dass er kritisch und missbilligend ist (Wertschätzung). Deshalb ist es hilfreich, zwischen beiden Bereichen zu unterscheiden.

Außerdem bietet dieser Überblick nur eine allgemeine Orientierung; er geht nicht auf die Moment-zu-Moment-Erfahrung ein, die den Tanz von Konflikt und Vermeidung hervorbringt, der das Grundproblem verzweifelter Paare ist. Um diesen Tanz besser zu verstehen, müssen wir die Sprache beherrschen, durch die er sich ausdrückt.

4.4 Emotionale Selbst- und Fremdbilder

Aus der Sicht der Affekttheorie sind die Selbst- und Fremdbilder, die Bartholomews Bindungsstile bestimmen, in Wirklichkeit Emotionen. Sie beinhalten Affekte, Szenen und Skripts. Als Emotionen werden sie im Allgemeinen erst dann aktiviert, wenn der Affekt innerhalb der Emotion getriggert wird. Unsere Emotionen uns selbst und anderen gegenüber, sowohl die positiven als auch die negativen, kommen nicht aus dem Nichts; sie werden durch eigenständige Ereignisse aktiviert (entweder einem inneren Ereignis, wie einem Gedanken, oder einem äußeren, wie dem Tonfall des Partners). Wenn eine Person eine Fülle von Szenen erlebt, die eine bestimmte Emotion beinhalten, dann mag sie sensibler für Stimuli sein, die diese Emotion aktivieren, doch es ist immer noch ein auslösendes Ereignis erforderlich.

Wenn ein Mensch genügend positive Emotionen sich selbst gegenüber hat, entwickelt er eine geschlossene Identität – eine Kernidentität des Selbst, die positiv ist. Aber das bedeutet nicht, dass er immun dagegen wäre, sich schlecht mit sich zu fühlen oder sich selbst negativ zu sehen. Jeder hat sich selbst gegenüber einige negative Emotionen, selbst wenn er mit sehr sicheren Bindungsbeziehungen aufgewachsen ist. Menschen, die als sicher gebunden eingestuft werden, lassen sich nur weniger leicht triggern, negative Gefühle sich selbst oder der Partnerin gegenüber zu entwickeln, und sie kommen schneller wieder zurück, wenn es passiert ist. Doch selbst der scheinbar sichere Partner in einer intimen Beziehung kann eine negative Emotion sich selbst oder der Partnerin gegenüber empfinden, wenn er auf den richtigen Auslöser trifft.

4.5 Durch die Linse des Affekts

Die Begebenheiten in der Therapie durch die Linse des Affekts zu betrachten, ermöglicht es Paartherapeuten, schnell die Bedeutung der rasanten affektiven Veränderungen zu verstehen, die häufig in der Paartherapie auftreten. Das ES-Modell legt den Schwerpunkt auf die unmittelbare affektive Erfahrung der Partner hinsichtlich der spezifischen Emotionen, die jeder in Bezug auf sich selbst und den anderen hat – die Bindungs- und Wertschätzungsemotionen. Durch die Rückverfolgung der aufeinanderfolgenden Ereignisse, die Schwankungen vorausgehen, kann der Therapeut Hypothesen dazu entwickeln, was sich zwischen beiden Partnern im Bindungs- und Wertschätzungsbereich abspielt. Tatsächlich orientiert er sich an den tiefer liegenden Dimensionen der Bindung und Wertschätzung, unabhängig davon, was sich auf der inhaltlichen Ebene zeigt.

Meiner Meinung nach tun das alle guten Therapeuten ohnehin. Je offensichtlicher ihre Einstimmung auf diese Bereiche ist und je mehr sie über eine konzeptuelle Sprache verfügen, die es ihnen erlaubt, problemlos zu artikulieren, was in dieser Hinsicht vor sich geht, umso größer ist die Wahrscheinlichkeit, dass ihre Interventionen direkt, unmittelbar und für das Paar einleuchtend sein werden. Verzögerte Interventionen in der Paartherapie verfehlen in der Regel die flüchtigen Affektmomente, die entscheidend dazu beitragen können, dass Paare verstehen, was sich zwischen ihnen abspielt. Im nächsten Kapitel werden wir erfahren, wie man Bindungs- und Wertschätzungsemotionen besser voneinander unterscheiden kann.

5 Die Landkarte der emotionalen Beziehung

Affektive Botschaften in den Bereichen Bindung und Wertschätzung werden durch den Kontext, die Art der Beziehung und den Inhalt der Kommunikation ebenso beeinflusst wie durch die emotionalen Erfahrungen, die jeder Partner in die Beziehung mitbringt. Doch der wichtigste Aspekt sämtlicher aussagekräftigen Botschaften in der Bindungsbeziehung ist die affektive Gestimmtheit! Vieles von dem, was im täglichen Leben kommuniziert wird, mag wenig über die beiden Partner aussagen, doch jede Interaktion hat das Potenzial, starke affektive Botschaften in den Bereichen Bindung und Wertschätzung zu übermitteln. Aus der Perspektive der emotionalen Sicherheit bestehen diese in den Bereichen Bindung und Wertschätzung aus relativ deutlichen emotionalen Zuständen. Auch wenn es eine enorme Bandbreite an möglichen Emotionen gibt, so lassen sich die spezifischen Emotionen, die die emotionale Sicherheit am stärksten beeinflussen, durchweg in leicht erkennbare Kategorien einteilen.

5.1 Die Wertschätzungsemotionen

Wenn die positiven Emotionen einer Person in Bezug auf sich selbst verstärkt werden, entwickelt sie ein emotionales Selbstbild, das Donald Nathanson (1992) *Stolz* genannt hat. Wenn ihre positiven Emotionen sich selbst gegenüber beeinträchtigt werden und es zu einer Aktivierung ihrer negativen Gefühle zu sich selbst kommt, empfindet sie *Scham*. Diese Scham meint die vollständige Emotion, nicht bloß den Schamaffekt. Zusätzlich zu den mit Schamaffekten belasteten Szenen aus der Vergangenheit enthält die Schamemotion Skripts, in denen das Selbst negativ dargestellt wird. *Die Schamemotion ist aktiviert, wenn das positive Selbstbild einer Person beeinträchtigt wird.* Es handelt sich um die Emotion, die wir normalerweise als Scham bezeichnen, und es geht dabei immer um das Selbst. Nathanson hat das Kontinuum von Gefühlen in Bezug auf das Selbst als Scham-Stolz-Achse bezeichnet und angemerkt, dass sie wie eine Schaukel funktioniere – wenn das eine Ende oben ist, ist das andere unten. Mit Bezug auf das hier erörterte Modell kann man sagen, dass die Scham-Stolz-Achse in der Selbst-Achse des Bereichs Wertschätzung enthalten ist.

Wir können eine ähnliche Achse identifizieren, die sich auf die Gefühle eines Individuums im Hinblick auf den Partner bezieht – die Achse des Anderen im Bereich Wertschätzung. Wenn ein Partner ein insgesamt positives Gefühl dem anderen Partner gegenüber hat, begegnet er diesem mit einer emotionalen Sichtweise, die wir *Akzeptanz* nennen können. Wenn seine positiven Emotionen für den Anderen beeinträchtigt sind und seine negativen Gefühle aktiviert werden, empfindet er *Missbilligung*. Die Achse des Selbst und des Anderen beinhaltet die Kernemotionen aus dem Bereich Wertschätzung (siehe Abb. 3).[43]

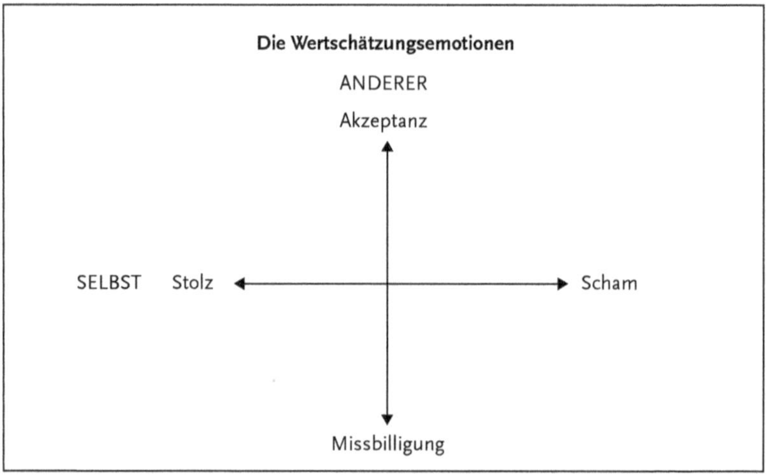

Abb. 3: Die Emotionen des Selbst und über den Anderen im Bereich Wertschätzung. Die horizontale Achse zeigt die zentralen Wertschätzungsemotionen, die mit dem Selbst verbunden sind, und die vertikale Achse zeigt die zentralen Wertschätzungsemotionen, die mit dem Anderen verbunden sind.

Es gibt zahlreiche Untersuchungen, die zeigen,

- wie stark Individuen dadurch beeinflusst werden, wie sehr ihr Partner (»der Andere«) sie ihrer Wahrnehmung nach wertschätzt, und
- wie stark die Wahrnehmung der Wertschätzung durch den Anderen und die Selbstwertgefühle eines Individuums miteinander verbunden sind.[44]

Menschen mit einem geringen Selbstwertgefühl und Selbstzweifeln fühlen sich von ihren Partnern eher nicht sehr hochgeschätzt (Murray, Holmes, Griffin, Bellavia a. Rose 2001). Wenn ein Mensch also ein geringes Selbstwertgefühl hat, wird er wahrscheinlich eher auf affektive Botschaften reagieren, die ihm suggerieren, dass der Partner schlecht von ihm denkt.

5.2 Die Bindungsemotionen

Vom Anfang bis zum Ende ihres Lebens sehnen sich Menschen nach einer bestimmten Person, die sich um sie kümmern, sie wahrnehmen und wertschätzen, ihre Wunden lindern und ihnen dort Mut machen wird, wo das Leben schwierig ist, und die sie in der Dunkelheit halten wird.
Susan M. Johnson (2009, S. 44)

Die Emotionen des Bindungsbereichs haben damit zu tun, wie sich die Partner lieben, sowie mit ihrem Engagement für die Beziehung.[45] Wenn er seine Liebe oder sein Engagement für sie infrage stellt oder sich nicht liebevoll verhält, dann fühlt sie sich im Hinblick auf ihre persönliche Zukunft in der Beziehung unsicher, und es könnte sein, dass sie Misstrauen hinsichtlich seiner Mitwirkung an der Beziehung empfindet. So ist die Selbstachse des Bindungsbereichs durch Freude an dem einen

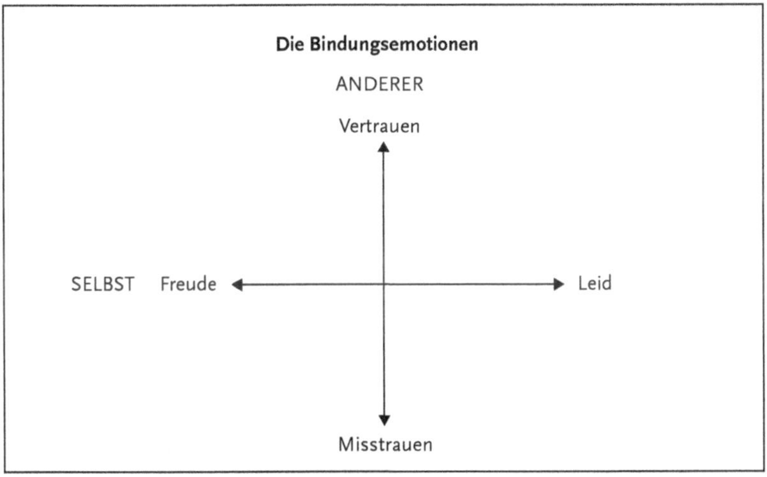

Abb. 4: Die Emotionen in Bezug auf das Selbst und den Anderen im Bereich Bindung. Die horizontale Achse zeigt die zentralen Bindungsemotionen, die mit dem Selbst verbunden sind, und die vertikale Achse zeigt die zentralen Bindungsemotionen, die mit dem Anderen verbunden sind.

und Leid an dem anderen Pol gekennzeichnet. Die negativen Emotionen, die in diesem Bereich auftauchen, haben mit dem potenziellen Verlust der sicheren Beziehung zu tun; sie umfassen Ängste und Gefühle von Ablehnung, Verlassenheit und Unsicherheit ebenso wie Misstrauen und Argwohn in Bezug auf das Engagement des Partners.

Die Achse des Anderen im Beziehungsbereich ist von Gefühlen des Vertrauens an dem einen und Misstrauen an dem anderen Pol gekennzeichnet (siehe Abb. 4).

5.3 Nur diese Emotionen?

Die mit den beiden Achsen (Selbst und Anderer) verbundenen vier Emotionen sollen die Kontinuen der Emotionen von Menschen erfassen, die mit dem Selbst und dem Anderen in ihren intimen Beziehungen zusammenhängen. Diese beschränkte Menge an Emotionen umfasst selbstverständlich nicht sämtliche Emotionen in Bezug auf das Selbst und den Anderen, die innerhalb der Bereiche Wertschätzung und Bindung auftreten. Vielmehr stehen sie für die zentralen emotionalen Positionen, welche die Pole der beiden Achsen in jedem der beiden Bereiche besetzen. Die Emotionen, die der Mitte des Spektrums näher sind, können relativ neutral sein, doch die meisten Wertschätzungs- und Bindungsemotionen bilden Gruppen, die eindeutig positiv oder negativ sind.[46] Diese Clusterbildung ist eine natürliche Folge des Wesens angeborener Affekte: Die positiven Affekte dienen dazu, uns zu motivieren, den Stimulus bzw. die Quelle zu verstärken, beizubehalten oder sich ihr zu nähern; die negativen Affekte motivieren uns, die Quelle zu reduzieren oder zu meiden.

Die emotionalen Zustände auf diesen Achsen schließen sich gegenseitig aus – wenn ein Individuum die Emotion an einem Ende der Achse erlebt, kann es nicht gleichzeitig diejenige am anderen Ende auch erleben. Insofern dominiert zu einem bestimmten Zeitpunkt die eine oder die andere Emotion. Das hilft uns, die Erfahrung von Ambivalenz oder gemischten Gefühlen besser zu verstehen. Auch wenn Individuen im Allgemeinen Emotionen von beiden Enden der Achsen kennen, erleben sie sie nicht gleichzeitig. Sie haben vielleicht spezifische Emotionen, die sich aus Kombinationen scheinbar widersprüchlicher Affekte zusammensetzen, aber näher werden sie nicht an einen singulären emotionalen Zustand herankommen, den man als Ambivalenz bezeichnen könnte. Weil sich Individuen in einer unbeständigen Bindungsbeziehung jedoch unter Umständen sehr schnell von einem Ende der Achse zum anderen bewegen, können sie widersprüchliche Emotionen nacheinander erleben und ausdrücken. Genau dieser schnelle Wechsel von emotionalen Zuständen führt den Gefühlsausdruck herbei, der gewöhnlich mit »gemischten« Emotionen oder Ambivalenz assoziiert werden.

5.4 Die Achsen des Selbst und des Anderen

Die beiden Achsen des Selbst und des Anderen betreffen beide Bereiche, Wertschätzung und Bindung, doch ihr relatives Potenzial, Probleme in der Beziehung zu bereiten, unterscheidet sich voneinander. *Wahrnehmungen der negativen Affekte des anderen spielen gewöhnlich eine größere Rolle im Bereich Wertschätzung, während ein wahrgenommener Mangel an positiven Affekten bei dem anderen gewöhnlich eine größere Rolle im Bereich Bindung spielt.* Die Wahrnehmung von Missbilligung bei der Partnerin (sie missbilligt mich) ist der häufigste Aktivator für Scham. Der wahrgenommene Mangel an positiven Affekten (sie zeigt keine Anzeichen von Liebe für mich) ist der häufigste Aktivator für Leid (im Selbst) und Misstrauen (dem anderen gegenüber), insbesondere in Situationen, in denen der unglückliche Partner erwartete, dass der andere mit etwas Liebevollem zu ihm durchdringen würde. Für Paartherapeuten ist es äußerst wichtig, den Unterschied zwischen Wertschätzungs- und Bindungsbedrohungen zu erkennen. Letzten Endes möchten wir sowohl die Akzeptanz als auch die aktive Liebe wiederherstellen, aber wir sind nur dann effektiv, wenn wir auf den Bereich reagieren, den das Individuum zur betreffenden Zeit erlebt. Wertschätzungsprobleme gehen normalerweise Bindungssorgen voraus. Wenn dem so ist, dann müssen sie in dieser Reihenfolge angesprochen werden, da andernfalls unsere Interventionen nicht im Einklang mit den Erfahrungen des Individuums sein werden.

Als Konsequenz für den Paartherapeuten ergibt sich daraus, dass er beim Zuhören auf den affektiven Bereich achten muss, in dem sich das Problem manifestiert, um dann in diesem Bereich zu intervenieren. Wenn sich ein Partner über verletzende Dinge beschwert, die der andere sagt oder tut, dann werden seine Beschwerden gewöhnlich in den Wertschätzungsbereich fallen. Wenn es bei den Beschwerden jedoch hauptsächlich darum geht, was in der Beziehung fehlt, dann sind sie mit größerer Wahrscheinlichkeit im Bindungsbereich angesiedelt. In den meisten Fällen werden früher oder später beide Bereiche beteiligt sein. Das Ziel des Therapeuten ist es, ausfindig zu machen, welcher Bereich zu einem bestimmten Zeitpunkt relevant ist, und dann in diesem Bereich zu agieren. Diese einfache Strategie steigert die Effektivität des Therapeuten erheblich.

Offensichtlich stellen Probleme im Bereich Bindung die größere Bedrohung für die Beziehung dar. Vielleicht ist das der Grund dafür, dass dieser Bereich gewöhnlich schwerer zugänglich ist. Therapeuten müssen möglicherweise viel Zeit damit verbringen, Wertschätzungsprobleme anzusprechen, bevor sie zu den Bindungsproblemen vordringen. Eine klare Ausnahme stellt das Vorliegen einer offenen Bedrohung im Bindungsbereich dar, wie zum Beispiel einer Affäre oder der erklärten Absicht, die Beziehung zu verlassen. In diesen Fällen könnte es jedoch ebenfalls beträchtliche Zeit dauern, bis das Paar über die positiven, liebevollen Verhaltensweisen und Affekte sprechen kann, die beiden gefehlt haben und nach denen sie sich in der Beziehung sehnen. Wenn dieses Thema im Zorn zur Sprache gebracht wird, könnte es zwar Beschwichtigungsbemühungen geben, doch so kommt es normalerweise nicht zu einer Lösung oder zur Heilung. Aussicht auf eine wirkliche Heilung von Bindungsproblemen besteht dann, wenn die Partner Zugang zu dem darunterliegenden Schmerz und der Sehnsucht nach positiver Bindung bekommen und diese zum Ausdruck bringen können.

5.5 Die Landkarte der emotionalen Beziehung

Die unmittelbaren Erfahrungen eines Individuums in den Bereichen Wertschätzung und Bindung können mithilfe eines Diagramms dargestellt werden, das durch die beiden Achsen (Emotionen in Bezug auf das Selbst und Emotionen in Bezug auf den Anderen) definiert wird. Das daraus resultierende Schaubild ist ein emotionales Gegenstück zu dem von Bartholomew und ihren Kollegen Griffin und Horowitz verwendeten 2x2-faktoriellen Design. In dieser grafischen Darstellung sind Bartholomews Kategorien für das Selbst- und Fremdbild ersetzt worden durch die der Achsen des Selbst und des Anderen aus den Bereichen Bindung und Wertschätzung (siehe Abb. 5).

Die vertikale Achse ist die Achse des Anderen, mit Akzeptanz und Vertrauen an dem einen Ende (das »Guter Anderer«-Ende von Bartholomews Design) und Missbilligung und Misstrauen am anderen (entsprechend »Schlechter Anderer«).

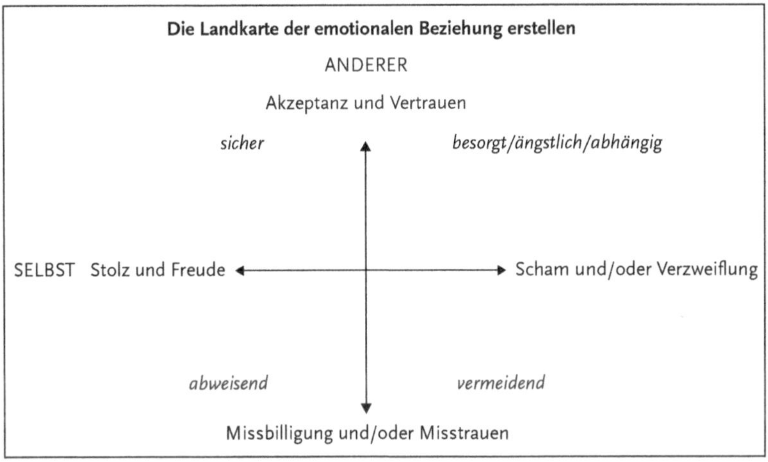

Abb. 5: Die Emotionen in Bezug auf das Selbst und den Anderen in beiden Bereichen. Die horizontale Achse zeigt die wesentlichen Bindungs- und Wertschätzungsemotionen, die mit dem Selbst verbunden sind, die vertikale die wesentlichen Bindungs- und Wertschätzungsemotionen, die mit dem Anderen verbunden sind. Bartholomews Bindungsstile finden sich jeweils in einem der vier Quadranten.

Die horizontale Achse stellt die Achse des Selbst dar, mit Stolz und Freude an dem einen (»Gutes Selbst«) und Scham und Verzweiflung an dem anderen Ende (»Schlechtes Selbst«). Die vier Quadranten des Diagramms werden mit den Bindungsstilen gekennzeichnet, die durch Bartholomews Versuchsanordnung entstanden sind.

In einer intimen Beziehung unter Erwachsenen stellt sich vollkommene *emotionale Sicherheit* nur dann ein, wenn jeder Partner die positiven Emotionen am Ende der zwei Achsen in beiden Bereichen erlebt. Anders gesagt, *Gefühle von Scham oder Verzweiflung oder die Wahrnehmung von Missbilligung oder Misstrauen vonseiten des anderen Partners führen letzten Endes häufig zu einem Verlust an emotionaler Sicherheit.* Paare sind nur bedingt in der Lage, ein befriedigendes Maß an Intimität zu erreichen, wenn sich die Beziehung nicht sicher anfühlt. Beachten Sie, dass dieses Schaubild weitgehend dem Modell von Bartholomew entspricht, außer, dass wir die Emotionen identifiziert haben, die sich im Mittelpunkt der Repräsentationen von »Gutem Selbst« und »Schlechtem Selbst«, »Gutem Anderen« und »Schlechtem Anderen« befinden. Zusätzlich sind am untersten Ende jeder Achse zwei Emotionen zu finden, welche die Bindungs- und Wertschätzungsemotionen repräsentieren. *Das Diagramm noch einmal unter dem Gesichtspunkt der Emotionen zu betrachten, die die Selbst- und Fremdbilder antreiben, ermöglicht es uns, die Beziehung durch die Linse des Affekts zu sehen.* Die in diesen Emotionen gekoppelten Affekte sind es nämlich, die für Motivation sorgen, und aus diesem Grunde sind sie für den Paartherapeuten von größtem Interesse.

So erlebt der ängstliche und besorgte Partner eine Mischung aus Scham und Verzweiflung in Kombination mit Akzeptanz und Vertrauen, während die abweisende Partnerin Stolz empfindet, aber misstrauisch und missbilligend ist. Es sind die in diesen unterschiedlichen Emotionen eingebundenen Affekte, die auf die Person einwirken. Wenn sie sich verzweifelt zeigt, dann erlebt sie wahrscheinlich eine Bedrohung im Bindungsbereich. Wenn sie Scham erlebt, was häufig an ihrer Reaktivität abzulesen ist, dann findet die Bedrohung im Wertschätzungsbereich statt. Die Linse des Affekts hilft uns zu erkennen, was die Person wirklich antreibt, häufig sogar deutlicher, als sie es selbst sehen kann. Wenn wir auf die Traurigkeit oder die Scham eingehen, fühlt sich das Individuum endlich verstanden. Wir sind am effektivsten, wenn wir auf die Affekte eingehen, die die Person motivieren. Die Affekte in diesen Emotionen sind insofern letztlich das Ziel unserer Interventionen.

5.6 Emotionale Sicherheit ist eine dynamische Größe

Emotionale Sicherheit bezieht sich auf die Zeiten in einer Beziehung, in denen beide Partner (relativ) frei von negativen Affekten im Wertschätzungs- und Bindungsbereich sind. Emotionale Sicherheit beschreibt eine Art von Beziehung, einen Ort auf dem Terrain der emotionalen Beziehung und eine Zeit in der Beziehung. Ich verwende diese unterschiedlichen Begriffe, um die fließende und dynamische Natur von Sicherheitsgefühlen hervorzuheben. Partner bewegen sich in solche Gefühlszustände hinein und wieder heraus. Die grafische Darstellung von Bindungs- und Wertschätzungsemotionen veranschaulicht, was passiert, wenn die Emotionen eines Partners in Bezug auf sich selbst und seine Partnerin ihn in die sichere Zone hinein- und wieder herausbringen. Das Terrain der emotionalen Beziehung liefert eine Landkarte, um die dynamischen Veränderungen hinsichtlich Wertschätzung und Bindung nachzuverfolgen, zu denen es kommt, wenn unterschiedliche Emotionen in der Beziehung aktiviert werden. Wenn positive Gefühle in Bezug auf das Selbst und den Anderen aktiviert werden, fühlt sich das Individuum sicher. Demnach ist der Quadrant, der durch die positiven Enden beider Achsen definiert wird, die sichere Zone. Doch wenn negative Gefühle in Bezug auf einen selbst oder seinen Partner aktiviert werden, bewegt er sich aus der sicheren Zone heraus und in einen der unsicheren Quadranten hinein, wo er sich verzweifelt und beschämt fühlt und seinem Partner Misstrauen oder Missbilligung entgegenbringt.

Es ist aufschlussreich, sich den Unterschied zwischen den beiden Bereichen auf der Achse des Anderen bewusst zu machen. Im Bindungsbereich spiegelt sich die Bindungssicherheit eines Individuums wider in seinen Gefühlen von Vertrauen vs. Misstrauen *gegenüber* dem Partner. Wie ich bereits erläutert habe, wird Misstrauen häufig dadurch aktiviert, dass der Partner keine oder nicht genügend positive, liebevolle Signale aussendet (außer bei offenen Bindungsbedrohungen). Doch im Wertschätzungsbereich werden die Selbstwertgefühle eines Individuums durch seine Wahrnehmung von Akzeptanz vs. Missbilligung *vonseiten* des Partners beeinflusst. *Als Faustregel kann man sagen, dass ein Partner Bindungssorgen zum Ausdruck bringt, wenn er sich darüber beschwert, was der andere nicht tut. Wenn sich ein Partner über das beschwert, was der andere tut, dann bringt er häufiger Wertschätzungssorgen zum Ausdruck.*

5.7 Sich durch das Terrain der emotionalen Beziehung bewegen

Der emotionale Zustand eines Individuums wird durch seine Position auf der Landkarte wiedergegeben, die das Terrain der emotionalen Beziehung abbildet. Seine *Bewegung* durch dieses Terrain wird jedoch am stärksten durch die Position seiner *Partnerin* auf dem Diagramm beeinflusst, welche auf seinem eigenen durch die Achse des Anderen repräsentiert ist. Seine Wahrnehmung ihrer affektiven Gestimmtheit hat die größte Macht, ihn auf der Selbstachse entlangzubewegen. Wenn er wahrnimmt, dass sie ihn missbilligt, kann das seine Scham aktivieren (was dazu führen könnte, dass er sich schlecht in Bezug auf sich selbst fühlt, oder aber, dass er als Abwehr seine eigenen Missbilligungsgefühle ihr gegenüber aktiviert). Und wenn er bei ihr Misstrauen wahrnimmt, bleibt er vorsichtig, und die Wahrscheinlichkeit sinkt, dass er sich zu größerer Offenheit und Verletzlichkeit hinbewegen wird.

Vermutlich ist es diese Dimension von Paartherapie – die Macht, Bewegung entweder zu fördern oder zu behindern durch die Wahrnehmung der affektiven Gestimmtheit des jeweils anderen – die sich für die zunehmend durch Belege bestätigte Erkenntnis verantwortlich zeigt, dass Paartherapie Menschen in vielen Fällen helfen kann, ihre individuellen Probleme zu lösen, doch dass eine Einzeltherapie Menschen nur selten hilft, sich von ihren Paarproblemen zu befreien.[47] Einzeltherapie kann einem Partner helfen, die Probleme zu sehen, die er in die Beziehung mitbringt, *doch seine Bewegung in der Beziehung hängt von seiner Wahrnehmung der affektiven Gestimmtheit des anderen Partners ab*. Die Wahrnehmung der Missbilligung oder des Misstrauens eines Partners ist ein starkes Hindernis; typischerweise wartet jeder Partner ab, bis er Anzeichen für einen Wandel in der affektiven Gestimmtheit des anderen Partners sieht, bevor er es wagt, sich auf einen Pfad größerer Offenheit und Verletzlichkeit zu begeben.

Die Leistung der Paartherapie besteht darin, dass sie *beiden* Partnern die Möglichkeit eröffnet, sich gleichzeitig auf diesen Pfad zu begeben und so einen Wandel in der affektiven Gestimmtheit auf beiden Seiten der Beziehung herbeizuführen. Wenn Paare schließlich anfangen, sich zu bewegen, hört man häufig, dass ein Partner seine eigenen Veränderungen auf die Veränderungen zurückführt, die er beim anderen Partner wahrgenommen hat. Solche Kommentare können leicht dazu führen, dass das Paar im Wertschätzungsbereich in Konflikte zurückfällt, wenn einer von beiden das Gefühl hat, er würde für die Probleme verantwortlich gemacht, die jetzt vermeintlich behoben worden sind. Die Therapeutin kann helfen, diese besondere Form eines Rückfalls zu verhindern, indem sie den systemischen Charakter des Interaktionsmusters hervorhebt, in dem das Paar gefangen war – indem sie also im Wesentlichen den Anteil jedes Partners identifiziert und gleichzeitig feststellt, dass keiner von beiden die Kontrolle über den destruktiven Kreislauf hatte. Außerdem sollte sie hervorheben, wie groß der Einfluss ist, den die jeweilige Wahrnehmung der affektiven Gestimmtheit des anderen Partners in diesem Zusammenhang hat. Die Paartherapeutin kann die grafische Darstellung des Terrains der emotionalen Beziehung verwenden, um die Bewegung jedes Partners zurückzuverfolgen, und dem Paar so letztlich dabei helfen, mehr Zeit in der sicheren Zone zu verbringen. Eine erfolgreiche Paartherapie hilft dem Paar nicht nur, sich länger dort aufzuhalten, sondern sie gibt ihm auch die Mittel an die Hand, ihre Beziehung wieder dorthin zurückzubringen, wenn einer oder beide in den unsicheren Bereich abgeglitten sind. Das passiert in jeder wirksamen Paartherapie, doch das Schaubild gibt der Psychotherapeutin eine Landkarte an die Hand, die ihr helfen kann, den Prozess zu visualisieren und die spezifische emotionale Erfahrung jedes Partners zu verstehen. Dieses bessere Verständnis wiederum kann einen Einfluss darauf haben, welche Interventionen sie wählt. Wir müssen in der Therapie eine ganz andere Richtung einschlagen, je nachdem, ob ein Partner mit Misstrauen kämpft oder ob er es mit Missbilligung zu tun hat.

Über das Erfassen der Schlüsselemotion hinaus, mit der sich jeder Partner auseinandersetzt, möchte der Paartherapeut ein klares Verständnis des Musters entwickeln, in dem sich das Paar durch das Terrain der emotionalen Beziehung bewegt. Paare sind in dieser Hinsicht unterschiedlich. Einige Paare (oder Individuen) gleiten zum Beispiel ganz allmählich in die sichere Zone zurück, wenn sie anfangen, sich zu entspannen und wieder mehr zu vertrauen, während andere hineinspringen, indem sie sich plötzlich öffnen und tiefe Verletzlichkeiten offenbaren. Natürlich stellt die letztgenannte Gruppe häufig fest, dass sich eine so abrupte Erfahrung von Sicherheit als äußerst fragil erweisen kann; sie kann ins Auge gehen und sie in eine noch viel tiefere Unsicherheit hineinkatapultieren.

Das Forschungskonstrukt des Bindungsstils beschreibt den Quadranten, in den sich eine Person mit der größten Wahrscheinlichkeit hineinbegibt, wenn sie sich unsicher fühlt (z. B. geht ein Mensch mit Schamthemen zum rechten oberen Quadranten, ein Mensch mit Misstrauen zum unteren linken und ein Mensch mit beiden Themen zum unteren rechten), aber das ist lediglich die häufigste Reaktion. Insbesondere in Therapiesitzungen, in denen neue Erfahrungen gemacht werden, kann es vorkommen, dass die Partner emotionale Bereiche betreten, die sie sonst weniger häufig erleben. Es könnte zum Beispiel sein, dass die schamgeprägte Partnerin, die normalerweise sich die Schuld für etwas gibt (rechts oben), anfängt, wütend auf ihren Partner zu werden, und sich zum Misstrauens-Ende der Wertschätzungskategorie des Anderen (Fremdwertschätzung) hinbewegt (links unten).[48]

Der Hauptauslöser für Bewegung in der Beziehung ebenso wie das Haupthindernis dafür ist die affektive Gestimmtheit. Im nächsten Kapitel werden wir uns genauer ansehen, wie Affekte ihren wechselseitigen Einfluss unter Intimpartnern ausüben.

6 Warum Partner wichtig sind: die Macht der affektiven Resonanz

Wenn ein Mensch eine intime Beziehung eingeht, passiert etwas mit ihm. Plötzlich bekommt eine andere Person eine Macht, ihn zu beeinflussen, die weit über die hinausgeht, die irgendjemand anderes in seinem Leben hat. Dabei geht es nicht nur um die Macht, Entscheidungen und Verhaltensweisen zu beeinflussen; sie erstreckt sich auch darauf, wie sich der andere fühlt. Seine Intimpartnerin kann ihm durch ihr bloßes Zusammensein mit ihm ein gutes Gefühl geben, aber sie hat auch die Macht, dafür zu sorgen, dass er sich sehr schlecht fühlt. Im Laufe der Zeit verbessert sich ihre Fähigkeit, ihm ein schlechtes Gefühl zu vermitteln bis zu dem Punkt, wo sie möglicherweise imstande ist, mit einem einzigen Blick unangenehme Gefühle bei ihm auszulösen. Was ist so Besonderes an Intimbeziehungen, dass sie jemandem die Macht verleihen können, Menschen ein so gutes oder so schreckliches Gefühl zu vermitteln?

6.1 Besserer Rapport

Es war unsere sechste gemeinsame Sitzung. In der vergangenen Woche hatte es einen Durchbruch gegeben: Fred hatte endlich das Gefühl, dass Linda seine Wut (auf seine Herkunftsfamilie) hörte und akzeptierte, und Linda hatte das Gefühl, dass Fred endlich Interesse an ihren Gefühlen zeigte. Nach solchen Sitzungen weiß ich nie, ob das Paar die erreichten Fortschritte aufrechterhalten kann oder ob es infolge der gestiegenen Verletzlichkeit zu einem noch größeren Zerwürfnis kommen wird. Fred und Linda hatten jedoch an dem Positiven festgehalten und seit sehr langer Zeit zum ersten Mal eine gute Woche gehabt. Linda erklärte, dass ihre Schwierigkeit, Verständnis für Freds Wut auf seine Herkunftsfamilie zu zeigen, teilweise darauf beruhe, dass er ihr gesagt hatte, sie sei wütend auf ihn, weil er auf seine Familie wütend sei. Sie erklärte, dass sie nie wegen seiner Probleme mit seiner Ursprungsfamilie wütend gewesen sei, sondern wegen seiner Unterstellung, dass sie wütend sei.

Fred saß ruhig da, während Linda all das erklärte. Er veränderte seine Körperhaltung nicht und schien ihr aufmerksam zuzuhören. Doch ich nahm eine Veränderung in Lindas Verhalten wahr. Sie sprach langsamer und zögerlicher und ich hatte das Gefühl, dass sie sich zurückhielt. Ich konnte immer noch nicht sehen, dass sich bei Fred etwas verändert hatte, deshalb fragte ich Linda, was mit ihr los sei. Sie sagte, sie habe das Gefühl, dass Fred wütend sei. Ich fragte Fred, ob das stimme, und er bestätigte es mir (nachdem er einen Moment lang der Frage ausgewichen war). Wir sprachen darüber und klärten, dass Fred gedacht hatte, sie würde einen Teil der Akzeptanz, die sie in der vorhergehenden Sitzung zum Ausdruck gebracht hatte, zurücknehmen. Durch die weitere Diskussion löste sich das Problem; Linda wich nicht von dem ab, was sie vorher gesagt hatte, sondern versuchte lediglich, genauer zu erklären, warum sie sich verschlossen hatte und wütend geworden war.

Das Interessante an dieser Interaktion war, dass ich überhaupt nicht mitbekommen hatte, dass Fred wütend geworden war. Ich nahm keinerlei Veränderungen in seiner Mimik wahr, obwohl ich vermutete, dass Linda etwas an seinem Gesicht ablesen konnte. Doch er verschränkte seine Arme nicht, rückte nicht von ihr ab, seufzte nicht laut und zeigte auch sonst keine der üblichen Verhaltensweisen, an denen ich normalerweise eine Veränderung im affektiven Zustand eines Klienten erkenne. Linda jedoch erkannte sie, und als wir darüber sprachen, sagte sie, sie wisse immer, wann Fred sauer auf sie sei. Trotz der Diskussion über Freds falsche Annahmen zu Lindas Wut waren sich beide einig, dass Linda immer wusste, wann Fred wütend war. Sie sagte, sie könne es in seinen Augen sehen oder sogar an seinem Tonfall am Telefon hören.

Die Forschung zu den Prozessen, die sich in Beziehungen abspielen, hat sich in den letzten Jahren deutlich verbessert. Moderne Forscher kontrollieren die Affektdimension der Interaktion von Paaren mithilfe physiologischer Überwachungsgeräte und verwenden Computer, um die synchronisierten Datenströme beider Partner zusammenzuführen (Gottman a. Notarius 2002). Das Ergebnis ist eine immer differenziertere Beschreibung des nonverbalen affektiven Kommunikationsprozesses, der zwischen Intimpartnern stattfindet. Was sich aus diesen Forschungen ergibt, ist das Bild zweier Menschen, die auf den jeweiligen affektiven Zustand des anderen sehr gut eingestimmt sind. Wenn es bei einem Partner zu einer leichten Veränderung im Affekt kommt, reagiert der andere seinerseits mit Veränderung. Der Mechanismus, der für dieses dynamische Zusammenspiel verantwortlich ist, ist die gleiche *affektive Resonanz*, die es Müttern und Säuglingen ermöglicht, miteinander zu kommunizieren.

6.2 Die Intimbeziehung von Erwachsenen

Wenn wir miteinander teilen, was am persönlichsten (und authentischsten) an uns ist, dann öffnen wir uns für die Beeinflussung durch diejenigen, mit denen wir es geteilt haben.
Karen Prager (1995, S. 4)

Eine Intimbeziehung unter Erwachsenen baut auf Liebe und Verbundenheit auf. In dieser Hinsicht ähnelt sie der intensiven Vertrautheit, die ein Säugling mit seiner Mutter erlebt, nur dass die emotionale Struktur von Erwachsenen komplizierter ist. Die intime Verbindung von Erwachsenen wird durch sämtliche Bindungsbeziehungen beeinflusst, an denen jeder Einzelne vorher beteiligt war, insbesondere durch die früheste Bindung zwischen Säugling und Bezugsperson. Das bedeutet jedoch nicht, dass eine Beziehung zwischen zwei Erwachsenen das Gleiche sei wie die eines Erwachsenen zu einem Säugling. Keineswegs. Erwachsene unterscheiden sich von Säuglingen in vielen wesentlichen Punkten, einschließlich des Ausmaßes, in dem sie auf die Hilfe anderer angewiesen sind, ihrer Fähigkeit, eigene Bedürfnisse zurückzuhalten, um sich um diejenigen der anderen Person zu kümmern, ihrer Fähigkeit, eine empathische Abschirmung gegenüber dem Affekt des anderen vorzunehmen, ihrer Befähigung, ihre Affektbekundung zu mäßigen, und ihrer Kompetenz, autonom zu agieren.

In der Beziehung zwischen einem Erwachsenen und einem Kind ist der Erwachsene eher in der Lage, seine eigenen Bedürfnisse zu unterdrücken und sich um diejenigen des Kindes zu kümmern. In Beziehungen unter Erwachsenen sollten beide Individuen bereit und fähig sein, ihre persönlichen Bedürfnisse zugunsten der Beziehung zurückzuhalten. Wenn ein Individuum dies nicht tut, entwickelt sich ein Ungleichgewicht in der Beziehung. In ähnlicher Weise wird eine gesunde Intimbeziehung unter Erwachsenen auf der affektiven Ebene ausgeglichen. Jeder Partner ist auf das emotionale Erleben des anderen eingestimmt und bereit, seine eigene Affektbekundung zu mäßigen, wenn dies erforderlich ist. Eines der Kennzeichen einer intimen Beziehung ist jedoch, dass der Affekt offener gezeigt werden kann. Dies ist ein wichtiger Grund dafür, warum Menschen zusammenkommen. Sie fühlen sich wohl damit, einander Dinge zu erzählen, ohne so hart daran arbeiten zu müssen, ihren Affekt zu mäßigen. Sie unterdrücken weniger und verbinden sich auf einer tieferen emotionalen Ebene. Beginnen zwei Erwachsene, sich auf eine intime Beziehung einzulassen, sind sie in hohem Maße aufeinander eingestimmt. Normalerweise verbringen sie viel Zeit damit, über sich selbst zu sprechen und einander auf einer intimeren Ebene kennenzulernen. Wir könnten sagen, dass sie einander auf einer emotionalen Ebene kennenlernen, indem sie etwas über das Wesen der Skripts erfahren, die jeder in sich trägt. Ihre Beziehung erinnert insofern an diejenige zwischen Bezugsperson und Säugling, als ihre affektive Resonanz hoch ist und sie die empathische Abschirmung kaum für sich nutzen (zumindest blockieren sie ihre affektive Resonanz zueinander nicht). Die affektive Gestimmtheit in der Beziehung ist von Interesse-Erregung und Genuss-Freude geprägt, und so fühlt sich die Beziehung gut an und die Liebesbindung gedeiht.

Im Laufe der Zeit, wenn Themen wie Autonomie, Abhängigkeit und Identität ausgehandelt werden, dringen jedoch andere Affekte in die Beziehung ein. Das führt in einer intimen Beziehung unter Erwachsenen zu einer fortschreitenden Entfaltung von Themen. Eine ähnliche Entwicklung vollzieht sich auch in der Bindungsbeziehung zwischen Mutter und Kind, in der häufig dieselben Themen auftauchen. Der Hauptunterschied ist, dass die Beziehung Erwachsener gegenseitiger und symmetrischer ist.

6.3 Die affektive Gestimmtheit des Anderen erleben

Das Muster in diesen Forschungsvorhaben ist klar:
Die affektive Gestimmtheit ist wichtiger als der Inhalt des Dialogs
oder ob Paare bestimmte Probleme lösen können.
Susan Johnson (2003, S. 371)

Die Fähigkeit eines Erwachsenen, zu lieben und sich an einen anderen Erwachsenen zu binden, wird stark durch die Skripts und Szenen beeinflusst, die er aus seinen früheren Bindungsbeziehungen mitbringt. Wenn sich ein Erwachsener verliebt, werden seine positiven Gefühle in Bezug auf den anderen aktiviert – einschließlich seiner Skripts hinsichtlich Vertrauen und Akzeptanz. Doch wenn seine früheren

Bindungserfahrungen nicht gut gewesen sind und er viele Leid- und Schamskripts in sich trägt, dann ist er wahrscheinlich sehr sensibel für Hinweise darauf, dass seine Partnerin Misstrauen oder Missbilligung empfindet. Jedes dieser Skripts hat eine *affektive Gestimmtheit*, die durch die Affekte bestimmt wird, die in einem spezifischen Skript gekoppelt sind.

Indem Intimpartner ihre empathische Abschirmung reduzieren und ihr inneres Selbst miteinander teilen, erreichen sie ein hohes Maß an *affektiver Resonanz* in ihrer Beziehung – jeder von beiden schwingt mit den subtilen Nuancen des Affekts des anderen mit. Die Folge davon ist, dass beide sich selbst und die Beziehung weitgehend so erleben können, wie sie die Gefühle des anderen wahrnehmen, ebenso, wie es in ihren frühesten Bindungserfahrungen der Fall war.[49] Der positive vs. negative Charakter dieser wahrgenommenen Selbst- und Fremdbilder wird maßgeblich durch die *affektive Gestimmtheit* des Bildes der anderen Person bestimmt.[50]

Die affektive Gestimmtheit im Bindungsbereich

Wenn er auf ihre Affekte auf der Achse des Anderen im Bindungsbereich eingestimmt ist, spürt er ihre Gefühle ihm gegenüber. Insbesondere ist er auf Affekte eingestimmt, die für ihn Liebe und Fürsorge bedeuten. Er nimmt diese Affekte in ihrem Gesicht wahr, wenn sie auf ihn eingeht, in ihrem Verhalten, wenn sie ihn beruhigt und sie Dinge gemeinsam tun, und sogar in ihrem Tonfall, wenn sie mit anderen über ihn spricht. Sind viele positive Affekte vorhanden, so hilft ihm das, die Freude zu erleben, sicher gebunden zu sein. Es gibt jedoch drei Situationen, die seine Bindungssicherheit bedrohen und Leid auslösen können:

- das Fehlen solcher positiven Affekte
- ein offenkundiges Verhalten ihrerseits, das im Gegensatz zu den positiven Affekten steht (aus dem gemeinsamen Zuhause ausziehen, eine Affäre haben), und
- das Vorhandensein zu vieler negativer Skripts aus früheren Bindungsbeziehungen, die seine Empfindlichkeit gegenüber dem geringsten Anzeichen von Misstrauen ihrerseits verstärken.

Jede dieser drei Situationen kann sein Gefühl von Bindungssicherheit beeinträchtigen.

Die affektive Gestimmtheit im Wertschätzungsbereich

Die wahrgenommene affektive Gestimmtheit der Gefühle seiner Partnerin auf der Achse des Anderen spielt eine wichtige Rolle für seine Gefühle sich selbst gegenüber; sie ist sowohl ein zentrales Element als auch ein wichtiger Aktivator seiner Selbstskripts.

Als Säuglinge und Kleinkinder definieren wir uns zunächst und entwickeln unser Repertoire an Emotionen uns selbst gegenüber – unsere Stolz- und Schamskripts – als Reaktion auf die Qualität unserer Interaktionen mit unseren Bezugspersonen sowie der affektiven Gestimmtheit, die diese uns vermitteln. Da unsere Fähigkeit zur affektiven Resonanz bereits vorhanden war, bevor unsere Sprachentwicklung stattfand, sind einige dieser Selbstskripts präverbal: Erinnerungen an Gefühle uns selbst gegenüber, die wir nicht einmal in Worte fassen können. Auch als Erwachsene reagieren wir weiter sensibel auf Hinweise auf affektive Gestimmtheiten, die Gefühle uns selbst gegenüber aktivieren können, und manchmal verstehen wir nicht einmal, wo diese Gefühle herkommen.[51]

Eine positive affektive Gestimmtheit in dem Bild, das seine Partnerin von ihm hat (ihre Akzeptanzskripts), hilft ihm, seine positiven Emotionen sich selbst gegenüber aufrechtzuerhalten (seine Stolzskripts), während eine negative affektive Gestimmtheit in ihrem Bild von ihm (ihre Missbilligungsskripts) häufig seine negativen Gefühle sich selbst gegenüber aktiviert (seine Schamskripts).

6.4 Die Kraft des Positiven

Wir haben die ganze Nacht über mich gesprochen,
lass uns jetzt über dich sprechen. Sag mir also,
was hast du von meinem Auftritt gehalten?
Alter Schauspielerwitz

Wenn sich ein Mensch auf eine intime Beziehung einlässt, erlaubt er, dass seine Wahrnehmung der Gefühle seiner Partnerin ihm und der Beziehung gegenüber – die affektive Gestimmtheit ihres Bildes von ihm und ihrer Bindung zu ihm – sein allgemeines Gefühl von Sicherheit in der Beziehung beeinflussen kann, ganz so, wie er es als abhängiges Kind in seinen frühesten Bindungsbeziehungen getan hat. So kann eine intime Beziehung unter Erwachsenen jemanden, der mit Problemen wie Verzweiflung, Misstrauen, Scham oder Leere zu tun hat, heilen.[52] Wenn die Beziehung einen positiven Verlauf nimmt, dann kann er Gefühle von Stolz und Vertrauen entwickeln, und viele seiner Scham- und Misstrauensskripts können aufgelöst werden.

Die Auflösung negativer Skripts lässt sich als Veränderung in seinem Gefühlsleben interpretieren. Es könnte sein, dass er sich immer noch an die betreffenden Ereignisse erinnert, doch die mit den Affekten gekoppelten Erinnerungen würden an Intensität verlieren und vielleicht losgelassen werden. Das ist die Art von Heilung, zu der es in Langzeittherapien und guten Ehen kommt. Sie ist buchstäblich eine Veränderung in den Gefühlen der betreffenden Person.

6.5 Die Kraft des Negativen

Warum liebst du mich nicht so wie früher? ...
Meine Haare sind immer noch lockig
und meine Augen sind immer noch blau.
Hank Williams, Sr. (»Warum liebst du mich nicht ?«)

Wenn sich eine intime Beziehung weiterentwickelt, steigt die Wahrscheinlichkeit, dass Misstrauen und Missbilligung getriggert werden. Das ist zum Teil auf die einfache Tatsache zurückzuführen, dass es mehr Möglichkeiten dafür gibt, dass negative Dinge passieren, wenn man mehr Zeit miteinander verbringt. Doch es ist auch wahr, dass die intensiven positiven Affekte, die in einer neuen Beziehung aktiviert werden, normalerweise abnehmen, wenn die Partner vertrauter miteinander umgehen. Interesse-Begeisterung ist am stärksten bei neuen Erfahrungen; es ist schwerer, diesen Affekt zu aktivieren, wenn die Erfahrung alltäglich ist (einige Paare sind in der Lage, die Intensität des Interesse-Begeisterungs-Affekts durch erhöhte sexuelle Aktivität aufrechtzuerhalten).[53]

Die meisten Menschen bemühen sich am stärksten, rücksichtsvoll und auf den anderen hin orientiert zu sein, wenn sie mitten in einer aufregenden neuen Beziehung stecken. Wenn Paare anfangen, die Beziehung und einander für selbstverständlicher zu halten, bemühen sie sich vielleicht nicht mehr so sehr, einander zu gefallen. Und sie fangen an, mehr von sich selbst preiszugeben, nämlich jene Anteile, die nicht so anziehend sind. An einem bestimmten Punkt stellen sich dann Misstrauen oder Missbilligung ein.

Wertschätzungsthemen

Wir sorgen uns, dass uns andere allzu genau sehen könnten, nicht so sehr, weil sie uns dann vielleicht verurteilen, sondern weil wir gezwungen werden, Teile von uns selbst zu sehen, die andere sehen, – Teile, die wir bis zur öffentlichen Bloßstellung vor unserem eigenen prüfenden Blick verborgen haben.
Carl Goldberg (1991, S. 58)

Wenn sich die Beziehung weiterentwickelt und dann auch Missbilligungsskripts enthält, wird sie weniger sicher. Die Idee, sich zu offenbaren, die anfangs so aufregend und belebend war, mutet nun eher gefährlich an.[54] Wenn er sich ihr offenbart, kann er bei ihr auf Ablehnung stoßen, und die affektive Gestimmtheit in ihrer Ablehnung könnte seine Scham aktivieren, was bedeutet, dass er sich schrecklich fühlen und vielleicht einen Aspekt von sich selbst sehen wird, den er gewöhnlich verleugnet. Wenn sich ein Partner sehr stark auf Verleugnung verlässt und die Beziehung bewirkt, dass er mit mehr Scham konfrontiert wird, als er ertragen kann, dann nimmt er sich selbst zurück und distanziert sich von ihr, um sich sein Selbstwertgefühl zu bewahren. Durch sein Bemühen, nur jene Anteile von sich zu offenbaren, die von seiner Partnerin gebilligt werden, versucht er in Wirklichkeit, seine Gefühle sich selbst gegenüber zu kontrollieren (obwohl er sie unter Umständen immer noch seiner Partnerin anlasten wird).

Wenn sie erlebt, dass er sie missbilligt, wird das vermutlich ihre Scham aktivieren (auch wenn sich der Inhalt seiner Missbilligungsskripts wahrscheinlich vom Inhalt ihrer Schamskripts unterscheidet), weil die Affekte in ihrer Schamemotion mit den Affekten in seiner Missbilligung resonieren können. Sie ist anfällig dafür, in ihrer Scham getriggert zu werden, weil

- ein Teil der Affekte, die in ihrem Schamskript gekoppelt sind, den Affekten ähneln (mit den Affekten resonieren), die in seinem Misstrauensskript gekoppelt sind, und
- sie sowohl in seinem Misstrauensskript als auch ihrem Schamskript als das negative Objekt identifiziert wird.

Infolge ihrer affektiven Resonanz und ihrer Identifikation mit dem anderen in seinem Misstrauensskript ist sie anfällig dafür, in ihrer Scham getriggert zu werden. Partner lassen sich am leichtesten durch das Phänomen der affektiven Resonanz triggern. Abbildung 6 zeigt die Schritte, die ein Partner durchlaufen könnte, wenn seine Wahrnehmung der Missbilligung seiner Partnerin seine Scham aktiviert.

Ihre Missbilligung triggert seine Scham durch affektive Resonanz

- Er befindet sich in seiner sicheren Zone.
- Es passiert etwas, das ihre Missbilligung aktiviert (was mit ihm zu tun haben kann oder auch nicht).
- Er nimmt (a) die Affekte ihrer Missbilligung wahr und (b) die Tatsache, dass er der Gegenstand ihrer Missbilligung ist.
- Die Affekte, die er in ihrem Missbilligungsskript wahrnimmt, sind in Resonanz mit den Affekten in einem seiner Schamskripts.
- Seine Schamemotion wird aktiviert.
- Er sieht ihre Missbilligung als im Großen und Ganzen identisch mit dem Inhalt seiner Schamskripts an.

Abb. 6: Wie Missbilligung Scham triggert.

Sich missverstanden fühlen

Wie ich in Kapitel 2 vermerkt habe, unterscheiden sich die Emotionen der Partner aufgrund ihrer unterschiedlichen Biografien (mit anderen Worten, der unterschiedlichen Erfahrungen aus der Vergangenheit, die die idiosynkratischen Szenen und Skripts bewirkt haben, die in jeder Emotion gekoppelt sind). Was sie jedoch gemeinsam haben, ist das Erleben ihrer Affekte. Wenn er mit der affektiven Gestimmtheit in ihrem Bild von ihm resoniert, dann aktiviert das bei ihm einen ähnlichen Affekt, der in einem seiner Selbstskripts gekoppelt ist. Der besondere Charakter ihrer jeweiligen Skripts – die kognitive Komponente der Emotion, ebenso wie die anderen Affekte und die Intensität dieser Affekte, die in der Emotion gekoppelt sind – unterscheidet sich fast immer, manchmal ist er sogar extrem unterschiedlich. Trotzdem wird er ihre Gefühle ihm gegenüber wahrscheinlich als mehr oder weniger identisch mit seinem eigenen Selbstskript interpretieren, das durch diese überhaupt erst aktiviert worden ist.

Kommunikation in einer intimen Beziehung kann schwierig sein, *weil die Sprache des Affekts im Grunde universell, die Sprache der Emotionen hingegen spezifisch für jedes Individuum und seine einzigartige Erfahrung ist.* Wir erschweren unsere Kommunikation noch weiter dadurch, dass wir unsere Emotionen benennen, als seien sie einfache Affekte. Doch sie sind nicht einfach, sie sind spezifische Ausgestaltungen der ihnen zugrundeliegenden Affekte. Wir resonieren mit diesen grundlegenden

Affekten und meinen, die andere Person erlebe dieselbe Emotion (oder ihr Gegenteil) wie die, die in uns aktiviert wurde. Die Gefahr, die Emotionen des anderen falsch zu verstehen, ist also sehr groß!

Wenn sie sich über ihn ärgert und so bei ihm eine Emotion auslöst, die sein geskriptetes Bild von sich selbst als lästige Plage beinhaltet, dann wird er das Gefühl haben, dass sie ihn genauso sieht. Wenn seine Reaktion negativ ausfällt, kann sich das ungut auf beide auswirken. Wenn er seinerseits mit einer Missbilligungsemotion reagiert, dann könnte sich ein Konflikt entwickeln. Reagiert er mit Rückzug, um seinen Selbstwert zu schützen, dann mag er Verzweiflung bei ihr wecken und ihre Bindungssorgen aktivieren. Die Probleme, die dadurch entstehen, dass man affektive Botschaften durch die eigenen Emotionen erklärt, finden sich in den meisten Fällen zunächst im Bereich Wertschätzung, doch sie können auch leicht in den Bindungsbereich übergehen. Die Macht der affektiven Resonanz, negative Selbstskripts (Scham) auszulösen, ist wahrscheinlich der eine Faktor, der am häufigsten zum Phänomen des Missverstehens und Sich-missverstanden-Fühlens in Paarbeziehungen beiträgt.

Als Mary zu spät zu ihrer Ehetherapiesitzung kam, war Jerry gereizt, weil er sie vorgewarnt hatte, er müsse ein paar Minuten früher gehen, um einen Geschäftstermin wahrzunehmen. Seine Gereiztheit war deutlich sichtbar, und er gab zu, dass er »ein bisschen sauer« darüber war, dass sie sich nicht stärker bemüht hatte, pünktlich zu sein. Marys Reaktion bestand darin, den Kopf hängen zu lassen und darüber zu sprechen, wie schlecht es ihr ging – womit sie klar zu verstehen gab, dass dies ein Zeichen für einen erheblichen Mangel ihrerseits sei. Während sich die Sitzung hinzog, wurde Mary sogar wütend auf sich selbst und konnte über nichts anderes mehr sprechen. Der von ihr beschriebene Ekel und der Selbsthass schockierten Jerry, und er beeilte sich, den von ihr vermittelten Eindruck zu korrigieren. Er war anfangs leicht gereizt gewesen, doch nach ein paar Minuten schon wieder darüber hinweg.

Mary wuchs bei ihrem Vater auf, der sie schlecht behandelte. Er hatte sie jedoch nie geschlagen, vielmehr war sein Missbrauch emotionaler Natur. Wenn sie etwas nicht perfekt machte, beschimpfte er sie und gab ihr das Gefühl, dass sie unter aller Kritik sei. Ihre Scham setzte sich also aus vielen Verhaltensweisen dieser Art zusammen. Jerry brachte Mary gegenüber nur selten negative Gefühle zum Ausdruck, doch wenn er es tat, löste das bei ihr oft Selbstekel und Selbsthass aus. Bald darauf fing sie dann an, wütend auf sich selbst zu werden.[55] Es

> fiel ihr äußerst schwer, zu glauben, dass Jerry sie wirklich nicht als genauso erbärmlich ansah, wie sie selbst es tat. War Marys Scham getriggert, dann wurde Jerrys Sichtweise in ihren Augen zur Sichtweise ihres Vaters. Dieses Missverständnis führte unter anderem dazu, dass Mary auf Distanz zu Jerry blieb aus Angst, ihn »in Rage zu versetzen«. Doch fraglos war Mary klug genug gewesen, einen überaus sanften, nicht zu Ausbrüchen neigenden Mann zu heiraten.[56]

Es ist so, als hätten sie über die Beschleunigung eines Autos gesprochen, und er stellte sich eine behäbige Limousine vor, während sie sich einen Feuer speienden Rennwagen mit tausend Pferdestärken ausmalte. Sie war verärgert, weil sie es nicht ertragen konnte, dass ein so starker negativer Affekt scheinbar gegen sie gerichtet war, und er beschwerte sich, dass er seine Gefühle nicht frei zum Ausdruck bringen konnte. Sie verwendeten oft dieselben Worte, um ihre Emotionen zu beschreiben, sodass es schwierig für sie war, zu erkennen, dass die Gefühle, die sie erlebte (und ihm zuschrieb), weit über das hinausgingen, was er erlebte. Der Affekt in Jerrys Missbilligungsskript (das durch ihre Verspätung ausgelöst wurde) resonierte mit dem Affekt in einem von Marys Schamskripts und aktivierte ihre Scham, die sich dann auf das gesamte Gefüge ihres Schamskripts ausbreitete, das unter anderem auch den Ekelaffekt beinhaltete. Als Missbrauchsopfer hatte Mary gewaltige Schamskripts. Das Risiko, dass es bei dem Paar zu Missverständnissen kommen würde, war ebenso gewaltig.

6.6 Das Wesen der Angst

Angst ist eine Emotion, die den Angst-Schrecken-Affekt einschließt. Wir können ängstlich in Bezug auf spezifische Ereignisse sein, von denen wir befürchten, dass sie passieren könnten, oder wir können ganz allgemein ängstlich sein, dass etwas Schlimmes geschehen könnte. Wie alle Emotionen unterscheidet sich die Angst von Person zu Person je nach den Affekten und Skripts, aus denen die einzigartigen Erfahrungen des Individuums zusammengesetzt sind. Viele Menschen haben spezifische Befürchtungen, die sie aufgrund ihrer Biografie dominieren.[57] Jemand, der in der Vergangenheit verlassen worden ist, befürchtet natürlich, wieder verlassen zu werden; jemand, der verraten worden ist, fürchtet, er könnte erneut hintergangen werden, und so weiter. Es gibt keine spezifische Ursache für Angst –

jeder von uns hat viele verschiedene Skripts, zu denen auch die Angst gehört, – doch das Wichtigste, was Angst von offenkundiger Furcht unterscheidet, ist die Tatsache, dass Angst im Allgemeinen Dingen gilt, die passieren *könnten*, während Furcht eine Reaktion auf etwas ist, das in der eigenen Wahrnehmung *tatsächlich* passiert.[58]

Die häufigsten Ursachen für Angst in intimen Beziehungen sind Bindungsprobleme (Angst, die Bindung zu verlieren), Wertschätzungsprobleme (Angst, als unzureichend oder nicht liebenswert entlarvt zu werden), und Probleme mit Traumata (Angst vor einem traumatischen Ereignis, das gewöhnlich mit der Lebensgeschichte des Individuums verbunden ist). Jeder dieser Bereiche kann mit einem anderen verknüpft sein. Zum Beispiel könnte eine Person, die Angst hat, als unzulänglich entlarvt zu werden, auch befürchten, dass ihre Unzulänglichkeit dazu führen wird, dass man sie als untauglich für die Bindung ansehen wird (ein Fall von Primäremotionen in den Bereichen Bindung und Wertschätzung).

Frühere Negativerfahrungen in jedem der drei Bereiche (Bindung, Wertschätzung, Trauma) können die Sensibilität eines Partners für potenzielle Probleme in diesem Bereich erhöhen. Eine Frau, die Vater oder Mutter bei einem Verkehrsunfall verloren hat (Bindung und Trauma), könnte jedes Mal ängstlich werden, wenn ihr Ehemann auf Geschäftsreise geht. Die Angst eines Mannes mit beträchtlicher Scham könnte durch jeden Hinweis auf eine Missbilligung durch die Partnerin aktiviert werden, wie unbedeutend dieser auch immer sein mag. Menschen, die in der Vergangenheit unsichere Beziehungen hatten, haben häufig eine sehr niedrige Sensibilitätsschwelle für die negative affektive Gestimmtheit, die in der Stimme, der Haltung oder dem Gesichtsausdruck des Partners zum Ausdruck kommen kann. Jede Andeutung einer negativen Gestimmtheit löst bei ihnen Angst aus. Vielleicht macht er eine Grimasse, wenn er sich den Zeh anstößt, und sie möchte wissen, ob er wütend auf sie ist.

Angst in Bezug auf die Beziehung kann durch etwas aktiviert werden, was nichts mit dem Partner zu tun hat – wie etwa die Gedanken einer Person. Er kann anfangen, über Dinge nachzudenken, die passieren könnten, und sich deshalb Sorgen machen. Menschen, die ständig in Sorge sind, sind einem Gedankenmuster verfallen, das sich ständig die Möglichkeit verheerender Konsequenzen ausmalt. Trotzdem wird der häufigste auslösende Reiz *als negative affektive Gestimmtheit wahrgenommen, die auf ein Misstrauens- oder Missbilligungs-*

skript im Partner *hinweist*. Sobald sich ein Individuum Sorgen macht, neigt es dazu, sorgfältig auf jeden Hinweis für einen negativen Affekt beim anderen zu achten.

6.7 Die empathische Abschirmung wiederaufbauen

Erinnern Sie sich jetzt, dass einer der grundlegenden Unterschiede zwischen Bindung und Wertschätzung der ist, dass es bei Bindungssorgen im Allgemeinen um das geht, was in den Affekten des Partners fehlt; bei Wertschätzungssorgen jedoch steht das, was in den Affekten des Partners vorhanden ist, im Fokus. Wenn er sich durch ihre aktive Missbilligung seiner Person angegriffen fühlt, dann ist die beste Verteidigung für ihn (dagegen, sich jedes Mal schlecht zu fühlen, wenn es passiert), seine empathische Abschirmung zu intensivieren, damit er nicht mit ihren negativen Affekten ihm gegenüber resoniert.[59] Paaren fällt das häufig schwer. Zum einen beeinträchtigt das Errichten einer empathischen Abschirmung die Intimität, weil die positiven Affekte zusammen mit den negativen blockiert werden. Das ist für beide Partner unbefriedigend; derjenige, die die Abschirmung aufrechterhält, sieht vielleicht weniger unglücklich aus, doch er tut dies nur, weil es sich so schlecht anfühlt, wenn sein Schamgefühl durch den negativen Affekt seiner Partnerin aktiviert wird. Ein besseres Ziel liegt darin, sich in die Lage zu versetzen, die Abschirmung auf differenzierte Weise verwenden zu können und sie nur dann einzusetzen, wenn die Gefahr besteht, dass Scham ausgelöst wird. Wenn dies auf sensible Weise gemacht wird, fühlt sich der Partner, der die Missbilligung erfährt, möglicherweise nicht verlassen, und die intime Verbindung bleibt erhalten. Wenn sich jedoch der missbilligende Partner verlassen fühlt, dann wird dies wahrscheinlich ihr Gefühl der Missbilligung noch intensivieren (mehr Öl aufs Feuer) und die Trennung verstärken.

Eine andere Lösung wird ebenfalls häufig verfolgt. Statt die empathische Abschirmung auf einem optimalen Niveau aufrechtzuerhalten, kontrolliert ein Partner einfach, wie viel von ihm wirklich für den anderen Partner zugänglich ist. Irene Stiver (1997) bezeichnete das als Strategien der Trennung (d. h., nur die akzeptablen Teile des Selbst offenbaren [und die inakzeptablen Teile des Selbst abtrennen], um eine Verbindung aufrechtzuerhalten). Das Problem bei dieser Strategie ist, dass sie die Qualität der intimen Verbindung beeinträchtigt. Ein Individuum fühlt sich unter Umständen nicht vollkommen geliebt und akzeptiert, wenn es signifikante Teile von sich aus der Verbindung heraushält. So schafft diese Strategie, sich im Wertschätzungsbereich zu schützen, neue Sorgen im Bindungsbereich und stürzt das Individuum in ein Dilemma.

Reife Individuen, die ein hohes Maß an Intimität aufrechterhalten können, sind gewöhnlich geschickt darin, eine empathische Abschirmung zu errichten. Es handelt sich dabei nicht um eine Abschirmung, die andere draußen hält; sie stellt lediglich eine verfeinerte Fähigkeit dar, die eigene affektive Resonanz zu kontrollieren und sie auf differenzierte Weise anzuwenden. Wir alle müssen als Kinder lernen, dies zu tun, da wir sonst von den Emotionen anderer ständig überflutet werden. Um eine intime Beziehung aufbauen zu können, muss man seine empathische Abschirmung reduzieren. Und für viele Menschen beinhaltet die Aufrechthaltung einer intimen Beziehung auch, dass sie imstande sind, nötigenfalls eine empathische Abschirmung zu errichten – jedoch ohne die Fürsorge und Sorge für die andere Person zu unterbrechen.[60]

Einer der Schlüssel für erfolgreiche Intimität ist die Fähigkeit, gleichzeitig die eigene empathische Abschirmung aufzubauen und die Nähe und Fürsorglichkeit dem Partner gegenüber aufrechtzuerhalten. Dies klingt für Menschen, die das Gefühl haben, Intimität bedeute völlige, ungehinderte Offenheit, nicht logisch. Sicherlich kann man es übertreiben, doch kurzfristig und wohlüberlegt empathische Abschirmungen einzusetzen, kann den Partnern helfen, ihre Neigung zur Scham zu kontrollieren, und es ihnen ermöglichen, sich auf ihre eigene affektive Erfahrung zu konzentrieren, statt auf die affektive Erfahrung des Partners zu reagieren. Dieser besondere Raum von Verletzlichkeit im Wertschätzungsbereich ist die ursprüngliche Quelle der meisten Beziehungsschwierigkeiten. Wenn er nicht ausreichend thematisiert wird, gehen diese schnell in den Bindungsbereich über. Im nächsten Kapitel werden wir erfahren, warum die Emotion der Scham eine so große Macht hat, die Intimität zu stören.

7 Warum Wertschätzung wichtig ist: die Macht von Scham und Stolz

Der Wertschätzungsbereich bezieht sich auf die Emotionen, die in Bezug auf das eigene Selbst und dasjenige des Partners aktiviert werden. Die Selbstemotionen befinden sich auf der Achse zwischen dem »sich sehr positiv in Bezug auf das Selbst fühlen« (was durch die Emotion des Stolzes dargestellt wird) und dem »sich sehr negativ in Bezug auf das Selbst fühlen« (was durch die Emotion der Scham dargestellt wird). Stolz oder Scham jedes Partners können durch seine Wahrnehmung der Akzeptanz oder Missbilligung des anderen aktiviert werden, sodass die Intimpartner lernen, welche Macht ihre Emotionen der Fremdwertschätzung haben, den Partner zu beeinflussen. Doch die wichtigste Funktion für die Motivation im Wertschätzungsbereich haben bei jedem Individuum die Emotionen der Selbstwertschätzung. Und von den beiden Polen des emotionalen Kontinuums der Selbstwertschätzung stellt Scham die größte Gefährdung für die emotionale Sicherheit in intimen Beziehungen dar. Sie spielt de facto eine größere Rolle bei der Herausbildung der Persönlichkeit, als den meisten Leuten bewusst ist. Zu Beginn dieses Kapitels werden wir uns daher die Macht der Scham genauer ansehen.

7.1 Scham prägt unser Leben

Bobby, der immer der Kleinste in der Mannschaft war,
konnte seinen Wert beweisen, indem er sich mehr anstrengte,
sogar mit gebrochenen Knochen spielte und nie aufgab.
In gewisser Hinsicht war sein ganzes Leben eine Prüfung,
um seine größte Angst zu überwinden – die Angst,
nicht zu genügen.
Ronald Steel[61]

Stellen Sie sich vor, Sie stehen vor einer roten Ampel an einer großen Kreuzung. Im Rückspiegel sehen Sie, dass die Frau im Wagen hinter Ihnen ihren Spiegel verstellt, damit sie ihr Make-up überprüfen kann. Im Auto rechts von Ihnen streichelt ein muskulöser junger Mann mit engem T-Shirt seinen Bizeps. Das Auto links von Ihnen ist ein teurer Luxusschlitten mit einem älteren männlichen Fahrer und einer hübschen jungen Beifahrerin. Das Auto vor Ihnen ist eine alte Klapperkiste mit einem Aufkleber, auf dem »Mein Mercedes ist in der Werkstatt« steht. Empfindet einer dieser Menschen gerade Scham? Wahrscheinlich nicht, doch frühere Begegnungen mit Scham spielen mit Sicherheit eine Rolle bei ihrem aktuellen Verhalten.

Ist Ihnen schon mal das Benzin ausgegangen? Das ist eine beunruhigende Erfahrung, die eine Vielzahl von Affekten auslösen kann, unter anderem den Scham- und Angstaffekt. Wenn Sie einmal die beunruhigende Erfahrung gemacht haben, dass Sie kein Benzin mehr im Tank hatten, werden Sie wahrscheinlich Ihre Tankanzeige genauer im Auge behalten. Geübten Fahrern geht das in Fleisch und Blut über; sie überprüfen automatisch ihre Tankanzeige, wenn sie ihren Wagen anlassen. Wir können sagen, dass ihr Verhalten durch die Erfahrung, kein Benzin mehr gehabt zu haben, *geprägt* worden ist. Es wäre jedoch falsch zu behaupten, dass geübte Fahrer in ständiger Angst leben würden, ihnen könnte das Benzin ausgehen. Sie spüren keine Angst. Doch ihre Erfahrung hat sie gelehrt, wachsam für einen bestimmten Zustand zu sein, und sie haben diese Wachsamkeit in ihren Alltag integriert. So prägt Scham das Verhalten von Menschen – sie wissen, wie es sich anfühlt, kein Benzin mehr zu haben, und lernen so, sich davor zu schützen, dass es wieder passiert. Sobald ein Mensch das gelernte Wissen integriert hat, wird es automatisiert – es wird zu einem Teil dessen, wer er oder sie ist.

Scham funktioniert ähnlich; sie ist ein äußerst starker Motivator. Sie treibt uns nicht nur in dem Moment an, in dem wir sie erleben, sondern das, was von ihr bleibt (die Schamszenen und Schamskripts), motiviert uns auch später noch, wenn wir mit unserem Leben fortfahren. Wir alle sind hoch motiviert jede Situation zu vermeiden, die unsere Scham aktivieren könnte!

Seine Sorge, dass er Scham erleben könnte, kann einen Menschen davon abhalten, sich in viele unterschiedliche Situationen hineinzubegeben. Zu allem Übel wird die Anfälligkeit eines Individuums für die Aktivierung seiner Scham noch verstärkt durch die Furcht vor der Aussicht, dass ebendieses geschieht. So lernen Menschen, Situationen aus dem Weg zu gehen – etwa, indem sie sie physisch vermeiden (»Nein danke, ich mag nicht spielen«) oder indem sie die Situation grundlegend verändern (»Wie wäre es, wenn wir die Punkte *nicht* zählen würden?«). Egal, ob ein Mensch nun lernt, bestimmte Situationen zu vermeiden, sie zu meistern, zu verändern oder an ihrer Stelle etwas anderes zu verfolgen, das Muster wird zu einem zentralen Teil dessen, wer er ist. Wir alle gestalten unser Leben so, dass wir die Erfahrung von Scham nach Möglichkeit ganz vermeiden oder wenigstens auf ein Minimum beschränken.

Da Scham einen so durchdringenden Einfluss auf unser persönliches Leben hat, verfolgt sie uns unweigerlich bis in unsere Beziehungen und beeinflusst diese ebenfalls.[62] So wird das zerstörerische Potenzial der Scham vor allem in unseren zwischenmenschlichen Beziehungen freigesetzt. Und das fängt mit den Schamskripts in Bezug auf das Selbst an, die Menschen in ihre Beziehungen mitbringen.

7.2 Schamskripts

Scham wird nur selten als allgegenwärtige Emotion betrachtet; die meisten Menschen sind der Meinung, dass sie die konkrete Erfahrung von Scham nur ganz selten in ihrem Leben machen. Das liegt daran, dass sie ihre Schwierigkeiten mittels anderer Emotionen[63] kennzeichnen – wie zum Beispiel Frustration, Enttäuschung, sich verletzt oder von sich selbst angewidert fühlen – und das Etikett Scham nur für eine Emotion mit einem bestimmten Beigeschmack reservieren.[64] Und dann tun sie alles Erdenkliche, um diese Emotion nicht erleben zu müssen.

Ein weiterer Grund, warum die meisten Menschen nicht erkennen, dass ihre Schamemotion aktiviert worden ist, ist der, dass ihre geskriptete Reaktion auf die Aktivierung von Scham darin besteht, sich mit solcher Schnelligkeit in eine Sekundäremotion wie Wut zu stürzen, dass sie sich nie die Zeit nehmen, die primäre Emotion zu erkennen. Stattdessen meinen sie, ihre Reaktion sei die gesamte emotionale Erfahrung. Wenn wir genau hinschauen, können wir Scham jedoch häufig sogar in den unbedeutendsten Beispielen erkennen.

> Zwei Männer kommen zu spät zu einer Besprechung, weil sie die Kurzmitteilung, in der die Uhrzeit vermerkt war, missverstanden haben. Einer lächelt und zuckt mit den Achseln; der andere ist wütend auf die Person, die die mehrdeutige Mitteilung verfasst hat.

Die beiden Männer reagieren völlig unterschiedlich darauf, in einer peinlichen Lage erwischt zu werden. Der eine könnte ein Skript haben, das besagt: »Peinliche Situationen zeigen lediglich meine Menschlichkeit, und das Menschsein ist ziemlich komisch.« Seine typische Reaktion – die so sehr Teil des Skripts ist wie sein Selbstverständnis – könnte sein, in Situationen wie dieser über sich selbst zu lachen. Doch bei seinem Begleiter löst dieselbe Situation möglicherweise eine Schamreaktion aus, mit einem Skript, das besagt: »Es hat sich wieder einmal gezeigt, dass ich ein Mensch zweiter Klasse bin.« Seine Reaktion besteht darin, auf die vermeintliche Quelle seines schlechten Gefühls wütend zu werden. Dies kann so automatisch erfolgen, dass er die Wahrnehmung des der Reaktion vorausgehenden, die Scham hervorrufenden Momentes vollkommen verliert. Stattdessen glaubt er, bestimmte Ereignisse würden »ihn einfach wurmen« – und nicht, dass gewisse Ereignisse seine Scham aktivieren und er mit Wut darauf reagiert.[65]

7.3 Etwas beweisen müssen

Ich bin der Größte! Ich bin der King!
Cassius Clay (später Muhammad Ali genannt),
als er im Februar 1964 Sonny Liston,
den Weltmeister im Schwergewicht, besiegte

Frühkindliche Scham kann einen Menschen in einem ansonsten schönen Leben verfolgen. Wir sehen es allenthalben: Menschen, die Dinge übertreiben, weil sie unbedingt etwas beweisen wollen. Was versuchen sie denn zu demonstrieren? Sie wollen beweisen, dass sie in Ordnung, akzeptabel und wichtig sind, und nicht jemand, der Grund hat, Scham zu empfinden. Und wem wollen sie das zeigen? Sich selbst. Das ist sogar so, wenn die Person bewiesen zu haben scheint, dass sie die Größte von allen ist. Wenn Menschen darauf bestehen, dass sie die Größten sind, dann versuchen sie, ihre Scham zu vertreiben. Sie gewinnen zwar, aber der wirkliche Kampf findet nicht mit allen anderen statt, sondern mit ihrer eigenen Scham. Auch wenn sie sich vielleicht sehr wettbewerbsorientiert gegenüber anderen Menschen verhalten, befindet sich der einzige Gegner, auf den es wirklich ankommt, in ihrem Innern. Und je härter sie arbeiten, um etwas zu beweisen, umso mehr Macht bekommt ihre Scham!

Die Neigung eines Menschen, sich zu schämen, kann dadurch abgeschwächt werden, dass er seine positiven Gefühle sich selbst gegenüber verstärkt. Wenn er spürt, dass er es verdient hat, sich gut mit sich zu fühlen, verlieren die Schamskripts, die seine Selbstgefühle bislang beherrscht haben, ihre große Bedeutung. Das Ergebnis ist eine Bewegung von der Scham hin zum Stolz. Doch das ist etwas anderes, als andere auf die Quellen unseres Stolzes aufmerksam zu machen. Der Versuch, die Eindrücke zu steuern, die andere von uns haben, damit sie unsere stolzen statt unserer schambehafteten Anteile sehen, ist eine Form der Schamvermeidung.[66] Sie trägt nicht dazu bei, unseren Stolz aufzubauen, und lässt uns so weiterhin anfällig für die Aktivierung unserer Scham sein.

7.4 Die Macht von Scham und Stolz

In dem Kinofilm *Zurück in die Zukunft* spielt Michael J. Fox Marty McFly, einen jungen Mann, der in die Vergangenheit zurückgeht und von dort aus das Leben seiner Eltern während ihrer Highschool-Zeit beeinflusst. Bevor Marty zum ersten Mal die Gegenwart verlässt, ist sein Vater ein farbloser, unbedeutender Mann, der leicht ignoriert wird und keinen Respekt einflößt. Es mangelt ihm an Selbstvertrauen und er duckt sich vor seinem tyrannischen Chef namens Biff. Doch nachdem Marty die Vergangenheit beeinflusst hat und in die Gegenwart zurückgekehrt ist, zeigt sich sein Vater als sanfter, selbstbewusster Mann und Biff ist der sich duckende Untergebene. Der Unterschied wird auf einen zweifelhaften Moment zurückgeführt, in dem Martys Einfluss seinen Vater dazu bringt, sich gegen den Schultyrannen (Biff als Teenager) aufzulehnen, statt aufgrund von Scham den Kopf hängen zu lassen und sich zu unterwerfen.

Diese beiden sehr unterschiedlichen Porträts von Martys Vater stellen einerseits einen Mann dar, dessen Leben von Scham beherrscht wird, und im Vergleich dazu einen anderen, dessen Leben durch gesunden Stolz geprägt worden ist. Und der Spielfilm greift die Vorstellung auf, dass ein einziger Moment, in dem man sich seiner Scham stellt, ausreicht, um die Richtung, die das Leben einer Person genommen hat, vollkommen zu verändern. Natürlich ist diese Art von Vereinfachung speziell fürs Kino geschaffen worden, doch ich glaube, ihr Reiz basiert auf unserem angeborenen Gespür für die Wahrheit, die dieser simplifizierten Geschichte zugrunde liegt. Ein von Stolz geprägtes Leben zu führen, statt eines, das von Scham beherrscht wird, beginnt häufig mit einem einzigen mutigen Schritt!

7.5 Scham durch Stolz ersetzen

Als ich klein war, hat mir meine Mutter häufig eine Geschichte aus den *goldenen Kinderbüchern*[67] vorgelesen, in der es um eine kleine Lokomotive namens Tootle ging. Tootle fiel es schwer, auf den Schienen zu bleiben, weil er so gerne durch die Felder streifte und an den Butterblumen roch. Am Ende des Tages, wenn Tootle in den Bahnhof zurückkehrte, hatte sich häufig Gras in seinem Fahrgestell verfangen, sodass der Ingenieur wusste, dass Tootle schon wieder die Schienen verlassen hatte. Er war besorgt darüber und suchte nach einer Möglichkeit, etwas dagegen zu unternehmen. Er wusste, dass Tootle, der im Grunde genommen ein guter kleiner Zug war, die Regel kannte, dass man sich von roten Flaggen fernhalten und auf grüne Flaggen zubewegen sollte. Also sorgte der Ingenieur dafür, dass sich die Leute aus der Stadt in dem Feld mit den Butterblumen versteckten. Als Tootle die Schienen verließ und in Richtung Feld ausscherte, sprang ein Städter hinter dem Busch hervor und schwenkte eine rote Flagge. Tootle drehte ab, traf allerdings auf eine weitere rote Flagge. Er stieß so lange auf rote Flaggen, bis er auf die Schienen zurückkehrte – dort sprang dann der Ingenieur mit einer grünen Flagge heraus. Tootle war sehr glücklich darüber, eine grüne Flagge zu sehen, und begnügte sich schließlich damit, auf den Schienen zu bleiben.

Scham ist eine rote Flagge: Jedes Mal, wenn wir ihr begegnen, führt sie uns von der Richtung weg, in die wir uns eigentlich bewegen wollten. Treffen wir schließlich auf eine grüne Flagge, werden wir ermuntert, uns in ihre Richtung zu bewegen. So wird der Verlauf unseres Lebens durch die Vermeidung der roten Flaggen der Scham und das Streben nach der grünen Flagge des Stolzes geprägt. Etwas zu tun, um das Stolz-Ende auf der Scham-Stolz-Achse zu stärken, kann helfen, die Scham zu verringern, insbesondere dann, wenn das Stolz hervorrufende Verhalten im selben Bereich angesiedelt ist wie die Scham (z. B. kann der American-Football-Spieler, der ungeschickt mit dem Ball umgeht, von seiner Scham genesen, indem er einen Touchdown erzielt). Stolz zu entwickeln ist eine der Hauptstrategien, die Menschen zur Bewältigung ihrer Scham anwenden.

7.6 Stolz entwickeln

Die frühen Schamerfahrungen eines Menschen können ihn davon abhalten, bestimmte Aktivitäten im Leben zu verfolgen. Auf diese Weise kann die Vermeidung potenzieller Schamquellen sein Leben prägen. Doch die Stolz auslösenden Erfahrungen können eine ähnliche Wirkung haben, nur eben in umgekehrter Richtung. Genauso wie ein Mensch in einen Abgrund der Scham stürzen und sich selbst aufgeben kann, kann er auch seine Fähigkeiten entdecken und einen Erfolg nach dem anderen einfahren. Stolz beinhaltet immer das Handeln auf ein Ziel hin (oder die Erinnerungen an frühere Handlungen).[68] Je mehr Erfolge ein Individuum erzielt, umso größer wird sein Selbstvertrauen und umso eher ist es bereit, Dinge zu versuchen, die ein schamanfälliger Mensch für unmöglich hält. Es erfüllt Menschen mit besonderem Stolz, wenn sie es schaffen, Herausforderungen erfolgreich zu meistern, insbesondere in Situationen, die vorher Scham bei ihnen ausgelöst haben oder dies potenziell tun könnten.

Das Streben nach Stolz erlaubt eine leichtere Anpassung in einer Situation als die Schamvermeidung, weil es einem Menschen erlaubt, in schwierigen Situationen zu bestehen, die vorher Scham ausgelöst haben. Wenn jemand genügend Selbstvertrauen (und Unterstützung) hat, um bei einer Herausforderung zu bleiben und sich anzustrengen, dann ist er häufig imstande, Misserfolge in Erfolge und Scham in Stolz zu verwandeln. Und je mehr Erfolge er darin zu verzeichnen hat, beschämende Situationen in Stolz auslösende Situationen zu verwandeln, umso selbstsicherer wird er.

7.7 Die Rolle der Selbstemotionen bei der Definition des Selbst

Wir lernen aus unseren Scham- und Stolz-Erfahrungen sowohl explizit als auch implizit.[69] Ein Mensch könnte sich sagen: »Ich werde das nie wieder tun.« Zu anderen Zeiten fasst er es nicht in Worte, doch er lernt, vor Scham auslösenden Situationen zurückzuschrecken und sich zu denjenigen hinzubewegen, die Stolz auslösen. Das ist wahrscheinlich ein Teil des Prozesses, durch den sich die Persönlichkeit entwickelt. Selbst wenn ein Mensch klare Entscheidungen trifft, vergisst er häufig die Entscheidung selbst sowie die Umstände, die sie ausgelöst haben, und er merkt sich nur das erlernte Verhalten. So wird das Zurückschrecken vor bestimmten Situationen und die Bewegung zu anderen hin zum Bestandteil der Identität des Individuums. Es nimmt nicht mehr wahr, dass seine tagtäglichen Entscheidungen etwas mit Scham oder Stolz zu tun haben; sie sind einfach sein Stil, seine Persönlichkeit, seine Präferenz.

Scham und Stolz prägen das Leben aller Menschen in hohem Maße. Ein Mensch kann die Zeit vergessen, in der er sich bei dem Versuch erniedrigt hat, zu tanzen oder Baseball zu spielen; er wird dann einfach zu jemandem, der sich nicht fürs Tanzen oder für Baseball interessiert. Und er vergisst vielleicht auch das erste Mal, als er sich bei der Zubereitung einer Mahlzeit oder beim Scrabble-Spielen hervorgetan hat; er weiß nur, dass er sehr gerne kocht und Scrabble spielt.

So tragen unsere Selbstemotionen zur Entwicklung der Person bei, die wir sind, ebenso wie dazu, wie wir uns sehen. Stellen Sie sich die potenzielle Unruhe vor, die entstehen würde, wenn eine andere Person die Macht erlangte, diese elementaren Sichtweisen des Selbst zu verändern. Kelly (1996) definiert die Offenbarung des innersten Selbst als wesentlichen Aspekt von Intimität. *Sich zu einer intimen Bindungsbeziehung zu bekennen, bedeutet, einem anderen Menschen Zugang zu unseren Emotionen uns selbst gegenüber zu gewähren.* Wenn dieser Zugang zu mehr positiven Selbstemotionen führt, ist das berauschend; doch wenn der Zugang verstärkt zu negativen Selbstemotionen führt, kann das äußerst schmerzhaft sein.

7.8 Gesunde Scham, gesunder Stolz

In kleinen Dosen ist Scham ein Anstoß zu persönlicher Weiterentwicklung … Gesunde Reaktionen auf Schamgefühle rühren von unserer Bereitschaft her, jene Aspekte von uns, die bewirken, dass wir uns schlecht fühlen, und die wir durchaus verändern können, offen zu untersuchen und etwas Konstruktives dagegen zu unternehmen.
Carl Goldberg (1991, S. 274)

Erfahrungen zu sammeln, die uns stolz machen, verringert nicht nur unsere Scham, sondern stärkt auch unser Selbstwertgefühl. Wir möchten Kindern helfen, stolz auf ihre Leistungen zu sein, weil wir wissen, wie sehr Stolz als Motivation und Belohnung dienen kann. Viele erfolgreiche Menschen haben ihr Leben darauf aufgebaut, Erfahrungen zu sammeln, auf die sie stolz sein können. Das ist nicht die Art von ungesundem Stolz, die kritisch gesehen wird; sie bezieht sich im Allgemeinen darauf, dass jemand eine übertriebene, viel zu hohe Meinung von sich selbst hat, die ihn überheblich werden lässt. *Der Stolz, welcher der Scham entgegenwirkt, ist hingegen eher eine Freude an der eigenen Leistung.* Diese Art von Stolz führt zu einem Gefühl von mehr

Kompetenz, Würde und Selbstwert. Somit führt Scham zu einem schlechten und gesunder Stolz zu einem guten Selbstwertgefühl.

Gesunder Stolz löst normalerweise keine Scham bei anderen Menschen aus. Wir freuen uns für einen Menschen, der Herausforderungen meistert, indem er ein Hindernis überwindet oder eine schwierige Aufgabe bewältigt. Wenn Marathonläufer schließlich die Ziellinie überqueren, lächelt jeder, jubelt ihnen zu und teilt ihren wohlverdienten Stolz mit ihnen. Die Zuschauer fühlen sich durch den Erfolg der Läufer nicht beschämt. Trotzdem spielt Scham häufig eine Rolle bei Aktivitäten, die gesunden Stolz hervorrufen. Viele Menschen, die Leistungen vollbringen, die sie stolz machen, haben ihre ursprüngliche Motivation daraus bezogen, dass sie ein gewisses Maß an Scham erlebt und sich geschworen haben, sie zu überwinden. Ironischerweise wäre es zu vielen Leistungen, die Stolz hervorrufen, gar nicht erst gekommen, wenn diese Menschen nicht durch die Macht der Scham motiviert worden wären.

Scham kommt auch in gesunder Form vor. Erinnern Sie sich daran, dass es einen Grund gibt, warum wir den Schamaffekt überhaupt erleben: Er verstärkt Hindernisse, damit wir motiviert werden, aufzuhören, wo uns unsere positiven Gefühle ansonsten angespornt hätten, direkt in das Hindernis hineinzulaufen. Darin besteht die Anpassungsfähigkeit der Scham; sie dient dazu, uns Ärger zu ersparen und unsere Grenzen zu erkennen. Wie Tootles rote Flaggen hilft uns unsere gesunde Scham, auf Kurs zu bleiben. Scham reguliert unser Motivationssystem; ihre Aufgabe ist es, uns zu schützen. Außerdem ist sie die wichtigste Quelle unserer Bemühungen, uns zu verbessern.

7.9 Ungesunde Scham

»Im Polizeiverhör wimmerte er, schlug die Hände über dem Kopf zusammen und starrte verbissen auf den Boden.«

Das obige Zitat stammt aus einem Associated-Press-Artikel[70] von Brian Carovillano über den früheren Kriminalbeamten Jeffrey Scott Hornoff aus Rhode Island, der sechs Jahre einer lebenslangen Haftstrafe wegen Mordes verbüßte, bis der wirkliche Mörder hervortrat und seine Schuld gestand. Die einzige von Horney begangene Straftat war Ehebruch sowie die Tatsache, dass er die Polizei diesbezüglich angelogen hatte. »Habe ich mich einer Sache schuldig gemacht? Ja, das habe ich. Ich habe mein heiliges Ehegelübde gebrochen und das werde ich mir nie verzeihen.« Dieser Mann empfand so große Scham und Schuld wegen seines ehebrecherischen Verhaltens, dass er es anscheinend nicht schaffte, sich angemessen gegen eine Mordanklage zu verteidigen.

Wir werden wahrscheinlich erst dann in unserer Scham steckenbleiben, wenn der Schamaffekt an zu viele Selbstskripts gebunden ist. Je häufiger wir die Schamemotion erleben, umso stärker bauen wir unsere Schamskripts auf. Bei einem bestimmten Schwellenwert verändert sich die zentrale Selbstsicht eines Menschen, und die Betreffenden sehen sich als grundsätzlich fehlerhaft und unzumutbar an, statt einfach nur als menschlich. Menschen tun fast alles, um nicht jenen glitschigen Abhang hinunterzustürzen.

Das verzweifelte Bedürfnis, dies nicht geschehen zu lassen, verleiht der Scham eine besondere Kraft, in intimen Beziehungen Schaden anzurichten: Der Impuls mit der größten Kraft, diese unguten Skripts zu aktivieren, ist der negative Affekt von jemandem, der Zugang zu unseren Selbstemotionen hat – unser Intimpartner. Wenn ein Mensch spürt, dass das Bild, das sein Partner von ihm hat, ihn zu jenem ungesunden Bild seiner selbst drängt, dann wird er die Sicht seines Partners verzweifelt bekämpfen. Deshalb kann es unter Intimpartnern zu so heftigen Auseinandersetzungen wegen scheinbarer Belanglosigkeiten kommen. Der Inhalt mag wirklich trivial sein, doch auf einer anderen Ebene könnten die Partner das Gefühl haben, dass sie um ihr Überleben kämpfen.

7.10 Die soziale Emotion

> *Er erinnerte sich an die Bitterkeit seiner Schuljahre,*
> *der Demütigungen, die er erlitten, der Spöttereien,*
> *die ihm eine krankhafte Angst vor der Lächerlichkeit eingeflößt hatten,*
> *und er erinnerte sich, wie einsam er sich später im Leben gefühlt hatte.*
> W. Somerset Maugham (2012, S. 403 f.)

Der Schamaffekt beinhaltet kein moralisches Urteil. Die Moral, die wir unseren Gefühlen zuschreiben, entwickelt sich erst, wenn sich die angeborenen Affekte mit Skripts koppeln und zu Emotionen werden. Die Bedeutungen, die wir unseren Gefühlen beimessen, werden maßgeblich durch unseren Kontakt mit der Menschenwelt beeinflusst. Durch unsere Verbindungen zu anderen lernen wir, unsere Gefühle zur Bestimmung unseres Sinns für Recht und Unrecht, Fairness und all die subtilen Formen von zwischenmenschlicher Sensibilität einzusetzen, die man als emotionale Intelligenz bezeichnet (Goleman 1998).

Zwischenmenschliche Situationen rufen großes Interesse und Genuss hervor, doch der Umgang mit anderen Menschen ist von Natur aus unvorhersagbar und unerfreulichen Hindernissen unterworfen. So wird der Schamaffekt häufig in zwischenmenschlichen Zusammenhängen aktiviert. Jedes Mal, wenn eine Person den Schamaffekt in einem solchen Kontext erlebt, wird sie mit größerer Wahrscheinlichkeit Skripts in Bezug auf das Selbst aktivieren und die Schamemotion auslösen. Individuen mit ausgeprägter Scham sind anfällig dafür, jedes Auftreten des Schamaffekts als auf ihr Selbst gerichtet zu erleben, weil das zu ihren Schamskripts passt. Und in einem intensiven zwischenmenschlichen Kontext – der Intimität – werden alle Erfahrungen des Schamaffekts eher so interpretiert, als wären sie auf das Selbst gerichtet, da dieses bereits das Objekt positiver Affekte ist – insbesondere, wenn unserer Wahrnehmung nach die positiven Emotionen von unseren Partnern ausgehen.

7.11 Die Schattenseite

Ein von toxischer Scham geprägter Mensch hütet sich davor, sein Innerstes zu offenbaren, aber entscheidend ist, dass er sich auch davor hütet, sich mit sich selbst zu konfrontieren.
John Bradshaw (2006, S. 33)

Stuart war ein sympathischer Mann und seine Frau Marilyn war zu Beginn ihrer Ehe glücklich. Doch im Laufe der Zeit fing sie an, sich zu beklagen, dass in ihrer Beziehung etwas fehle. Es war schwer für sie, dieses Etwas zu definieren. Sie meinte, ihre Intimität entwickele sich nicht weiter. Stuart sei derselbe, ob sie nun alleine im Schlafzimmer seien oder auf einer Party mit anderen Leuten. Stuart verstand nicht, was sie daran falsch fand; für ihn klang es so, als ob ihr seine Beständigkeit missfiel. Doch Marilyn wollte darauf hinaus, dass sie nicht mehr Einblick in Stuarts private Gedanken und Gefühle hatte als irgendjemand anderer. Stuart schien kein privates Selbst zu haben, das er mit ihr teilte, und Marilyn begann, sich in Gegenwart ihres Mannes unbehaglich zu fühlen, so als sei er ein Fremder, den sie nicht wirklich kannte.

C. G. Jung führte das Konzept des Schattens ein, das sich auf den Bereich von uns bezieht, in dem die eher unerwünschte Seite unserer Natur zu Hause ist.[71] Seiner Ansicht nach bleibt der Schatten außerhalb unseres Blickfeldes und muss trotzdem erforscht werden, wenn wir ganz werden wollen. Ich glaube, dass dies Jungs Reaktion auf seine Wahrnehmung der Gruppe von Skripts ist, aus denen die Schamemotion besteht, die ihrem Wesen nach den Schatten sucht. Der Schatten möchte unsichtbar bleiben – für uns selbst ebenso wie für andere. Ich vermute, dass Stuarts Unfähigkeit, eine wirkliche Beziehung zu anderen Menschen aufzubauen, etwas mit seiner Vermeidung des Schattens zu tun hatte.

Der Schatten einer Person beinhaltet Skripts, die von einem Selbstbild ausgehen, demzufolge dieser Mensch unterlegen, gestört und nicht akzeptabel ist. Wird die Scham eines Menschen aktiviert, dann ist seine subjektive Erfahrung, dass der Inhalt der Schamskripts real und zutreffend ist – er ist *wirklich* unterlegen, gestört oder nicht akzeptabel. Das ist die Macht des Schamaffekts. Sie verstärkt ihre Quelle und motiviert einen Menschen, indem sie den Schamskripts Überzeugungskraft verleiht. Wenn heftige Scham erlebt wird, fühlt sich das Individuum nicht nur nicht akzeptabel, es *ist* nicht akzeptabel! Menschen mit starken Schamskripts leben in Angst davor, dass ihre Scham aktiviert werden könnte. Doch die subjektive Erfahrung ihrer Angst ist nicht die, dass dies geschieht; vielmehr haben sie Angst davor, dass sie *bloßgestellt* werden könnten, dass die Realität ihrer Unterlegenheit und ihres gestörten Wesens offenbart werden könnte. Starke und übermäßige Scham löst große Angst vor Bloßstellung aus.

Da starke Scham, wie oben beschrieben, den sie begleitenden Skripts Überzeugungskraft verleiht, fühlt sich die schambehaftete Person nicht fähig, etwas daran zu ändern. Ihre einzige Möglichkeit besteht darin, die schambehafteten Teile vor allen zu verstecken, auch vor sich selbst. So führt starke Scham gewöhnlich zur Herausbildung eines mächtigen Schattens. Diese gewaltige, in der menschlichen Psyche verborgene Kraft hat viele berühmte Theoretiker beeinflusst. Die Gewissheit, dass die eigenen Schamskripts wahr sind, brachte Alfred Adler (1923) vermutlich zu der Behauptung, Unterlegenheitsgefühle seien eine bedeutende Motivationsquelle. Und die Angst vor der Auslösung von Scham und der Bloßstellung des eigenen beschämenden Wesens veranlasste Freud sehr wahrscheinlich dazu, Angst als Kennzeichen von Neurose anzusehen.[72]

Alle Fälle von Vernachlässigung, Missbrauch und dem Verlassen von Kindern werden den Schamaffekt aktivieren und zur Entwicklung von Schamskripts in Bezug auf die eigene Person beitragen. Doch die schädlichste Art von Missbrauch ist weder sexueller noch physischer, sondern emotionaler Natur. *Die destruktivste Quelle von Scham ist das Beschämen selbst – vorsätzliche Versuche, Scham in Bezug auf das Selbst herbeizuführen –, Versuche, die jemand gegen eine Person richtet, für die er wichtig ist.*

7.12 Beschämen

Immer wenn jemand für uns wichtig wird, immer wenn die Fürsorge, der Respekt oder die Wertschätzung eines anderen Menschen wichtig sind, entsteht die Möglichkeit, Scham zu erzeugen.
Gershen Kaufman (1992, S. 14)

Häufig versuchen Menschen, das Verhalten anderer dadurch zu beeinflussen, dass sie Emotionen bei ihnen auslösen. Das wird gewöhnlich als Manipulation bezeichnet, jedoch nicht immer negativ bewertet. Während ein Oberhaupt, das danach trachtet, Gefühle von Hass und rassischer Überlegenheit zu wecken, kritisch gesehen wird, wird eines, das an Gefühle von Loyalität, Zugehörigkeit und Patriotismus appelliert, gemeinhin in positiverem Licht gesehen. Beide versuchen, das Verhalten anderer zu beeinflussen, indem sie eine Emotion schüren. Erwachsene, die es mit Kindern zu tun haben, versuchen zwangsläufig, sie mit emotionalen Mitteln zu beeinflussen. Selten überreden wir auf einer rein intellektuellen Ebene; die Kunst der Überredung beinhaltet gewöhnlich eine nicht unerhebliche emotionale Ansprache.[73]

Nicht der Vorgang des Auslösens einer Emotion ist also problematisch, sondern vielmehr die Art der ausgelösten Emotion. Eltern, die versuchen, ihre Kinder zu beeinflussen, indem sie Angst, Wut und Scham in ihnen auslösen, ziehen verstörte, traumatisierte Kinder groß. Hingegen ziehen Eltern, die Gefühle von Liebe und Fürsorge ansprechen, mit größerer Wahrscheinlichkeit liebevolle, fürsorgliche Kinder heran. Wenige Eltern entscheiden sich jedoch aktiv dafür, ihre Kinder zu beschämen. Sie greifen gewöhnlich auf Beschämung zurück, wenn sie nicht wissen, wie sie mit einer Situation umgehen sollen. Und weil Scham eine so versteckte Emotion ist, ist uns möglicherweise häufig nicht klar, was wir anrichten, wenn wir jemanden beschämen. Erwachsene, die als Kinder aktiv beschämt worden sind, neigen dazu, defensiv, streitlustig und überempfindlich gegenüber Kritik zu sein. Jedes Anzeichen dafür, dass sie bewertet werden, wird wahrscheinlich Schamgefühle bei ihnen auslösen.

7.13 Toxische Scham

Toxische Scham, die Scham, die uns bindet,
hat eine Wirkung, die die ganze Persönlichkeit erfasst.
Der Betroffene bekommt das Gefühl,
dass er als Mensch minderwertig und fehlerhaft ist.
John Bradshaw (2006, S. 33)

John Bradshaw (2006) hat sich ausführlich mit dem Thema Scham beschäftigt und insbesondere über die extremen Fälle berichtet, die er als *toxische Scham* bezeichnet. Dies sind Fälle, bei denen die gesamte Persönlichkeit des Individuums auf Scham beruht. Ein von Scham geprägter Mensch organisiert sein Leben um das Bedürfnis herum, potenziell Scham auslösende Situationen zu vermeiden und mit seinen häufigen Erfahrungen der Schamemotion umzugehen. Menschen mit weniger ausgeprägter Scham können zumindest teilweise gegen ihre Scham angehen, indem sie versuchen, ihre positiven Selbstskripts zu verstärken, und Scham durch Stolz ersetzen. Von Scham geprägte Menschen orientieren sich hingegen stärker daran, wie sie sich davor schützen können, die Scham in ihrem Innern zu erfahren. Stolz zu entwickeln ist, wie sich niederzulassen und ein Haus zu bauen; eine beschämte Person ist immer auf der Flucht und daher außerstande, sich die Zeit zu nehmen, mit dem Hausbau zu beginnen.

Wenn es bei einem Individuum zu toxischer Scham kommt, dann ist dem immer ein Versagen in der Erziehung vorausgegangen – entweder in Form von Vernachlässigung, Missbrauch oder Verlassenwerden. Das gängigste Beispiel ist der misshandelnde Elternteil, der sein Kind schonungslos beschämt. Doch das ist nicht der einzige Weg, wie toxische Scham entstehen kann. Vernachlässigung hat genauso schlimme Folgen und ist häufig in der Therapie schwerer zu identifizieren und zu korrigieren. Menschen, die mit toxischer Scham leben, gehören zu den am stärksten geschädigten Mitgliedern unserer Gesellschaft. Zwar kann ihnen geholfen werden, doch sie können sich nicht allein helfen. Denn damit ein so tiefgreifendes negatives Selbstbild verändert werden kann, ist es unerlässlich, dass ein anderer Mensch die positiven Eigenschaften der betroffenen Person sehen kann.

7.14 Schamreaktionen

Das Leben besteht zu 10 % daraus, was dir passiert,
und zu 90 % daraus, wie du darauf reagierst.
Anonym

In Beziehungen erzeugt Scham hauptsächlich Probleme dadurch, wie Menschen auf die Aktivierung ihrer Scham reagieren. Die meisten Schamreaktionen sind ziemlich negativ, insbesondere einige der Reaktionen, die man vorwiegend bei Männern antrifft.[74] Bei Männern ist eine der häufigsten Reaktionen, dass sie wütend werden.[75] Ehegatten und andere enge Freunde, die die Wut abbekommen, verstehen vielleicht, *was* den zu Scham neigenden Menschen so auf die Palme bringt, doch sie verstehen normalerweise nicht wirklich, *warum* er so viel Wut in sich trägt.[76] Sie lernen einfach, in seiner Gegenwart sehr vorsichtig zu sein.

Ein sehr schamanfälliger Mensch hat auf zwei Ebenen Schwierigkeiten. Die Erste betrifft die Leichtigkeit, mit der seine Scham aktiviert werden kann. Ein solcher Mensch ist so konditioniert, dass er sich schnell beschämt fühlt, erst recht als Reaktion auf Situationen, die seiner Erwartung nach seine Unzulänglichkeit offenbaren würden. Folglich kann sich seine Reaktion auf etwas beziehen, *von dem er nur antizipiert, dass es geschehen wird,* statt auf etwas, das bereits passiert ist. Die zweite Ebene, auf der Schwierigkeiten auftauchen, bezieht sich darauf, wie er mit seiner Scham umgeht. Seine Strategien auf dieser Ebene – wie wütend werden oder sich zurückziehen – führen zu großen Problemen in seinen Intimbeziehungen. Dort sind die Schamreaktionen eines Partners das Haupthindernis für die Überwindung von Scham und die Schaffung emotionaler Sicherheit.

7.15 Die Rolle der Angst

Wenn die Scham eines Partners innerhalb der Beziehung aktiviert wird, dann stellt sie in der Regel eine Bedrohung dar, und neben der Scham wird auch noch der Angstaffekt ausgelöst. Die Angst steht mit dem Selbst in Verbindung und die unterschwellige Angst der betreffenden Person ist, dass ihr Selbstbild leiden wird. Es handelt sich im Wesentlichen um eine Angst vor Erniedrigung, doch diese kann so extrem sein, dass das Gefühl aufkommt, man würde sein Ich verlieren oder zerstört werden. Viele Beziehungspartner werden sich verschanzen und um ihr Überleben kämpfen, wenn ihre Angst so extrem ist. Der andere Partner versteht normalerweise nicht, wie tief die aktivierte Angst geht, was die Reaktion des ängstlichen Partners dann noch weniger begreiflich macht.

Meistens können Menschen, die auf eine aus Angst und Scham zusammengesetzte Emotion reagieren, nicht einmal in Worte fassen, wovor sie Angst haben, doch ihre Erregung und ihr Verhalten werden von einer der drei Möglichkeiten geprägt, wie Menschen auf Bedrohungen reagieren: Sie kämpfen, fliehen oder erstarren. Das Erstarren stellt einen Akt der Unterwerfung dar. Das Individuum unterwirft sich der Scham und erlebt sich so, wie es (in seinen Augen) durch seine Scham definiert wird. Wenn das immer wieder geschieht, entwickelt die betroffene Person oft eine Depression. Erstarrung ist die passive Reaktion auf die Scham; die meisten Reaktionen, die Probleme in Liebesbeziehungen verursachen, sind aktiver Natur: Die Scham wird bekämpft oder es wird versucht, ihr zu entkommen.

Solange die aktivierte Emotion sowohl Angst als auch Scham beinhaltet, bleibt das Potenzial für eine destruktive Schamreaktion hoch. Die auf Angst beruhenden Reaktionen von Angriff, Flucht oder Erstarrung tragen nichts dazu bei, das schambasierte Skript oder die Situation, die die Scham getriggert hat, aufzulösen. Dazu müsste die betroffene Person es ertragen können, ihre Scham zu erfahren und *auf sie einzuwirken*, statt sich ihr zu beugen, sie zu bekämpfen oder zu versuchen, sie loszuwerden. Wir werden den Prozess der Auflösung der Scham-Angst-Reaktion in Kapitel 14 besprechen; jetzt werden wir uns zunächst die aktiven Reaktionen (Kämpfen und Flüchten) genauer ansehen, die so viel Schaden in Beziehungen anrichten.

7.16 Der Kompass der Scham

Die vier Nadeln des Kompasses verweisen auf all die Skripts, die wir als beschämenden Rückzug, masochistische Unterwerfung, narzisstische Vermeidung von Scham und die Wut verletzten Stolzes kennen.

Donald Nathanson (1992, S. 30)

Nathanson (1992) hat vier allgemeine Strategien identifiziert, auf die ein Individuum normalerweise zurückgreift, wenn seine Scham aktiviert worden ist. Es organisiert diese Strategien zu einem »Kompass der Scham«, dessen vier Pole *Rückzug, Angriff auf das Selbst, Vermeidung und Angriff auf den Anderen* sind.[77] Wie Sie sehen können, beziehen sich alle Pole auf irgendeine Form von Flucht vor der Schamerfahrung. Nathanson stellt fest, wie die typische Reaktion abläuft: Zunächst *zieht sich* die Person aus der Verbindung *zurück*, um dem durch ihre Scham ausgelösten Schmerz zu entkommen, dann fühlt sie den Schmerz des Getrenntseins und verbindet sich wieder, indem sie *sich selbst angreift* und sich in eine unterlegene Position bringt. Als Nächstes versucht sie, die Gefühle zum Verschwinden zu bringen, indem sie sie *vermeidet* oder sich von deren Quelle ablenkt. Und schließlich verlegt sie sich darauf, *den anderen anzugreifen*, damit sie die Verbindung aufrechterhalten, sich aber gleichzeitig besser fühlen kann, indem sie dafür sorgt, dass sich der andere schlechter fühlt. Da sich Skripts im Laufe der Zeit anhäufen, entwickeln Menschen ihre gewohnten Reaktionen weiter und greifen bei Aktivierung ihrer Scham direkt auf sie zurück.

7.17 Rückzug

Der *Rückzugs*pol auf dem Schamkompass kommt zum Tragen, wenn sich ein Partner in sich selbst zurückzieht und für den anderen Partner nicht mehr offen ist. Dieses Verhalten ähnelt Bowlbys (1969) Phase der Ablösung, wenn es zu einer Störung in der Bindungsbeziehung kommt, und unterscheidet sich vielleicht nur graduell. Es gibt jedoch trotzdem signifikante Unterschiede zwischen Rückzug und Ablösung. Zum einen kann es sein, dass sich ein Mensch auch in lockeren Beziehungen oder sogar in Erfahrungen mit Fremden zurückzieht, sobald er Scham in einem Beziehungskontext erlebt. Zum anderen bezieht sich der Begriff Ablösung ausdrücklich auf eine signifikante Bindungsbeziehung. Vielleicht noch wichtiger ist, dass ein Rückzug auch auf der Verhaltensebene stattfinden kann (wie zum Beispiel sich auf den Film im Fernsehen zu konzentrieren, statt dem Ehepartner zuzuhören), während sich die Ablösung auf einer tieferen emotionalen Ebene abspielt (beispielsweise sich abzukoppeln, damit einem nicht länger wichtig ist, was der Ehepartner fühlt).

7.18 Angriff auf das Selbst

Die Reaktion des *Angriffs auf das Selbst* kommt häufiger vor, als den meisten Menschen bewusst ist. Da die Schamskripts einer Person ihr sagen, sie sei voller Fehler, gehört nicht viel dazu, dass sie wütend auf sich wird und sich selbst angreift. Die meisten Menschen reagieren von Zeit zu Zeit so, doch dieses Verhaltensmuster findet sich besonders häufig bei Menschen, die als Kinder hart angefasst wurden und nicht genügend liebevolle Akzeptanz und Zuwendung erfahren haben. Die Härte hat sie gelehrt, sich selbst durch Strafe statt durch Belohnung zu kontrollieren, und die fehlende Zuwendung und Akzeptanz hat ihnen beigebracht, ihre eigenen Unzulänglichkeiten nicht zu akzeptieren.

Kinder, die es mit misshandelnden Bezugspersonen zu tun haben, lernen oft, ihre Wut gegen sich selbst zu richten, um von jeglicher Wut abzulenken, die sie diesen gegenüber empfinden könnten. Mit anderen Worten, sie neigen dazu, die Situation so zu interpretieren, dass sie zu Scham statt zu Misstrauen führt. Dies stellt eine gelernte Anpassung an die Situation dar, wenn man es mit einer misshandelnden Bezugsperson zu tun hat, die auf eine offene Wutäußerung des Kindes hin aufgebracht reagieren könnte. Der Angriff auf das Selbst ermöglicht es dem Kind, die Beziehung zu seiner Bezugsperson aufrechtzuerhalten und sich gleichzeitig von der Scham wegzubewegen.

Schamgeprägte Menschen, die mit Selbstangriffen reagieren, haben gelernt, mit sich auf eine Weise umzugehen, die derjenigen eines Kindes ähnelt, dem mit der Beaufsichtigung eines jüngeren Kindes zu viel Verantwortung übertragen wurde. Das ältere Kind greift unter Umständen auf Drohungen und Gewalt zurück, um das jüngere zu zwingen, sich zu benehmen. Dabei ist das ältere Kind nicht von Natur aus gemein oder gewalttätig, ihm stehen nur nicht die subtileren und positiveren Strategien zur Verfügung, die ein kompetenter Erwachsener entwickeln kann, um das Verhalten eines kleinen Kindes zu kontrollieren.[78]

In einer intimen Beziehung lernt ein Partner schnell, sich aufgrund der schlimmen Folgen seiner Kritik und seiner Beschwerden dem sich selbst angreifenden Partner gegenüber zurückzuhalten.

Typischerweise lernen die Partner von sich selbst angreifenden Individuen, um schwierige Themen herumzureden; sie entwickeln häufig Schuldgefühle, wenn sich ihr Beziehungspartner selbst fertigmacht. Im Laufe der Zeit kann sich ein Partner durch die Schnelligkeit, mit der sich der andere selbst angreift, kontrolliert fühlen, und er wird dann häufig nachtragend.

In ihrer extremsten Form kann die Strategie des Sich-selbst-Angreifens zur Bewältigung von Scham zum Selbstmord führen. Leider ist das nicht so ungewöhnlich, wie man meinen könnte. Im Jahre 1996 brachte sich der ranghöchste Offizier und Admiralsstabschef der US-Marine um, weil bekannt geworden war, dass er einen Orden zu Unrecht trug.[79]

7.19 Vermeidung

Der Abwehrmechanismus der *Verleugnung* ist der grundlegende Mechanismus, der es einem Menschen ermöglicht, einmal getriggerte Scham zu vermeiden. Bei der Verleugnung erkennt die betreffende Person nicht an, dass die potenziell schamauslösende Situation passiert ist – doch sie verkennt sie nicht nur, sondern weigert sich zudem, ihre Bedeutung zu verstehen.[80] Nathanson (1992) beschreibt als Beispiel Scarlett O'Haras Reaktion, als sie in dem Film *Vom Winde verweht* von Rhett Butler verlassen wird; sie wird »morgen darüber nachdenken«. Verleugnung ist Bestandteil jeder Schamreaktion, bei der der schamauslösende Aspekt der Situation verkannt wird. In gewissem Sinne ist sie auch an der nächsten zu erörternden Strategie beteiligt, nämlich der, wenn das Individuum den Fokus von seiner Schamerfahrung weg auf etwas oder jemanden außerhalb von sich selbst verlegt.

7.20 Angriff auf den Anderen

Anderen die Schuld zu geben, heißt,
die eigene Scham zu verleugnen.
Vernon Kelly (1996, S. 92)

Der *Angriff auf den Anderen* erzeugt als Reaktion einen Großteil der Konflikte, die in intimen Beziehungen auftreten. Er ist das Gegenteil des Sich-selbst-Angreifens – der Angreifer neigt in diesem Fall dazu, uneindeutige Situationen so zu interpretieren, dass sie auf eine Variante der Misstrauensemotion hinauslaufen. Das bedeutet jedoch nicht unbedingt, dass der Angreifer keine Schamemotion erlebt hätte;

es ist häufig unklar, ob während des Angriffs auf den Anderen Scham aktiviert worden ist.[81] Der Angreifer fühlt sich zu seinem Angriff berechtigt und der Verteidiger ist mit dem Verteidigen beschäftigt, sodass wahrscheinlich keiner der beiden Partner die Möglichkeit in Erwägung ziehen wird, dass Scham aktiviert worden sein könnte. Stattdessen liegt der Fokus auf der Schuldzuweisung.

Paare verfangen sich oft in Zyklen gegenseitiger Schuldzuweisungen und diesen geht regelmäßig eine unliebsame Begegnung mit der Scham des Partners voraus. Wie bei anderen Konflikten auch nimmt jeder eine defensive Haltung ein, wenn er davon ausgeht, dass man ihn beschuldigen wird. Sobald ein Individuum dies tut, sind ihm seine Schamgefühle gewöhnlich nicht mehr zugänglich. Ehetherapeuten bezeichnen die Beziehungen solcher Paare häufig als konfliktreich; es scheint, als würden sie sich wegen allem und jedem streiten. Doch normalerweise streiten sie sich um ihre Selbstachtung. Jeder Partner fühlt sich genötigt, zu kämpfen und seinen Ruf zu verteidigen. Zu verlieren würde bedeuten, sich der Erniedrigung der lähmenden Scham zu unterwerfen, und das klingt ganz und gar inakzeptabel. In einer Beziehung, die auf Schuldzuweisungen und Beschämung aufbaut, seine Schuld einzugestehen, kommt gefühlsmäßig der Zerstörung des eigenen Selbst gleich, sodass jeder Partner dafür kämpft, seine Selbstintegrität zu wahren. Im nächsten Kapitel werden wir uns genauer ansehen, wie negative Wertschätzungsskripts das Intimleben beeinflussen.

8 Wie Emotionen funktionieren: Selbstskripts und Fremdskripts

Es gibt nur eine Position auf dem Terrain der emotionalen Beziehung, in der sich ein Paar vollkommen sicher fühlt, sich zu offenbaren und in der Beziehung zu wachsen – das ist die sichere Zone, die durch die positiven Enden beider Achsen (Selbst und Anderer) in beiden Bereichen (Bindung und Wertschätzung) definiert wird. Das Paar kann sich durch Schwierigkeiten in dem einen oder anderen Bereich aus der sicheren Zone herausbewegen, doch dabei werden jeweils unterschiedliche Emotionen aktiviert. Wenn ein Partner eine Bedrohung im Bindungsbereich wahrnimmt, erfährt er gewöhnlich Not, Angst und Misstrauen dem anderen Partner gegenüber. Wenn ein Partner hingegen eine Bedrohung im Wertschätzungsbereich wahrnimmt, erlebt er Scham und Unzulänglichkeit in Bezug auf sich selbst sowie Missbilligung vonseiten des anderen. Hin und wieder können Schamgefühle auch durch Schwierigkeiten im Bindungsbereich aktiviert werden, doch Probleme im Wertschätzungsbereich führen fast immer zu Schamgefühlen.

Problemen im Bindungsbereich geht gewöhnlich ein wahrgenommener Mangel an positiven Bindungsgefühlen beim anderen voraus (keine positive affektive Gestimmtheit), während Probleme im Wertschätzungsbereich im Allgemeinen aus einer Wahrnehmung der Missbilligung durch den anderen herrühren (negative affektive Gestimmtheit). Diese beiden affektiven Bekundungen werden so zu den Hauptauslösern, die Paare aus der sicheren Zone herausholen. Die Bekundung negativer affektiver Gestimmtheit vonseiten des Partners auf der Achse des Anderen wird als Missbilligung wahrgenommen und aktiviert die eigene Scham, während der Mangel an positiver affektiver Gestimmtheit vonseiten des Partners auf der Achse des Anderen die eigene Bindungsunsicherheit in Form von Misstrauen aktiviert.

Es ist wichtig, zur Kenntnis zu nehmen, dass es zu den heftigsten Schamerfahrungen dann kommt, wenn sich Menschen in der sicheren Zone befinden. Wenn Partner glaubten, sie seien sicher, und ihre Abwehr gelockert haben, dann kann ein plötzliches Gefühl von Scham vernichtend sein. Das liegt nicht nur daran, dass es überraschend kommt, sondern auch daran, dass die Partner ungeschützt sind und sich erlaubt haben, ihre positiven Affekte voll auszukosten – so muss die Scham genauso intensiv sein, um ihre Aufgabe zu erledigen, die positiven Affekte abzuschalten. Deswegen fühlt es sich für manche Menschen paradoxerweise sicherer an, wachsam zu bleiben. Wenn dann ihre Scham aktiviert wird, ist es nicht so qualvoll. *Die schlimmsten Streits passieren, wenn Partner anfangen, sich gut zu fühlen!*

8.1 Mit Scham verbundene Skripts

Wenn der Schamaffekt, der sich in der Schamemotion eines Menschen akkumuliert hat, aktiviert wird, prägt das damit verbundene Skript sein Erleben einer aktuellen Situation. Wenn zu dem Skript noch weitere mit der Scham gekoppelte Affekte gehören, werden genau diese aktiviert werden. Das gesamte Agieren der Person – ihre Wahrnehmung der Situation, ihr affektives Erleben, ihre Haltung und ihre Reaktion – wird durch das Skript beeinflusst.

Wenn Menschen eine Vielzahl von Situationen durchleben, die den Schamaffekt auslösen, entwickeln sie eine interne Bibliothek aus schamgeprägten Skripts. Die Reaktionen eines Menschen werden in dem Maße »geskriptet«, in dem das Individuum in aktuellen Situationen von diesen Skripts absorbiert wird (d. h., durch seine Skripts bestimmt wird). Je stärker ein Mensch von einem Skript absorbiert wird, umso weniger ist er in der Lage, sich auf die aktuelle Situation als etwas Neuem zu beziehen (eine, die ähnlich wie seine bisherigen Erfahrungen ist, aber letztlich davon abweicht).

Das Bestreben aller Paartherapeuten geht dahin, Paaren zu helfen, »geskripteten« Reaktionen zu widerstehen. Unser Ziel ist es, ihnen zu helfen, neue und andere Wege zu finden, auf die aktuelle Situation zu reagieren.

8.2 Der Schamaffekt

Der Schamaffekt kann durch eine beliebige Situation ausgelöst werden. Doch nur, wenn diese Situation ein signifikantes Skript aus der internen Bibliothek früherer Schamerfahrungen in Gang setzt, wird der Schamaffekt zu etwas viel Größerem (mit anderen Worten, der Schamemotion). Das Triggern früherer Schamquellen schafft sehr große Probleme in Beziehungen. Nehmen wir zum Beispiel an, ich freue mich auf eine bestimmte Aktivität (mit meiner Frau ins Kino zu gehen) und dies wird durch einen bedauerlichen Zwischenfall verhindert (das Kino ist ausverkauft, wenn wir ankommen). Es könnte sein, dass ich einen leichten Schamaffekt spüre, wenn ich an diesem Lustempfinden gehindert werde. Doch wenn diese Erfahrung auf ein Skript aus früheren Erfahrungen trifft (in meiner Kindheit schafften es meine Eltern ganz oft nicht, angemessen zu planen, und viele Aktivitäten endeten enttäuschend), dann wird mein gegenwärtiges Erleben des Schamaffekts wahrscheinlich mit einer Wiederaufbereitung intensiverer Schamgefühle und anderer damit gekoppelter Affekte (vielleicht Kummer, Wut) sowie meiner typischen Reaktionsweise darauf einhergehen (einen Wutanfall haben, meiner Frau die Schuld geben).

Der Schamaffekt kann zu einem breiten Spektrum emotionaler Erfahrungen akkumuliert werden. Er kann

- in unterschiedlicher Intensität
- mit einer Vielzahl anderer Affekte (von denen jeder wiederum in unterschiedlicher Stärke erfahren werden kann) oder
- verbunden mit unterschiedlichsten Situationen erfahren werden.[82]

Eine Person kann zum Beispiel eine Gruppe von Szenen (eine Sammlung von Erinnerungen) in Bezug auf Menschen haben, die mit einem Stirnrunzeln herablassend zu ihr sprechen, eine andere in Bezug auf Menschen, die mit einem Lächeln herablassend zu ihr sprechen, und eine dritte im Hinblick auf Menschen, die herablassend zu ihr sprechen und sich weigern, ihrer Antwort zuzuhören. Die erste Situation kann mäßige Scham auslösen, während die zweite möglicherweise nur leichte Scham auslöst, und die dritte vielleicht größere Scham auslösen und sie mit Wut koppeln wird. Die Emotionen der Person werden sehr unterschiedlich sein, je nachdem, welche dieser Gruppen angeregt wird, doch der Schamaffekt ist in jedem Fall beteiligt.

Trotz des allgemeinen Charakters des Schamaffekts identifizieren die meisten Menschen eine affektive Erfahrung nur dann als Scham, wenn sie der spezifischen Emotion ähnelt, die wir normalerweise als Scham kennen. Die Schamemotion beschränkt sich auf eine ziemlich enge Bandbreite an Skripts, die ausnahmslos das Ich als irgendwie fehlerhaft darstellen. In diesem Buch verwende ich den Begriff Scham hauptsächlich im Zusammenhang mit der Schamemotion, die diese Skriptarten einbezieht (d. h. Skripts, in denen das Ich der Gegenstand des Schamaffekts ist).

8.3 Scham wegen einer misslungenen Bindung

Das Kind ist ein soziales Wesen, und sein stärkster Beweggrund ist die Sehnsucht, dazuzugehören. Seine Sicherheit oder Unsicherheit hängt ganz davon ab, ob es sich einer Gruppe zugehörig fühlt.
Dreikurs u. Soltz (2014, S. 20)

Die Schamemotion ist die Kernerfahrung des negativen Selbstbilds im Wertschätzungsbereich. Ich habe festgestellt, dass die Erwachsenen-Bindungsforschung die Tendenz hat, die globaleren Aspekte der Gefühle des Paares in Bezug auf seine Beziehung mit den reinen Bindungsgefühlen zu verschmelzen, was dazu führen kann, dass Therapeuten die nicht bindungsbezogenen Quellen von Scham übersehen. Es gibt jedoch eine Überschneidung: Die Schamerfahrung vieler Menschen leitet sich zu einem erheblichen Teil aus der Bindungsbeziehung ab. Wie das einführende Zitat zu diesem Abschnitt zeigt, ist die Tatsache, dass man für unwürdig gehalten wird, mit anderen verbunden zu sein, eine fundamentale Unsicherheitsquelle im Leben. Die Scham, die damit einhergeht, dass man glaubt, keine Liebe zu verdienen (d. h., es nicht wert zu sein, in einer Bindungsbeziehung zu sein), geht über den Wertschätzungsbereich hinaus und überschneidet sich weitgehend mit dem Bindungsbereich.[83]

Diese spezifische Quelle von Scham – sich als untauglich für die Verbindung mit anderen anzusehen – verdeutlicht die Macht des Beschämens. Im Wesentlichen sagt ein Beschämender: »Du bist nicht gut genug, um mit mir zusammen zu sein.« Das ist eine stärkere Form der Zurückweisung als zu sagen: »Du hast etwas schlecht oder falsch gemacht« oder sogar »Ich bin wütend auf dich wegen dem, was du getan hast«. *Scham wegen einer misslungenen Bindung* ist eines der Gebiete, auf dem der Bindungsbereich eine unmittelbare Auswirkung auf den Wertschätzungsbereich hat. Die Meinung, man verdiene keine Liebe, kann die Schamemotion aktivieren und das Selbstvertrauen eines Menschen auf einer globaleren Ebene untergraben.

8.4 Durch Scham wird die Verbindung durchtrennt

Egal, wie wütend ein Partner ist, durch das Ausdrücken dieser Wut wird die Verbindung nicht durchtrennt. Doch eine Scham auslösende Bemerkung kann dies tun; die Person, deren Scham aktiviert wird, fühlt sich plötzlich alleine, ungeschützt – und von dem sie beschämenden Partner abgeschnitten (selbst wenn dies nicht das Ziel des beschämenden Partners war und selbst wenn er sich noch mit dem Partner, der beschämt wurde, verbunden fühlt). Sobald ein Mensch darauf geeicht ist, Scham zu fühlen, bedarf es nur sehr wenig, um sie auszulösen. Ein einfacher Blick der Entrüstung vonseiten des Partners kann ein starker Trigger sein, wenn ein Mensch umfassende Schamskripts in Bezug auf sich selbst hat. Selbst wenn seine Partnerin ihm nur leichte Missbilligung entgegenbringt, wird ein zur Scham neigender Partner möglicherweise die Haltung seiner Partnerin ihm gegenüber als dieselbe wahrnehmen wie die schmerzhaften Selbstskripts, die aktiviert worden sind.

So sind starke Schamskripts beschaffen. Wenn die Scham eines Partners aktiviert worden ist, dann nimmt ihn seiner Wahrnehmung nach der andere genauso wahr, wie sein Schamskript ihn für sich selbst darstellt. Dieser Prozess steht im Mittelpunkt der meisten destruktiven Konflikte, die zwischen Intimpartnern entstehen. Er ist davon überzeugt, dass sie ihn auf eine bestimmte Weise sieht, und schützt sich vor jener angenommenen Sichtweise oft dadurch, dass er zum Gegenangriff übergeht.

8.5 Annahme statt Projektion

Seine Annahme, dass sie ihn so sieht, wie ihn sein Schamskript darstellt, wird häufig als eine Form von Projektion angesehen – wobei das projizierte Material seine Sichtweise von sich selbst wäre. Diese Erfahrung erfüllt jedoch nicht wirklich die Definition von Projektion als Abwehrmechanismus, da es sich hierbei nicht um ein unbewusstes Manöver handelt, sich gegen sein negatives Selbstbild zu wehren, indem er es ihr zuschreibt. Zu der *Annahme*, dass sie ihn so sieht, kommt es deshalb, weil er sich im Griff des mächtigen Schamaffekts und eines negativen Selbstskripts befindet. In einem solchen Zustand ist ein Individuum höchst empfänglich für die Annahme, andere würden es genauso sehen, weil der Schamaffekt das geskriptete Bild verstärkt und den Skripts, mit denen es verbunden ist, ein Gefühl von Überzeugung verleiht. Seine Erfahrung ist nicht, dass »sie mich so sieht, obwohl ich eigentlich nicht so bin« (das Selbstbild verleugnen), sondern vielmehr, dass »ich so bin, und sie sieht es und fühlt in Bezug darauf genauso, wie ich es tue« (eine Erfahrung von Bloßstellung).

Der Aspekt des Selbst, der vermeintlich bloßgestellt wird (gewöhnlich eine Form von Unzulänglichkeit), wird im Moment der Projektion aufgrund der Überzeugungskraft des Schamaffekts nicht infrage gestellt.

Wenn seine Annahme, dass sie ihn so sieht, jedoch damit einhergeht, dass er sein negatives Selbstbild verleugnet, dann würde man den sich daraus ergebenden Prozess als Abwehrmechanismus bezeichnen. Im Besonderen würde der Betreffende den Abwehrmechanismus der Verleugnung anwenden (seine eigene Sichtweise verleugnen). Wenn seine Leugnung mit der Annahme verbunden ist, sie würde sich sein verleugnetes Selbstbild aneignen, dann könnte man sagen, dass er eine Projektion benutzt. Es ist jedoch wichtig, konzeptuelle Klarheit im Hinblick auf die Rolle des Schamaffekts zu wahren, das negative Selbstbild so überzeugend sein zu lassen, dass sich die betroffene Person bloßgestellt fühlt und deshalb annimmt, der andere sehe sie genauso. So ist im Falle starker Scham die normale Erfahrung, dass man von dem anderen genauso gesehen wird, wie man sich selbst sieht. Sie könnte als Projektion angesehen werden, wenn sie mit der Leugnung des eigenen Selbstbildes einhergeht, doch die Leugnung dient dazu, das Ich zu verteidigen. Die Annahme, der andere würde einen in diesem negativen Licht sehen, resultiert aus der Macht der Schamemotion; sie erfüllt keine eigene Schutzfunktion. Und es ist wahrscheinlicher, dass sie in einer intimen Beziehung auftaucht, weil sich Individuen ihren Partnern gegenüber dort bereits sichtbarer fühlen.

8.6 Häufige Quellen von Scham

Die Quellen von Scham, welche die größte Rolle für die Entwicklung negativer Selbstskripts spielen, sind diejenigen, die mit signifikanten Geschichten und folglich vielen beschämenden Szenen verbunden sind. Nathanson (1992) identifiziert die häufigsten Quellen biografischer Scham:

- Themen im Zusammenhang mit der eigenen Größe, Stärke, Fähigkeit, Kunstfertigkeit oder mit dem körperlichen Geschick
- Themen im Zusammenhang damit, von einem anderen Menschen abhängig zu sein
- Themen im Zusammenhang mit Konkurrenz
- Themen, die das Selbst betreffen

- Themen im Zusammenhang mit persönlicher Attraktivität
- Themen im Zusammenhang mit der eigenen Sexualität
- Themen im Zusammenhang damit, bloßgestellt zu werden, und
- Themen, die mit der eigenen Einbeziehung/Nähe zu anderen zu tun haben.

Aus diesen lebensgeschichtlichen Quellen mit ihren gut entwickelten Selbstskripts bilden sich die verschiedenen Nuancen der Emotion heraus, die wir als Scham kennen.

8.7 Skripts in Bezug auf das Selbst

Scham hat ihren Ursprung im zwischenmenschlichen Bereich,
und zwar primär in signifikanten Beziehungen,
doch später kann sie so stark internalisiert werden,
dass das Ich Scham aktivieren kann,
ohne ein interpersonelles Geschehen herbeizuführen.
Gershen Kaufman (1992, S. 8)

Es gibt zwei Kategorien von Schamskripts:

- *relationale* Skripts, die sich aus Beziehungen ableiten und in denen das Ich als nicht liebenswert angesehen wird, und
- *Zulänglichkeits*skripts, die sich aus anderen Lebenserfahrungen ableiten und in denen das Ich als unzulänglich angesehen wird.

Relationale Skripts beinhalten Szenen aus früheren Bindungserfahrungen, während Zulänglichkeitsskripts Szenen aus Nicht-Bindungserfahrungen beinhalten. In jeder Kategorie gibt es weniger global wirkende, das Ich als beeinträchtigt ansehende Skripts, doch die mächtigsten Skripts ziehen Rückschlüsse auf das gesamte Ich. Es ist offensichtlich, dass relationale Skripts von nicht geglückten Bindungen herrühren, doch auch Zulänglichkeitsskripts werden bisweilen im Zusammenhang mit Bindungen ausgelöst. Das kann zum Beispiel der Fall sein, wenn ein Individuum Rückschlüsse auf seine Zulänglichkeit zieht (in Form von Glaubenssätzen), aber nicht auf seinen Wert als Bindungsfigur. Bei den meisten Individuen finden sich beide Arten von Skripts und sie reagieren unterschiedlich, je nachdem, welches Skript ausgelöst wurde.

Bei Individuen mit vielen Schamskripts werden Schamgefühle sehr leicht ausgelöst. Menschen, die missbraucht, vernachlässigt oder als Kinder im Stich gelassen wurden, haben nahezu immer signifikante relationale Schamskripts. Jedes Kind, das keine angemessene Fürsorge erfahren hat, wird voraussichtlich chronische relationale Scham entwickeln. Kinder neigen sehr dazu, sich für das Versagen ihrer Bezugspersonen verantwortlich zu fühlen. Wenn diese es nicht schaffen, sie richtig zu betreuen, nehmen die meisten Kinder an, es liege daran, dass etwas mit ihnen nicht stimme. Meistens berücksichtigen sie nicht, dass es auch sein könnte, dass mit ihrer Bezugsperson etwas nicht stimmt. Wenn diese Kinder dann erwachsen werden, werden sie wahrscheinlich übermäßig sensibel auf jedes Anzeichen dafür reagieren, dass etwas mit ihnen nicht stimmen könnte.

8.8 Weitverbreitete Schamskripts

Fühlt sich ein Partner zurückgewiesen und ungeliebt, dann sagen ihm seine relationalen Schamskripts, er sei für eine Bindungsbeziehung nicht gut genug. Wenn er und seine Partnerin jedoch im Streit miteinander gelegen haben, dann sind in vielen Fällen Zulänglichkeitsskripts aktiviert worden, etwa aufgrund von negativen Bemerkungen, die seine Partnerin gemacht hat. Im Folgenden beschreibe ich einige weitverbreitete Selbstbilder, denen ich bei meinen Klienten begegnet bin, doch es gibt sicherlich noch weitaus mehr und womöglich passt keines von ihnen exakt zu einem bestimmten Individuum. Wahrscheinlich gibt es nur wenige Menschen, die lediglich eine Art von Schamskript in sich tragen und perfekt in eine Kategorie passen; die meisten Menschen mit ausgeprägter Scham werden sich zu verschiedenen Zeiten unterschiedlichen Kategorien zuordnen lassen – je nachdem, welche Emotion (welches Skript) getriggert worden ist.

Zulänglichkeitsskripts (»Ich bin ein wertloser Mensch, ein Taugenichts.«)

Geschwächtes Ich: Dieses Skript unterstreicht die Unfähigkeit der Person, etwas auf effiziente Weise zu tun. »Ich bin schwach; ich mache nichts gut genug.«

Inkompetentes Ich: Dieses Skript unterstreicht, dass es der Person vollkommen an Selbstvertrauen mangelt. »Ich vermassel alles, was irgendeine Fähigkeit oder Leistung erfordert.«

Opfer-Ich: Dieses Skript unterstreicht, dass die Person der Adressat von Unglück und/oder Misshandlung durch andere ist. »Alles Schlimme stößt mir zu.« Das Opfer-Ich tritt häufig im Bindungsbereich auf und fokussiert sich auf Beziehungen.

Verlierer-Ich: Dieses Skript unterstreicht die Unfähigkeit der Person bei Dingen, nach denen sie strebt. »Egal, wie sehr ich mich bemühe, letztlich versage ich bei allem.«

Überwältigtes Ich: Dieses Skript unterstreicht die Schwierigkeit der Person, ihre Emotionen zu regulieren. »Ich rege mich so schrecklich auf, dass ich einfach nicht funktionieren kann.«

Von Grund auf schlechtes Ich: Dieses Skript unterstreicht die inhärente Schlechtigkeit der Person, die gewöhnlich auf Fehlverhalten beruht und manchmal auch auf ihrer Wahrnehmung einer tiefer liegenden Wut. Das Skript ist häufig bei Missbrauchsopfern zu finden. »Ich bin schlecht.« Wie beim Opfer-Ich ist die Identifikation mit Schlechtigkeit häufig eine Reaktion auf Bindungsstörungen in der frühen Kindheit.

Relationale Skripts (»Ich bin als Partner zu nichts nütze.«)

Destruktives Ich: Dieses Skript unterstreicht die Destruktivität der Person. »Es läuft immer darauf hinaus, dass ich andere verletze.«

Widerliches Ich: Dieses Skript, in dem sich augenscheinlich Scham- und Ekelaffekt koppeln (und manchmal auch mit Geruchsekel verbinden), unterstreicht die vollkommene Verwerflichkeit der Person in den Augen anderer. »Jeder, der mich wirklich kennenlernt, wird angewidert sein.«

Unsichtbares Ich: Dieses Skript hat die Passivität des Opfer-Ichs, doch die Person fühlt sich nicht wichtig genug, um beschimpft oder misshandelt zu werden. »Stürbe ich, würde es niemand bemerken.«

Bedürftiges Ich: Dieses Skript unterstreicht die übermäßige Bedürftigkeit der Person. »Ich bin einfach jedem zu viel.«

Hässliches Ich: Dieses Skript überschneidet sich mit dem Skript des widerlichen Ichs; es unterstreicht die mangelnde Attraktivität der Person. »Ich habe nichts, weswegen jemand mit mir zusammen sein wollte.«

Überwältigendes Ich: Dieses Skript unterstreicht Eigenschaften wie Unbeständigkeit oder das übertriebene Bedürfnis nach Anregung, die den Umgang mit der Person für andere zu schwierig machen. »Niemand hält es aus, mit mir zusammen zu sein.«

Es gibt zweifellos noch andere weitverbreitete Schamskripts, doch die genannten vermitteln ein Gefühl dafür, wie sich Schamskripts in den Bereichen Wertschätzung (Zulänglichkeitsskripts) und Bindung (relationale Skripts) im Allgemeinen darstellen. Mir ist jedes der oben beschriebenen Skripts bei mehr als einer Person begegnet. Jeder trägt einige Schamskripts in sich, doch Menschen mit sicheren Bindungserfahrungen haben weniger relationale Skripts und lassen sich in intimen Beziehungen nicht so leicht triggern. Meiner Erfahrung nach werden die meisten Konflikte in Intimbeziehungen durch die Aktivierung von Zulänglichkeitsskripts ausgelöst. Das soll jedoch nicht heißen, dass Scham im Bindungsbereich weniger stark oder relevant wäre. Vielmehr scheint es so zu sein, dass:

- Paare sich stärker davor hüten, etwas zu sagen oder zu tun, was unmittelbar zur Wahrnehmung einer Bindungsbedrohung führen würde
- wenn Bindungsbedrohungen wahrgenommen werden, Scham nicht die einzig mögliche Reaktion ist
- es fast immer zu einer Schamreaktion kommt, wenn eine Wertschätzungsbedrohung wahrgenommen wird, und
- die meisten Partner im Falle eines Streits lieber im Wertschätzungsbereich angreifen.

8.9 Misstrauen und Missbilligung

Für mich stand außer Frage, dass sich William und Kay wirklich liebten. Wenn die Beziehung gut lief, amüsierten sie sich prächtig miteinander. Doch wenn es schlecht lief, wurde das zu einer ziemlich unangenehmen Erfahrung für beide. Die Veränderung vollzog sich meistens schlagartig und sie folgte einem festen Muster: William sagte oder tat etwas, was Kay widersprüchlich erschien, und sie begann, ihn zu hinterfragen.

Ganz gleich, was er antwortete, sie konnte einfach nicht aufhören, ihm Fragen zu stellen, und nach einiger Zeit wurde er wütend angesichts ihrer Weigerung, seine Antworten zu akzeptieren. Schließlich zog er sich emotional zurück, was lediglich dazu führte, dass ihn Kay mit weiteren Fragen bombardierte. Ihre Reaktion galt insbesondere seinem Rückzug und ihre unablässigen Fragen richteten sich darauf, ob er plane, die Beziehung zu beenden. Daraufhin wurde er noch frustrierter, weil es schien, als könne nichts, was er sagte, sie beruhigen. Am Ende stritten sie sich und trennten sich dann für eine Weile.

In der Therapie kam heraus, dass Kay schon zweimal von Männern verlassen worden war, und beide Male war es ohne Vorwarnung passiert. Doch in erster Linie war sie von ihrem Vater verlassen worden. Er und ihre Mutter hatten ihr erst an dem Tag, an dem er die Familie verließ, ihre Entscheidung mitgeteilt, dass sie sich scheiden lassen wollten. Das war absolut niederschmetternd für Kay, die damals nicht einmal dreizehn Jahre alt war. Als junge Erwachsene hatte sie später ein ähnliches Erlebnis mit ihrem damaligen Freund. In diesem Fall hatte Kay einige Anhaltspunkte dafür gesehen, dass ihr Freund allmählich das Interesse verlor, doch als sie versuchte, mit ihm darüber zu reden, stritt er ab, dass es ein Problem gab. Dann verließ er sie plötzlich.

Kay war eigentlich kein misstrauischer Mensch; sie war warmherzig und großzügig und hatte viele Freunde. Doch wenn Williams Verhalten die Vorstellung erweckte, er könnte das Interesse an der Beziehung verlieren, dann rührte sich ihre Angst, erneut verlassen zu werden. Sie wurde misstrauisch, und was noch schlimmer war, wenn sie ihn danach fragte und lediglich die Zusicherung erhielt, es wäre alles in Ordnung, dann vergrößerte sich ihr Misstrauen noch. In der Therapie lernten beide, direkter und klarer zu sein, wenn sie über dieses Thema sprachen. William lernte, Kay nicht nur zu beruhigen. Er lernte, dass es viel besser war, ihre Fragen vollständig zu beantworten, sogar bis zu dem Grad, dass er Gefühle über die Beziehung offenbarte, die nicht positiv waren. So konnte Kay darauf vertrauen, dass sie wirklich wusste, was los war, selbst wenn es nicht das war, was sie sich gewünscht hatte.

Was genau ist Misstrauen? Erinnern Sie sich, dass der Schamaffekt so funktioniert, dass er positive Affekte moderiert; er ist wie ein Regent über das affektive System eines Menschen. Ist der positive Affekt auf einen anderen Menschen gerichtet und es tritt ein Hindernis auf, dann wird der Schamaffekt getriggert. *Wenn der Gegenstand des Schamaffekts die Person selbst ist, dann löst das ein Schamgefühl bei ihr aus. Doch wenn der Gegenstand des Schamaffekts die andere Person ist, dann empfindet erstere eine negative Emotion in Bezug auf die andere Person.* Verachtung, Neid, eine Variation von Zorn bzw. Wut oder ein anderer emotionaler Zustand sind möglich, doch *ich stufe all diese Emotionen als Formen von Misstrauen ein.* Die Misstrauensemotion ist beschränkt auf eine Reihe von Skripts, die den anderen als kalt, unzuverlässig, nicht vertrauenswürdig, missbilligend, geringschätzig oder in irgendeiner Weise verletzend darstellen.

Jede Erfahrung, schlecht behandelt oder von seinem Partner enttäuscht zu werden, wird – zumindest für kurze Zeit – den Schamaffekt auslösen. Ist jedoch ein signifikantes Misstrauensskript aktiviert worden, dann erweitert sich die affektive Reaktion der betreffenden Person. Plötzlich nimmt das Versagen des Partners eine wesentlich größere Bedeutung an. Kann sie ihm wirklich vertrauen oder wird er sie immer schlecht behandeln und im Stich lassen? Sie könnte dann anfangen, den Charakter des Partners, sein Bekenntnis zu ihrer Beziehung, seine Aufrichtigkeit etc. infrage zu stellen. Dann fängt sie an, Beweise für die Unzuverlässigkeit des anderen zu sammeln, sie findet Muster im Verhalten ihres Partners, erhebt falsche Anschuldigungen und stützt ihre Ansicht mit Generalisierungen und Superlativen (»Du behandelst mich immer schlecht und denkst nie über meine Gefühle nach«). Die Tendenz einer Person, sich an ihre Behauptungen zu klammern, wird ebenso sehr durch ihre Misstrauensskripts beeinflusst wie durch das tatsächliche Verhalten des Beziehungspartners.

Da die Person unter dem Einfluss des Schamaffekts steht, wenn sie Scham oder Misstrauen erfährt, wird der Stimulus für die Emotion verstärkt und die Skripts, die in diesen Emotionen gekoppelt sind, werden als sehr überzeugend empfunden. Doch wenn sie nicht unter dem Einfluss des Schamaffekts steht, könnte sie diese Überzeugungen als irrational ansehen. Deshalb kann ein Mensch reumütig sein oder das zurücknehmen, was er während eines Streits gesagt hat, und dies auch so meinen, sich dann aber trotzdem umdrehen und genau das Gleiche sagen oder tun wie zuvor.

8.10 Skripts in Bezug auf den Anderen

Misstrauen ist mit der Art von Scham verbunden, die aus relationalen Skripts besteht; beide tauchen im Beziehungsbereich auf. So korrespondieren Misstrauensskripts in Bezug auf den anderen häufig mit einem entsprechenden Selbstskript (»Sie liebt mich nicht und ich verdiene es auch nicht, geliebt zu werden«). Im Wertschätzungsbereich werden Misstrauensskripts in Bezug auf den anderen entsprechend mit Zulänglichkeitsskripts in Bezug auf das Selbst assoziiert, doch die

Verbindung zwischen den Skripts scheint hier nicht ganz so stark zu sein wie im Bindungsbereich.

Im Folgenden finden Sie einige gängige Misstrauens- und Missbilligungsskripts. Genau wie es bei den Schamskripts der Fall war, ist diese Liste nicht erschöpfend.

Missbilligungsskripts (»Mein Partner vermittelt mir ein schlechtes Gefühl zu mir selbst, weil ...«)

> *Der kritische Andere:* Dies ist die häufigste Art von Misstrauensskripts; sie beschreibt jemanden, der immer etwas an seinem Partner auszusetzen hat.
>
> *Der enttäuschte Andere:* Dies ist jemand, der seine Missbilligung dadurch ausdrückt, dass er regelmäßig von seinem Partner enttäuscht ist.
>
> *Der perfekte Andere:* Die Person, die etwas perfekt macht und eigene Schwierigkeiten leugnet, kann bei ihrem Partner Scham auslösen, ob sie es nun beabsichtigt oder nicht.
>
> *Den Anderen beschuldigen/beschämen:* Hierbei handelt es sich um jemanden, der seine eigene Scham nicht erträgt und den Partner für alles verantwortlich macht, was schiefläuft.

Misstrauensskripts (»Ich vertraue meinem Partner nicht, weil ...«)

> *Der unzuverlässige Andere:* Dies ist ein sehr gängiges Misstrauensskript, das den Mangel an Verlässlichkeit des anderen Partners unterstreicht. »Ich kann mich nicht darauf verlassen, dass er da ist, wenn ich ihn brauche.« Dieses Skript geht häufig mit dem Skript eines geschwächten Ichs einher (das deshalb jemanden braucht, auf den es sich verlassen kann).
>
> *Der missbräuchliche Andere:* Dieses Skript bezieht sich auf jemanden, der seinen Partner mit Absicht emotional oder physisch verletzt. Es geht häufig mit dem Ich als Opferskript einher.
>
> *Der geschwächte Andere*: Dieses Skript ist dem des geschwächten Ichs ähnlich, außer dass es hierbei um den Partner geht. Das Individuum mit diesem Misstrauensskript fühlt ganz ähnlich wie dasjenige mit einem unzuverlässigen Anderen (man kann sich nicht auf den Partner verlassen), doch der Unterschied ist, dass der Partner hier nicht als unzuverlässig, sondern als schwach an-

gesehen wird. Dieses Skript tritt häufig zusammen mit Skripts auf, denen zufolge das Ich überwältigend oder übermäßig bedürftig ist.

Der gedankenlose Andere: Bei dem gedankenlosen Anderen kann man sich nicht darauf verlassen, dass dieser auf die Bedürfnisse und Gefühle seines Partners eingestimmt bleibt. Die Selbstskripts, die damit einherzugehen scheinen, stellen das Ich als ohnmächtig und unfähig dar, etwas zu tun, um die Situation maßgeblich zu verändern.

Der selbstsüchtige Andere: Der selbstsüchtige Andere denkt nicht nur nicht über die Bedürfnisse und Gefühle seines Partners nach (wie der gedankenlose Andere), sondern sie sind ihm auch egal. Er ist ausschließlich daran interessiert, für sich selbst zu sorgen. Die Selbstskripts, die häufig damit einhergehen, stellen das Ich gewöhnlich als Opfer dar.

Der ausbeuterische Andere: Das Skript des ausbeuterischen Anderen beschreibt ein Individuum, das Menschen für seine eigenen Zwecke manipuliert und benutzt. Für dieses Skript ist ein hohes Maß an Misstrauen erforderlich; Menschen mit dieser Art von Misstrauensskript hatten es gewöhnlich mit einigen sehr schlimmen Charakteren zu tun.

Der bedürftige Andere: Dieses Skript bezieht sich auf jemanden, der mehr nimmt, als er gibt, und folglich seinen Partner auslaugt. Das Selbstskript, das hiermit gewöhnlich einhergeht, stellt das Ich als Opfer oder als ausgebeuteten »Kümmerer« dar.

Menschen mit umfassenden Misstrauensskripts neigen dazu, Abhängigkeiten zu vermeiden; als Erwachsene arbeiten sie in der Regel daran, unabhängig zu sein. Ihre Unabhängigkeit kann zu Beziehungsproblemen führen, wenn sie ihrem Partner das Gefühl geben, nicht gebraucht und nicht gewollt zu sein, doch es ist sogar noch schlimmer, wenn ihre Partner das Misstrauen selbst spüren. Das Misstrauen des einen Partners ist ein kraftvoller Aktivator für die Scham des anderen.

8.11 Misstrauen kann sich sicherer anfühlen als Vertrauen

Harold beschwerte sich, dass er sich Elaine gegenüber ständig beweisen müsse. Egal, wie viel er für sie tat, sie fand immer etwas, was in ihren Augen noch nicht gut genug war. Er war es von Zeit zu Zeit leid, sich ständig getestet zu fühlen, und verlor die Beherrschung wegen jedes kleinen Zwischenfalls. Dann verwies ihn Elaine auf seine Wut und meinte, genau deshalb habe sie immer noch nicht das Gefühl, Harold vollständig vertrauen zu können. Sie sagte, er sei »ein Pulverfass, das nur darauf warte zu explodieren«, und sie erwarte immer, dass es passieren würde. Folglich konnte sie in Harolds Gegenwart nie ganz entspannt sein. Sie waren schon mehr als zehn Jahre zusammen, und dieses Thema hatte sie die ganze Zeit über verfolgt. Sie hatten es schon zweimal mit Paarberatung versucht. Beide Male hatten sie sich ein wenig besser gefühlt, waren aber bald zu derselben Dynamik zurückgekehrt.

In der Therapie konzentrierten wir uns darauf, Harold zu unterstützen, nicht mehr die Beherrschung zu verlieren, wenn er frustriert war, sondern andere Möglichkeiten des Umgangs mit seiner Frustration zu entwickeln. Er arbeitete mit diesen Alternativen und es gelang ihm mit der Zeit, sein Temperament besser zu kontrollieren. Doch Elaines Misstrauen blieb bestehen. Sie stritten sich zwar nicht, doch Harold merkte an, dass Elaine sich für ihn immer noch kühl und distanziert anfühle. Elaine gab zu, dass sie nach wie vor misstrauisch war. Als wir ihre Misstrauensgefühle erforschten, führte uns das zu einem Bereich ihrer Kindheit, den wir schon mehrmals angesprochen hatten.

Elaines Eltern hatten sich scheiden lassen, als sie noch sehr klein war. Sie lebte bei ihrer Mutter und hatte ein relativ gutes Verhältnis zu ihrem Vater, der ihr häufig sagte, wie lieb es ihm wäre, wenn sie bei ihm leben würde. Als Elaine auf die Highschool kam, wurde ihre Beziehung zu ihrer Mutter immer konfliktträchtiger, und so entschied sie sich während ihres zweiten Jahres an der Highschool, zu ihrem Vater zu ziehen. Sie tat dies in der Erwartung, dass sie dann nicht nur weniger Konflikte haben würde, sondern auch mehr Nähe, denn ihr Vater hatte ja immer erklärt, dass er sie haben wolle. Die Realität sah jedoch ganz anders aus. Es gab tatsächlich weniger Konflikte, doch es entstand keine größere Nähe. Elaines Vater hatte ein arbeitsreiches Leben und nahm nur sehr wenige Änderungen vor, als er seine Tochter als Teenager bei sich aufnahm. Elaines Enttäuschung war besonders groß angesichts zweier oder dreier Episoden, bei denen ihr Vater sie hatte glauben lassen, dass er sich stärker engagieren würde, dann aber nicht Wort gehalten hatte. Das Schmerzlichste war die Tatsache, dass er bei keiner ihrer sportlichen Aktivitäten je anwesend war. Er hatte versprochen zu kommen, war dann aber immer zu beschäftigt, um es zu schaffen.

Wie ich in der Einführung zu diesem Kapitel andeutete, fühlt sich Misstrauen für einige Menschen als die sicherere Alternative an. In der

Therapie mit Elaine und Harold fokussierte sich unsere Erforschung von Elaines Misstrauen anfangs auf Harolds Wutausbrüche, die sie an die Beziehung zu ihrer Mutter erinnerten. Doch selbst, nachdem er sein aufbrausendes Temperament zunehmend besser in den Griff bekommen hatte, hegte sie ihm gegenüber weiter Misstrauen. Die nähere Erkundung zeigte, dass Elaines Leben mit ihrem Vater sie gelehrt hatte, dass es sicherer sei, misstrauisch zu sein. Es schützte sie vor der Möglichkeit, erneut die schmerzliche Enttäuschung erleben zu müssen, die sie verspürt hatte, als sie glaubte, ihr Vater würde sich endlich als zuverlässig erweisen, – nur um dann wieder hängengelassen zu werden.

Manche Menschen reagieren auf Erniedrigung und Enttäuschung, indem sie eine ausführliche Bibliothek an Misstrauensskripts entwickeln, und dann gehen sie beschützt durch ihr Misstrauen durchs Leben. Ironischerweise neigen diese Menschen gleichzeitig dazu, allzu vertrauensselig zu sein. Als Folge davon, von jemandem verletzt zu werden, dem sie so sehr vertrauten, lernen sie, ihr Misstrauen beizubehalten, um sich davor zu schützen, erneut so schlimm verletzt zu werden. Leider wird das Misstrauen eines Partners wahrscheinlich die Scham des anderen auslösen und umgekehrt. Unabhängig davon, ob nun Misstrauen oder Scham aktiviert worden sind, eine häufige Reaktion ist, sich auf die andere Person zu konzentrieren. Wenn ein Partner auf Misstrauensskripts fokussiert ist, dann wird aller Wahrscheinlichkeit nach die Scham des anderen Partners aktiviert werden, und er wird sich häufig so verhalten, dass das Misstrauen des ersten Partners noch verstärkt wird.

8.12 Das irrationale Wesen von Scham- und Misstrauensskripts

Sowohl Scham- als auch Misstrauensskripts beruhen auf dem Schamaffekt, der den geskripteten, mit dem Affekt gekoppelten Gedanken große Überzeugungskraft verleiht. Je stärker der Affekt, umso größer ist die empfundene Überzeugung. Wenn ein Mensch von Scham oder Misstrauen absorbiert wird und sich folglich fest im Griff des Schamaffekts befindet, ist er anfälliger dafür, an Gedanken zu glauben, die er zu anderen Zeiten als irrational ansehen würde (z. B. Generalisierungen wie »Ich bin total schlecht« oder »Ich kann niemandem vertrauen«). Kognitive Verhaltenstherapeuten legen ihren Schwerpunkt darauf, die irrationalen Gedanken und Überzeugungen zu verändern, die mit bestimmten Problemen einhergehen (mit anderen Worten, die Skripts bei schmerzlichen Emotionen). Irrationale Gedanken sind mit einer Vielzahl von Begriffen belegt worden, wie zum Beispiel

- »Vorannahmen«
- »dysfunktionale Überzeugungen«
- »automatische negative Gedanken«
- »negative Selbstgespräche«
- »kognitive Verzerrungen« oder
- »selbstzerstörerische Überzeugungen«.

Kognitive Verhaltenstherapeuten beschäftigen sich ganz direkt mit irrationalen Skripts, doch auch in den meisten anderen Therapieformen wird das irrationale Wesen negativer Skripts während der Herbeiführung von Veränderungsprozessen angesprochen. Unabhängig davon, ob die irrationalen Glaubenssätze, aus denen sich extreme Skripts zusammensetzen, nun direkt oder indirekt angegangen werden, sie müssen überprüft und aufgeweicht werden, wenn die betroffenen Individuen je dauerhafte emotionale Sicherheit in ihren Beziehungen erreichen wollen.

Mit diesem Kapitel endet die theoretische Beschreibung des Modells der emotionalen Sicherheit. In der zweiten Hälfte des Buches werden wir uns ansehen, wie dieses Modell in der Paartherapie angewandt wird. Die Anwendung des Modells beginnt mit der Identifizierung vermeintlicher Bedrohungen entweder für die Beziehung (den Bereich Bindung) oder für das Selbst (den Bereich Wertschätzung).

Teil II: Therapeutische Praxis

9 Die zentralen Komponenten von Beziehungsproblemen

Der wichtigste Maßstab für das Wohlergehen in einer intimen Beziehung ist die Qualität der Liebesbindung. Eine gute Bindung dient Paaren als verlässliche Basis und sicherer Zufluchtsort, von denen aus sie in der Welt agieren können. Die sichere Bindung hilft auch jedem Einzelnen bei seinen Wertschätzungsproblemen; individuelle Probleme in diesem Bereich können nämlich auch dann auftreten, wenn die Bindung stabil ist. Leider führen Probleme im Wertschätzungsbereich häufig auch zu Problemen im Bindungsbereich, selbst wenn sie von außerhalb der Beziehung herrühren. Entsprechend lösen Probleme im Bindungsbereich häufig auch Probleme im Wertschätzungsbereich aus – teilweise, weil Partner die sichere Basis verlieren, teilweise aufgrund der Neigung unsicherer Partner, den Selbstwert des anderen anzugreifen, statt sich selbst verletzlich zu machen und eigene Bindungsbedürfnisse zu offenbaren.

9.1 Bindungsbedürfnisse

Unabhängig davon, wie alt ein Mensch ist oder wie positiv seine früheren Bindungserfahrungen sind, wird er über seine gesamte Lebensdauer weiter Bindungsbedürfnisse haben. Eine sichere Bindung bietet Individuen eine stabile Basis und einen verlässlichen Zufluchtsort, um mit den Anforderungen des Lebens umzugehen. Partner sind in der Lage, einander zu trösten und zu beruhigen, und diese Art von Kontakt macht die Lebensaufgaben wesentlich erträglicher. Doch wenn die sichere Bindung eines Individuums bedroht ist, dann können seine Schamskripts in Bezug auf sich selbst (sowohl relationale als auch Zulänglichkeitsskripts) und Misstrauensskripts in Bezug auf den Partner (sowohl Misstrauens- als auch Missbilligungsskripts) aktiviert werden. Der Mensch ist dann anfälliger für extremen Stress, und insgesamt ist seine Affektregulierungsfähigkeit herabgesetzt.

9.2 Bindungsbedrohung

Der Verlust der sicheren Bindung in einer erwachsenen Intimbeziehung kann plötzlich kommen, wie beim Tod eines Partners oder der

Entdeckung seiner Untreue, doch häufiger entwickelt er sich schleichend. Sie reagiert nicht auf sein Bindungsbedürfnis – vielleicht, weil sie einfach zu müde oder zu beschäftigt ist, um sich hinzusetzen und zu plaudern – und er interpretiert dies entweder als augenblicklichen Frust, der vorübergehen wird, oder aber als Hinweis darauf, dass möglicherweise etwas in der Beziehung schiefläuft, was seine Angst aktiviert. Wie er die Tatsache, dass sie nicht auf sein Bindungsbedürfnis reagiert, interpretiert, hängt von den Szenen aus der Vergangenheit ab, die er in sich trägt. Wenn er früher immer wieder von Bezugspersonen im Stich gelassen wurde, dann wird er vorwiegend Szenen von nicht reagierenden Anderen in sich tragen und aktuelle Ereignisse wahrscheinlich eher in dieser Richtung interpretieren. Wenn er früher jedoch sichere Bindungen hatte, dann wird er einen vorübergehenden Misserfolg eher verkraften, und dieser wird sich nicht auf die allgemeine Sicherheit der Bindungsbeziehung auswirken.

Wenn er bei ihr einen Mangel an positiven Affekten bemerkt (die ihn und die Bindungsbeziehung zum Gegenstand haben), dann könnte er das Gefühl haben, dass ihr Bekenntnis zu der Bindung nachlässt. Sobald er zu dem Schluss kommt, dass ihr Engagement nachlässt, bewegt er sich aus der sicheren Zone heraus und entwickelt das Gefühl, seine Bindung sei bedroht. Jetzt wird seine Angst um die Sicherheit seiner Bindung aktiviert, und er wird sich wahrscheinlich seinen verinnerlichten Skripts entsprechend verhalten. Die angepassteste Antwort wäre, direkt mit dem Partner zu reden und die eigenen Gefühle und Bedenken in Bezug auf die Beziehung anzusprechen. Wenn alles gut ist, wird er sich normalerweise durch ihre Antwort beruhigen lassen. Dieser Kurs setzt jedoch voraus, dass er sich in eine Position von Verletzlichkeit begibt, indem er zeigt, wie wichtig ihm die Beziehung ist. Die Alternative wäre, sich nicht verletzlich zu machen und die weniger adaptive Reaktion zu wählen. In den meisten Fällen wird er entweder:

- mit ihren Gefühlen ihm gegenüber beschäftigt sein und sie ängstlich verfolgen (in der Hoffnung, sie dazu zu bringen, ihm zu versichern, dass sie ihn wirklich liebt)
- demoralisiert und depressiv sein und untätig abwarten, um zu sehen, ob sich die Beziehung verbessert, oder
- sich selbst vor dem Gefühl des potenziellen Verlustes schützen, indem er sich von der Beziehung und seiner Abhängigkeit von ihr löst.

Mit anderen Worten, unangepasste Reaktionen auf Bindungsbedrohungen bei Erwachsenen entsprechen den drei von Bowlby (1969) identifizierten Phasen des Bindungsverlusts bei Säuglingen: *Protest, Verzweiflung* und *Ablösung.*

9.3 Reaktionen auf die Bindungsbedrohung

Die erste Reaktion, *Protest,* ist dem Bindungsstil ähnlich, der als ängstlich-besorgt bezeichnet wird. Sie vollzieht sich entlang eines Intensitätskontinuums: In ihrer am wenigsten störenden Form ist sie ein kleines Ärgernis für den Partner, doch bei höherer Intensität wird sie zu einem lauten, aufdringlichen Protestschrei. Wenn ein Partner auf die ängstliche Verfolgung durch den anderen mit Rückzug reagiert, dann wird dies wahrscheinlich ausarten und als Angriff wahrgenommenen werden. Je mehr der eine spürt, dass sich der andere zurückzieht, umso kritischer und angriffslustiger wird er vermutlich werden.

Renée war diejenige, die in ihrer Ehe immer wieder wütend wurde. Bob hatte das Gefühl, es ihr nie recht machen zu können, denn sie beklagte sich ständig über etwas, zum Beispiel darüber, wie viel er reiste, wie wenig er sich um ihr Haus kümmerte und wie sehr er ihre Gefühle missachtete. Doch als die Paartherapie so weit fortgeschritten war, dass Renée schließlich ihr Gefühl der Sehnsucht nach ihm auszudrücken vermochte, das ihre Klagen befeuert hatte, erfuhr Bob, dass sie das Bedürfnis nach größerer Verbindung zu ihm hatte. Er war überrascht, von ihrem Verlangen nach ihm zu hören. Jahrelang hatte er sich – als Reaktion auf ihre Kritik – im Stillen von ihr zurückgezogen, doch jetzt sah er, wie sehr er dazu beigetragen hatte, ihre schon vorhandene Not aufrechtzuerhalten. Ihr lauter Protest war eine Reaktion auf ihre unausgesprochene Angst davor, ihn zu verlieren.

Die zweite maladaptive Reaktion, *Verzweiflung,* zeichnet sich durch Passivität aus. In vielen Ehen hat einen oder beide Partner die Hoffnung verlassen, je die Verbindung bekommen zu können, die sie sich wünschen. Sie lernen, sich mit einer unbefriedigenden Beziehung »zu begnügen«. Häufig entwickelt dann einer oder beide Partner eine klinische Depression. In der Einzeltherapie findet man viele einsame und depressive Menschen, die es praktisch aufgegeben haben, je das von ihrer Ehe zu bekommen, was sie sich wünschen.

Otto und Louise waren zwölf Jahre lang verheiratet gewesen, als er seine erste Affäre hatte. Damals hatten sie zwei Kinder und Louise hatte sehr große Angst davor, Otto zu verlieren. Vor der Affäre war sie geradeheraus gewesen und hatte sich Otto bei einer Reihe von Themen widersetzt. Doch nach der Affäre gab sie es auf, ihre Meinung zu sagen. Ihre Angst, ihn zu verlieren, führte dazu, dass sie sich stärker bemühte, ihm zu gefallen – indem sie seinen Bedürfnissen entgegenkam und gleichzeitig ihre eigenen ignorierte. Sie beschrieb ihr Verhalten nach der Affäre eher als das einer Freundin statt das seiner Ehefrau. Zehn Jahre später hatte er eine zweite Affäre, und dieses Mal setzte sie sich durch und die Ehe wurde geschieden. Rückblickend kam sie zu der Erkenntnis, dass sie in den zehn Jahren zwischen den Affären depressiv gewesen war und mit einem Grad an Abkapselung gelebt hatte, den sie niemals hätte tolerieren dürfen. Louises Reaktion auf die zweite Affäre war berechtigter Protest, doch zehn Jahre lang hatte sie in Verzweiflung gelebt.

Die dritte maladaptive Reaktion, *Ablösung*, kehrt die Quelle der Angst um. Statt der Partner zu sein, der befürchtet, die Bindung zu verlieren, wird er zu demjenigen, der sich heimlich davonmacht. Wenn sie dann bemerkt, dass seine Investition in die Bindung nachlässt, wird sie an seiner Stelle Angst um den Bestand der Bindung haben. An diesem Punkt wird sie also ihre eigene Reaktion auf die wahrgenommene Bindungsbedrohung zeigen.

Ben kam mit über fünfzig zu mir in die Einzeltherapie. Er war zum zweiten Mal verheiratet und es sah so aus, als ob seine Ehe scheitern würde. Bevor er mit der Therapie begonnen hatte, war er in Kontakt mit Gefühlen gekommen, die ihm seit seiner Kindheit nicht mehr begegnet waren. Er hatte festgestellt, dass er in verschiedenen Situationen emotional reagierte und zu weinen anfing, zum Beispiel dann, wenn er seinen Pfarrer predigen hörte oder sich gefühlsbetonte Werbespots im Fernsehen ansah. Ich fragte ihn nach der Beziehung zu seiner Frau und erfuhr, dass sich Ben schon seit vielen Jahren nicht mehr in seiner Ehe engagierte. Er sprach sehr abfällig über Frauen im Allgemeinen und riss vulgäre Witze über das Einzige, wozu Frauen gut seien. Er merkte an, dass seine Frau nie etwas Positives zu sagen habe.

Er wirkte nicht verlegen, als er berichtete, dass er sie schon seit Jahren betrog. Wenn er beruflich unterwegs war, hatte er ständig Sex mit anderen Frauen, und wenn er zu Hause war, füllte er sein Leben mit anderweitigen Interessen aus.

Ich fragte ihn, was seiner Meinung nach dazu führen könnte, dass er so leicht in Tränen ausbrach, und er äußerte die Befürchtung, einen psychischen Zusammenbruch zu erleiden. Er fühle eine Leere in seinem Leben, die er nie zuvor gefühlt habe. Ich deutete an, dass das Gegenteil der Fall sein könnte – vielleicht war er ja dabei, zu sich zu finden. Vielleicht kam er ja in Kontakt mit seinem Wunsch nach einer wirklich intimen Beziehung, etwas, was er seit vielen Jahren verachtet zu haben schien. Im Zuge der Therapie entdeckte er dann tatsächlich, dass er sich seiner Frau nah fühlen wollte. Er setzte einen Schlusspunkt unter all seine Zecherei und Untreue und bemühte sich aufrichtig, seiner Frau nahezukommen. Sie gingen bei einem meiner Kollegen zur Paartherapie, und diese erwies sich als sehr erfolgreich. Ben hatte jahrelang in einem Zustand der Distanzierung gelebt; jetzt aber wagte er es, verletzlich genug zu sein, um seine Sehnsucht nach einer sicheren Bindung zu offenbaren. Um dorthin zu gelangen, musste er sich der Möglichkeit stellen, das zu verlieren, wonach er sich gesehnt hatte.

9.4 Die Tönung der Bindungsbedrohung

All diese Reaktionen basieren auf der Wahrnehmung einer Bindungsbedrohung (das heißt, dass das Engagement des anderen Partners für die Beziehung abgenommen hat). Dies ist seine Wahrnehmung des affektiven Tons ihrer Gefühle in Bezug auf den Anderen – also ihn selbst. Dieser Ton drückt sich in ihrem Verhalten aus (Ist sie voll und ganz anwesend, wenn sie ihn küsst, oder ist es ein höflicher Kuss?), in den Gefühlen, die sie ihm gegenüber ausdrückt (Bringt sie ihre Liebe zu ihm ehrlich zum Ausdruck?), in der Weise, wie sie mit anderen über ihn spricht (Stellt sie ihn positiv dar?), und in der Weise, wie sie ihre Beziehung priorisiert. Wenn er nicht erkennt, dass sie Affekte aufrichtigen Interesses und wahrer Freude im Zusammenhang mit ihm hat, dann wird er wahrscheinlich das Gefühl entwickeln, die Bindung sei bedroht. Seine Wahrnehmung wird auch durch seine Sensibilität gegenüber Indikatoren für eine unsichere Bindung geprägt (auf der Grundlage seiner vorherrschenden Szenen), und seine Reaktion wird durch sein Repertoire an dominanten Skripts beeinflusst (Protest, Verzweiflung oder Ablösung).

9.5 Wertschätzungsbedürfnisse

Das Bedürfnis nach einer sicheren Bindung ist universell und das Bedürfnis nach einem positiven Selbstwert ebenso. Menschen müssen das Gefühl haben, dass sie es wert sind, geliebt zu werden (Bindungsbeziehungen), und sie brauchen das Gefühl, dass sie fähig sind, in der Gesellschaft zu funktionieren.[84] Einige dieser Wertschätzungsbedürfnisse werden innerhalb der Intimbeziehung, viele jedoch auch außerhalb davon erfüllt. Langfristig kann eine gute Bindung das Selbstbild einer Person als nicht liebenswert (aufgrund früherer unsicherer Bindungen) hin zu einem Selbstbild als liebenswert verändern. Ein Bindungspartner kann einem Menschen auch helfen, sich dem Leben gewachsen zu fühlen, doch irgendwann ist die Grenze erreicht, bis zu der ein Bindungspartner den anderen darin unterstützen kann – oder dies vielleicht auch tun sollte. Wenn ein Individuum zu viele seiner Gefühle von Zulänglichkeit und Selbstdefinition innerhalb der Intimbeziehung sucht, dann kann das die Beziehung belasten und das Autonomiegefühl des Individuums beeinträchtigen.

Die Abgrenzung dazwischen, jemandem ein Gefühl von Zulänglichkeit zu vermitteln (»Du bist eine so hervorragende Arbeiterin«) und Unterstützung zu geben (»Ich weiß, dass du den Job erfolgreich erledigen kannst«), ist nicht immer ganz klar, doch die allgemeine Funktion von Bindung besteht darin, eine sichere Basis zu bieten, von der aus ein Individuum in die Welt hinausgehen und agieren kann. In den meisten Fällen sind es sein Erfolg und die positive Aufnahme in der Welt außerhalb der Bindungsbeziehung, die maßgeblich dafür sind, dass er sein Gefühl von Zulänglichkeit und daraus folgendem Selbstwert entwickeln und aufrechterhalten kann. Den Partner zu unterstützen, ist fester Bestandteil jeder Bindungsbeziehung, doch Beziehungen unterscheiden sich dahingehend, wie viel Unterstützung Partner für ihre allgemeinen Gefühle von Zulänglichkeit vernünftigerweise innerhalb der Verbindung erwarten können. Den meisten Menschen bereitet es Freude, in einer Beziehung den Selbstwert des anderen Partners zu verstärken, doch sie neigen dazu, sich zu ärgern, wenn sie sich allzu verantwortlich für seinen Selbstwert fühlen. Ein Partner ist in seiner Fähigkeit eingeschränkt, seine eigenen Bedürfnisse geltend zu machen, wenn von ihm erwartet wird, dass er ein vollkommen unkritisches Publikum für den anderen Partner darstellen soll.[85]

9.6 Wertschätzungsbedrohung

In den meisten Beziehungen wird von Beziehungspartnern nicht erwartet, dass sie vollkommen unkritisch sind, doch man baut darauf, dass sie generell unterstützend sind. Im Bereich Wertschätzung entstehen die meisten Beziehungsprobleme dann, wenn ein Partner exzessive Missbilligung (gewöhnlich in Form von Kritik) beim anderen wahrnimmt (das heißt, wenn er eine negative affektive Gestimmtheit in ihrer Sichtweise von ihm wahrnimmt). Ihre Fähigkeit, mit ihrer Kritik seine Scham auszulösen, nimmt zu mit der Bedeutung, die er ihrem Bild von ihm zuschreibt. Wenn er sich also darauf verlässt, dass sie für einen Großteil seiner Wertschätzungsgefühle sorgt, dann gibt er ihr beträchtliche Macht, seinem Selbstwert durch ihre negative Gestimmtheit zu schaden. Selbst wenn jedoch ein Partner bei Wertschätzungsthemen keine übertriebene Hilfe beim anderen sucht, ist er anfällig für die negative affektive Gestimmtheit in der Sichtweise des Partners von ihm.

Das zentrale Problem bei Selbstwertbedrohungen ist *Scham* – die Bedrohung löst entweder unmittelbar die Scham der Person aus oder sie aktiviert ihre *Angst* vor der Vorstellung, dass seine Scham ausgelöst werden könnte.[86] Sobald die persönlichen Schamskripts eines Menschen ausgelöst werden, wird dieser fast alles dafür tun, die Schamerfahrung zu beenden. Bei massiver Scham kann er sogar zu einem Verhalten bereit sein, das die Liebesbindung zu seiner Partnerin bedroht – unter der Bedingung, dass dieses seine lähmende Scham verringert.

Jede Bedrohung der Wertschätzung einer Person wird wahrscheinlich deren Scham auslösen, und die meisten maladaptiven Muster, die sich in intimen Beziehungen entwickeln, sind Folgen der Macht der Scham. Nathanson (1992) identifizierte in seinem Kompass der Scham die vier Reaktionen *Vermeiden, Rückzug, Angriff auf den Anderen* und *Angriff auf das Selbst.* Im Paarkontext wird die Reaktion des Angriffs auf den Anderen normalerweise als Schuldzuweisung erlebt. So zeigt der Partner, der sich beschämt fühlt, vier potenzielle maladaptive Reaktionen: *vermeiden, sich zurückziehen, beschuldigen* oder *sich selbst angreifen.*

9.7 Reaktionen auf die Wertschätzungsbedrohung

Ein Partner kann seine Gefühle von Scham *vermeiden,* indem er sie leugnet. Dies kann adaptiv sein, wenn die Scham gering ist und seine Partnerin kein Bedürfnis hat, ihn die Scham erleben zu lassen.

(Manchmal ist seine Schamerfahrung wichtig für die Partnerin, da sie ihr bestätigt, dass sie ihm wichtig ist.) Doch die Vermeidung wird schnell zu einem gewaltigen Problem, wenn die Scham groß ist. Das wahrscheinlich am häufigsten vorkommende ist der Missbrauch von Suchtmitteln (vorwiegend Alkohol), um die Scham zu vermeiden.

Dale war ein erfolgreicher Verkäufer und sein Erfolg beruhte zumindest teilweise auf seiner gewinnenden Persönlichkeit. Es schien, als würde ihn nichts je aufregen; er steckte alles mühelos weg. Immer war er zu Scherzen aufgelegt und für jeden Spaß zu haben – in seinem Leben kam es ihm vor allem darauf an, sich zu vergnügen. Dale war dreimal verheiratet gewesen, und jede seiner Ehefrauen hatte sich nach einiger Zeit beklagt, dass Dale emotional nicht zugänglich für sie sei, dass er nichts ernst nähme und ihr das Gefühl gäbe, keinen Einfluss auf ihn zu haben. Dale selbst war immer fassungslos, wenn seine Frauen an dem Punkt angelangt waren, ihm mit Scheidung zu drohen. Er wusste wirklich nicht, was das Problem war, und seine Bemühungen, die Situation zu verbessern, indem er die Bedenken der Frauen herunterspielte, verstärkten nur deren Gefühl, dass sie ihm nicht wichtig waren.

Wenn seine Bindungen zu seinen Ehefrauen dann tatsächlich abrissen, wurde Dale depressiv und begab sich in Einzeltherapie. Ich sah ihn für kurze Zeit am Ende seiner zweiten und seiner dritten Ehe. Anfangs tat es ihm leid, wie er seine Ehen gehandhabt hatte, doch sobald er sich besser zu fühlen begann, verschob sich sein Fokus zu dem Typ Frauen, den er wiederholt geheiratet hatte, und er brach die Behandlung frühzeitig mit dem Ziel ab, eine andere Art von Frau zu finden. Mein einziger Beitrag – außer ihm aus seiner Depression herauszuhelfen – war, ihn (vielleicht) davon zu überzeugen, die Beschwerden seiner nächsten Partnerin ernster zu nehmen und zur Paartherapie zu kommen, wenn sie nicht weniger wurden.

Auch wenn Dales Probleme mit seinen Ehefrauen wahrscheinlich ganz unterschiedliche Ursachen hatten, bestand ein Problem darin, dass er als Reaktion auf ihre Gefühle nie Scham zu empfinden schien. Hätte er sie empfunden, hätte er vielleicht die Möglichkeit gehabt zu erkennen, dass sie ihm tatsächlich wichtig waren. Leider wurde jedoch für Dale aufgrund der inbrünstigen Vermeidung seiner Scham die Bedeutung, die seine Ehefrauen für ihn hatten, erst dann offensichtlich, als sie ihn bereits verlassen hatten.

Eine andere Reaktion auf Scham in einer Paarbeziehung besteht darin, *sich zurückzuziehen*, um den eigenen Selbstwert zu schützen.

Ein Partner kann sich auf der Verhaltensebene zurückziehen und versuchen, die Macht des anderen zu verringern, seine Scham zu aktivieren. In diesem Fall bleibt der erste Partner vollständig gebunden, ist aber weniger zugänglich für die (wahrgenommenen) Angriffe auf den Anderen auf seinen Selbstwert. Wenn er sich jedoch zu sehr auf den Rückzug verlässt, dann kann dies so weit gehen, dass er sich emotional ablöst. Ich bin allerdings nicht davon überzeugt, dass die Beziehung zwischen »sich zurückziehen« und »sich ablösen« ein einfaches Kontinuum ist – ich habe Beziehungen erlebt, in denen sich Individuen jahrelang zurückzogen, aber dennoch fest gebunden blieben. Deshalb glaube ich, dass es vernünftig ist, die Unterscheidung zwischen Rückzug und Ablösung aufrechtzuerhalten und davon auszugehen, dass sich Rückzug im Wertschätzungsbereich und Ablösung im Bindungsbereich abspielt.

Gil und Marian, die wir in Kapitel 1 kennengelernt haben, waren mehr als dreißig Jahre verheiratet, und trotzdem fühlten sich ihre Interaktionen recht oberflächlich an. Beide waren recht sensibel für die Meinung des anderen und hatten gelernt, Teile von sich zurückzuhalten, um ihren eigenen Selbstwert zu schützen. Sie waren sich in vielerlei Hinsicht sehr nah und verbrachten mehr Zeit miteinander als die meisten Paare. Doch sie hatten nie eine enge körperliche Beziehung gehabt und vermieden es, über emotional heikle Themen zu sprechen. Von Zeit zu Zeit hatten sie eine heftige Auseinandersetzung und blieben dann tagelang emotional distanziert zueinander. Aus unterschiedlichen Gründen hatte jeder von ihnen Probleme mit dem Thema Wertschätzung. Es schien, dass die Lösung, die sie gefunden hatten, die war, sehr involviert zu sein, ohne sich allzu sehr zu offenbaren, und jedes Mal, wenn einer von ihnen Scham empfand, zog er oder sie sich eine Weile aus der Beziehung zurück.

Wahrscheinlich ist die häufigste maladaptive Reaktion auf das Erleben von Scham in der Beziehung die, den anderen Partner zu *beschuldigen* oder anzugreifen. Diese Schuldzuweisung dient dem Zweck, die wahrgenommene Quelle der Scham zu verschieben. Wenn die Reaktion des Beschuldigens erfolgreich ist, löst er ihre Scham aus und entkommt seiner eigenen. Doch wenn sie nicht bereit ist, die Rolle der Schuldigen zu akzeptieren, dann schlägt sie normalerweise zurück. Als Folge davon kommt es zu Streit.

Phil und Anne hatten eine explosive Beziehung und bei ihren Streitigkeiten ging es immer darum, wer schuld war. Ganz gleich, welche Probleme es gab, am Schluss stritten sich Phil und Anne immer darüber, wessen Schuld es war. Kein Problem war zu geringfügig – ob es nun um das Bankkonto ging oder darum, wer vergessen hatte, Mülltüten zu kaufen. In der Therapie erklärte Phil, er sei nicht perfekt und wisse, dass er viele der Probleme verursache. Ann forderte ihn heraus, eines zu nennen, und er war nicht dazu in der Lage. Sie behauptete dann, dass sie die Einzige in der Beziehung sei, die je Verantwortung für ihren Anteil an den Problemen übernommen habe. Daraufhin forderte Phil sie heraus, ihrerseits ein Problem zu benennen, und es folgte genau die gleiche Interaktion. Sie führte mehrere Beispiele an, doch in jedem zeigte sich, dass sie nicht erkannt hatte, dass Phil gar nichts tun konnte. Wenn beide Individuen außerstande sind, sich ihrer Scham zu stellen, und jeder dem anderen die Schuld gibt und seine eigene Scham verleugnet, dann scheint es keinen Weg aus der Konfliktspirale zu geben.

Er kann *sich selbst angreifen*, um zu versuchen, das auszumerzen, zu kontrollieren oder zu bestrafen, was er in sich als Ursache seiner Scham erkennt. Auf der zwischenmenschlichen Ebene hat diese selbstbestrafende (intrapunitive) Reaktion häufig die Wirkung, dass sie den anderen Partner dazu bringt, sich zurückzuziehen.

Stephen wuchs mit einem sehr gewalttätigen älteren Bruder auf, und seine Familie schaffte es nicht, ihn vor ihm zu schützen. Sein Bruder ergriff jede Gelegenheit, ihn zu attackieren und zu erniedrigen, und Stephen lernte, dass er nur sehr wenig tun konnte, um sich zu schützen. Wenn er sich zur Wehr setzte, wurde sein Bruder noch gewalttätiger. Deshalb begann Stephen, sich als Reaktion auf seine häufigen Schamerfahrungen selbst anzugreifen. Er kontrollierte seinen Impuls zurückzuschlagen, indem er wütend auf sich selbst wurde und sich schonungslos tadelte. Das bewahrte ihn davor, die Situation noch weiter zu verschlimmern, doch es hatte auch zur Folge, dass er sich immer wie gelähmt fühlte, wenn er in seinem Leben in Scham auslösende Situationen geriet.

Als Stephen Marilyn heiratete, stellten sie fest, wie störend seine Reaktion des Selbstangriffs für die Beziehung war. Jedes Mal, wenn seine Scham aktiviert wurde, wurde er schrecklich wütend auf sich selbst. Er verlor sich dann vollständig in seinen eigenen

Unzulänglichkeiten und beschäftigte sich zwanghaft damit. Infolge dieser Situation standen nie Marilyns Gefühle im Mittelpunkt, außer im Hinblick auf ihre Macht, seine Scham zu aktivieren. Er wurde ärgerlich auf sich selbst, und was immer sie fühlte, wurde unsichtbar. Zu Beginn hatte Marilyn Mitleid mit Stephen und zeigte Verständnis. Doch im Laufe der Zeit wurde sie nachtragend, da sein Problem ihre eigenen Gefühle so vollständig in den Hintergrund drängte.

9.8 Die zentralen Komponenten von Beziehungsproblemen

Wenn sich eine intime Beziehung aus der sicheren Zone herausbewegt, dann erleben einer oder beide Partner ein gewisses Maß an Bedrohung im Bindungs- oder Wertschätzungsbereich oder in beiden zusammen. Wenn der betroffene Partner stark genug ist, um die Verletzlichkeit zu ertragen, die unweigerlich auftritt, wenn man sein Anliegen direkt zum Ausdruck bringt; wenn er zu seinen Gefühlen steht und das Selbstwertgefühl des anderen Partners nicht angreift, dann haben beide die größte Chance, die Beziehung in die sichere Zone zurückzubringen. Wenn sich jedoch einer von beiden in maladaptive Reaktionen flüchtet, dann erhöht sich die Wahrscheinlichkeit, dass die Beziehung weiter unsicher sein wird. Je länger sie außerhalb der sicheren Zone bleibt, umso größer ist die Wahrscheinlichkeit, dass die Flexibilität abnehmen wird, dass maladaptive Muster etabliert werden und dass jeder Partner eine rigidere Sicht von sich selbst und dem anderen einnehmen wird. Im Bindungsbereich sind die gängigsten maladaptiven Muster:

- den anderen Partner aggressiv zu verfolgen
- zu verzweifeln und sich passiv der Beziehungssituation zu unterwerfen oder
- sich von dem anderen Partner abzulösen.

Im Wertschätzungsbereich sind die gängigsten maladaptiven Reaktionen:

- die eigene Scham nicht anzuerkennen und sich folglich nicht mit Belangen auseinanderzusetzen, die von dem anderen Partner vorgebracht werden

- dem anderen Partner die Schuld zu geben
- sich von dem Partner zurückzuziehen oder
- sich selbst anzugreifen.

Maladaptive Reaktion von Partner A	**Gewöhnliche Erfahrung von Partner B**
Protest	Er fühlt sich kritisiert (Selbstwertbedrohung).
Verzweiflung	Er fühlt abnehmendes Interesse bei Partner A (Bindungsbedrohung).
Ablösung	Er hat das Gefühl, die Beziehung sei nicht wichtig (Bindungsbedrohung).
Vermeidung	Er fühlt sich abgetrennt und so, als sei die Beziehung für Partner A nicht wichtig (Bindungsbedrohung).
Schuldzuweisung	Er fühlt sich kritisiert (Selbstwertbedrohung).
Rückzug	Er fühlt sich unwichtig, bestraft (Wertschätzungs-/Bindungsbedrohung).
Angriff auf das Selbst	Er fühlt sich unwichtig, abgetrennt (Bindungsbedrohung).

Tab. 1: Reaktionen auf Bindungs-/Selbstwertbedrohungen

Wenn ein Partner von dem anderen aggressiv *verfolgt* wird, dann fühlt er sich normalerweise kritisiert und erlebt die Verfolgung als Bedrohung im Wertschätzungsbereich. Das Gleiche gilt, wenn er sich vom anderen *beschuldigt* fühlt. Wenn ein Partner *sich selbst angreift,* dann fühlt sich der andere hilflos und erlebt das Verhalten seines Partners gewöhnlich als Bedrohung im Bindungsbereich. Wenn ein Partner *sich zurückzieht,* erlebt der andere den Rückzug normalerweise als Bedrohung im Bindungsbereich, doch sein Rückzug kann auch leicht Wertschätzungsthemen wecken. Hat ein Partner das Gefühl, dass der andere *sich abgelöst* hat, dann erlebt er dies als Bedrohung im Bindungsbereich. Tabelle 1 fasst die typischen Erfahrungen des anderen Partners in Bezug auf die maladaptiven Reaktionen in beiden Bereichen zusammen.

Unabhängig davon, wie der unsichere Zustand initiiert wird, sind es weitgehend die *Reaktionen* auf die wahrgenommenen Bindungs- und Wertschätzungsbedrohungen – und die sich daraus ergebenden Reaktionen eines Partners auf diejenigen des anderen –, die das Material für die Beziehungsprobleme der meisten Paare bilden. Im Laufe der Zeit fügen sich diese Reaktionen zu den verschiedenen Konflikt- und Vermeidungsmustern zusammen, die Paartherapeuten vertraut sind. Im

Folgenden das Beispiel eines Paares, das mit einer Reihe von Problemen in meine Praxis kam, doch durch die Linse des Affekts gesehen, verdichteten sich diese zu den von jedem der beiden Partner wahrgenommenen Bedrohungen in den Bereichen Wertschätzung und Bindung.

Mario und Elizabeth (ein Paar mittleren Alters, das schon jahrelang zusammen war) hatten bei ihren Rendezvous eine gute Zeit miteinander. Beide waren geschieden, und jeder von ihnen hatte zwei Kinder. Im Laufe der Zeit trafen sie sich auch gemeinsam mit ihren Kindern und stellten fest, dass sich die zusammengewürfelte Truppe sehr gut verstand. Weil alles so gut lief, beschlossen sie schließlich zusammenzuziehen. Mario gab sein Zuhause auf, und er und seine Kinder zogen zu Elizabeth, deren Haus so groß war, dass jedes Kind ein eigenes Zimmer haben konnte. Die Probleme begannen jedoch praktisch sofort, nachdem beide Familien zusammengezogen waren.

Die Kinder mochten einander und verstanden sich sehr gut, doch zwischen Mario und Elizabeth gab es Probleme. Eigentlich war Mario ein ordentlicher, gut organisierter Mensch, der sein früheres Zuhause in Ordnung gehalten hatte.

Alles hatte seinen Platz gehabt und er hatte oft am Haus gearbeitet und es instand gehalten. Doch als er in Elizabeths Haus zog, gab es dort nicht genügend Stauraum und er hatte Schwierigkeiten, sich zu organisieren. Seine Sachen lagen überall herum, was ein Ärgernis für Elizabeth und ihn selbst war. Sie beschwerte sich über die Unordnung und darüber, wie wenig Mario rund ums Haus tat. Im Unterschied zu seinem Verhalten in seinem ehemaligen Zuhause ergriff Mario jetzt keine Initiative, sich um das Haus zu kümmern. Er berichtete, dass dies daran liege, dass er das Haus nicht als sein eigenes betrachten könne. Innerhalb weniger Wochen machte er es sich zur Gewohnheit, herumzusitzen und fernzusehen. Er hörte auf, Sport zu treiben, und bemühte sich nur wenig, die Dinge zu tun, die von einem Erwachsenen im Haushalt erwartet werden. Seine Stimmung war gedrückt und er wurde von Woche zu Woche unglücklicher.

Zweieinhalb Monate nach dem Umzug kamen sie zur Paartherapie. Elizabeth beschwerte sich, dass sich Mario von ihr zurückgezogen habe und keine Initiative ergreife, um den Haushalt in Schuss zu halten. Mario beschwerte sich, dass Elizabeth ihn ständig kritisiere und dass er keine wirkliche Autorität im Haushalt habe.

Beide waren sich einig, dass Mario konfliktscheu war, sich von Elizabeth zurückzog und eine Mauer errichtete, wenn sie Schwierigkeiten hatten. Ihre Konflikte konzentrierten sich auf eine Vielzahl von alltäglichen Problemen; ich werde mich hier auf einen bestimmten Vorfall konzentrieren, da er ihre unterschwellige emotionale Dynamik beleuchtete.

In der Woche, in der Mario Geburtstag hatte, sprach seine Mutter mit ihm und lud ihn zu einem Fest in ihr Haus ein. Mario stimmte dem Zeitplan für das Treffen zu, ohne diesen mit Elizabeth abgesprochen zu haben. Andererseits wusste Elizabeth, dass für ihre Tochter ein Schwimmwettbewerb angesetzt war, doch sie hatte Mario noch nichts davon gesagt, obwohl ihr bewusst war, dass er ihrer Tochter dabei würde zusehen wollen. Als Mario ihr von der geplanten Feier erzählte, war Elizabeth sofort aufgebracht, dass er Pläne gemacht hatte, ohne sich mit ihr abzusprechen. Sie sprachen über Alternativen, unter anderem diejenige, die Feier auf einen späteren Zeitpunkt zu verschieben, doch Mario machte keine Anstalten, die Sache weiterzuverfolgen. Elizabeth und ihre Tochter waren also gezwungen, Marios Geburtstagsfeier zu verpassen, und er verpasste den Wettkampf ihrer Tochter. Elizabeth war darüber sehr wütend und kritisierte Mario. Mario war ebenfalls wütend und zog sich danach zurück. Später gab er zu, dass er keine Anstrengungen unternommen habe, die Feier zu verschieben, weil er so wütend über die Art und Weise war, wie Elizabeth mit ihm gesprochen hatte (ihren Tonfall).

In der Sitzung erörterten wir ihre jeweiligen Gefühle. Jeder von beiden hatte Schwierigkeiten zu erkennen, warum der andere so wütend war. Ich formulierte die Sorgen jedes Partners im Hinblick auf die wahrgenommenen Bedrohungen für ihre emotionale Sicherheit um. Ich war zu dem Schluss gelangt, dass sich Mario hauptsächlich im Wertschätzungsbereich bedroht fühlte und Elizabeth in erster Linie ihre Bindung gefährdet sah, also interpretierte ich ihre jeweiligen Gefühle in Begriffen, die diese Sichtweise widerspiegelten. Während der Diskussion fügte Elizabeth hinzu, dass sie zusätzlich eine Wertschätzungsbedrohung wahrnehme. Natürlich sind dies nicht die Worte, die wir damals verwendeten; Elizabeth sagte, sie könne keine Anzeichen mehr dafür sehen, dass Mario sie liebe, und sie habe zudem das Gefühl, dass ihr »Selbstwert schwer gelitten habe«. Die Sorgen der beiden habe ich wie folgt umformuliert.

Mario fühlte sich von der Art und Weise, wie Elizabeth mit ihm sprach, gedemütigt. Seinem Gefühl nach war das so regelmäßig passiert, dass er jetzt darauf geeicht war, sich vom geringsten negativen Tonfall ihrerseits niedergemacht zu fühlen. Er war depressiv geworden, weil er in einem Haus lebte, in dem er sich als Außenseiter fühlte, der für jedes Problem verantwortlich gemacht wurde. Mario bestätigte, dass er sich genau so fühlte. Elizabeth ihrerseits war am Boden zerstört, als sie erfuhr, dass Mario Pläne für seinen Geburtstag gemacht hatte, ohne sich zu vergewissern, dass sie und ihre Kinder darin einbezogen waren. Sie sah die Tatsache, dass er sich nicht um das Haus kümmerte, als Widerspiegelung seines generellen Mangels an Engagement an, und nichts gab ihr ein schlimmeres Gefühl als sein Rückzug und die Erkenntnis, dass er eine Mauer zwischen ihnen errichtet hatte. Sie konnte nicht mehr sehen, dass er sie liebte, und es war für sie wichtig, dies sehen zu können, damit sie etwas hatte, an dem sie sich festhalten konnte, um eine so schwierige Zeit durchzustehen. Elizabeth bestätigte, dass sie sich genau so fühlte.

Wir beendeten die Sitzung, indem wir ihre jeweiligen Sensibilitäten zusammenfassten – Marios Sensibilität für das Gefühl, dass Elizabeth ihn nicht respektiere, und Elizabeths Sensibilität für das Gefühl, dass Mario sich nichts aus ihr mache. Ich wies auf das Erfordernis hin, dass jeder von ihnen: (a) seine sensiblen Bereiche erkennen und versuchen sollte, damit umzugehen, und (b) Sensibilität für die empfindsamen Bereiche des anderen entwickeln sollte. Für Elizabeth war das ziemlich schwierig, weil sie das Gefühl hatte, dass Marios Probleme nur bei ihm selbst lägen, während sie eher mit der Beziehung beschäftigt sei. Es ist nicht ungewöhnlich, dass sich ein Partner, der in erster Linie mit der Bindungsbedrohung beschäftigt ist, so fühlt, wenn der andere nur auf seinen eigenen Selbstwert fokussiert zu sein scheint. Ich versuchte zu erklären, wie sich unsere Prioritäten verengen können, wenn wir das Gefühl haben, dass das Überleben des Selbst bedroht ist.[87] In dieser frühen Phase der Therapie zeigen Partner häufig wenig Sympathie für die Anliegen des anderen. Doch wenn sie ein gewisses Verständnis für die Art der Probleme bekommen haben, mit denen der andere beschäftigt ist, dann ist ein Anfang gemacht.

Ich habe diese Themen in abgekürzter Form präsentiert, da es nicht so sehr mein Ziel ist, den therapeutischen Prozess zu beschreiben, als vielmehr dem Leser zu helfen, die Themen rund um die emotionale Sicherheit zu erkennen, die den Beschwerden der Partner zugrunde liegen. Der Maßstab für die grundsätzliche Richtigkeit des Modells ist die Reaktion der Partner darauf, dass ihre Anliegen in Begriffen von Wertschätzung und Bindung ausgedrückt werden. Ich stelle immer wieder fest, dass sich Partner besonders gut verstanden fühlen, wenn es mir gelingt, genau zu bestimmen, wie sie Bindungs- oder Selbstwertbedrohungen wahrnehmen. Es ist ausschlaggebend, was bedroht ist (das Ich, die Beziehung, die Zuwendung des Partners), und wenn

Therapeuten zeigen können, dass sie verstehen, warum sich jemand in der Beziehung unsicher fühlt, dann entsteht ein starkes Bündnis zwischen Therapeut und Klient. Es ist daher unumgänglich, die Anliegen jedes Partners zu bestimmen und so eine starke Allianz mit beiden zu bilden. Außerdem ist es wichtig, in Kontakt mit den Grundanliegen jedes Partners zu bleiben (die sich im Laufe der Behandlung weiterentwickeln können). Die Paartherapie kann dann an dem Punkt weitermachen, wo sich jeder Partner auf den Prozess eingelassen hat.

9.9 Konfliktthemen erörtern

Wie Partner auf wahrgenommene Bedrohungen sowie auf die Reaktionen des jeweils anderen reagieren, ist Gegenstand von Forschungsarbeiten zu Ehekonflikten gewesen. In einer Studie, die schnell zum Klassiker avancierte, zeigten Sybil Carrere und John Gottman (1999), dass sie bei einer Gruppe frisch verheirateter Paare aufgrund der Tatsache, wie das jeweilige Paar in den ersten drei Minuten der Erörterung eines Ehekonflikts positiven und negativen Affekt bekundete, eine Scheidung voraussagen konnten. Im Wesentlichen zeigten die Eheleute mit stabileren Ehen weniger negativen und mehr positiven Affekt, wenn die Konfliktdiskussion begann. Ferner zeigten sich die Ehemänner in stabilen Ehen nicht weniger positiv, wenn die Diskussion hitziger wurde, auch wenn sie mehr negativen Affekt ausdrückten. Und bei den Paaren, die auf eine Scheidung zusteuerten, neigten die Ehefrauen dazu, ihre Diskussion mit Kritik zu eröffnen statt mit einer einfachen Beschwerde.[88] Gottman (1999) bezeichnet die Tendenz, die Diskussion mit Kritik zu beginnen statt mit einer fokussierten Beschwerde, als *harsh startup* (grober Beginn). Er hebt hervor, dass man dem Paar beibringen solle, einen abgemilderten Einstieg zu wählen, wenn es etwas Negatives zu sagen habe.[89] Ein wichtiger Bestandteil der Lösung, um einen groben Beginn zu vermeiden, ist, um das zu bitten, was man haben möchte, statt sich über das zu beschweren, was man nicht bekommt.

Diese Studie zeigt auf, wie sich die Bereiche Bindung und Wertschätzung in Paarinteraktionen manifestieren. Kritik ist ein Angriff auf die Wertschätzung des anderen Partners. Doch positive Affekte beizubehalten, selbst inmitten eines hitzigen Wortwechsels, ist eine Möglichkeit, die positive Bindung aufrechtzuerhalten. Als die Ehefrauen die Diskussion mit Kritik an ihren Männern begannen, hatte die

Beziehung bereits den Punkt erreicht, an dem sie sich darauf verlegten, den Selbstwert ihrer Partner zu attackieren, statt über ihre eigenen Anliegen zu sprechen. Dies war ein starker Prädiktor dafür, dass es zu einer Scheidung kommen würde. Auf der anderen Seite zeigten die Ehemänner, die weiterhin positive Affekte bekundeten, ihren Frauen, dass die Bindung nicht in Gefahr war. Dies war ein starker Prädiktor dafür, dass die Ehe stabil bleiben würde.

Wenn sich der negative Affekt auf das Ich des anderen richtet, dann ist die Bedrohung für die Wertschätzung sehr real (und destruktiv). Auf der anderen Seite ist die Bindung nicht bedroht, wenn die positiven Affekte weiterhin zum Ausdruck gebracht werden, was es den Partnern dann erlaubt, einige sehr schwierige Themen zu erörtern. Paare können Konfliktthemen erörtern (die alle Paare haben) und dabei eine relative emotionale Sicherheit aufrechterhalten, wenn sie: (a) es vermeiden können, auf Selbstwertbedrohungen zurückzugreifen, und (b) weiter positive Bindungsgefühle zum Ausdruck bringen (und so keine Bindungsbedrohungen erzeugen). Das kann selbst dann der Fall sein, wenn sehr herausfordernde Themen aus anderen Bereichen erörtert werden.

9.10 Die Relevanz anderer Bereiche

Die Bereiche Wertschätzung und Bindung sind keineswegs die einzigen, in denen Paare auf Schwierigkeiten stoßen. Eine Grundprämisse des Modells der emotionalen Sicherheit lautet jedoch, dass die Wahrnehmung einer Bedrohung im Wertschätzungs- und Bindungsbereich die emotionale Sicherheit in der Beziehung beeinträchtigt und zu wiederkehrenden Konflikten oder dauerhafter Distanz führt, was für die meisten Paare dann der Grund ist, warum sie sich in Therapie begeben. Probleme treten auch in anderen Bereichen auf, doch diese bedrohen im Allgemeinen die emotionale Sicherheit des Paares nicht, es sei denn, sie würden sich auf den Wertschätzungs- und/oder Bindungsbereich auswirken.

Auch andere Therapiemodelle befassen sich mit denselben maladaptiven Mustern, doch sie legen den Schwerpunkt häufig auf die anderen darin vorzufindenden Bereiche, wie zum Beispiel Sexualität oder Trauma. Oft konzentriert sich die Therapie auf sichtbare Themen, zu denen zum Beispiel Macht/Kontrolle, Kommunikations- oder Problemlösungsfähigkeiten gehören, doch der Prozess, bei dem diese angesprochen werden, hilft dem Partner auch bei den darunter liegenden Wertschätzungs- oder Bindungsthemen. Zum Beispiel dienen praktisch alle Techniken, die Menschen mit Kommunikationsproblemen vermittelt werden, dazu, Bedrohungen für das Selbstwertgefühl zu verringern. Das Paar lernt, genauer zuzuhören, respektvoller zu sprechen und globale Beschuldigungen zu vermeiden. Andere Bereiche sind möglicherweise nicht so eindeutig mit Bindung oder Wertschätzung verbunden, doch ich behaupte, dass Themen aus diesen anderen Bereichen trotzdem zweitrangig sind im Vergleich zu den affektiven Bereichen von Bindung und Wertschätzung, und sobald die zentralen affektiven Probleme behoben sind, wird das Paar in der Lage sein, auch jene anderen Probleme zu lösen.[90]

Ich werde versuchen, diese Behauptung mit zwei Beispielen zu belegen, von denen eines aus dem Traumabereich und ein anderes aus dem der Sexualität stammt.

9.11 Ein Fall von bereits bestehendem Trauma

Sowohl Fred als auch Linda waren Traumaopfer. Als Linda etwa acht Jahre alt war, wurde sie von zwei Halbwüchsigen misshandelt, die sie sexuell belästigten und sadistischer Gewalt aussetzten. Die Jungen gehörten zu einer benachbarten Familie, und Lindas Eltern weigerten sich zu glauben, dass die Jungen eine echte Bedrohung darstellten; deshalb versäumten sie es, Linda zu schützen. Fred wurde physisch und emotional von seinem alkoholabhängigen Vater missbraucht. Er lebte in ständiger Angst vor ihm und lernte, jeden Ausdruck von Wut zu unterdrücken. Als Erwachsene unterzog sich Linda einer jahrelangen Therapie, um ihren Missbrauch durchzuarbeiten. Als sie Fred begegnete, war dieser gerade so weit, sich behandeln lassen zu wollen, und er begann früh in ihrer Beziehung mit einer intensiven Einzeltherapie.

Fred war bereits zwei Jahre in Behandlung gewesen, als er und Linda mit der Paartherapie anfingen. Sie waren in einer Reihe von Konflikten gefangen. Fred mied seine Eltern und bat Linda häufig, Ausflüchte für ihn zu finden, und er war wütend auf Linda, weil er das Gefühl hatte, dass sie ihn nicht unterstützte und seine traumabedingten Gefühle nicht verstand. Linda war wütend,

- weil Fred seinen Eltern nicht erzählte, wie er sich fühlte, und stattdessen immer wütend auf sie wurde

- weil er wollte, dass sie Mitgefühl mit ihm hatte, er ihr jedoch nur seine Wut und nicht die verletzlichen Gefühle darunter zeigte (die sekundäre Emotion statt der primären) und
- weil er kein Interesse daran hatte, wie sie sich fühlte.

Sie gingen fast ein Jahr lang zur Paartherapie, doch diese blieb vollkommen wirkungslos. Am Ende hatte Fred das Gefühl, dass der Therapeut Partei für Linda ergriff.

Al sie die Paartherapie bei mir begannen, wäre ich fast in dieselbe Falle getappt wie der vorhergehende Therapeut. Ich dachte, das Problem würde sich von selbst lösen, wenn sich Fred seinen Eltern stellte und er Linda die verletzten und ängstlichen Gefühle zeigen konnte, denen er auswich. Doch das war äußerst schwierig für Fred und er fing an, mir gegenüber defensiv zu werden, bis ich von seinen individuellen Problemen mit seinen Eltern abrückte. Stattdessen versuchte ich, die Gründe dafür ans Licht zu bringen, warum Fred seine unterschwelligen Gefühle Linda gegenüber nicht zeigen konnte und warum sie nicht mit Verständnis statt mit Wut reagieren konnte. So kristallisierten sich allmählich die wahrgenommenen Bedrohungen jedes einzelnen Partners heraus. Tatsächlich beschrieb jeder von ihnen die Wahrnehmung einer Selbstwertbedrohung in ihrer grundlegendsten Form. Fred sagte: »Sie glaubt, dass etwas mit mir nicht stimmt, nur weil ich meinen Eltern nichts über meine Wutgefühle erzähle.« Und Linda sagte: »Er glaubt, es stimme etwas nicht mit mir, weil ich seine Wut nicht mag.«

Die Themen, die die Fortschritte dieses Paares behinderten, lagen in den Bereichen Bindung und Wertschätzung. Fred fühlte sich von Linda verurteilt, was die ultimative Selbstwertbedrohung war, dass »etwas mit ihm nicht stimme«. Und Linda nahm sowohl eine Selbstwertbedrohung wahr – dass etwas mit ihr nicht stimme – als auch eine Bindungsbedrohung in seiner Unfähigkeit, ihr zu zeigen, dass ihre Gefühle ihm ebenfalls wichtig waren. Der Konflikt entspannte sich allmählich, als wir anfingen, diese Themen anzugehen. Beide Partner beschrieben, dass eine bedeutende Veränderung eingetreten war, nachdem Freds Eltern an einem Wochenende zu Besuch gekommen waren. Linda fragte Fred nach seinen Gefühlen in Bezug auf den Besuch. Vorher führten solche Nachfragen zu einem Konflikt zwischen ihnen, doch dieses Mal sprach Fred über seine Gefühle (die verletzlichen statt der wütenden). In der Sitzung gab Fred zu, dass er sich endlich sicher genug gefühlt habe, um über die verletzlichen Gefühle zu sprechen. Sie hatten sich in die sichere Zone hineinbegeben!

Dieser Fall zeigt, wie sich ein Paar im Umgang mit einem schwierigen Problem, wie zum Beispiel Freds Missbrauch und seine Beziehung zu seinen Eltern, festfahren kann. Das liegt an der Art und Weise, wie dieses Problem in den Bereichen Wertschätzung und Bindung erfahren wird. Fred hatte es mit Schwierigkeiten zu tun, die auf eine traumatische Kindheit zurückzuführen waren, doch es war sein Unvermögen, sich im Wertschätzungsbereich sicher zu fühlen, das den Konflikt in der Ehe hervorrief. Freds Reaktion erzeugte sowohl Bindungs- als auch Selbstwertbedrohungen für Linda. Dadurch fühlte sie sich nicht sicher genug, mit Verständnis zu reagieren, wenn Fred dies brauchte, und ihre Reaktion bewirkte dann eine Bindungsbedrohung für Fred. Doch Fred machte einen positiven Schritt hin zur Schaffung von Sicherheit, indem er den Mut fand, über seine verletzlichen Gefühle zu sprechen. Das wiederum verringerte die Bedrohung für Linda, die dann in der Lage war, mit Neugierde statt mit defensiver Kritik zu reagieren.

Die Entwicklung emotionaler Sicherheit zwischen ihnen beseitigte nicht die Probleme, an denen Fred in seiner Einzeltherapie arbeitete. Doch sie ließ die Ehe wieder zu einem sicheren Zufluchtsort werden, während er mit seiner schwierigen Traumaarbeit fortfuhr.

9.12 Ein Fall gehemmten sexuellen Verlangens

Henry und Emily kamen in die Paartherapie, weil sie im dritten Jahr ihrer Ehe aufgehört hatten, Sex miteinander zu haben. Ihre Ehe war zu einer sehr distanzierten Beziehung geworden, und das ging noch ungefähr vier Jahre so weiter, bis sie zur Paartherapie kamen. Wir erforschten das Problem gemeinsam. Emily war eine ruhige, introvertierte Person, die sich nur selten beklagte, während Henry extrovertiert war und seine Karriere auf seiner Fähigkeit aufgebaut hatte, Kontakte zu knüpfen und Beziehungen zu seinen Kunden aufzubauen. Trotz Emilys ruhigen Wesens brachte sie regelmäßig ihre Unzufriedenheit mit der Beziehung in Wutausbrüchen zum Ausdruck. Sie beschwerte sich dann über alle möglichen Dinge und drohte schließlich damit, ihn zu verlassen. Henry war nicht auf solche plötzlichen Ausbrüche vorbereitet und war entsetzt darüber, dass sie ihre Bindung bedrohte. Er beklagte sich, dass er erst wisse, dass sie unglücklich über etwas sei, wenn es dann viel später herauskäme. So fühlte er sich unsicher, da er nie wusste, wie sich Emily im jeweiligen Moment fühlte.

Die Notwendigkeit, dass Emily ihre Gefühle möglichst zeitnah ausdrückte, wurde zu einem der ersten Therapieziele. Über einen Zeitraum von Wochen begann Emily einen größeren Teil ihrer Gefühle in dem Moment auszudrücken, in dem sie auftraten. Natürlich führte das zu dem vorhersagbaren Problem, dass Henry feststellte, dass er nicht alle Gefühle, von denen er erfuhr, besonders mochte, da viel von dem, was sie zum Ausdruck brachte, von ihm als Kritik wahrgenommen wurde. Wir arbeiteten daran, dass Emily ihre Beschwerden äußerte, ohne gleichzeitig Kritik zu üben, und wir erforschten Henrys Empfindlichkeiten. Er war in einer kritischen Familie aufgewachsen, in der es keinen Zusammenhalt gab und die nur selten positive Dinge über die Kinder zu sagen hatte. Henry kompensierte das, indem er eine sympathische Persönlichkeit entwickelte und versuchte, die Anerkennung von Menschen außerhalb der Familie zu bekommen. Emily ihrerseits kam aus einer Familie, die jegliche Konflikte vermied und alles unter einer Fassade der Oberflächlichkeit verbarg. Sie gab zu, dass sie erhebliche Selbstwertprobleme gehabt habe; jedoch habe sie hart an ihren Problemen gearbeitet und fühle sich nun wesentlich besser mit sich selbst.

Henrys anfängliche Anziehung für Emily basierte teilweise darauf, dass sie ein sehr entgegenkommender Mensch war, bei dem er sich leicht öffnen und zeigen konnte. Und Emilys Anziehung für Henry beruhte teilweise darauf, dass sie das Gefühl hatte zu wissen, woran sie bei ihm war, und deshalb seinen positiven Gefühlen für sie trauen konnte. Sie führten über mehrere Jahre eine Beziehung und hatten ein erfülltes Sexualleben. Als sie schließlich heirateten, ging ihre Sexualität jedoch schnell zurück.

In der Therapie ergab sich kein Ausgangspunkt, an dem ihnen die Nähe, die sie zueinander gehabt hatten, plötzlich abhandengekommen wäre, doch es kristallisierten sich gleichbleibende Themen heraus. Henry fühlte sich von Emily kritisiert. Das fing wahrscheinlich klein an, als das Bild, das sie voneinander hatten, durch die Realitäten des Ehelebens zunehmend Risse bekam. Trotz seines vermeintlichen Selbstvertrauens und seiner lockeren Art war Henry doch recht empfindlich für Kritik und hatte Probleme damit, wenn etwas darauf hindeutete, dass Emily ihn nicht so sah, wie er selbst es gerne tat. Sein Rückzug kam für Emily überraschend, da er so gewandt im Umgang mit Menschen zu sein schien und so wirkte, als wüsste er mit gewöhnlichen Konflikten umzugehen. Doch unter Henrys selbstsicherem Äußeren verbarg sich ein Gefühl der Scham, das aus seiner Überzeugung resultierte, nie gut genug zu sein.

Henry reagierte auf seine wahrgenommene Selbstwertbedrohung mit Rückzug und damit, dass er sich mit Aktivitäten außerhalb seines Zuhauses beschäftigte. Emily fühlte sich vernachlässigt, wodurch ihre regelmäßigen Ausbrüche gegenüber Henry noch weiter zunahmen, was wiederum bewirkte, dass er es noch mehr vermied, ihr nahe zu sein. In der Verliebtheitsphase war es ihnen gelungen, den durch Konflikte entstandenen Schaden auszugleichen, indem sie sich durch Sexualität wieder verbanden. Nachdem sich in ihrer Ehe emotionale Distanz entwickelt hatte, versuchte Emily weiter, sich über Sexualität zu verbinden, doch Henry hatte immer eine Entschuldigung parat, warum er nicht mitmachen konnte.

Als Emily begann, ihre Gefühle unmittelbar zum Ausdruck zu bringen, und Henry sehr aktiv seine unterschwelligen Schwierigkeiten mit seinem Selbstwert erforschte, verbesserte sich die Atmosphäre in der Beziehung erheblich. Sie fingen an, sich wesentlich sicherer in Gegenwart des anderen zu fühlen. Doch emotionale Sicherheit ist eine relative Erfahrung, und jeder von ihnen zögerte immer noch, sich wieder auf Sex mit dem anderen einzulassen. Emily hatte das Gefühl, dass sie schon viel zu lange das Risiko eingegangen war, die einzige Initiatorin zu sein, und sie war nicht bereit, sich wieder auf diese Art verletzlich zu machen. Henry gestand ein, dass es nun an ihm sei, Sex zu initiieren, doch er fand weiter Gründe, um dies nicht zu tun. Erst nachdem Henry über seine Ängste gesprochen hatte, dass er Emily sexuell missfallen könne – und er Emilys Entgegenkommen sah –, begann er, von sich aus den Anstoß zu sexuellen Begegnungen zu geben.

Sowohl Henry als auch Emily brachten bereits bestehende Selbstwertprobleme in die Beziehung mit. Jeder von ihnen hatte eine Anpassungsstrategie entwickelt, die ihre Intimität beeinträchtigte. Henry hatte ein selbstsicheres Äußeres kultiviert, das seine inneren Selbstzweifel verbarg. Emily hatte gelernt, ihre vermeintlich unliebsamen Anteile abzuspalten, um ihren Partner nicht zu bedrohen.[91] Doch sie war nicht in der Lage, die unliebsamen Gefühle vollkommen zu unterdrücken, und das nährte wiederum Henrys Gefühl, dass er nicht sicher war. Er konnte sich zu Hause nicht länger auf sein freundliches Äußeres verlassen, also zog er sich zurück (und wurde depressiv). Das stellte eine Bindungsbedrohung für Emily dar und ihre daraus resultierende Drohung, die Beziehung zu verlassen, bedeutete dann eine Bindungsbedrohung für Henry.

Als sich Henry und Emily schließlich füreinander öffneten und Akzeptanz erfuhren, waren sie imstande, wieder ein bestimmtes Maß an emotionaler Sicherheit zu erreichen. Die Sexualität blieb jedoch noch ein wenig länger außerhalb ihrer Reichweite – sie hatten nie eine sexuelle Verbindung unter Bedingungen von so großer Offenheit gehabt. Sie mussten erst lernen, trotz dieses hohen Maßes an Verletzlichkeit emotional sicher zu sein.

In diesem Fall erwog das Paar, die Therapie zu beenden, sobald es sich miteinander sicher und einander nah fühlte. Jeder von ihnen hatte individuelle Änderungen vorgenommen, die sein Selbstvertrauen erhöhten, und jeder fühlte sich besser mit der Beziehung. Jedoch hatte ihre anfängliche Beschwerde ihrem Mangel an sexuellem Kontakt gegolten. In gewisser Weise wussten sie, dass das Bemühen um größere Intimität ihre neu gewonnene emotionale Sicherheit gefährden könnte, wenn sie mehr von sich offenbarten und ein größeres Maß an Verletzlichkeit erfuhren. Doch ihre Fortschritte hatten ihr Vertrauen in die Fähigkeit, sich ihren Ängsten zu stellen, gestärkt, und je mehr sie sich mit diesen auseinandersetzen, umso besser gelang es ihnen, Sicherheit zu schaffen. Sie entschieden sich, mit der Therapie fortzufahren, und hatten erstaunlich schnell wieder eine aktive sexuelle Beziehung.

Jetzt, wo wir ein klares Verständnis von den Kernthemen wahrgenommener Bedrohungen in den Bereichen Bindung und Wertschätzung haben, werden wir uns den zahlreichen systemischen Mustern zuwenden, die sich entwickeln können, wenn Partner eine maladaptive Reaktion auf die Wahrnehmung einer Bedrohung zeigen.

10 Maladaptive Reaktionsmuster

Ich vertrete die Ansicht, dass die zentralen Komponenten von Intimitätsproblemen in den maladaptiven Weisen zu finden sind, in denen Partner auf wahrgenommene Bedrohungen im Bindungs- und Wertschätzungsbereich reagieren. Werden maladaptive Reaktionen nicht korrigiert, dann verfestigen sie sich leicht zu dysfunktionalen Mustern, bei denen jeder Partner eine charakteristische Rolle übernimmt.

10.1 Dysfunktionale Muster

Eine festgefahrene Situation in der Ehe ist größtenteils darauf zurückzuführen, dass sich gewöhnlich beide von ihrem Partner kritisiert und nicht angenommen fühlen.
John Gottman (1999, S. 234)

Dysfunktionale Muster, die sich in Beziehungen entwickeln, zeichnen sich meist durch ihre negative affektive Gestimmtheit und ihre verfestigten Interaktionen aus, die sich vorwiegend im Wertschätzungsbereich abspielen. Beide Partner versuchen einander in ihren Bemühungen zu beeinflussen, ihre jeweiligen Bedürfnisse in jedem affektiven Bereich erfüllt zu bekommen, doch manchmal verzichtet ein Partner auch auf Bedürfnisse in einem Bereich, in der Hoffnung, diejenigen in dem anderen verwirklichen zu können. Viele dieser Muster laufen nicht bewusst ab; die Beziehungspartner sind sich häufig nicht klar über ihre Rolle darin, auch wenn sie vielleicht bewusst wahrnehmen, was der andere tut.

Systemtheoretiker haben gezeigt, wie sich Beziehungsmuster verselbstständigen können. Das Verhalten jedes Partners ist sowohl eine Reaktion auf das Verhalten des anderen als auch ein Anreiz dafür. Vom Standpunkt der Skripttheorie aus bieten diese Muster ein neues Set von Szenen, und es können sich neue Skripts entwickeln, die für die Beziehung spezifisch sind. Nicht all diese Muster sind destruktiv; einige ähneln positiven Ritualen in einer Beziehung. Doch je weniger Partner in der Lage sind, einander direkt zu beeinflussen, umso destruktiver werden ihre interaktiven Muster wahrscheinlich. Diese negativen Muster zu durchbrechen, ist ein Hauptziel der Paartherapie.

Dieses Kapitel enthält einige der gängigsten dysfunktionalen Muster, die danach kategorisiert werden, in welchem Bereich die Bedrohung wahrgenommen wird. Viele dieser Muster sind in der Paartherapie-Literatur seit Langem bekannt.

10.2 Reaktionen auf eine Bindungsbedrohung

Zu einer Bindungsbedrohung kommt es, wenn ein Partner einen Mangel an positiven Bindungsaffekten bei dem anderen wahrnimmt oder wenn der andere etwas tut, was die Beziehung unmittelbar bedroht (wie eine Affäre zu haben oder eine verbale Drohung auszusprechen, den Partner zu verlassen). Selbst wenn es zu einer konkreten Drohung gekommen ist, ist ihr gewöhnlich ein Mangel an positiven Bindungsaffekten vorausgegangen. Sie ruft nicht so häufig an, hört nicht so aufmerksam zu, drückt nicht so viel Zuneigung aus, sucht nicht so viel sexuellen Kontakt oder spricht nicht in denselben höchsten Tönen von ihm. So oder so ahnt er, dass ihre Bindung nachlässt, und das löst bei ihm Verzweiflung und Angst aus. Seine Reaktion auf die wahrgenommene Bindungsbedrohung bereitet dann den Boden dafür, dass sich ihr spezielles Muster entfalten kann.

Ängstliches Festhalten

Eine häufige Reaktion auf die Wahrnehmung einer Bindungsbedrohung ist der Versuch, nun noch fester an dem anderen Partner festzuhalten. Individuen, die diese Strategie verfolgen, sind ganz offenkundig besorgt, und Bindungsforscher haben Etiketten wie ängstlich, besorgt oder furchtsam verwendet. Auch wenn das Ausdrücken von Sorge in Bezug auf die Beziehung und verstärktes Klammern dem anderen Partner häufig eine kurzfristige Zusicherung und positiveres Bindungsverhalten entlocken werden, so ist doch die langfristige Wirkungsweise ängstlichen Klammerns gewöhnlich begrenzt. Die meisten Partner kommen an einen Punkt, wo sie weniger bereit sind, weiter darauf zu reagieren; stattdessen hat ängstliches Klammern paradoxerweise häufig zur Folge, dass sich der nicht ängstliche Partner veranlasst sieht, mehr Abstand zu suchen.

Es handelt sich um die Kategorie, die Bartholomew und Horowitz (1991) schufen, indem sie ein positives Bild des Anderen mit einem negativen Bild des Selbst verbanden. Das Vorhandensein des negativen Selbstbildes deutet darauf hin, dass Individuen, die in dieser Weise auf eine Bindungsbedrohung reagieren, anfälliger für Selbstwertthemen sind. Auch wenn dies oft zutrifft, sind diese Themen bei ihnen nicht in jedem Fall schon vor der Beziehung vorhanden. Der Unterschied dazwischen, sich ängstlich an den Partner zu klammern oder einen taktischeren Ansatz zu wählen, wie sich zu kümmern oder zu protestieren (die nächsten beiden Kategorien von Reaktionen), scheint sich um das Gefühl eines Menschen zu drehen, dass er seinen Partner *beeinflussen* kann. Ist seine Erfahrung jedoch, dass er seinen Partner nicht beeinflussen kann, dann wird er eher geneigt sein, sein anklammerndes Verhalten zu verstärken, statt etwas zu tun, was den Partner dazu bringen könnte, sich anders verhalten zu wollen. Viele Menschen, die klammern, sind wahrscheinlich mit Partnern zusammen, die selbst Selbstwertthemen haben und sich gewöhnlich dem Einfluss ihrer Partner widersetzen. John Gottmans (1999) Forschungen haben eindeutig gezeigt, welche zerstörerische Wirkung davon ausgeht, wenn man sich weigert, den Einfluss eines Partners zu akzeptieren.

Fürsorgliches Verhalten

Wenn ein Partner unsicher ist (eine Bindungsbedrohung wahrnimmt), dann wird er sich wahrscheinlich eher nicht verletzlich machen oder direkt darum bitten, dass seine Bindungsbedürfnisse erfüllt werden. Vielleicht tut er gar nichts und hofft einfach, dass seine Partnerin wissen wird, was er braucht (eine Form von Verzweiflungsreaktion), oder er versucht möglicherweise, seine Partnerin so zu beeinflussen, dass sie seine Bindungsbedürfnisse durch verschiedene indirekte Mittel erfüllt. Eine übliche Vorgehensweise ist zum Beispiel, dass er seine Anstrengungen verstärkt, die Bindungsbedürfnisse seiner Partnerin zu erfüllen, vermutlich in der Hoffnung, dass dies ihr Bewusstsein von seinen Bedürfnissen erhöhen wird.[92] Wenn sich diese Vorgehensweise zu einem Muster verfestigt, dann wird sich der fürsorgliche Partner zu sehr auf die Bedürfnisse des anderen Partners konzentrieren, während seine eigenen häufig unerfüllt bleiben. In der Literatur zum Suchtmittelmissbrauch wird dieses Muster gemeinhin als co-abhängiges Verhalten bezeichnet.

Individuen, die ein solch fürsorgliches Verhaltensmuster an den Tag legen, sind aktiv (statt passiv), doch sie verbergen ihre Angst davor, die Bindung zu verlieren. Folglich kann Fürsorglichkeit eine Variation der Verzweiflungsreaktion sein (die ein paar Seiten weiter erörtert werden wird). Die Person vermeidet den direkten Protest und hat sich gewiss nicht distanziert. Vielmehr versucht sie, ihre Verzweiflung abzuwehren, indem sie sich aktiv auf die Bindungsbedürfnisse ihres Partners konzentriert. Wenn das nicht funktioniert, wird der fürsorgliche Partner häufig deprimiert und nachtragend.

In einigen Fällen begeben sich Paare in therapeutische Behandlung, wenn der fürsorgliche Partner schließlich seine Grenze erreicht hat und rebelliert und seine Bedürfnisse geltend macht.[93] Der Partner, der die Fürsorge erhalten hat, versteht das oft nicht und sieht den fürsorglichen Partner als jemanden an, der gerade eine Art Zusammenbruch erlebt. Schließlich war doch bis jetzt alles gut, oder?

Kritischer Protest

Eine übliche Methode, um aktiv mehr Bindungsreaktionen von seinem Partner zu bekommen, ohne direkt darum zu bitten, ist zu versuchen, dieses Verhalten vom Partner zu *erzwingen*. Die destruktiveren Formen des Zwangs beinhalten einiges an Anstrengung, um den Partner so zu beeinflussen, dass man ihm Scham einflößt – oder eine ihrer Varianten, wie Schuld, Eifersucht, Neid oder Depression.[94] Der Versuch, Scham auszulösen, um Einfluss zu nehmen, ist bei Paaren häufig zu finden, auch bei denjenigen, die sicher gebunden sind. In den besten Situationen kann es ein Appell an das Gute im Partner sein – »Du wirst mich doch wohl nicht verlassen, damit ich dann all diese Teller selbst spülen muss, oder?« –, doch in weniger optimalen Situationen kann es in einen wahrgenommenen Angriff abgleiten und Probleme im Wertschätzungsbereich schaffen.

Viele unsichere Partner bringen ihre unerfüllten Bindungsbedürfnisse zum Ausdruck, indem sie den anderen kritisieren und wütend auf ihn werden. Eine Aussage nicht kritischen Protests kann Wut beinhalten, doch sie ist auf die Bedürfnisse der Person ausgerichtet, die den Protest äußert (»Ich bekomme nicht das, was ich brauche«). Wenn persönliche Kritik enthalten ist (»Du bist kein guter Partner«), dann hat sich der protestierende Partner vom Bindungs- auf den Wertschätzungsbereich verlagert, um zu verhindern, dass er allzu verletzlich wird. Natürlich ist diese Strategie selten effektiv. Er nimmt ihren Protest als Bedrohung für seinen Selbstwert wahr und wird defensiv. Statt ihren Protest als Hinweis auf das, was sie braucht, zu hören, nimmt er ihn als Angriff auf das wahr, was ihm fehlt.

Wie der kritisierte Partner auf die Selbstwertbedrohung reagiert, die dem kritischen Protest innewohnt, spielt eine wichtige Rolle für die Bestimmung des Musters, das sich herausbildet. Hier sind vier Reaktionsformen, die alle auf Nathansons (1992) Kompass der Scham basieren. Der kritisierte Partner erlebt Scham und er kann mit Vermeidung, Angriff auf das Selbst, Rückzug oder Schuldzuweisung (die Entsprechung zum Angriff auf den Anderen) reagieren.

Das Feindseligkeits-Distanziertheits-Muster: Wenn er auf ihren *kritischen Protest* mit *Vermeidung* reagiert, fühlt sie sich machtlos, Einfluss auf ihn zu nehmen. Sie entwickelt eine feindselige Haltung, die nur selten nachlässt, und er fasst ihre Feindseligkeit als Unzulänglichkeit ihrerseits auf, ohne zu erkennen, dass sie etwas mit ihm zu tun hat. Häufig bewahrt er sich eine unbeschwerte Lebensauffassung, die für sie irritierend ist. Er streitet nicht wirklich mit ihr, erlaubt es ihr aber auch nicht, ihm nahezukommen. Ihre Beziehung folgt einem Muster der Oberflächlichkeit. Er scheint mit der Qualität der Beziehung einverstanden zu sein, doch sie ist dauerhaft unzufrieden damit. Er sieht sie dann einfach als jemanden an, die nie zufrieden ist. Die meisten Menschen sind ohne Zuhilfenahme von Suchtmitteln nicht in der Lage, eine konsequente Vermeidungsreaktion aufrechtzuerhalten – die Scham effektiv zu verleugnen. Folglich tritt bei diesem Muster sehr häufig Suchtmittelmissbrauch auf. Wahrscheinlich noch häufiger tritt eine Mischung aus Vermeidung und einer anderen maladaptiven Schamreaktion, zum Beispiel in Form von Schuldzuweisungen, auf. In solchen Fällen reagiert er damit, dass er sich entweder unberührt zeigt oder explodiert. In beiden Fällen wird sein Vermeiden das ursprüngliche Problem – ihre vernachlässigten Bindungsbedürfnisse – nur noch verschärfen.

Lähmender Groll: Wenn er auf ihren *kritischen Protest* damit reagiert, dass er *sich selbst angreift*, fühlt sie sich aktiv daran gehindert, etwas zu sagen oder zu tun. Für sie ist dies das genaue Gegenteil der Situation, die sich ergibt, wenn er mit Vermeidung reagiert. Statt sich ohnmächtig zu fühlen, Einfluss auf ihn zu nehmen, fühlt sie sich gedrängt, sich zurückzuhalten, weil es so scheint, als würde alles, was sie sagt oder tut, eine zu große Wirkung haben. Sie lernt, ihn mit Samthandschuhen anzufassen. Diese Situation kann unterschiedliche Reaktionen in ihr auslösen. Wenn sie aus früheren Beziehungen eigene Wertschätzungsthemen hat, dann werden diese durch seine Angriffe auf sich selbst häufig verstärkt. Zum Beispiel legt sie seine Reaktion möglicherweise so aus, als sei sie selbst toxisch, nicht liebenswert und destruktiv. Unabhängig von ihrer Reaktion wird sie zwangsläufig immer ärgerlicher werden, weil sie ihre Bedürfnisse und Gefühle ständig zurückhalten muss. Das führt in vielen Fällen zu regelmäßigen Ausbrüchen, gefolgt von Reue und Bedauern. Es gibt viel Schmerz in Beziehungen, in denen sich ein Partner als Reaktion auf seine Scham selbst angreift.

Das Verfolger-Distanzierer-Muster: Wenn er auf ihren *kritischen Protest* mit *Rückzug* reagiert, dann entwickelt sich ihre Beziehung zu einem klassischen Verfolger-Distanzierer-Muster. Sie möchte, dass er ihre Bindungsbedürfnisse erfüllt, doch sie bringt diesen Wunsch in Gestalt von Angriffen auf seinen Selbstwert zum Ausdruck. Er wehrt sich nicht, sondern zieht sich immer wieder zurück, um seinen Selbstwert zu schützen. Er vertieft sich in seinen Beruf, seine Hobbys, seine Freunde, die Kinder, das Fernsehen oder etwas anderes – alles außer ihr. Sein Rückzug verstärkt ihre Erfahrung nur noch, dass die Bindung bedroht ist, und so wird sie sich wahrscheinlich noch stärker an seine Fersen heften, woraufhin er sich noch mehr zurückziehen wird. Das ist der ultimative Teufelskreis. In der Therapie berichtet er gewöhnlich, dass er ihre Bedürfnisse als überwältigend erlebt (einige Therapeuten haben ihn als jemanden bezeichnet, der Angst vor dem Verschlungenwerden hat, und sie als feindselig-abhängig). Doch der Blick auf ihre unerfüllten Bedürfnisse und seine Angst vor Nähe werden durch das von ihnen entwickelte Muster verzerrt. Wenn man ihm helfen kann, auf ihre Bindungsbedürfnisse zu reagieren, dann stellt er gewöhnlich fest, dass sie nicht so überwältigend sind, wie sie zu sein schienen, als die Partnerin ihm so inbrünstig nachlief.

Gegenseitige Schuldzuweisungen: Wenn er auf ihren *kritischen Protest* mit *Schuldzuweisung* reagiert, dann ist sie über die Bindungsbedrohung hinaus mit einer Selbstwertbedrohung konfrontiert. Auch wenn sie mit einer beliebigen Schamreaktion antworten könnte, ist die häufigste Reaktion doch die Gegenbeschuldigung – wahrscheinlich, weil diese Neigung bei ihr bereits vorhanden war, als sie ihrem Protest persönliche Kritik hinzufügte. Paare wie diese sind diejenigen, die am ehesten als konfliktträchtig bezeichnet werden; praktisch alles kann die Voraussetzungen für Streitigkeiten darüber schaffen, wer schuld ist. Seine Schuldzuweisungsreaktion hat sie jetzt mit einer Selbstwertbedrohung konfrontiert. Die gegenseitigen Schuldzuweisungen aktivieren einerseits die Scham jedes Partners, andererseits ermöglichen sie es, der Scham zu entrinnen (da dies die ursprüngliche Funktion der Schuldzuweisungen beziehungsweise des Angriffs auf den Anderen war). Das tatsächliche Auftreten von Scham in diesen Beziehungen ist allerdings selten. Nur ein sehr geringer Teil der Schuldzuweisungen trifft ins Schwarze, weil sich jeder Partner davor schützt, ernsthaft etwas von dem in Betracht zu ziehen, was der andere sagt. Aus diesem Grund werden gegenseitige Schuldzuweisungen von den Partnern manchmal als eine Art geheime Absprache angesehen. Es ist, als hätte jeder von ihnen zugestimmt, die Rolle des Bösewichts zu übernehmen und es so dem Partner zu ermöglichen, sein Innenleben zu umgehen, indem er oder sie dem anderen gegenüber misstrauisch und auf ihn fokussiert bleibt.

Erreichen diese Schuldzuweisungsmuster die schlimmsten Ausmaße, dann versuchen die Partner unverhohlen, sich gegenseitig zu beschämen. Die Beziehung der Eheleute George und Martha in Edward Albees ätzendem Theaterstück *Wer hat Angst vor Virginia Woolf?* ist von pathologischer Beschämung geprägt. Sie schreien nicht nur und sagen provozierende Dinge zueinander, sondern versuchen auch, den anderen zu erniedrigen, indem sie Quellen von Peinlichkeit vor Fremden preisgeben, die bei ihnen zu Gast sind. Wie es für Beziehungen typisch ist, in denen heftige Schuldzuweisungen stattfinden, ist er so fest entschlossen, sie zu demütigen, dass er bereit ist, sich dabei selbst in Verlegenheit zu bringen (und umgekehrt).

Paare, die in gegenseitigen Schuldzuweisungen gefangen sind, sind schwer therapierbar, weil es für keinen von beiden sicher ist, verletzlich zu sein. So bleibt das erste Ziel einer jeden Paartherapie (für eine sichere Umgebung zu sorgen) häufig das wichtigste Mittel, um dem Paar während der gesamten Behandlung erfolgreich zu helfen. Die gegenseitigen Schuldzuweisungen werden hier so dargestellt, als würden sie vom *kritischen Protest* eines Partners herrühren. Wenn das der Fall sein sollte, dann kann es sehr schwierig sein, die ursprüngliche Sorge der Partnerin um ihre Bindungsbedürfnisse aus dem Dickicht der Anschuldigungen herauszuarbeiten. Viele der Paare mit diesem Muster kommen in die Therapie und werden darin unterstützt, respektvoller zu kommunizieren. Das kann helfen, das Schuldzuweisungsmuster zu durchbrechen, doch die unerfüllten Bindungsbedürfnisse, die überhaupt erst zu dem Problem geführt haben, werden häufig nicht angesprochen. Nicht alle gegenseitigen Schuldzuweisungen jedoch sind auf eine Bindungsbedrohung zurückzuführen. Manchmal haben beide Partner Selbstwertthemen, die dazu führen. Doch selbst in diesem Fall löst die schreckliche

Atmosphäre gegenseitiger Schuldzuweisungen tendenziell auch Bindungssorgen aus.

10.3 Kritischen Protest beilegen, indem man Verantwortung für Bindungsbedürfnisse übernimmt

Was bringt Menschen dazu, ihren groben Beginn abzumildern? Es muss ein innerer Dialog sein, in dem Freundschaft, Sympathie und das Verständnis für die aktuelle Lebenssituation des anderen gewinnen.
John Gottman (1999, S. 225)

Die Probleme, die ihre Ursache in kritischem Protest haben, gehören wahrscheinlich zu den häufigsten Gründen, warum Individuen mit einer Paartherapie beginnen. Seine Bindungsbedürfnisse werden nicht angemessen erfüllt, doch er vermeidet es, sich in eine Position der Verletzlichkeit zu bringen und darum zu bitten, dass seine Bedürfnisse erfüllt werden. Stattdessen greift er ihren Selbstwert an. Dann wird ihre Scham aktiviert und sie greift auf eine der vier Reaktionen des Scham-Kompasses zurück: vermeiden, sich zurückziehen, sich selbst angreifen, Schuld zuweisen. Der Partner, der kritischen Protest zum Ausdruck bringt, wird durch Bindungssorgen angetrieben, und der kritisierte Partner wird durch Wertschätzungssorgen befeuert. Sobald jedoch ein maladaptives Muster einsetzt, können bei jedem Partner noch weitere Wertschätzungs- und Bindungssorgen aktiviert werden. Die meisten Konflikte spielen sich im Wertschätzungsbereich ab, und im Allgemeinen müssen sie angegangen werden, bevor der auf die Bindungsbedrohung reagierende Partner sich sicher genug fühlen kann, um seine Bindungssorgen zu betrachten.

Therapeuten, die mit Paaren arbeiten, in denen sich ein Partner auf kritischen Protest verlegt hat, betonen häufig, wie wichtig es ist, »Ich-Aussagen« zu verwenden. Normalerweise fängt der protestierende Partner jede Aussage mit »du« an, da sein Fokus auf den Mängeln des anderen Partners statt auf seinen eigenen unerfüllten Bedürfnissen liegt. Der andere erlebt diesen kritischen Fokus als Selbstwertbedrohung und reagiert gewöhnlich defensiv. Indem der Therapeut die Bedeutung von »Ich-Aussagen« hervorhebt, versucht er, den protestierenden Partner dazu zu bringen, mit dem Kritisieren aufzuhören und seine unerfüllten Bindungsbedürfnisse offenzulegen.

Eine der wichtigsten Veränderungen, die sich in der Paartherapie vollzieht, geschieht dann, wenn ein Partner, statt den Selbstwert des anderen anzugreifen, dazu übergeht, direkt darum zu bitten, dass seine Bindungsbedürfnisse erfüllt werden.[95] Er wird viel eher gehört werden und eine mitfühlende Reaktion von seiner Partnerin bekommen, wenn er um die Erfüllung seiner Bindungsbedürfnisse bittet, statt wenn er sie dafür angreift, dass sie nicht erfüllt worden sind. Die angegriffene Partnerin fühlt sich im Allgemeinen veranlasst, sich zu verteidigen, und dann geht es in der Interaktion um ihren Selbstwert statt um sein unerfülltes Bindungsbedürfnis. Diese Situation verschlimmert sich noch, wenn der angreifende Partner den Fokus des Angriffs möglichst allgemein hält, sodass die Verbindung zu seinem unerfüllten Bindungsbedürfnis weniger offensichtlich ist.

Verzweiflung: Ein anderes Problem tritt auf, wenn ein Partner auf eine wahrgenommene Bindungsbedrohung mit Verzweiflung reagiert. Solche Menschen fühlen sich oft hilflos und verfallen in eine Depression. Das passive Verhalten eines Erwachsenen ist vielleicht kein genaues Gegenstück zur Verzweiflung von Säuglingen, die von ihren Müttern getrennt wurden, doch es ist eine häufige Begleiterscheinung von Hoffnungslosigkeit und Depression. Deshalb reihe ich Passivität (nichts tun und hoffen, dass sich die Dinge bessern werden) in die Kategorie der Verzweiflungsreaktionen ein. Meiner Erfahrung nach hat die Verzweiflungsreaktion von den drei Kategorien der Erwiderung auf eine Bindungsbedrohung die geringste Wirkung auf den anderen Partner. Sie stellt keine wirkliche Bedrohung für den Selbstwert des anderen dar, sofern er nicht anfällig dafür ist, alles als Kommentierung seiner Zulänglichkeit anzusehen. Noch stellt die Verzweiflung eines Partners eine Bindungsbedrohung per se dar; als langfristige Folge kommt es jedoch gewöhnlich zu einer Erosion in der Bindungsbeziehung.

In der Regel entwickeln sich zwei verschiedene Muster, wenn ein Partner mit Verzweiflung auf eine wahrgenommene Bindungsbedrohung reagiert. Das Erste zeigt sich, wenn der andere ebenfalls verzweifelt und die Hoffnung aufgibt, dass sich die Bindung verbessern könnte; das zweite Muster bildet sich heraus, wenn der andere Partner nicht verzweifelt.

Oberflächlichkeit: Wenn beide Partner mit der Bindungsbeziehung unzufrieden, aber nicht bereit sind, zu protestieren oder sich loszulösen, dann lernen sie häufig, Konflikte dadurch zu vermeiden, dass sie sehr oberflächlich bleiben. Viele dieser Paare gehen überaus höflich miteinander um; andere sind vielleicht willens, sich zu einem gewissen Grad auf Konflikte einzulassen, jedoch immer nur bei Themen, die an der Oberfläche bleiben und die tieferen Anliegen hinsichtlich der Qualität der Bindung nicht berühren. Menschen in solchen Beziehungen zeigen ihre authentischen Gefühle sich selbst und dem anderen gegenüber nicht; folglich sind sie vor potenziell katastrophalen Konflikten geschützt, auch wenn immer eine gewisse Unzufriedenheit mit der Beziehung vorhanden ist.

Ich sollte anmerken, dass das geheime Einverständnis, tiefere Themen zu vermeiden, für manche Menschen akzeptabel ist. Sie haben vielleicht das Gefühl, es sei besser, eine unbefriedigende und oberflächliche Beziehung zu haben als eine verletzende (voller Protest) oder gar keine Beziehung (Distanzierung). Menschen, die in oberflächlichen Beziehungen leben, erfahren gewöhnlich kein großes Leid. Vielmehr leben sie in einem Zustand ständiger Unzufriedenheit.

Der symptombehaftete Ehepartner: Ein Partner, der in einem chronischen Zustand der Verzweiflung lebt, scheint anfälliger für die Entwicklung individueller Symptome zu sein, insbesondere Depressionen. In vielen dieser Beziehungen ist oder wird der andere Partner zum »Kümmerer«, der sich unaufhörlich um den symptombehafteten Partner sorgt. In diesen Fällen dreht sich die Beziehung um die Probleme des symptombehafteten Partners. Der hilfreiche Ehepartner bekommt einen Selbstwertschub, weil er ein so selbstloser Helfer ist, sodass sich dieses Szenario wahrscheinlich eher entwickelt, wenn der hilfsbereite Partner Selbstwertthemen hat. In anderen Fällen wird er nicht zum Kümmerer. Stattdessen kommt es dann oft zu einem schrittweisen Auseinanderdriften in der Beziehung.

Partner, die in ihrer Verzweiflung feststecken, müssen nicht dort bleiben. Eine Therapie hilft ihnen häufig, eine Protesthaltung zu entwickeln und sich auf diese zuzubewegen (wobei es sich hoffentlich um gesunden, nicht kritisierenden Protest handelt), von der aus sie ihren Partner erfolgreich einbeziehen können. Es hilft, im Auge zu behalten, dass der symptombehaftete Partner mit einer unsicheren Bindung zu kämpfen hat.[96] Wird das Bindungsproblem behoben, ist das Individuum häufig eher in der Lage, mit seinen individuellen Symptomen umzugehen.[97]

Distanzierung: Auf die wahrgenommene Bindungsbedrohung mit Distanzierung zu reagieren, stellt die größte Gefahr für die Beziehung dar. Kritischer Protest konfrontiert den anderen Partner gewöhnlich mit einer Selbstwertbedrohung und es können sich auch Bedrohungen für die Bindung entwickeln. Verzweiflung zeigt im Allgemeinen eine geringere Wirkung und fängt erst im Laufe der Zeit an, die Bindung zu gefährden; doch Distanzierung ist eine direkte Bedrohung für die Bindungsbeziehung. Wenn er als Reaktion auf seine Wahrnehmung einer Bindungsbedrohung auf Abstand zu seiner Partnerin geht, ist sie mit einer eigenen Bindungsbedrohung konfrontiert. Darüber hinaus wird sie die Distanzierung ihres Partners wahrscheinlich als Selbstwertbedrohung auffassen, und dadurch wird ihre Scham aktiviert werden. Gershen Kaufman (1989, 1992) ist der Auffassung, dass das Durchtrennen der zwischenmenschlichen Brücke der zentrale und stärkste Aktivator von Scham bei Kindern und Erwachsenen ist.[98]

Die meisten Partner reagieren erst dann mit Distanzierung, wenn sie das Gefühl bekommen, andere Möglichkeiten ausgeschöpft zu haben. Manchmal wird ein Partner den anderen warnen, dass er den Eindruck hat, er distanziere sich oder sei auf dem Wege dahin. Viele Paare kommen erst dann zur Therapie, wenn einer von ihnen den Punkt erreicht hat, an dem er auf Abstand gegangen ist, und ein Großteil dieser Paare gerät immer weiter in eine Abwärtsspirale, bis sie sich schließlich trennen. Die Muster, die diese Paare entwickeln, sind gewöhnlich weniger konfliktträchtig und ähneln häufig dem Parallelspiel von Kindern – sie sind physisch zusammen, teilen aber die Erfahrung nicht. Wenn Partner versuchen, ihre Bindungsbedürfnisse außerhalb der Beziehung zu erfüllen, kommt es häufig zu Affären. Manchmal bleiben solche Paare aus praktischen Gründen zusammen, und jeder sucht seine Erfüllung außerhalb der Beziehung. Die schwierigsten Fälle sind die, bei denen ein Partner distanziert ist, der andere aber nicht (und deshalb eine intensive Bindungsbedrohung erfährt).

Wenn ein Partner immer noch gebunden ist (und zwar unsicher), dann ist jede der oben beschriebenen Reaktionen möglich. Der distanzierte Partner bleibt jedoch relativ unberührt von der Bindungsbedrohung, weil er durch seine Distanziertheit geschützt ist. Folglich sind die Probleme, die auftreten, gewöhnlich im Bereich Wertschätzung angesiedelt – auch wenn die Distanzierung des einen Partners der eigentliche Kern des Problems ist.

10.4 Reaktionen auf die Selbstwertbedrohung

Zu einer Selbstwertbedrohung kommt es, wenn ein Partner einen sehr starken negativen Affekt in dem Bild, das der andere von ihm hat, wahrnimmt. Dieser Affekt kann relativ subtil sein; es muss sich nicht um eine gut sichtbare negative Attacke handeln. Es kann sein, dass sie in einem anderen Ton mit ihm spricht, ihn anders ansieht oder offen Kritik, Zweifel oder fehlendes Vertrauen in ihn und seine Fähigkeiten zum Ausdruck bringt. Genau wie bei der Bindungsbedrohung ist eine gewisse Negativität in jeder Beziehung unvermeidlich. Doch wenn sie eine bestimmte Schwelle erreicht hat, wird der bedrohte Partner anfällig für Scham. An diesem Punkt fühlt er sich nicht länger sicher, in Gegenwart seiner Partnerin offen »er selbst« zu sein.

In der vorangegangenen Diskussion über maladaptive Muster, die sich infolge einer Bindungsbedrohung entwickeln, waren viele im Wertschätzungsbereich angesiedelt. Das liegt daran, dass die Reaktion eines Partners auf die Bindungsbedrohung eine Selbstwertbedrohung für den anderen darstellt. In diesen Fällen kann die Therapie im Selbstwertbereich beginnen, wird sich jedoch schließlich auf den Bindungsbereich verlagern. Es gibt allerdings auch Fälle, in denen die ursprüngliche bedrohliche Wahrnehmung im Selbstwertbereich stattgefunden hat. Die Reaktion auf eine Selbstwertbedrohung (wie zum Beispiel Rückzug) stellt häufig eine Bindungsbedrohung dar, und die Therapie behandelt am Ende beide. Doch manchmal fängt das Problem im Wertschätzungsbereich an und schlägt nicht auf Ängste in Bezug auf die Bindung durch.

Meiner Erfahrung nach sind die meisten Probleme, die im Bereich Wertschätzung beginnen, darauf zurückzuführen, dass einer oder beide Partner signifikante Selbstwertprobleme haben, die schon vor der Beziehung vorhanden waren (das heißt, umfangreiche Szenen und Skripts eines Schlechten Selbst). In einigen Fällen hat einer der Partner sein Identitätsgefühl nicht ausreichend entwickelt und fühlt sich durch die Andersartigkeit des anderen bedroht. Oder er sucht möglicherweise zu viel Anerkennung in der Beziehung und bewirkt so, dass sich seine Partnerin im Ausdruck ihrer unliebsamen Gefühle eingeschränkt fühlt.[99] Letztendlich ist eine häufige Ursache für Probleme im Wertschätzungsbereich, dass ein Partner im Umgang mit Selbstwertproblemen ungünstige Strategien anwendet. Setzt er diese in der Beziehung ein, dann initiiert er einen Konflikt im Wertschätzungsbereich.

Der eingefrorene Partner

Es gibt ein Muster, das in einzelnen Episoden auftritt, doch nicht unbedingt charakteristisch für das allgemeine Beziehungsmuster ist. Es handelt sich dabei um ein Muster, das auftritt, wenn ein Partner tiefe Verzweiflung erlebt und der andere ihn nicht angemessen trösten kann. Aufgrund der gesellschaftlich geprägten Geschlechterrollen ist es gewöhnlich die Frau, die ihre Verzweiflung zum Ausdruck bringt, und der Mann, der einfriert und nicht reagiert. Dieses kleine Muster zeigt sich in Paartherapiesitzungen, wenn sie aufhört, sich zu beklagen und Kritik zu üben, und stattdessen mit der Tiefe ihrer Verzweiflung in Berührung kommt (gewöhnlich aufgrund von Bindungssorgen). Sie bricht in Tränen aus, weil sie offensichtlich dringend eine einfache, tröstliche Reaktion benötigt, die sie wissen lässt, dass sie ihm wichtig ist, und er friert vollkommen ein und ist nicht in der Lage zu reagieren. Natürlich bewirkt seine Unfähigkeit, sie inmitten ihrer Verzweiflung zu trösten, lediglich, dass sich ihre Bindungssorgen noch verstärken.

Die Ursache, warum er unfähig ist, auf ihr Bedürfnis nach Trost zu reagieren, liegt in seinen Selbstwertproblemen. Er nimmt wahr, dass es bei ihren Tränen um ihn geht und dass er sie verletzt oder in einem wesentlichen Punkt hängengelassen hat. (Tatsächlich ist er in der Lage, sie zu trösten, wenn er spürt, dass der Grund, warum sie weint, nichts mit der Beziehung zu tun hat.) Im Wesentlichen kann er nicht reagieren, weil er das Gefühl hat, wenn er sie trösten würde, würde das legitimieren, was sie über ihn gesagt hat. Auf einer bestimmten Ebene hat er vielleicht Mitgefühl mit ihr, doch wegen seines zentraleren Bedürfnisses, sich selbst zu schützen, ist er vollkommen eingefroren. Wie bei vielen der Selbstwertkämpfe, zu denen es zwischen Partnern kommt, fühlt sich mit Mitgefühl und Empathie zu reagieren wie nachgeben und die Schuld auf sich nehmen an.

Diese Episoden sind besonders verletzend für die verzweifelte Partnerin. Sie kann sich nicht vorstellen, dass sie ihren Partner in einer derartigen Not erleben und ihn nicht trösten würde. Auf sie wirkt sein gefrorenes Äußeres wie ein kaltherziger Mangel an Anteilnahme, was im Widerspruch zu ihrem vorherigen Bild von ihm stehen kann. Für sie fühlt es sich so an, als würde er sich weigern, Trost zu spenden; seine innere Lähmung ist für sie unsichtbar. Auch er zahlt einen Preis für solche Interaktionen. Wegen seiner Unfähigkeit, auf sie zu reagieren, empfindet er häufig Scham. Um diese zu vermeiden, greift er vielleicht darauf zurück, dass er seine subjektive Sicht ihres Austauschs verstärkt und sich selbst gegenüber darauf beharrt, sie sei manipulativ gewesen.

Unausgeglichene Wertschätzungsmuster

In dem Abschnitt über kritischen Protest wurden die unterschiedlichen Reaktionen auf Wertschätzungsbedrohungen aufgezeigt, die sich aus Nathansons (1992) Kompass der Scham ableiten. Diese destruktiven Reaktionen auf Scham sind die häufigsten Ursachen für Beziehungsprobleme im Wertschätzungsbereich; es gibt jedoch noch andere Möglichkeiten, wie Partner auf eine Wertschätzungsbedrohung reagieren. Einige davon sind nicht so sehr *Reaktionen* auf Scham als vielmehr Beziehungsmuster, die sich entwickelt haben, um die Wahrscheinlichkeit, Scham zu erleben, so weit wie möglich zu verringern. Bei diesen Mustern wird Scham häufig nicht per se aktiviert, sondern das Muster erlaubt es dem Paar (oder zumindest einem Partner), sein Leben so zu strukturieren, dass er ein mögliches Auftreten von Scham verhindern kann. Das Ergebnis kann dennoch ein dysfunktionales Beziehungsmuster sein.

Was diese Muster gemeinsam haben, ist ein anhaltendes Ungleichgewicht – ein Partner hat mehr Macht oder Status und der andere ist in einer Position der Unterlegenheit.[100] Aufgrund der patriarchalischen Tendenz unserer Kultur ist es gewöhnlich der Mann, der die überlegene Position innehat.

Das überfunktionierende/unterfunktionierende Paar

> *Wenn ein Individuum die Oberhand gewinnt, werden die Überzeugungen, Einstellungen und Werte dieser Person in der Beziehung dominierend. Der dominante Partner entwickelt Stärke und Selbstvertrauen in das, was er denkt und fühlt. ... Derweil verliert sein Partner sein Selbstvertrauen ... Einer wird zum »starken« Selbst (in Wirklichkeit Pseudo-Selbst) und der andere zum »schwachen« Selbst.*
>
> Michael Kerr a. Murray Bowen (1988, S. 104)[101]

Ein verbreitetes dysfunktionales Beziehungsmuster im Bereich Wertschätzung ist das überfunktionierende/unterfunktionierende Paar. Dabei übernimmt im Wesentlichen einer von beiden die Rolle des unterfunktionierenden Partners, was den anderen noch kompetenter erscheinen lässt. Es gibt in diesem Muster für jeden Partner einen Gewinn, auch wenn die Kosten es für die meisten Menschen mit Sicherheit nicht lohnenswert erscheinen lassen. Der überfunktionierende Partner entwickelt ein künstlich erhöhtes Selbstwert- und Kompetenzgefühl (was im obigen Zitat zur Schaffung des Pseudo-Selbst führt), und der unterfunktionierende Partner darf in der Beziehung bleiben.[102] So taucht das Muster im Wertschätzungsbereich auf, doch die Motivation, die unterfunktionierende Rolle anzunehmen, kann aus der Bindungsunsicherheit des Partners resultieren. Der überfunktionierende Partner hat gewissermaßen sein Bedürfnis nach Wertschätzung vor seine Sorge um den Partner gestellt, und der unterfunktionierende Partner hat sein Bedürfnis nach Wertschätzung in den Dienst seines Bindungsbedürfnisses gestellt.

Der kontrollierende Partner

Ein Individuum, das zur Bewältigung seiner Selbstwertprobleme Kontrolle nutzt, geht Beziehungen rigide an. Dabei ist sein Ziel gewöhnlich, Situationen zu verhindern, die seine Scham aktivieren könnten. Wie ich in Kapitel 7 herausgestellt habe, spielt Scham eine Rolle bei der Entwicklung unserer Vorlieben und Abneigungen und bei der Art und Weise, wie wir unser Leben strukturieren. Das trifft bis zu einem gewissen Grad auf uns alle zu, doch der kontrollierende Partner weitet seine Vorlieben und Abneigungen auf Details im Verhalten des anderen aus. Menschen, die ihre Partner zu kontrollieren versuchen, sind manchmal zu sehr mit ihnen identifiziert – er kann alles, was sie tut (oder ist), als gegen sich gerichtet ansehen. Ungeachtet dessen, ob ein Partner als Reaktion auf eine Bindungsunsicherheit oder geringen Selbstwert kontrollierend wird, nutzt er die Verletzlichkeiten des anderen im Wertschätzungsbereich wirkungsvoll aus. Das ist eine gefährliche Strategie; sie kann leicht in psychologischen Missbrauch ausarten und in extremeren Situationen auch zu körperlichem Missbrauch führen (wie im Syndrom der misshandelten Frau).

Der zornige Partner

> *[Wir meinen eine deutlich und stark in den Vordergrund tretende Affektivität, Personen, bei denen der Zorn gewohnheitsmäßig auftritt.] Es gibt Menschen, die daraus geradezu ein System machen und dadurch auffallen, dass sie überhaupt keinen anderen Weg haben. Es sind hochfahrende, höchst empfindliche Menschen, die niemanden neben oder über sich dulden, die immer das Gefühl brauchen, dass sie überlegen sind, die daher auch immer lauern, ob man ihnen irgendwie zu nahe getreten ist und ob sie hoch genug geschätzt werden.*
>
> Alfred Adler (1983, S. 234)

Das gesamte Muster, ein Gefühl von Überlegenheit dadurch zu erlangen, dass man andere dazu bringt, sich unterlegen zu fühlen, ist bei vielen Individuen zu finden, selbst wenn sie keinen Partner haben, der dauerhaft eine unterfunktionierende Rolle übernehmen würde. Menschen, die andere herabsetzen, um sich überlegen fühlen zu können, wehren die Aktivierung negativer Gefühle im Wertschätzungsbereich ab. Alfred Adler (1923) beobachtete dies schon zu Beginn des 20. Jahrhunderts.[103] In schambasierten Subkulturen, wie Haftanstalten und Banden, gehen Individuen davon aus, dass es nicht genug gute Gefühle für alle gebe, weshalb sie sich gute Gefühle sich selbst gegenüber dadurch verschaffen müssen, dass sie jemand anderen dominieren und die betreffende Person dazu bringen, schlechte Gefühle sich selbst gegenüber zu haben.

Wenn ein Partner so mit Wertschätzungssorgen umgeht, dann ist das Ergebnis ein Muster von Dominanz und Unterwerfung. Es ähnelt dem Muster des Über- bzw. Unterfunktionierens, geht aber darüber hinaus. Die unterwürfige Partnerin fürchtet sich davor, die Scham des dominanten Partners auszulösen, weil sie dann seinen Hass, seine Wut, seinen Hohn und seine Verachtung (und manchmal auch Gewalt) aushalten muss. Paare, die in dem Zyklus von Misshandlung und physischem Missbrauch gefangen sind, passen natürlich in diese Kategorie, doch genauso tun es besser funktionierende Paare, die nie handgreiflich werden, jedoch trotzdem in einem Muster feststecken, bei dem ein Partner nie wütend wird und der andere ständig wütend und voller Verachtung ist.

Im Muster des Über- bzw. Unterfunktionierens bringt der überfunktionierende Partner gegenüber seiner unterfunktionierenden Partnerin keine Verachtung wegen ihrer Unzulänglichkeit zum Ausdruck. Doch der wütende Partner verachtet seine weniger zulängliche Gattin. Er bezieht seinen Selbstwert daraus, dass er sich überlegen fühlt. Frauen, die in von Missbrauch und Gewalt geprägten Beziehungen bleiben, opfern ihren Selbstwert für die Beziehung. Doch das ist ganz gewiss keine sichere Bindung. Die meisten dieser unterwürfigen Individuen wurden als Kinder durch Missbrauch oder extreme Vernachlässigung traumatisiert. Sie fühlen sich gewöhnlich wertlos und glauben, in einer Beziehung nur wenig zu bieten zu haben. Solche Frauen binden sich an Männer, deren eigene extreme Selbstwert- und Bindungsprobleme zu Strategien von Dominanz und Ausbeutung geführt haben.

Gegenseitiges Vermeiden

Ich habe bereits erwähnt, wie der Gebrauch von Distanzierung im Bindungs- und Wertschätzungsbereich wirken kann. Partner, die beide Verzweiflungsstrategien im Bindungsbereich haben, akzeptieren häufig eine distanziertere Beziehung. Die Rückzugsstrategie im Wertschätzungsbereich führt ebenfalls zu einer Beziehung auf Abstand. Distanzierung als Strategie kann sich schnell als Reaktion auf wahrgenommene Bedrohungen in beiden Bereichen entwickeln. Und es gibt einen Bereich in intimen Beziehungen, der davon fast immer betroffen ist – körperliche Nähe.

Gehemmtes sexuelles Verlangen

Der Schamaffekt, der schmerzhafte analoge Verstärker jeden Hindernisses für anhaltende Lust, wird die sexuelle Erregung mit größerer Wahrscheinlichkeit kleinkriegen als jede andere psychologische Funktion.
Donald Nathanson (1992, S. 426)

Die mächtigen Affekte, die durch Ablehnung oder Versagen im Schlafzimmer aktiviert werden, und die starke Verletzlichkeit, die erforderlich ist, um eine sexuelle Verbindung wiederherzustellen, bringen viele Paare dazu, jede intime Situation zu vermeiden, die zu Sexualität führen könnte. Im Laufe der Zeit neigen beide Partner dazu, in der Beziehung keine Sexualität mehr zu initiieren. Sexualtherapeuten haben dieses Phänomen als gehemmtes sexuelles Verlangen bezeichnet. Es ist eine Form von Vermeidung; das Paar hat eine Neigung entwickelt, seinen Interesse-Genuss-Affekt in Bezug auf die gemeinsame Sexualität zu blockieren. Die Angst der Partner vor der Aktivierung der negativen Affekte, die außerhalb der sicheren Zone auftauchen, ist stärker als ihr Bindungsbedürfnis nach Nähe und körperlicher Intimität. Diese Argumentation kann auf diverse Aktivitäten angewandt werden, an denen die Partner kein Interesse bekunden.[104]

Mauern und Grenzen

Grenzen erlauben den Austausch von Informationen über die Schwelle. Mauern erlauben es Informationen nicht, sie zu überqueren.
Robert Schwarz (2002, S. 78)[105]

Wenn sich ein Partner nicht sicher fühlt, wird er häufig eine Mauer errichten statt einer Grenze. Wenn er eine Schutzmauer aufbaut, distanziert er sich nicht einfach nur. Eine Mauer lässt nichts durch; sie taucht in Beziehungen auf, in denen eine Person mit der anderen nicht umgehen kann. Im Gegensatz dazu ist eine Grenze eine Barriere, die einige Dinge durchlässt, während sie andere einschränkt. Alle Beziehungen beinhalten Grenzen, doch in problematischen Beziehungen verfestigen sich Grenzen häufig und werden zu Mauern. In Zeiten des Umbruchs in der Beziehung können Grenzen verschwimmen, wenn die Partner neu verhandeln, was erlaubt sein soll und was nicht, um eine Grenze zu überschreiten. Die Grenzen in einer Beziehung sind also nicht statisch; sie unterliegen Veränderungen, je nachdem, wie die Partner ihre unterschiedlichen Wünsche und Bedürfnisse verhandeln. Es ist wichtig, dass das Paar sowohl flexibel genug ist, um Grenzen zu verändern, als auch stabil genug, um sie beizubehalten, wenn sie klar geworden und akzeptiert worden sind.

Bedrohungen, Reaktionen und das Muster identifizieren

In diesem Kapitel sind mehrere weitverbreitete Muster identifiziert worden, die sich als Reaktion darauf entwickeln, wie Partner mit wahrgenommenen Bedrohungen im Bindungs- und Selbstwertbereich umgehen. Wie es bei den meisten Beschreibungen psychologischer Phänomene der Fall ist, lassen sich reale Menschen nicht so leicht einem bestimmten Muster zuordnen. Es gibt sicherlich noch andere Muster, die ich hier nicht erfasst habe, doch abgesehen davon passen viele Paare einfach nicht so genau hinein oder funktionieren entsprechend vorhersagbar, wie es unsere Modelle vermuten lassen. Das sollte allerdings für einen Kliniker kein Problem darstellen; Kliniker müssen nicht wirklich in der Lage sein, Paare nach einem bestimmten vordefinierten Muster zu kategorisieren. Die in diesem Kapitel beschriebenen Muster sind lediglich Beispiele; sie sollen dem Kliniker helfen, besser darauf vorbereitet zu sein, Probleme im Zusammenhang mit Bindung oder Wertschätzung zu erkennen. Letztlich versucht der Kliniker drei Dinge zu identifizieren:

- die Bindungs- oder Wertschätzungsbedrohung(en), die dem Verhalten eines Partners zugrunde liegen
- auf welche Weise das Individuum mit dieser Bedrohung umgeht und

- wie der Stil jedes Partners im Umgang mit der jeweiligen Bedrohung bzw. den jeweiligen Bedrohungen den anderen Partner beeinflusst und so ein Muster etabliert.

Im Laufe der Therapie haben sowohl Will als auch Barbara größere Kindheitsprobleme identifiziert. Wills Hauptsorgen liegen im Selbstwertbereich und als Reaktion auf seine umfassende Scham verwendet er viele Rückzugs- und Selbstangriffsstrategien. Barbaras Hauptsorgen liegen im Bindungsbereich; sie wurde missbraucht und vernachlässigt und hat Schwierigkeiten, darauf zu vertrauen, dass ihr Partner wirklich für sie da sein wird. Am Ende unserer letzten Sitzung fasste ich zusammen, woran wir im Hinblick auf das Thema Sicherheit arbeiteten. Will hat Nähe zu Barbara vermieden, weil er befürchtete, dass sie ihn verurteilen würde; er fühlt sich nicht sicher dabei, ihr gegenüber vollkommen offen zu sein. Barbara ist verletzt und wütend, doch vor allen Dingen verängstigt, weil sie kurz davor ist, sich zu distanzieren. Verspricht Will ihr, sich mehr Mühe zu geben, ist sie skeptisch; sie erlaubt sich nicht, ihm zu vertrauen. Weil sie zu oft enttäuscht worden ist, fühlt sie sich nicht sicher damit, mehr zu erwarten.

Ich wies beide auf ihre Sorgen um ihre Sicherheit hin und darauf, wie ihre jeweiligen Umgangsweisen mit diesen Sorgen interagieren: Er hat Angst davor, verurteilt zu werden, also hält er sich zurück, was wiederum ihre Angst nährt, dass er sich nicht für sie einsetzen wird, also drückt sie ihre Erwartung aus, dass er sie im Stich lassen wird, was wiederum seine Angst nährt, dass sie hart mit ihm ins Gericht gehen wird. Bei kreisförmigen Mustern wie diesem kann man bei jedem Punkt anfangen und die Abfolge beschreiben; es gibt weder einen Anfangs- noch einen Endpunkt. Beide waren sich einig, dass sie in genau diesem Muster gefangen sind. *Es ist sehr wichtig, das Muster zu identifizieren, weil es zum Ziel wird, das Muster zu besiegen und damit das Problem zu beheben, dass einem Individuum die Schuld in die Schuhe geschoben wird.*

Auf der individuellen Ebene arbeitet jeder daran, einen anderen Umgang mit den jeweiligen Bereichen von Bedrohung zu pflegen – Will muss daran arbeiten, sich nicht zurückzuziehen, wenn er Angst hat, verurteilt zu werden, und Barbara muss daran arbeiten, ihre Bindungsbedürfnisse zum Ausdruck zu bringen (ohne zu kritisieren), wenn sie Angst hat, im Stich gelassen zu werden.

Barbara kann Wills Scham leicht aktivieren, weil für ihn so wichtig ist, was sie von ihm denkt.[106] Wenn er sich von ihr zurückzieht, versucht er sein Bild von ihr zu verändern ebenso wie die Art seines Fühlens ihr gegenüber. Er möchte sich weniger auf das fokussieren, was sie von ihm denkt, also versucht er, sie zu jemandem zu machen, der ihm nicht länger wichtig ist. Im Extremfall kann der Rückzug zu einer Mauer werden, statt nur eine Grenze zu sein. Gottman (1994a) hat das »Mauern« als Endphase des Auseinanderbrechens von Ehen identifiziert.[107] Wenn ein Partner eine Mauer über eine längere Zeitspanne aufrechterhält, dann stellt das die äußerste Bedrohung für den anderen Partner dar. Das ist die Gefahr, in der Barbara schwebt; sie reagiert auf die Wahrnehmung der Bindungsbedrohung mit feindseligem Protest, doch angesichts seines Mauerns kann sie diesen nur für eine begrenzte Zeit aufrechterhalten. Dann bewegt sie sich auf die Distanzierung zu.

In typisch systemischer Weise verzichtet Will darauf zu mauern, wenn er wahrnimmt, dass sich Barbara der Distanzierung nähert. Er erkennt, dass die Beziehung auf dem Spiel steht (Bindungsbedrohung), und das provoziert ihn gewöhnlich genug, um ihn in die Lage zu versetzen, seiner eigenen Lähmung zu entkommen. Allmählich werden sie besser darin, nicht auf die schlimmsten Reaktionen des anderen zu reagieren. Will dreht seinen Rückzug um, bevor er den Punkt des Mauerns erreicht, und Barbara hat ihren Protest abgemildert und ist in der Lage, ihre Bindungsbedürfnisse direkter zum Ausdruck zu bringen. Doch jeder von ihnen fühlt sich verletzlich (denn jeder hat seine extremeren Abwehrreaktionen aufgegeben), und der Veränderungsprozess wird zeitweise durch Rückschläge unterbrochen.

Im nächsten Kapitel werden wir uns ansehen, wie man ein Paar, wie Will und Barbara es sind, in die Therapiearbeit einbeziehen kann. Der erste Schritt, die Identifizierung des Problems, ist entscheidend, um festzulegen, wie sich der Therapieprozess entfalten soll. Trotz der scheinbaren Komplexität der verschiedenen Möglichkeiten, wie Menschen auf wahrgenommene Bindungs- und Wertschätzungsbedrohungen reagieren, ist die tatsächliche Moment-zu-Moment-Erfahrung des Therapeuten sehr eindeutig, sobald er die Bereiche festgelegt hat, in denen jeder Partner eine Bedrohung wahrgenommen hat. Diese Bereiche können sich im Zuge der weiteren Entwicklung der Therapie ändern, doch der Therapeut verwendet die Linse des Affekts einfach weiter, um zu ermitteln, was die Partner zu einem beliebigen Zeitpunkt erleben (was sie wahrnehmen und worauf sie reagieren).

11 Das Problem identifizieren

Paare kommen mit Klagen in die Therapie. Wenn das Paar in einem Zyklus repetitiver Konflikte gefangen ist (egal, ob sich diese nun in offenem Krieg oder anhaltender Distanzierung äußern), dann geht es bei diesen Klagen um den anderen. Solche Klagen korrekt zu identifizieren und zu verstehen, ist der Schlüssel zu einer erfolgreichen Therapie. Doch das ist nicht immer so einfach, wie man meinen könnte. Einige Partner vermeiden es, direkt anzusprechen, was sie wirklich umtreibt. Stattdessen spielen sie vielleicht darauf an, betten es in die Beschreibung eines weniger bedrohlichen Problems ein oder gehen gar nicht darauf ein, womöglich in der Hoffnung, dass der Therapeut es bemerken wird, wenn es in der Sitzung auftaucht.

Die Möglichkeit von Therapeuten, grundlegende Probleme zu erkennen, wird in hohem Maße durch ihre Fähigkeit begünstigt, Paare durch die Linse des Affekts zu sehen, insbesondere die affektiven Bereiche von Bindung und Wertschätzung. Wenn er sich beklagt, dass seine Partnerin eine lästige Angewohnheit hat, ist es dann lediglich die Angewohnheit, die ihn stört, oder ist es die Befürchtung, dass er ihr vielleicht nicht wichtig genug sein könnte, um sich mit seinem Anliegen zu befassen? Wenn sie sich beklagt, dass er ständig zu spät zum Abendessen kommt, macht sie sich dann Sorgen um die Terminplanung oder um sein Bekenntnis zu der Beziehung? Wenn er sagt, dass er deshalb ständig zu spät kommt, weil er arbeiten muss, meidet er sie dann? Wenn ja, liegt das daran, dass er sich entzogen hat (nämlich ihrer Missbilligung), oder hat er sich etwa distanziert? Solche Fragen sollten Therapeuten einfallen, wenn sie über die Klagen der Partner sprechen. Darüber hinaus haben Therapeuten auch direkten Zugang zur affektiven Kommunikation des Paares, so wie sie sich im Behandlungszimmer abspielt.

11.1 Verletzungen und verletzte Gefühle

Die meisten Konflikte in intimen Beziehungen beruhen auf dem Gefühl, dass man verletzt worden ist, auch wenn viele Menschen die Verletzung (die primäre Emotion) überspringen und dermaßen schnell zur Wut (der sekundären Emotion) übergehen, dass sie die

Verletzung nicht mitbekommen. Sich vom anderen Partner verletzt zu fühlen, ist die häufigste Entschuldigung, die für Vergeltungsangriffe, erhobene Stimmen, Beschimpfungen, Bedrohungen und andere Wutbezeigungen vorgebracht wird. Wenn meine Klienten sich als verletzt bezeichnen, dann suche ich normalerweise nach Details. Wie genau sind sie verletzt worden? Was in ihnen ist verletzt worden? Wenn sie mir erklären, dass ihre Gefühle verletzt worden sind, dann versuche ich festzustellen, welche besonderen Gefühle getroffen worden sind. Natürlich sind die meisten Menschen anfangs über solche Fragen verblüfft. Sie gehen davon aus, dass die Antworten offenkundig sind; sie haben in einer Welt gelebt, in der die Bezeugung der eigenen Verletzung Beweis genug dafür ist, dass man verletzt worden ist. Aber ich bin interessiert daran zu eruieren, welche Gefühle getroffen worden sind, weil dies maßgeblich dafür ist, für welche Interventionen ich mich entscheiden werde.

Was bedeutet es also, wenn wir sagen, dass jemandes Gefühle verletzt worden sind? Warum sagen wir nicht einfach, dass die Person verletzt ist? Ich glaube, das liegt daran, dass wir im wahrsten Sinne des Wortes darüber sprechen, dass Gefühle »beschädigt« worden sind, insbesondere Gefühle in Bezug auf einen selbst oder den Lebenspartner. *Die Verletzung bezieht sich auf das positive Gefühl, das die Person entweder zu der anderen Person oder zu sich selbst hat.* Da die Verletzung die Unterbrechung einer positiven Emotion beinhaltet, ist der Schamaffekt

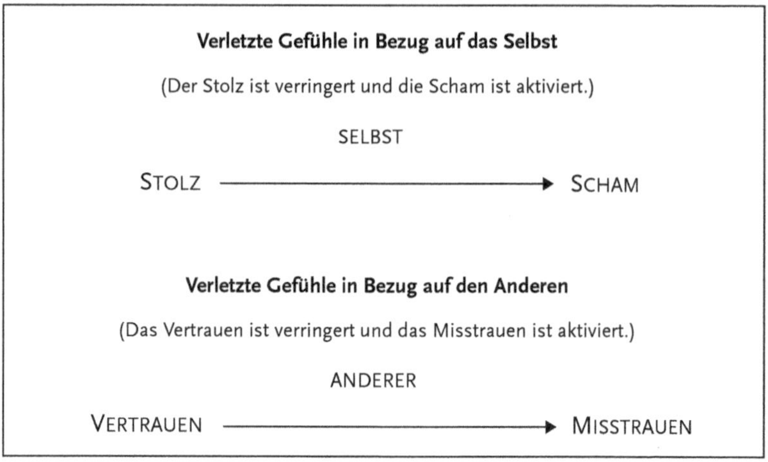

Abb. 7: Verletzte Gefühle

daran beteiligt. Die positive Emotion in Bezug auf sich selbst oder den anderen wird durch eine der beiden Emotionen ersetzt, die den Schamaffekt beinhalten – Scham oder Misstrauen –, und die Fähigkeit der Person verringert sich, an ihrem Selbstbild als wertvoll oder dem Bild ihres Partners als vertrauenswürdig festzuhalten. Genau das ist verletzt, wenn die eigenen Gefühle verletzt werden. Abbildung 7 veranschaulicht die beiden Arten von verletzten Gefühlen.

11.2 Die Bedrohung identifizieren

Das erste Ziel des Paartherapeuten besteht darin, die genaue Art der Bindungs- oder Wertschätzungsbedrohung für jeden Partner zu bestimmen. Das geschieht gewöhnlich in der Form, dass man mit jedem Partner darüber spricht, wie er seinem Gefühl nach misshandelt, verwundet oder beleidigt worden ist oder wie seine Gefühle verletzt worden sind. Natürlich können viele Individuen (insbesondere Männer) nichts mit der Vorstellung anfangen, dass sie oder ihre Gefühle verletzt worden sein sollen, da sie schon vor langer Zeit gelernt haben, ihre Wahrnehmung solcher Gefühle zu blockieren. Doch diese Menschen beklagen sich gewöhnlich trotzdem über das Verhalten ihrer Partner. Die Aufgabe des Therapeuten wird es also sein, die wahrgenommenen Wertschätzungs- oder Bindungsbedrohungen herauszuhören, die in diesen Klagen enthalten sind.

Selbstverständlich kann es sein, dass Partner berechtigte Klagen hinsichtlich zahlreicher äußerst schwieriger Probleme haben, die keine grundlegende Wahrnehmung einer Bedrohung im Bindungs- oder Wertschätzungsbereich widerspiegeln. Die Prämisse des ES-Modells ist, dass diese Probleme nicht für die wiederholten Konflikte oder die Distanzierung verantwortlich sind. Das Paar wird imstande sein, solche »normalen« Probleme anzugehen, wenn sich beide in die sichere Zone zurückbewegen können, in der ihre Beziehung und ihre gegenseitige Wertschätzung nicht gefährdet sind.

Susan Johnson (1996) bezeichnet den Prozess des Aufspürens der Bedrohungen als Identifizierung der Bindungsverletzung. Meiner Erfahrung nach gibt es praktisch nie nur *einen* verletzten Partner – auch wenn es einen Partner geben mag, der seine verletzten Gefühle leugnet und behauptet, er sei nur da, um dem anderen zu helfen. Dieser Partner nimmt vielleicht nicht das gleiche Maß an Bedrohung wahr, doch normalerweise ist auch er aus der sicheren Zone herausbewegt worden und agiert mit Vorsicht. Jeder Partner, der sich außerhalb der sicheren Zone befindet, empfindet eine Bedrohung im Bindungs- oder Wertschätzungsbereich.

Der Therapeut beginnt mit dem Vorbringen der Klagen – ein Prozess, der es häufig erfordert, dass er den Partnern hilft, ihre Kränkungen in Worte zu fassen. Der Therapeut ist bestrebt, die Wahrnehmung der Bedrohung herauszufinden (im Wertschätzungs- oder Bindungsbereich), die den Kernpunkt der Klagen eines jeden Partners bildet. Es gibt keinen Grund, warum ein Partner nicht Probleme in beiden Bereichen haben kann. Gewöhnlich sind mehrere Schichten von Problemen vorhanden, die sich im Zuge des Fortschreitens der Therapie entfalten, doch meistenteils ist jeder Partner auf einen anfänglichen Problembereich fokussiert. *Therapeuten müssen mit den Bereichen arbeiten, in denen die unmittelbaren Probleme der Partner liegen; den Klienten einen Schritt voraus zu sein, stört den Rapport und führt dazu, dass der Therapeut seine Glaubwürdigkeit verliert.*

11.3 Die Kernintervention – das Problem identifizieren

Daran, dass der Therapeut die Sorgen eines Partners richtig zu identifizieren und in Begriffen von Bindung oder Wertschätzung neu zu formulieren vermag, zeigt sich die Relevanz und Anwendbarkeit dieses Ansatzes. Klienten reagieren in der Regel mit Begeisterung und vermitteln einem das Gefühl, dass sie endlich verstanden werden! Es ist tatsächlich so, dass der Therapeut die Sorgen eines Klienten häufig besser erklären kann als dieser selbst. Das Verständnis, das ersterer von den Bereichen Wertschätzung und Bindung hat, gibt ihm in Verbindung mit seiner Fähigkeit, die düsteren affektiven Botschaften zu erkennen, ein wesentlich klareres Gespür für die Feinheiten der emotionalen Beziehung des Paares.

Sobald der Therapeut das Problem aus der Sicht des Klienten identifiziert und dessen Bestätigung bekommen hat, wird es leichter, sich zur Reaktion des Klienten (auf die wahrgenommene Bedrohung im Bindungs- oder Wertschätzungsbereich) zu äußern. Partner sind eher bereit, ungebührliches Verhalten anzuerkennen, wenn es im Kontext der Bedrohung erklärt wird, die diesem vorausgegangen ist. »Wenn sie also mit den Schultern zuckt und sagt, du warst sowieso nie da, dann bekommst du das Gefühl, dass sie sich nicht wirklich für dich interessiert und nicht zu würdigen weiß, wie wichtig dir die Familie ist, und du wirst eher eine jener ›abfälligen‹ Bemerkungen machen, die sie so verletzend findet.«

So beginnt die Identifikation des Problems damit, genau zu bestimmen:

- den Bereich, in dem die Sorgen oder verletzten Gefühle jedes Partners anzusiedeln sind,
- die besondere Art der Klage oder Beschwerde (in Begriffen ausgedrückt, die den affektiven Bereich widerspiegeln) und
- wie der Partner auf die Verletzung oder Bedrohung reagiert.

Die Beschreibung der affektiven Erfahrung und der anschließenden Reaktion schafft jedoch nur die Voraussetzungen für die vollständige Beschreibung des Problems. Sobald diese Faktoren für jeden Partner identifiziert worden sind, muss der Therapeut den Grundzyklus von Konflikt oder Distanzierung beschreiben, in dem das Paar gefangen ist. Der Zyklus repräsentiert eine systemische Beschreibung dessen, inwiefern das Verhalten jedes Partners zumindest teilweise eine Reaktion auf das Verhalten des anderen ebenso wie ein Anreiz dafür ist. Die Beschreibung sollte so kurz und einfach wie möglich gehalten sein (ich veranschauliche den Zyklus, damit das Paar ihn sehen kann). Sie sollte die wahrgenommene Bedrohung und Reaktion jedes Partners enthalten. In den meisten Fällen sind es nämlich die Reaktionen eines Partners, die dann die Bedrohung für den anderen darstellen.

Die Identifizierung der Probleme ist die Hauptintervention, da sie den gesamten weiteren Therapieverlauf bestimmt. Sie verlagert den Fokus von dem, was Menschen falsch machen, auf das, was sie schmerzt (ihre Emotionen). Was sie falsch machen, wird nun als Reaktion auf das angesehen, was sie schmerzt (oder von dem sie befürchten, dass es passieren könnte). Sind in der Therapie erst einmal die wahrgenommenen Bedrohungen jedes Partners effektiv identifiziert worden – ebenso wie die Reaktionen der Partner und die Art, wie sie zusammenwirken und einen Teufelskreis entstehen lassen –, dann gibt es unterschiedliche Möglichkeiten für das weitere Vorgehen. Verschiedene Therapeuten werden an diesen Themen je nach ihrem Hintergrund und ihren eigenen Stärken arbeiten. Doch unabhängig von der Herangehensweise – die sich auf Aufgabenstellungen, Kommunikationsfähigkeiten, Einsichten, irrationale Glaubenssätze, Verhaltensänderungen oder eine Vielzahl anderer Möglichkeiten konzentrieren könnte –, sollten die vorgeschlagenen Therapieaufgaben für die Klienten immer sinnvoll sein in dem Sinne, dass sie ihnen die

Möglichkeit bieten, etwas gegen das Kernproblem zu unternehmen.[108] Innerhalb dieses Rahmens gibt es viel Handlungsspielraum.

Es ist wichtig zu beachten, dass sich diese elementare Interventionsstruktur (sich in das Bedrohungserleben jedes Partners einzufühlen und zu beschreiben, inwiefern seine Reaktionen dann eine Bedrohung für den anderen Partner darstellen und so einen Zyklus entstehen lassen, der beide außerhalb der sicheren Zone hält) nicht auf die Frühphase der Therapie beschränkt und dass auch die Problemerkennung nichts ist, was man nur einmal macht. Im Laufe der Therapie wird sie im Allgemeinen mehrfach wiederholt, wobei für gewöhnlich verschiedene Ereignisse die Details liefern. Häufig liegt jedoch ein zentrales, offenkundiges Ereignis vor, das zu einer schweren Verletzung geführt hat, und über dieses Ereignis muss möglicherweise viele Male gesprochen werden, bevor es vollständig gelöst ist. Es kann auch mehr als ein Muster geben oder das Kernproblem des Paares kann sich im Laufe der Zeit weiterentwickeln, sodass jedes Ereignis einzeln verstanden werden muss. Manchmal wird die Identifizierung des Problems nur wenige Augenblicke dauern, weil es in ein Muster passt, das dem Paar und dem Therapeuten vertraut ist. Zu anderen Zeiten kann dieser Prozess die ganze Sitzung oder sogar mehrere Sitzungen beanspruchen.

Nachfolgend das Beispiel einer kurzen Diskussion, die sich in meinem Büro abspielte. In früheren Sitzungen war bereits ein Muster identifiziert worden, doch in dieser Sitzung konnte ich sehen, wie sich der gesamte Zyklus in weniger als einer Minute entfaltete.

Hank war davon in Kenntnis gesetzt worden, dass man ihn entlassen würde. Er hatte eine qualifizierte Ausbildung, würde eine großzügige Abfindung erhalten und es bestanden keine unmittelbaren finanziellen Sorgen. Trotzdem war er niedergeschlagen und seine Frau Gwen hatte versucht, ihm beizustehen.

Gwen: Ich will nur, dass du weißt, dass ich mit allem, was du beschließt, einverstanden bin. Uns geht es finanziell gut und ich habe immer noch eine feste Arbeit.

Hank: Ich weiß das zu schätzen. Es ist nur ein Schlag für mein Ego. Aber du musst mich nicht dauernd beruhigen, denn das gibt mir das Gefühl, dass du nicht glaubst, dass ich es packen kann.

Gwen: Ich weiß, dass du es packen kannst; ich möchte dich einfach nicht noch mehr unter Druck setzen. Mir ist bewusst, dass ich es persönlich nehme, wenn du mir gegenüber reizbar wirst – und in letzter Zeit bist du reizbar gewesen, aber ich weiß, das liegt nur daran, dass du den Druck spürst.

Hank (seine Stimme wird lauter): Genau das habe ich versucht dir beizubringen. Aber du klingst, als ob du es gerade erst herausgefunden hättest. Ich habe es dir am Samstag ein Dutzend Mal gesagt. Warum hast du nicht …, schon gut, ich bin frustriert; ich bin einfach frustriert.

Gwen (ihre Stimme wird ruhiger und sie schaut nach unten): Es tut mir leid. Ich kann es einfach nicht richtig machen. Ich werde es nie wieder zur Sprache bringen.

Hank (schreiend, wirft seine Hände in die Höhe): Toll, das wird es bestimmt richten (starrt mich zornig an).

An diesem Punkt ging ich dazwischen und fragte Gwen, wie sie sich genau in diesem Moment fühle. Sie sagte, sie wünsche, sie hätte das Thema nie zur Sprache gebracht. Ich fragte bei Hank nach und er war wütend und frustriert, so, als ob er etwas falsch gemacht hätte und nicht wüsste, was es sei. Wir besprachen dann, was passiert war und wie jeder von ihnen damit umgegangen war. Gwen versuchte, Hank beizustehen, und sie hatte das Gefühl, dass er als Reaktion darauf nur wütend wurde, ihre Gefühle verletzte und sich zurückzog. Hank erkannte, dass sie versuchte, ihm beizustehen, aber dann hatte er das Gefühl, dass sie ihm genau das erzählte, was er immer versucht hatte, ihr klarzumachen (dass es bei seinem Frust nicht um sie ging), und er war frustriert, obwohl er hätte erfreut sein sollen, dass sie es verstand. Als sie den Kopf senkte und sich zurückzog, wurde er wütend, weil er jetzt ihre Gefühle verletzt hatte und ihm dies das Gefühl gab, der Bösewicht zu sein.

Beide waren sich einig, dass diese kleine Episode typisch für das war, was sich die meiste Zeit zwischen ihnen abspielte. Gwen fühlte sich praktisch immer in ihren Gefühlen verletzt und zog sich zurück; Hank wurde deswegen wütend, was Gwen nur noch mehr verletzte; das wiederum machte Hank noch wütender und am Ende hatten sie sich sehr weit voneinander entfernt. Gwen fühlte sich verletzt, weil sie am Anfang gewöhnlich versuchte, auf Hank zuzugehen, ihn zu unterstützen oder sich in anderer Weise positiv mit Hank zu verbinden. Hank wurde wütend und frustriert, weil sie ihm für etwas zu vergeben schien, was er seinem Gefühl nach nicht getan hatte. Und trotzdem sah es am Ende immer so aus, als habe er etwas Schlimmes getan, weil sie von seiner Wut verletzt wurde. Er ging weg und kochte vor Wut; sie zog sich zurück und fühlte sich ungeliebt. Dieses

Muster spielte sich mehr oder weniger regelmäßig ab. Diese beiden Menschen liebten einander und wollten, dass es funktionierte, doch sie gerieten immer wieder in diesen Konflikt hinein und fühlten sich hilflos, etwas zu tun, um ihn zu beenden.

Lassen Sie uns die Interaktion zwischen Hank und Gwen noch einmal hinsichtlich der affektiven Bereiche von Wertschätzung und Bindung überprüfen. Zunächst hat Hank seinen Job verloren. Das ist ganz eindeutig eine Selbstwertverletzung, und zwar eine, die von Ereignissen außerhalb der Beziehung herrührt. Gwens anfängliche Kommentare sollen Hank zusichern, dass das Trauma des Arbeitsplatzverlustes nicht allzu groß ist. Sie versucht, ein Bindungsbedürfnis zu befriedigen und ihren Partner zu beruhigen und zu trösten, als er eine Niederlage in der äußeren Welt hat einstecken müssen. Hank reagiert empfindlich, was das Akzeptieren ihrer Besänftigung angeht; er ist im Moment sehr sensibel in Bezug auf seine Selbstwertthemen. Dann kehrt sich die Interaktion ins Negative um. In einem einzigen Satz geht Gwen über den Arbeitsplatzverlust hinaus, äußert sich einerseits zu Hanks Reizbarkeit und räumt andererseits ein, dass sie dazu neigt, »es persönlich zu nehmen«. Sie möchte Hank signalisieren, dass ihr Selbstwert ebenfalls leidet, wenn er ihr gegenüber gereizt ist. Hanks Reaktion ist, ärgerlich zu werden, angeblich, weil er ihr genau das bereits gesagt habe (nämlich, dass sie seine Reizbarkeit nicht persönlich nehmen soll, weil es dabei nicht um sie geht).

Auch wenn Hanks Fokus darauf liegt, dass er Gwen bereits gesagt hat, dass es bei seiner Gereiztheit nicht um sie gehe, geht es aber bei seiner gereizten Reaktion genau um sie. Ich glaube, er hörte Gwen sagen, dass er sie immer noch mit seiner Reizbarkeit verletze. Und wenn sie sagt, sie »versuche, es nicht persönlich zu nehmen«, kritisiere sie ihn indirekt dafür, dass er ihr gegenüber reizbar ist. Deshalb bitte sie ihn, damit aufzuhören. Kurz gesagt, er fühlt sich kritisiert, weil er eine affektive Gestimmtheit der Kränkung aus ihrer Bemerkung heraushört. Dies trifft ihn in seinem Selbstwertbereich, und seine entfesselte Wut ist eine Reaktion auf die Aktivierung seiner Scham. Dann kündigt Gwen ihren Rückzug an (ich glaube, dass Gwen häufig eine Selbstwertverletzung erleidet, wenn sie sich als Versagerin bei einer Bindungsaufgabe wahrnimmt). Natürlich verstärkt dies Hanks Scham noch, weil ihr Rückzug ihm das Gefühl gibt, der Schuldige zu sein.

11.4 Dem Paar die affektiven Bereiche beschreiben

In diesem Beispiel hat es Hank mit einer äußeren Wertschätzungsverletzung zu tun (außerhalb der Beziehung); Gwen versucht, mit Bindungsberuhigung zu reagieren, und bringt dann ihre innere Wertschätzungsverletzung (innerhalb der Beziehung) zur Sprache, die er als weiteren Angriff auf seinen bereits verletzten Selbstwert erlebt, den sie dann wiederum als Angriff auf ihren Selbstwert wahrnimmt. Die Folge ist, dass sie sich zurückzieht und er sich wütend und schuldig fühlt. Hank geht normalerweise mit seinen Selbstwertverletzungen um, indem er seinen Zorn nach außen richtet, während Gwen sich üblicherweise mit ihren Selbstwertverletzungen in sich zurückzieht.

Ich kann zu unserem Verständnis dieser besonderen Interaktion durch das, was ich über Gwen und Hank weiß, noch etwas ergänzen. Hank ist über fünfzig und hat bis zum vorigen Jahr alleine gelebt. Seine Mutter war sehr kritisch und er hat schon vor langer Zeit gelernt, viele seiner Bindungsbedürfnisse zu verleugnen. Ich vermute, dass ein Grund, warum diese Interaktion auf Abwege geriet, sein Unvermögen war, die Bindungsberuhigung, die Gwen ihm anbot, anzunehmen. Gwen hat zahlreiche Beziehungen gehabt; sie konzentriert sich immer auf die Bedürfnisse ihrer Partner und setzt ihre eigenen nur sehr indirekt durch. Sie beanstandet zu Recht, dass Hank seine Frustration gegen sie richtet, doch sie beschwert sich nicht direkt, sondern baut ihre Beschwerden in einen Kommentar ein, der unschuldig und positiv wirken soll. Hank fühlt sich aus dem Hinterhalt angegriffen, wenn er die affektive Gestimmtheit der versteckten Klage hört, und das aktiviert seine Scham.

> Mein Ziel war es, neu zu formulieren, was in Bezug auf die affektiven Bereiche passierte. Ich äußerte Gwen gegenüber, dass ich sehen könne, wie sie versuche, Hank angesichts des Verlustes seines Arbeitsplatzes beizustehen. Dann merkte ich an, dass sie auch zu versuchen schiene, einen Weg zu finden, um ihm zu sagen, dass sie verstehe, dass es bei seiner Reizbarkeit nicht wirklich um sie gehe, doch dass es trotzdem schwierig für sie sei, da sie immer noch dazu neige, sich selbst kritisch zu sehen, wenn er sich über sie aufrege. Ich legte nahe, dass Gwen anfängt, sich schlecht zu fühlen, wenn Hank unglücklich mit ihr ist, und dass er dies vielleicht nicht persönlich nehmen sollte. Gwen habe eine langjährige Neigung, mit sich nicht zufrieden zu sein, und schaue insofern auf ihre Partner, um von ihnen die Bestätigung

zu bekommen, dass sie in Ordnung sei (etwas, was sie in der Therapie bereits dargelegt hatte). Ich deutete an, dass sie die Tendenz habe, es allen recht machen zu wollen, dass sie ihre eigenen positiven Gefühle suche, indem sie ihrem Partner gefällig sei, und dass dies den bedauerlichen Nebeneffekt habe, die Macht der Reizbarkeit ihres Partners zu verstärken, ihr Kummer zu bereiten. Gwen stimmte bedrückt zu und merkte an, dass dieses Problem in all ihre früheren Beziehungen eingedrungen war. Ich fügte hinzu, dass die Tatsache, dass sie es allen recht machen wolle, auch ihre Fähigkeit störe, ihre eigenen Frustrationen und Enttäuschungen zum Ausdruck zu bringen, und dass es sein könne, dass sie indirekt Kritik anbrächte, statt sich offen zu beschweren. Sie gab zu, sie wisse, dass sie dies ebenfalls tue, auch wenn es ihr häufig erst im Nachhinein bewusst werde.

Dann sprach ich mit Hank. Da wir schon beim Thema Selbstwert waren, merkte ich an, dass er recht gut mit seinem Arbeitsplatzverlust umgehe, doch dass dies trotzdem ein sensibler Bereich sei und eine Herausforderung für seine guten Gefühle sich selbst gegenüber darstelle. Er stimmte zu. Dann vertiefte ich mich in seine Reaktion auf Gwens Kommentar zu seiner Reizbarkeit. Er wiederholte, dass er einfach frustriert sei, dass sie erst jetzt zu verstehen schien, was er ihr gesagt habe. Ich bemerkte, dass der frustrierendste Fakt zu sein schien, dass er Gwen trotz seines offensichtlichen Wunsches, dies nicht zu tun, anscheinend ein schlechtes Gefühl vermittele. Er sagte, das sei wahr, und es schiene immer wieder zu passieren. Seine Stimme wurde lauter, als er betonte, wie lausig er sich deswegen fühle: »Ich bin immer der Böse, egal was passiert ist.«

An diesem Punkt hatte ich das Gefühl, dass Hank voll und ganz in seinen Selbstwertgefühlen gefangen war, und so deckte ich seine Reaktion auf. Ich sagte: »Für mich sieht es so aus, als ob Ihr Beitrag zu dem Problem darin besteht, dass Sie wütend werden, wenn Sie das Gefühl haben, dass Sie als der Bösewicht angesehen werden. Dann scheint das lediglich zu bestätigen, dass Sie wirklich der Böse sind, auch wenn Ihre Wut vielleicht nichts mit dem zu tun hat, was ursächlich dazu geführt hat, dass Sie überhaupt als der Böse angesehen werden.« Hank nickte und schrie fast: »Ja! Und egal, was passiert ist, ICH BIN der Böse.«

Ich hatte Gwens Reaktion noch nicht identifiziert, doch an diesem Punkt merkte ich an, dass Gwen typischerweise mit Rückzug reagiere. Sie nickte und stimmte zu. Ich wies Hank darauf hin, dass ihr Rückzug ihm immer das Gefühl gebe, der Böse zu sein. Er stimmte zu und Gwen sagte, dass sie das ebenfalls sehe. Ich fragte mich, ob ihr Widerstreben, negative Gefühle auszudrücken, sogar eine Rolle bei ihrem Rückzug spielen könne, weil ein Teil von ihr wollte, dass er sich als der Bösewicht fühlte. Sie glaubte das nicht und ich verfolgte es nicht weiter. Diese Andeutung ging über die Emotionen hinaus, über die sie sich im Klaren war, und ich hatte keinen Grund zu glauben, dass es tatsächlich so war. Ich kam also auf die Emotionen zurück, derer sie sich bewusst war. Ich stellte fest, dass ihr Konfliktzyklus damit endete, dass Hank sich wie der Böse fühlte und Gwen das Gefühl hatte, nichts richtig machen zu können. Beide stimmten zu.

Ich fasste dann den ganzen Zyklus zusammen, doch ich erklärte ihn in unspezifischen Begriffen, sodass er nicht nur auf diesen einen Fall zutraf. Gwen tut etwas, um Hank ihre Liebe und Unterstützung zu zeigen, doch sie fügt eine Klage ein, die sie versucht, in etwas Positives einzubetten. Hank reagiert auf die Klage, indem er gereizt wird. Gwen reagiert auf seine Gereiztheit mit dem Gefühl, etwas falsch gemacht zu haben (ihre Scham ist aktiviert worden), und zieht sich zurück (ihre normale Reaktion auf Scham). Jetzt stecken beide in einer distanzierten Position fest, bis einer von ihnen die Hand ausstreckt (gewöhnlich mit einem positiven Bindungsverhalten). Gwens wahrgenommene Bedrohung ist Hanks Wut (seine Schamreaktion), und Hanks wahrgenommene Bedrohung ist, dass Gwen verletzt wird und sich zurückzieht (ihre Schamreaktion).

Die vorangegangene Diskussion der Dynamik, die sich in der Sitzung abspielte, mag kompliziert klingen, doch das tatsächliche Erleben der Sitzung – und die Anwendung des Modells – sind wesentlich einfacher. Der Hauptfokus des Therapeuten liegt darauf, die Bedrohungen zu identifizieren, denen jeder Partner unterliegt. Die jeweiligen Reaktionen der Partner auf diese Bedrohungen sind kaum zu übersehen. Solange der Therapeut weiß, wie und worauf die Partner reagieren, ist er in der Lage, das interaktive Muster zusammenzufügen. Der letzte Aspekt bei der Identifizierung des Problems ist, zu beachten, dass jeder Partner Empfindlichkeiten in dieses interaktive Muster einbringt, doch dass sich dieses nach einiger Zeit verselbstständigt. Das Ziel ist, die Beweislast der Verantwortung für das Problem von dem einzelnen Partner wegzunehmen und beide in dem Bestreben zu vereinen, das Muster zu durchbrechen. Das führt gewöhnlich zu einer Diskussion darüber, was jeder von ihnen anders machen kann.

11.5 Das Bewusstsein der Partner erweitern

Nachdem die größten affektiven Bedrohungen des Paares identifiziert worden sind, besteht ein wesentlicher Teil der Therapie darin, dass beide lernen, anders mit diesen Emotionen umzugehen. Das setzt im Allgemeinen voraus, dass beide ihr Bewusstsein für ihre Emotionen und die Art, wie sie darauf reagieren, erweitern. Diese Dimension der Therapie wird häufig als Einsicht oder Mentalisierungsfähigkeit bezeichnet, doch ich beschreibe den Prozess lieber als *wachsendes Bewusstsein*. Einsicht wird bisweilen als festgelegte Eigenschaft angesehen, die einige Menschen besitzen und andere nicht, doch ich glaube, dass jeder Erwachsene in einer Intimbeziehung imstande ist, sich stärker für seine Emotionen zu sensibilisieren. Leider tun viele Menschen das nicht; es ist eine Aufgabe, die Mut und die Bereitschaft erfordert, lästige und unangenehme Aspekte des eigenen Erlebens zu untersuchen.[109]

Die Tatsache, dass sich die meisten Paare ihres Erlebens nicht stärker bewusst sind, trägt zu ihren repetitiven Konflikten bei. Zum Beispiel erkennt ein Partner vielleicht nur vage, dass er Gefühle hat, die er nicht zeigt; dass er seinen Partner glauben lässt, dass er etwas fühle – oder nicht fühle –, statt die volle Bandbreite seiner Gefühle anzuerkennen, denn einige davon werden bei den Auseinandersetzungen des Paares für ihn nicht hilfreich sein. Auf einer bestimmten Ebene ist er sich bewusst, dass er gewisse Gefühle übertreibt oder bagatellisiert (um seine Partnerin zu beeinflussen) oder dass er an seinen primären Emotionen vorbeihuscht und seinen Fokus lediglich auf die sekundären Emotionen lenkt.

Die Gefühle zu erforschen, die an der Peripherie des Bewusstseins liegen, ist eine schwierige – wenngleich mutige – Entscheidung, weil sie sich anfühlt, als würde man einen der wenigen Vorteile aufgeben, die man in dem repetitiven Konflikt haben kann. Ich hebe das Wort *Bewusstsein* hervor, weil dieser Prozess es nicht erfordert, dass das Individuum auf eine völlig neue, unbekannte Weise denkt. Es ist kein Paradigmenwechsel, wie er für einen Menschen notwendig sein könnte, um plötzlich das Vorhandensein eines unbewussten Gedankens zu erkennen. Noch ist es eine Fähigkeit an sich, auch wenn sich durch Anstrengung und Übung Verbesserungen darin erzielen lassen. Es ist einfach ein Schritt hin zu größerer Offenheit für die Möglichkeit, dass man mehr fühlt, als einem bewusst war, und ein Schritt hin zu der Bereitschaft, jenes Territorium zu erforschen.

Hank und Gwen kamen mit unterschiedlichen Bewusstseinsebenen in die Paartherapie. Durch ihre früheren Therapieerfahrungen war sich Gwen bereits bewusst, dass sie jemand ist, der anderen gefallen will. Sie neigte dazu, Gefühle zu ignorieren, die mit ihren persönlichen Bedürfnissen und Wünschen zu tun hatten, und konzentrierte sich auf diejenigen, die die Bedürfnisse und Wünsche ihres Partners betrafen. Sie war nur deshalb in der Lage, sich ihrer bisher ignorierten Gefühle bewusst zu werden, weil sie sich *entschieden hatte*, ihr Bewusstsein um alles, was sie fühlte, zu erweitern.

In ähnlicher Weise glaubte Hank, dass er nur deshalb gereizt war, weil Gwen nicht begriff, was er ihr erzählt hatte. Doch die weitere Diskussion ergab, dass er sich vor allem deshalb ärgerte, weil ihre Interaktionen normalerweise dazu führten, dass er als der Böse angesehen wurde. Ihm war dieses Gefühl nicht unbekannt, doch er neigte dazu, sich stärker auf Gwens scheinbar fehlendes Verständnis für das zu konzentrieren, was er ihr erzählte (wahrscheinlich, weil ihm das einen Vorteil bei ihren Auseinandersetzungen zu verschaffen schien). Zu einem späteren Zeitpunkt in der Therapie konnte er die Wertschätzungsirritation (Scham) identifizieren, die seiner Flucht in die Wut (seiner sekundären Emotion) vorausgegangen war. Dass Hank die Breite seiner Wertschätzungsgefühle anerkannte, war das Ergebnis seiner Bereitschaft, zu erkunden, was er fühlte, statt darauf zu beharren, dass das, was er bereits erkannt hatte, die Gesamtheit seiner emotionalen Erfahrung war.

11.6 Wenn ihnen ein Licht aufgeht

Die Therapie kann im Wertschätzungs- und Bindungsbereich erst dann Wirkung entfalten, wenn die Partner ihre wahrgenommenen affektiven Bedrohungen und die damit verbundenen Reaktionen als relevant anerkannt haben. Die Relevanz wird durch die effektive Identifizierung des Problems geschaffen: Wenn sich jeder Partner seiner wahrgenommenen Bedrohungen und der damit verbundenen Reaktionen bewusst geworden ist; wenn jeder erkennt, inwiefern seine Reaktionen eine Bedrohung für den anderen Partner darstellen und wie beide in einem repetitiven Kreislauf gefangen sind, der zu Konflikten und/oder Distanzierung führt, dann hat der Therapeut den Auftrag, unmittelbarer in den Bereichen Wertschätzung und Bindung zu arbeiten.

11.7 Die Lösung finden

Der Therapeut kann nun erläutern, was geschehen muss, damit das Problem einer Lösung zugeführt wird. *Im Modell der emotionalen Sicherheit legt der Therapeut ausdrücklich die genauen Verhaltensweisen fest, an denen jeder Partner arbeiten muss.* Die Identifizierung individueller Partnerziele sollte in vielen Fällen von Sitzung zu Sitzung wiederholt werden. Das kann schwierig sein, weil einige Ziele im Vergleich zu anderen eindeutig aktiv sind (»Du musst mehr hiervon oder davon tun« versus »Du musst weniger von diesem oder jenem tun«). Andere wiederum scheinen den Beitrag eines Partners zu dem Problem mehr als den des anderen hervorzuheben. Deshalb ist es wichtig, Akzeptanz für die Problemdefinition zu bekommen, bevor man sich darauf konzentriert, was jeder Partner ändern muss. Der Therapeut ist stets bemüht, diesen Fokus auszugleichen – indem er den Anteil anspricht, den jeder Partner am Gesamtgeschehen hat –, da er sonst leicht Ängste vor Schuldzuweisungen schüren kann.

Al und Lynn kamen in die Therapie, weil Lynn Als Affäre herausgefunden hatte. Er hatte sich intensiv auf die andere Frau eingelassen, und die Therapie konzentrierte sich zu Beginn darauf, die Affäre zu beenden und ein Minimum an Vertrauen wiederherzustellen. Al hatte beträchtliche Schwierigkeiten mit dem Beendigen der Beziehung, und Lynn wurde mehrmals mit Pseudo-Beendigungen konfrontiert, bevor es tatsächlich vorbei war. In dieser Zeit wurde sie immer wütender und ihr Vertrauen noch stärker erschüttert. Al zog aus dem gemeinsamen Heim aus, und es war fraglich, ob sie überhaupt verheiratet bleiben würden, doch irgendwie standen sie diese schwierige Phase durch. Als die Affäre dann wirklich vorbei war, hatten das Misstrauen und die schlechten Gefühle zwischen ihnen ein sehr hohes Maß erreicht.

Solange der Fokus auf der Affäre lag, hatte Al beteuert, dass die Probleme in ihrer Ehe schon vorher bestanden hätten, doch es war schwierig für Lynn, das zu sehen, als sie es noch mit seiner ständigen Untreue zu tun hatte. Als die Affäre schließlich beendet war und in den Hintergrund trat, fingen wir an, uns direkter mit ihrer Beziehung zu beschäftigen. Die Situation begann sich ein wenig zu verbessern, und sie verbrachten einen rundum gelungenen Urlaub miteinander. Lynn berichtete, dass sie sich Al näher fühle, und nach dem Urlaub wollte sie, dass Al zurück in ihr Einfamilienhaus zog. Al sträubte sich und meinte, er habe nicht das Gefühl, dass sie dazu bereit wären. Das löste eine sehr wütende Reaktion bei Lynn aus, und in der nächsten Sitzung spielte sich Folgendes ab:

Lynn machte ihrem Ärger Luft und Al wurde defensiv. Ich versuchte Lynn dazu zu bringen, über das zu sprechen, worüber sie wütend war – anstatt sich lediglich abzureagieren. (Wenn man die Partner dazu bringen kann, sich darauf zu konzentrieren, zu erklären, worauf sie wütend sind, hilft ihnen das häufig, zur primären Emotion zurückzukommen.) Dies erforderte ein gewisses therapeutisches Nachbohren, doch schließlich begann sie über den Schmerz zu sprechen, den sie im Laufe des vergangenen Jahres erlebt hatte. Al lächelte und zuckte mit den Schultern wegen einiger Dinge, die sie sagte, und Lynn reagierte erneut mit heftiger Wut. (Seine affektive Gestimmtheit weckte anscheinend Lynns Scham, und sie reagierte darauf mit einem Fremdangriff.) Ich versuchte wieder, ihren Fokus auf das zu richten, worum es bei der Wut eigentlich ging. Sie meinte, seine Haltung gebe ihr das Gefühl, dass sie ihm nicht wirklich wichtig sei. Ich konfrontierte Al mit dem, was sich hinter seinem Lächeln verbarg, und schließlich erkannte er, dass es ein Weg war, Lynns Gefühle nicht an sich heranzulassen, und dass es sogar ein Ausdruck von Verachtung ihr gegenüber sein könne (er war sich seiner Wut auf sie nur schwach bewusst). Sobald Al sehen konnte, wie er sie zurückwies, leitete ich ihn an, Lynns Gefühlen zuzuhören, ohne zu lächeln, und sich stattdessen darauf zu konzentrieren, das aufzunehmen, was sie ihm sagte.

Als Lynn darüber sprach, wie die Erfahrung mit seiner Affäre für sie gewesen war, fing sie wieder an, wütend zu werden. Ich fragte sie, was dieses Mal ihre Wut ausgelöst habe, und nach gezielter Erkundung konnte sie einen »glasigen« Blick in Als Augen als Ursache identifizieren. Daraufhin fanden wir heraus, wie Al Lynns Gefühle dadurch vermied, dass er sich zurückzog (Lynns Schmerz zu hören, weckte seine Scham). Lynns Wechsel von Schmerz zu Wut schien eine Folge ihrer gegenseitigen Reaktionen auf Scham zu sein – er fühlte Scham und Distanz zu ihrem Schmerz, und sie fühlte sich dann töricht, weil sie erwartet hatte, dass sie ihm wichtig genug sei, dass er ihr erst einmal zuhörte. Sobald Lynn wieder wütend wurde, ging Al in die Defensive, und sie fingen an zu streiten. Dann entzog sich Lynn der Situation, und sie fühlte sich töricht, weil sie versucht hatte, es mit Al zu schaffen; er verließ die Interaktion und sah sich als Opfer von Lynns Wut an.

Am Ende dieser Sitzung legte ich fest, woran jeder von ihnen arbeiten musste. Ich hob die starken negativen Auswirkungen hervor, die Als Rückzug und seine unbedachten Blicke auf Lynn hatten, wenn sie versuchte, ihm zu zeigen, wie sehr sie litt. Ich wies Al an, sehr hart daran zu arbeiten, in Kontakt zu bleiben und sich nicht zurückzuziehen, und wir sprachen über die vielen anderen Arten, wie er sich zurückzog oder versuchte, Lynns Gefühle abzutun. Ich hob außerdem die starke Wirkung von Lynns Schmerz und Wut auf Al hervor. Im Laufe der Therapie und insbesondere in dieser Sitzung hatte ich mich darauf konzentriert, dass sie über sich selbst sprachen und nicht über den anderen. Ich wandte diese Intervention mehrmals bei Lynn an, während ich darauf achtete, dass sie Al von ihrem Schmerz erzählte (statt ihm zu sagen, was für ein Mistkerl er sei, dass er ihn verursache). Ich hob Lynn gegenüber hervor, dass sie ertragen müsse, bei ihrem Schmerz zu bleiben, statt sich in die Wut zu flüchten (der Schamaffekt war definitiv eine Komponente jenes Schmerzes), und dass sie daran arbeiten müsse, ihm von sich zu erzählen, statt sich auf ihn zu konzentrieren. Schließlich hob ich erneut ihre Reaktivität hervor – Als Reaktivität auf ihren Schmerz und ihre Wut und Lynns Reaktivität auf seinen Rückzug und seine herablassenden Reaktionen. Erneut stellte ich die systemische Qualität ihrer Reaktionen fest – jeder reagierte auf die Reaktionen des anderen – und wie leicht das gesamte Muster getriggert werden konnte. Ich versuchte, die Wahrscheinlichkeit zu erhöhen, dass jeder Partner sich auf den eigenen Bereich konzentrierte, in dem es die Möglichkeit für Verbesserungen gab, anstatt auf den anderen Partner.

In diesem Beispiel habe ich aufgezeigt, wie explizit ich darauf verweise, was jeder Partner tun muss, um den destruktiven Kreislauf zu durchbrechen. Was dieses Beispiel außerdem verdeutlicht, ist ein zentraler Grundsatz des Modells der emotionalen Sicherheit. *Die auf Veränderung abzielenden Verhaltensweisen werden durch die Erfahrung von emotionaler Sicherheit definiert, die der andere Partner macht.* Dies ist einer der wesentlichen Punkte, in denen sich dieses Modell von vielen anderen unterscheidet. Dem Therapeuten geht es nicht um eine vorgegebene Psychopathologie, Familienstruktur, um vorbestehende Systemregeln, Ebenen individueller Entwicklung oder Ähnliches. Der Fokus des Modells liegt auf emotionaler Sicherheit. *Wenn ein Partner Dinge tut, welche die emotionale Sicherheit des anderen gefährden, dann muss sich genau das ändern.* Einige Menschen könnten einwenden, dass dies einem Partner zu viel Macht verleihe; er kann darauf bestehen, dass sie sich verändern soll, weil er sich sonst unsicher fühlt. Doch wenn das, was sie tut, wirklich dazu führt, dass er sich unsicher fühlt, dann werden beide keine emotionale Sicherheit erreichen, ohne dass ihr Verhalten thematisiert wird. Natürlich gilt das Gleiche für ihn, und Paare, die Probleme haben, sind immer Mustern verfallen, bei denen jeder Partner Dinge tut (oder nicht tut), die dem anderen ein Gefühl von Unsicherheit vermitteln.

Im nächsten Kapitel werden wir untersuchen, was in den Bereichen Wertschätzung und Bindung passieren muss und auf welche Hindernisse man dabei normalerweise stößt.

12 Sicherheit schaffen

Sobald das Problem, das eine Beziehung belastet, eindeutig identifiziert ist, richtet sich der Schwerpunkt der Therapie darauf, das Paar bei der Erlangung und Aufrechterhaltung von emotionaler Sicherheit zu unterstützen. Ebenso wie die korrekte Benennung des Problems den Kurs für die gesamte Therapie vorgibt, legt das Ziel der emotionalen Sicherheit die Rahmenbedingungen derselben fest und setzt alle Beteiligten davon in Kenntnis, wann Fortschritte erzielt werden und wann nicht. Ein Anfangsziel (eine Art »Arbeitssicherheit«) besteht darin, zum einen die Therapiesitzungen sicher genug zu gestalten, um darin arbeiten zu können, sowie zum anderen für die stärker konfliktbelasteten Paare außerhalb der Sitzungen eine Struktur zu schaffen, die sie vor einer gefährlichen Eskalation schützt. Doch das oberste Therapieziel ist, dass das Paar einen Zustand von emotionaler Sicherheit in seiner Beziehung erreichen kann und in die Lage versetzt wird, diesen Zustand zurückzugewinnen oder wiederherzustellen, wenn er unterbrochen wurde.[110]

12.1 Ein klar definiertes und erreichbares Ziel

Emotionale Sicherheit bedeutet, dass jeder Partner das Gefühl hat, dass der andere sicher an die Beziehung gebunden ist und keine signifikanten Missbilligungsgefühle hegt. Wenn das Paar diesen Zustand von Sicherheit erreichen und aufrechterhalten kann, dann wird der repetitive Konflikt oder die emotionale Distanzierung überflüssig. Natürlich bedeutet das nicht zwangsläufig, dass das Paar außergewöhnliche Nähe entwickeln, sich auf außergewöhnlichen Sex einlassen oder die Beziehung haben wird, nach der es sich immer gesehnt hat. Es bedeutet lediglich, dass die größten affektiven Hemmnisse dafür abgebaut worden sind.

Das Ziel dieses Modells, die emotionale Sicherheit, ist nicht gleichbedeutend mit verbesserter Intimität per se. Über die Korrektur der Bedingungen hinaus, die den Verlust an emotionaler Sicherheit innerhalb der Beziehung verursacht haben, liegt eine weitere Verbesserung der Beziehung in der Verantwortung der beiden beteiligten Individuen; das Ausmaß, in dem sie jene Verbesserung verfolgen, hängt von ihren persönlichen Werten und Gefühlen füreinander ab. Viele Paare halten die emotionale Sicherheit in der Beziehung auch aufrecht, indem sie *nicht* auf größere Intimität drängen; sie finden eine akzeptable Distanz, die beide Partner zufriedenstellt.

Einige Paare werden ihre Fähigkeit zur Intimität erweitern oder ihre Beziehung anderweitig verbessern wollen. Sie können sich entscheiden, im Rahmen dieser Bemühungen therapeutische Hilfe in Anspruch zu nehmen oder nicht. In dem Maße, wie Probleme im Bindungs- und Wertschätzungsbereich weiterhin relevant sind, wird auch das Modell der emotionalen Sicherheit für diese Paare hilfreich sein, während sie darüber hinaus andere Veränderungen in ihrer Beziehung auf den Weg zu bringen.

12.2 Die Vorteile einer positiven Einstellung

Positive Affekte tragen zur Aufrechterhaltung emotionaler Sicherheit bei. Eines der aussagekräftigsten Ergebnisse der Forschungen zu Ehebeziehungen und zum Funktionieren von Individuen und Gruppen betrifft den Wert des positiven Affekts. John Gottmans (1994a) verblüffende Entdeckung, dass Ehen, die halten, von denjenigen, die es nicht tun, durch das Verhältnis von positiven zu negativen Affekten unterschieden werden können, war ein Wendepunkt für viele Paartherapeuten.[111] Es stellte sich heraus, dass wir nicht nur daran arbeiten müssen, die Flut der negativen Aspekte einzudämmen, sondern Paaren helfen sollten, ihre positiven Seiten aufzubauen. Zu ähnlichen Ergebnissen kamen Forschungsarbeiten über Individuen und Gruppen. Barbara Fredrickson und Marcial Losada (2005) haben gezeigt, dass ein positives Verhältnis *(positivity ratio)* ähnlich dem Gottmans für das Funktionieren von Individuen und Gruppen gilt.[112]

Gottmans Richtwert für positive im Verhältnis zu negativen Affekten (bei stabilen, zufriedenen Paaren) beträgt 5 zu 1 *(Gottman-Konstante)*. Paare, die einen effektiven Grad an emotionaler Sicherheit aufrechterhalten, haben mindestens fünf Mal so viele positive Interaktionen wie negative. Dieses Ergebnis zeigt unter anderem die Macht des negativen Affekts. Es erfordert viel positiven Affekt, um den Auswirkungen von wenig negativem Affekt etwas entgegenzuhalten. Natürlich sollte man die Betonung des positiven Affekts nicht so interpretieren, als ob es bereits emotionale Sicherheit erzeugen würde, allein positiv zu sein, doch es hilft auf jeden Fall, positiven Affekt zu zeigen.[113]

12.3 Vergangenheit versus Gegenwart

Emotionale Sicherheit wird geschaffen, indem man wahrgenommene Bedrohungen im Bindungs- und Wertschätzungsbereich eliminiert. Letztlich hängt die Sicherheit der Partner davon ab, wie sie im Hier und Jetzt miteinander umgehen. Viele Paare kommen jedoch erst dann zur Paartherapie, wenn ihre Beziehung infolge vergangener Interaktionen bereits erheblichen Schaden erlitten hat. Der Therapeut hat es dann mit der zweifachen Aufgabe zu tun, sich einerseits mit den ständigen Bedrohungen für die Sicherheit zu befassen und andererseits den Schaden zu heilen, der infolge vergangener Interaktionen entstanden ist. Ironischerweise ist es gewöhnlich nicht möglich, vergangenen Schaden ohne ein minimales Maß an Sicherheit im Hier und Jetzt zu behandeln, und es ist schwierig, diese zu erreichen, ohne den Schaden aus der Vergangenheit zu beheben. Dies stellt ein Dauerproblem in vielen Paartherapien dar. Der beste Weg, den ich gefunden habe, um mit diesem Dilemma umzugehen, besteht darin, unterschiedliche Grade von Sicherheit zu entwerfen und begrifflich zu fassen.

Das anfängliche Ziel muss sein, *ein minimales Maß an Sicherheit* zu erreichen, bei dem die Partner interagieren können, ohne reflexartig aufeinander zu reagieren. Der deutlichste Maßstab für dieses Mindestmaß an Sicherheit ist, dass ein Partner einen negativen Affekt ausdrücken kann, ohne dass der andere entweder in gleicher Weise reagiert oder sich aus der Interaktion zurückzieht. Auf dieser Ebene sind die Partner vielleicht mit der Zeit in der Lage, den Schaden zu untersuchen, der durch frühere Handlungen entstanden ist (oder durch Unterlassungen wie der, dass der eine Partner in einer Zeit erhöhten Bedürfnisses des anderen nicht auf diesen reagiert hat). Es ist jedoch selten der Fall, dass die Partner einfach über die frühere Situation sprechen und ihre Gefühle in Bezug auf sie auflösen. Stattdessen tendiert die Therapie dazu, zwischen der Erörterung der früheren Situation und derjenigen der aktuell wahrgenommenen Sicherheitsbedrohungen hin- und herzuschwanken. Einige der aktuellen Bedrohungen werden einen Partner unweigerlich an die frühere Situation erinnern, und die Diskussion des vergangenen Ereignisses wird einen Partner an Verhaltensweisen erinnern, die darauf hindeuten, dass sich die grundlegende Dynamik nicht geändert hat. Es scheint daher, dass Fortschritte in jedem Bereich bis zu einem gewissen Grad von Fortschritten in dem anderen Bereich abhängen. Zu einer vollständigen

Heilung von früheren Verletzungen kommt es gewöhnlich erst dann, wenn die Partner ein *Höchstmaß an Sicherheit* erreicht haben, in dem jeder Partner eine sichere Bindung und grundlegende Akzeptanz fühlt.

Sobald das anfängliche Ziel minimaler Sicherheit erreicht ist und die Therapie dazu übergeht, die Selbstwertschäden und Bindungsverletzungen in Angriff zu nehmen, die von früherem Tun oder Nichttun herrühren, wird die Heilung dieser vergangenen Ereignisse zu einem wichtigen Ziel. Der Heilungsprozess in diesen beiden affektiven Bereichen wird ausführlicher in den Kapiteln 14 und 16 besprochen. Selbst wenn vergangene Geschehnisse geheilt sind, besteht eine große Gefahr, dass die Probleme wiederaufflammen, solange einer der beiden Partner ein schwaches Selbstwertgefühl hat. Viele Partner gehen ihre intime Beziehung ein, ohne je einen guten Selbstwert aufgebaut und aufrechterhalten zu haben. Dies belastet die Beziehung unnötig – Partner mit geringem Selbstwert versuchen möglicherweise, die Beziehung zu nutzen, um ihren sinkenden Selbstwert zu stärken (was in der Regel zu Problemen führt), oder aber sie verfügen über eine erhöhte Sensibilität für Selbstwertbedrohungen und sind deshalb nicht in der Lage, in der sicheren Zone zu bleiben. Die Thematik, wie man einen positiven Selbstwert aufrechterhält, wird in Kapitel 13 besprochen.

Wie mehrfach erwähnt, stellt die Schaffung und Aufrechterhaltung *emotionaler Sicherheit* das übergeordnete strukturelle Ziel der Therapie dar. Der Therapeut strebt an, das Therapiesetting zu einem Ort zu machen, an dem sich das Paar sicher genug fühlen kann, um sich eingehender mit den wahrgenommenen Bedrohungen zu beschäftigen. Der Therapeut erreicht dies zum Teil dadurch, dass er Regeln für die Interaktion durchsetzt und Verhaltensweisen unterbricht und verhindert, die die Beziehung unsicher machen. Im Rahmen der Diskussion über früher angerichtete Schäden geht der Therapeut Sicherheitsthemen an, indem er einerseits den Partnern hilft, bei ihrer aktuellen Besprechung früherer Interaktionen sicher zu agieren, und andererseits die Sicherheitsprobleme bei den Handlungen hervorhebt, die den früheren Schaden verursacht haben. Selbst wenn die Partner ihren beschädigten Selbstwert und ihre Bindungsverletzungen wirksam geheilt haben, ist die Therapie erst dann beendet, wenn sich beide Partner bei ihren gegenwärtigen Interaktionen sicher fühlen, insbesondere bei Interaktionen außerhalb des schützenden Rahmens des therapeutischen Settings.

12.4 Emotionale Sicherheit

Emotionale Sicherheit wurde in Kapitel 5 als derjenige Quadrant des Terrains der emotionalen Beziehung definiert, der durch die positiven Enden der Achsen des Selbst bzw. des Anderen definiert wird. Im Wertschätzungsbereich bedeutet dies *Stolz* auf das Ich und die Wahrnehmung von *Akzeptanz* beim anderen. Im Bindungsbereich bedeutet es *Freude* im Zusammenhang mit dem Ich und *Vertrauen* in den anderen. Das Ziel der Paartherapie besteht darin, die Hindernisse zu beseitigen, die das Paar davon abhalten können, diese affektiven Zustände zu erreichen. Wie Sie wissen, sind die größten Hindernisse wahrgenommene *Bedrohungen* in den Bereichen Bindung und Wertschätzung (und natürlich die jeweiligen Reaktionen der Partner auf diese Bedrohungen).

Um emotionale Sicherheit *aufrechtzuerhalten*, müssen die Partner in der Lage sein, Bedrohungen abzuwenden oder zu entschärfen, sobald sie entstehen. Um emotionale Sicherheit zu *erreichen*, müssen Paare häufig zu früheren Bedrohungen zurückgehen und nicht angesprochene Verletzungen oder verletzte Gefühle in jedem Bereich auflösen. In nachfolgenden Kapiteln werden wir uns mit dem Prozess der Auflösung früherer Bedrohungen und Verletzungen in beiden Bereichen befassen. In diesem Kapitel konzentrieren wir uns hingegen auf die Schaffung emotionaler Sicherheit im Hier und Jetzt, sprich, auf die Bedingungen, die es einem Paar erlauben, seine Beziehung in der sicheren Zone zu führen.

Das Hauptproblem bei der Schaffung emotionaler Sicherheit besteht darin, Bedrohungen in den Bereichen Bindung und Wertschätzung abzuwenden oder zu entschärfen. Das wird hauptsächlich durch den Ausdruck positiver Bindung und die Einschränkung von Ausdrucksformen des Missfallens oder der Missbilligung erreicht. Diese Ideen sind für Paartherapeuten natürlich nicht neu; die meisten systemischen Therapien legen ihren Fokus schon lange darauf, positive Gefühle aufzubauen und Individuen zu zeigen, wie sie ihre unerfüllten Bedürfnisse oder negativen Gefühle zum Ausdruck bringen können, ohne den Partner anzugreifen.

12.5 Bindungsbedrohungen abwenden

Ein wesentlicher Faktor, um intime Beziehungen sicher zu gestalten, ist die Abwendung von Bindungsbedrohungen. Ich habe bereits darauf hingewiesen, dass eine Bindungsbedrohung des Öfteren als Mangel an positiven Bindungsaffekten wahrgenommen wird. Manchmal gibt es jedoch konkrete Bindungsbedrohungen, wie zum Beispiel Affären, Trennungen oder erklärte Absichten, sich zu trennen. Diese müssen angemessen behandelt werden, bevor es eine Hoffnung auf Sicherheit im Bindungsbereich geben kann. Darüber hinaus müssen Paare lernen, dass sie sich bei ihren Auseinandersetzungen nicht aus taktischen Gründen dazu verleiten lassen dürfen, die Unantastbarkeit der Beziehung zu verletzen.

Partner, die damit drohen, die Beziehung zu beenden, könnten feststellen, dass sie anfangs eine scheinbar positive Reaktion bekommen, doch die vermeintliche Wirksamkeit einer solchen Taktik ist irreführend, da sie auch zur Unsicherheit des anderen Partners in Bezug auf die Beziehung beigetragen hat. Die Androhung, den Partner zu verlassen, *als Taktik* einzusetzen, ist ein Mittel, um die Beziehung unsicher zu halten, doch das ist von der Situation zu unterscheiden, wenn sich ein Individuum wirklich dem Punkt nähert, an dem es sich aus der Beziehung löst und beschließt, dies dem Partner zu offenbaren. Tatsächliche Gefühle von Distanzierung sollten kundgetan werden, nicht als Taktik in einem Streit, sondern als Gelegenheit, um den anderen wissen zu lassen, wie weit die Gefühle des Partners gegangen sind.

12.6 Die positive Bindung fördern

John Gottmans Forschungen haben die große Bedeutung positiver Interaktionen unterstrichen. Er und sein Forscherteam haben gezeigt, dass Paare eine stabile Beziehung aufrechterhalten können, wenn das Verhältnis von positiven zu negativen Interaktionen mindestens 5 zu 1 beträgt. Aus der Perspektive des Affektmodells bedeutet dies, dass jeder Partner zahlreiche Beweise für die positiven Affekte des anderen Partners im Zusammenhang mit der Beziehung sieht. Die Folge ist, dass jeder Partner die Gewissheit hat, dass die Bindung sicher ist.

Ein ähnliches Forschungsergebnis zeigt, dass es ein schlechtes Zeichen ist, wenn die negativen Affektbekundungen des einen Partners eine negative Affektreaktion beim anderen auslösen. Eine mögliche Interpretation dessen ist, dass die unmittelbare negative Reaktion Zweifel an der Tiefe der positiven Gefühle des anderen Partners in Bezug auf die Beziehung weckt. Gottman empfiehlt, dass Therapeuten Paare lehren, einen Ausdruck negativen Affekts anhören zu können, ohne in gleicher Weise zu reagieren. Wenn sie eine Retourkutsche parat haben, sollten sie ihren Drang unterdrücken und abwarten, um später darüber zu diskutieren. Die Fähigkeit eines Partners, etwas Negatives anzuhören, ohne in gleicher Weise zu reagieren, beruhigt den anderen Partner auf vielen Ebenen:

- Er hat noch genügend positiven Affekt in Reserve, der es ihm erlaubt, sich ihre negativen Gefühle anzuhören, ohne all seine positiven Gefühle zu verlieren, und
- die Tatsache, dass er nicht mit einem Angriff reagiert, weist darauf hin, dass er nicht versucht hat, augenblicklich zurückzuweisen, was sie gesagt hat, und deshalb wird sie sich wahrscheinlich eher gehört fühlen.

Die Bindung ist daher sicherer, einerseits, weil er die positiven Affekte beibehält, und andererseits, weil er in der Lage ist, sich etwas Negatives anzuhören, was zu Verbesserungen in der Beziehung führen kann.

Dieser letzte Punkt leitet zu einer dritten Komponente von Gottmans Forschungen über: der Bedeutung des *akzeptierenden Einflusses.* Wenn ein Partner sieht, dass er den anderen Partner beeinflussen kann, dann bekommt er damit die Zusicherung, dass möglicherweise sogar die für ihn weniger bedeutsamen Bereiche der Beziehung zu verbessern sind. Er fühlt sich in der Beziehung nicht machtlos, und das liegt daran, dass er seiner Partnerin wichtig genug ist, um ihm zu erlauben, sie zu beeinflussen. Dies wiederum trägt zu einer sichereren Bindung bei.

12.7 Wertschätzungsbedrohungen vermeiden

Eine positive Veränderung im Bereich Wertschätzung bedeutet entweder, zu lernen, mit Wertschätzungsbedrohungen weniger destruktiv umzugehen, oder sie vollständig zu beseitigen. Im Allgemeinen sehe ich es nicht als Aufgabe eines Partners an, den Selbstwert des anderen aufzubauen.[114] In Kapitel 13 werden wir Möglichkeiten untersuchen, wie Paare einander helfen können, ein gutes Selbstwertgefühl aufrechtzuerhalten oder ein Umfeld zu schaffen, das dessen Entwicklung fördert. Doch letztlich obliegt diese Aufgabe dem Individuum selbst. Das ist das Besondere am Selbstwertgefühl, dass jedes Individuum eigenverantwortlich dafür ist, seinen positiven Selbstwert aufzubauen. Und auch wenn es nicht verantwortlich dafür ist, den Selbstwert des anderen aufzubauen, so liegt es ganz sicher in seiner Verantwortung, den des anderen nicht zu untergraben!

Wie ich bereits angedeutet habe, spielen sich die meisten Konflikte im Bereich Wertschätzung ab. Um Sicherheit zu erreichen, müssen Partner lernen, in Beziehung zu treten, ohne Wertschätzungsbedrohungen zu erzeugen. Das bedeutet,

- dass jeder Partner Sensibilität dafür entwickelt, wie er mit dem anderen umgeht, insbesondere in den Bereichen, in denen dieser verletzlich für Wertschätzungsbedrohungen ist (dazu zählt insbesondere, adaptivere Reaktionen auszubilden, wenn die Scham eines Partners aktiviert worden ist), und
- dass jeder Partner bestrebt sein muss, seine Empfindsamkeit für die Aktivierung seiner Scham zu verringern.

So lautet das Motto für die Partner, dass sie Empfindlichkeiten sowohl erhöhen als auch reduzieren sollten: Sei sensibel für die Fähigkeit deines Partners, Scham zu empfinden, und lerne, deine eigene Sensibilität für Schamauslöser herabzusetzen.

12.8 Die Kommunikation verbessern

Viele Paare erlangen genügend Sicherheit, wenn sie die Art, wie sie miteinander kommunizieren, verbessern. Das Mehr an Sicherheit, das sich als Folge einer anderen Kommunikationsweise einstellt, erklärt die verbreitete Ansicht, das Problem sei die Kommunikation, was sich in der Anzahl der Paare widerspiegelt, die in die Therapie kommen und sagen: »Wir kommunizieren einfach nicht« oder »Wir müssen einfach lernen, zu kommunizieren«. Das Problem ist nicht, dass die Paare nicht kommunizieren, sondern dass sie auf Bindungs- und Wertschätzungsbedrohungen zurückgreifen, statt (a) ihre Verletzlichkeit zu zeigen, indem sie ihre eigenen Bedürfnisse und Gefühle ausdrücken und (b) Respekt für die Verletzlichkeiten und Befindlichkeiten des anderen bewahren.[115] Paartherapeuten bringen Paaren schon seit Langem bei, zuzuhören und nicht zu unterbrechen, nicht füreinander zu sprechen, konkret zu bleiben und nicht zu verallgemeinern, »Ich«-statt »Du-Aussagen« zu machen und mit Eskalationen, Angriffen, Etikettierungen, Rückzug und so weiter aufzuhören.

Wenn Paare von einer »verbesserten Kommunikation« berichten, dann meinen sie gewöhnlich, dass sie gelernt haben, auf eine direktere, respektvollere und sensiblere Weise zu sprechen. Im Wesentlichen hören sie auf, sich so zu verhalten, dass sie Wertschätzungs- und Bindungsbedrohungen schüren. Ein großer Anteil von Paaren erreicht ein befriedigendes Maß an emotionaler Sicherheit, wenn sie die Art und Weise, wie sie kommunizieren, wirksam verändert haben, und sie werden die Therapie gewöhnlich an diesem Punkt beenden. Andere Paare müssen die Therapie fortsetzen, bis die die Sicherheitsbedrohungen aufgelöst haben, die noch aus früheren Interaktionen nachwirken.

12.9 Die Tyrannei eines Lebens auf der Suche nach Anerkennung

Kerr und Bowen (1988) beobachteten Familien, deren Mitglieder sehr stark aufeinander reagierten und charakterisierten sie als emotional verschmolzen. Bowen (1978) entwickelte seine hypothetische Differenzierungsskala, um diese Dimension des Verhaltens zu beschreiben. Höher differenzierte Menschen waren in der Lage, eng verbunden zu bleiben, ohne übermäßig auf ihre Differenzen zu reagieren. Weniger differenzierte Menschen schienen die Anerkennung des anderen so sehr zu benötigen, dass sie entweder ihre Individualität für sie opferten oder übermäßig distanziert sein mussten, um ihre Individualität zu bewahren. Menschen mit geringem Differenzierungsgrad konnten sich nicht auf eine intime Beziehung einlassen, ohne entweder übermäßig reaktiv oder übermäßig distanziert zu sein. Bowens wenig differenzierte Familien können auch als diejenigen charakterisiert werden, die für den Umgang mit ihrer Scham die Strategie gewählt haben, Andersartigkeit zu vermeiden und sich auf gegenseitige Bestätigung zu konzentrieren (»Wir sind alle in Ordnung, weil wir uns einig sind, dass dies die richtige Art zu sein ist«).

Das Problem bei dieser Schamvermeidungsstrategie ist, dass man sich auf die Anerkennung durch den anderen verlässt. Das schafft ein familiäres Umfeld, in dem Andersartigkeit und Individualität eines Familienmitglieds nicht akzeptiert werden können, weil sie wahrscheinlich bei einem anderen Mitglied der Familie Scham auslösen. Alle Familienmitglieder müssen die vorherrschende Meinung, wie ein Mensch sein sollte, gutheißen – und vielleicht darin konkurrieren, wie man sie beeinflussen kann. Individuen, die in solchen Familien aufwachsen, sind ein Leben lang überaus sensibel für die Bestätigung durch andere. Natürlich bedeutet das nicht, dass sie immer nach Bestätigung suchen, obwohl das die gängigere Reaktion ist. Einige Menschen geben sich größte Mühe, mit ihrem Verhalten ihre Verachtung gegenüber der Anerkennung durch andere auszudrücken, doch selbst diese Reaktion spiegelt ihre übermäßige Sorge um Anerkennung wider.

Da sich Familienmitglieder üblicherweise hinsichtlich ihrer persönlichen Macht in der Familie unterscheiden, haben einige zwangsläufig mehr Einfluss auf die Familiennormen als andere. Diese Mitglieder investieren gewöhnlich auch mehr in die Aufrechterhaltung des Status quo, während weniger mächtige Familienmitglieder häufig dazu gedrängt werden, entgegengesetzte Rollen zu übernehmen, wie zum Beispiel diejenige des Familienrebellen. Ironischerweise sprengt die übermäßige Sorge um Anerkennung letztlich den Zusammenhalt vieler Familien. Wenn Erwachsene eine zu große Sorge um Anerkennung in ihre Intimbeziehung mitbringen, dann beeinträchtigt das ihre Authentizität und wirkt sich folglich negativ auf die Intimität in der Beziehung aus.

Wir alle brauchen es, in unseren wichtigen Beziehungen akzeptiert zu werden, doch Akzeptanz ist nicht das Gleiche wie Anerkennung. Akzeptanz bedeutet, die Realität dessen anzuerkennen, wie jemand ist. Solange wir uns weigern, diese zu akzeptieren, werden wir nicht mit ihr umgehen können. Die Populärpsychologie hat die Bedeutung der Selbstakzeptanz herausgestellt, doch sie hat auch bewirkt, dass viele Menschen Akzeptanz und Anerkennung verwechseln. Akzeptanz ist das Gegenteil von Leugnung. Wenn die Eltern eines skrupellosen Kriminellen schließlich akzeptieren, wer ihr Kind wirklich ist, dann rufen sie die Polizei. In Beziehungen schließt Akzeptanz das affektive Leben der Person ein. Wenn wir leugnen, dass jemand verletzt, wütend oder gehässig ist, dann akzeptieren wir diese Person nicht.

Paare in konfliktgeladenen Beziehungen zeigen im Normalfall eine erhebliche gegenseitige Missbilligung, die natürlich eine Wertschätzungsbedrohung darstellt. Eine Strategie, um diese unangenehme Situation zu vermeiden, ist das Suchen nach Anerkennung. In Beziehungen, in denen beide Partner diese Strategie verfolgen, kommt es unweigerlich zu einer Unterdrückung von Authentizität und der Neigung zu Oberflächlichkeit. Wenn nur ein Partner auf der Suche nach Anerkennung ist, wird es wahrscheinlich zu einem Machtgefälle kommen. Ich bezeichne das positive Ende des Wertschätzungskontinuums des Anderen als Akzeptanz und nicht als Anerkennung, um hervorzuheben, dass das Ziel einer gesunden Beziehung gegenseitige Akzeptanz ist. Solange die Partner Anerkennung suchen, akzeptieren sie sich noch nicht und schaffen eine Situation, in der eine andere Person über ihren Selbstwert bestimmt.

12.10 Überflutung

Die Fähigkeit, die eigenen Sensibilität (und Reaktivität) zu reduzieren, ist am stärksten gefordert, wenn ein Individuum von Emotionen überflutet wird. Überflutet zu werden, ist ein emotionaler Zustand, der mit klaren Indikatoren physiologischer Erregung einhergeht, wie einer erhöhten Herzfrequenz und Bluthochdruck. Gottmans Forschungen lassen darauf schließen, dass diese Individuen die Fähigkeit verlieren, umsichtig (und sensibel) zu agieren, wenn sich ihr Überflutungszustand verstärkt. An diesem Zustand können eine Reihe von Affekten beteiligt sein; ich bin mir jedoch sicher, dass Scham regelmäßig daran beteiligt ist – sei es zu Beginn oder als Reaktion auf die Überflutung.[116] Da in intimen Beziehungen eine größere Bandbreite und Tiefe affektiver Erfahrungen erschlossen wird, ist das Überflutungspotenzial hoch, und einige Partner entwickeln als Muster, um sich zu schützen, dass sie sich regelmäßig auf die Anwendung von Distanzierung verlassen.

Partner, die besonders empfänglich für Überflutung sind (und die Forschung sagt uns, dass es sich dabei hauptsächlich um Männer handelt), müssen lernen, anders mit sich selbst umzugehen. Solange ein Partner anfällig dafür und nicht willens ist, seine Reaktivität einzuschränken, wenn es dazu kommt, kann sich keiner von beiden vollkommen sicher fühlen. Partner, die überflutet werden, müssen lernen, sich entweder selbst zu überwachen und ihre Reaktivität zu kontrollieren, indem sie sich der Situation anpassen, oder sich auszuklinken, wenn sie erkennen, dass sie am Eskalieren sind. Da Überflutung zumeist mit Scham einhergeht beziehungsweise eine sekundäre Reaktion auf die Aktivierung von Scham darstellt, wird der Prozess, Kontrolle über diese Tendenzen zu gewinnen, durch therapeutische Arbeit, die die Scham und die Schamreaktionen der Betroffenen ins Visier nimmt, enorm verstärkt.

12.11 An Schamreaktionen arbeiten

Bedrohungen im Wertschätzungsbereich können aus verschiedenen Quellen stammen, doch Hauptquellen sind die Reaktionen des anderen Partners auf das eigene Schamempfinden. Von den vier

Reaktionen, die in Nathansons Kompass der Scham identifiziert werden – Rückzug, Vermeidung, Angriff auf das Selbst, Angriff auf den Anderen (Schuldzuweisungen) –, hat jede die Macht, die Scham des anderen Partners zu aktivieren. Sicherheit zu schaffen, bedeutet in den meisten Fällen, diese Schamreaktionen zu verändern. Das kann eine herausfordernde Arbeit sein; Schamreaktionen sind normalerweise stark skriptbasiert und seit Langem bestehend. Die meisten Individuen erkennen nicht, dass sie frei wählen können, wie sie reagieren wollen, wenn ihre Scham aktiviert wird. Sie sehen ihre Reaktion einfach als Gefühl an, das ein Eigenleben hat, als etwas, über das sie keine Kontrolle haben (»Ich werde einfach immer wütend, wenn sie so mit mir spricht«).

Die Aufgabe des Therapeuten ist es, Partnern zu helfen, die Scham als solche zu erkennen und zu lernen, dabei zu bleiben, statt sich in eine Sekundäremotion zu flüchten. Ich bezeichne diesen Prozess als *Verantwortung für die eigene Scham übernehmen*. Wenn ein Partner diese Verantwortung übernimmt, statt auf seine Scham zu reagieren, dann wird der andere einen enormen Zuwachs an Sicherheit erleben – da dies gewöhnlich das Ende der Schuldzuweisungen bedeutet. Dies ist häufig ein entscheidender Wendepunkt in der Therapie.

12.12 Scham in die Beziehung einbringen

Wir übernehmen Verantwortung für unsere Scham, indem wir ihre Realität erkennen, anerkennen und akzeptieren. Wenn wir Verantwortung für sie übernehmen, beschuldigen wir niemanden, weil wir Scham empfinden; sie ist lediglich eine Emotion, die wir erleben. Nur dann, wenn ein Individuum zur Verantwortungsübernahme in der Lage ist, kann es sich genauer mit ihren Ursachen befassen. Die Erforschung der eigenen Scham kann es erforderlich machen, dass die Person in ihre dunkle Seite eintaucht, in jene Teile ihrer selbst, die sie zu verbergen versucht – vor sich selbst genauso wie vor anderen.

Sobald sich ein Partner seine Scham eingesteht, beginnen viele der Probleme, die er mit dem anderen hat, zu verblassen. Was übrig bleibt, ist nur seine eigene Menschlichkeit. Ein zentrales Instrument, um Partnern zu helfen, ihre Scham zu akzeptieren und sie in die Beziehung einzubringen (im Gegensatz dazu, sie weiter aus der Beziehung heraushalten zu wollen, was häufig passiert, wenn sich ein Partner in Einzeltherapie befindet), ist, die *Schamgeschichte* jedes Partners zu identifizieren. Sobald ein Mensch seine eigene Geschichte mit der

Scham wirklich kennt und akzeptiert und sie mit seinem Intimpartner teilt, wird er weniger leicht getriggert. Natürlich wird man durch das Teilen seiner Geschichte in der Beziehung verletzlicher. Wie bei vielen anderen Elementen, durch die sich die Sicherheit erhöht, ist dasjenige, was zur Erhöhung der Sicherheit beiträgt, auch genau das, was aus erhöhter Sicherheit resultiert.

Beziehungen sind wesentlich sicherer, wenn Partner ihre Scham als ihre eigene erleben und nicht als etwas, was ihnen der andere beschert. Der Mann ist eher in der Lage, Verantwortung für seine Scham zu übernehmen, wenn er versteht, dass seine Partnerin dieses Gefühl nicht bei ihm *bewirkt* – vielmehr löst sie seine Scham aus oder aktiviert sie (konkret löst sie einen Prozess aus, der sein bereits bestehendes Schamskript aktiviert). Sie kann ihm helfen, seine Scham zu transformieren, doch ihre Hilfe wird sich nur wie Kritik anfühlen, wenn er die Realität seiner schambehafteten Selbstsicht nicht akzeptiert hat. *Letztlich kann das Eintauchen in die Scham eines Individuums nur von diesem selbst initiiert werden.* Die Scham als seine eigene zu akzeptieren, ist der erste Schritt zu größerer Selbstakzeptanz und Selbstachtung.

12.13 Die sichere Zone erweitern

Wenn die sichere Zone eines Paares wächst, findet es mehr Möglichkeiten, sich zu verbinden. Jeder Partner kann verletzlich sein, und das führt zu größerer Intimität und einer sichereren Bindung.

Manche Menschen versuchen, Wertschätzungsbedrohungen zu vermeiden, indem sie ihre Partner kontrollieren. Ihr Ziel ist es, zu verhindern, dass ihre Scham jemals aktiviert wird. Dieser Weg führt zu endlosen Auseinandersetzungen; er stärkt nie die sichere Zone. Der einzig wirksame Weg, um diese zu erweitern, ist:

- die Sensibilität jedes Partners zu verringern, sich durch den anderen triggern zu lassen (hauptsächlich durch die Verstärkung der empathischen Abschirmung)
- die Macht der Scham eines jeden Partners, durch die Entwicklung von Stolzskripts und die Demontage von Schamskripts zu verringern und
- adaptivere Möglichkeiten für den Umgang mit Scham zu erlernen, wenn diese ausgelöst wird.

Der adaptivste Weg, um mit Scham umzugehen, wenn sie in der eigenen Intimbeziehung auftaucht, ist der, auf sie einzugehen und einzuwirken, statt sie zu vermeiden und auf sie zu reagieren.

Wenn Paare eine sicherere Beziehung anstreben, dann müssen sie etwas tun, was ihrer Intuition widerspricht. Sie müssen ihre Scham in die Beziehung *einbringen*, statt zu versuchen, sie für immer draußen zu halten. Das macht die Partner frei dafür, ihre gesunde Scham zu erfahren, die größtenteils blockiert bleibt, solange sie versuchen, pathologische Scham abzuwehren. Ironischerweise hilft gesunde Scham den Partnern sehr, die unzähligen kleinen Verletzungen zu heilen, die ein unvermeidlicher Teil jeder Beziehung sind. Wenn der Mann diese gesunde Scham offen erlebt, kann die Frau sehen, dass sie ihm wirklich wichtig ist.

Individuen können pathologischer Scham nicht entkommen, aber sie können sie überwinden und ihre Fähigkeit zum Erleben gesunder Scham entdecken. Jede stark schambehaftete Person hat einige verzerrte Sichtweisen von sich selbst. Diese verfälschten Sichtweisen (Schlechtes Selbst) können sich nur dann verändern, wenn er sich verletzlich genug zeigen kann, um die Vorstellung, die seine Partnerin von ihm hat, in sich aufzunehmen. Wenn seine Scham auf reale Mängel in seinem Charakter zurückzuführen ist, dann kann er daran arbeiten, diese zu überwinden. Wenn er ungesunde Schamreaktionen zeigt, die Probleme in der Beziehung schaffen, dann kann er diese verändern, indem er bei seiner Scham bleibt und die Verantwortung für sie übernimmt, statt vor ihr wegzulaufen. Und wenn sein Leben infolge seiner Bemühungen, die Scham zu vermeiden, in Schieflage geraten ist, dann kann sich auch das mit Selbstakzeptanz ändern. Natürlich fallen einem Veränderungen nicht leicht. Sie erfordern zwei Dinge:

- den Mut, sich zu konfrontieren, und
- einen Partner, der bereit ist, durchzuhalten und nicht zu der Scham des anderen beizutragen, während dieser in die verbotenen Bereiche seiner schlimmsten Gefühle sich selbst gegenüber eintaucht.

In den verbleibenden fünf Kapiteln werden wir untersuchen, was speziell erforderlich ist, um Sicherheit in den Bereichen Wertschätzung und Bindung wiederherzustellen und aufrechtzuerhalten.

13 Wertschätzung aufrechterhalten

Ein positiver Selbstwert ist eines der wertvollsten Dinge, die ein Mensch besitzen kann, doch Eltern können ihn ihren Kindern nicht vermachen, und Intimpartner können ihn sich nicht gegenseitig schenken. Leider ist in den meisten intimen Beziehungen die Macht eines Partners, das Selbstwertgefühl des anderen zu verringern, wesentlich größer als seine Macht, es zu stärken (auch wenn selbst diese Grenzen hat). Ein positiver Selbstwert ist kein angeborener Wesenszug; er wird aufgrund von Selbsteinschätzung erworben. Unser Selbstwertgefühl wächst hauptsächlich dadurch, dass wir uns Herausforderungen stellen und es schaffen, die Dinge zu tun, die wir als schwierig, aber wertvoll erachten. Jeder von uns muss sich seinen eigenen Respekt verdienen! Auch wenn ein Elternteil oder Partner keinen positiven Selbstwert vermitteln kann, gibt es Dinge, die diese tun können, um dessen Entwicklung zu unterstützen.

Solange einer oder beide Partner über einen schlechten Selbstwert verfügen, ist es sehr schwierig, eine Beziehung in der sicheren Zone zu halten. So schulden es Partner einander ebenso wie sich selbst, ein Umfeld aufrechtzuerhalten, das für die Entwicklung eines positiven Selbstwertgefühls förderlich ist.

13.1 Selbstwertgefühl

Der Wertschätzungsbereich, der sowohl die Dimensionen des Selbst als auch die des anderen umfasst, entspricht im Wesentlichen dem Bereich des Selbstwerts – den Emotionen, die widerspiegeln, wie wir uns selbst einschätzen. Die Dimension des anderen ist wichtig, weil sie sich darauf auswirkt, wie jeder Partner den Wert und die Kompetenz des anderen sieht. Seine Sichtweise ihrer Zulänglichkeit als Person kann einen starken Einfluss auf ihren Selbstwert haben. Doch das heißt nicht, dass es seine Aufgabe wäre, ihr Selbstwertgefühl aufzubauen! *In einer intimen Beziehung ist es die Aufgabe jedes Partners, sein Selbstwertgefühl selbst aufrechtzuerhalten.* Wenn beide Partner ein gutes Selbstwertgefühl haben, ist jedes Individuum weniger anfällig für Wertschätzungsbedrohungen und wird die Empfindlichkeiten des anderen eher respektieren.

Auch wenn sich Psychologen und Psychotherapeuten normalerweise bewusst sind, wie es um das Selbstwertgefühl ihrer Klienten steht, unterschätzen viele doch, inwieweit das Selbstwertgefühl deren tägliche Erfahrungen beeinflusst. Die Qualität der Selbstwertschätzung eines Menschen ist einer der Schlüsselfaktoren, die seine Lebensqualität bestimmen.

Beim Selbstwertgefühl geht es nicht einfach darum, mit sich zufrieden zu sein; vielmehr geht es darum, sich kompetent genug zu fühlen, um die Anforderungen des Lebens zu bewältigen und sich nützlich für sich selbst und andere zu fühlen. Der Psychologe Nathaniel Branden, der seine berufliche Laufbahn der Untersuchung des Selbstwertgefühls gewidmet hat, beschreibt dieses als grundlegendes Gespür für Effizienz und Wert, »die integrierte Summe von Selbstvertrauen und Selbstachtung« (1983, S. 4).

Menschen mit ausgeprägtem Selbstwertgefühl haben die innere Überzeugung, dass sie die Kompetenz besitzen, mit dem Leben fertigzuwerden, und dass sie es verdienen, respektvoll behandelt zu werden. Es mangelt ihnen vielleicht an Fertigkeiten in bestimmten Bereichen, doch sie sind sich sicher, dass sie die Fähigkeiten, die erforderlich sein mögen, um sich den Anforderungen des Lebens zu stellen, ohne Weiteres erwerben können.

Der Erwerb und die Aufrechterhaltung eines echten, ausgeprägten Selbstwertgefühls ist ein großer Erfolg im Leben und kommt weniger häufig vor, als der äußere Anschein es vermuten lassen könnte. Die hohen Raten von Suchtmittelmissbrauch, Scheidung, Abhängigkeit und Co-Abhängigkeit, Depressionen und Ängsten im vermeintlich erfolgreichen Teil unserer Gesellschaft strafen die Fassade eines guten Selbstwertgefühls Lügen, das viele der Welt zu zeigen versuchen. In der Psychotherapie trauen sich Menschen erst dann, solche Verhaltensweisen zu ändern, wenn sie anfangen, sich selbst wertzuschätzen. Eines der hilfreichsten Dinge, die Therapeuten tun, ist, Menschen einfach daran zu erinnern, dass sie die Mühe wert sind, die erforderlich ist, um ihr Leben zu verbessern. In der Tat weisen Therapeuten gerne darauf hin, dass die eigene Wertschätzung und der Prozess der Veränderung bereits begonnen haben, wenn der Klient den folgenschweren Schritt getan hat, einen Therapeuten aufzusuchen.

Der Fokus dieses Kapitels liegt auf dem positiven Selbstwertgefühl – wie Individuen es in sich aufbauen und wie sie ihren Partnern helfen können, es für sich selbst zu entwickeln. Wenn Menschen kein positives Selbstwertgefühl haben, dann greifen sie oft auf Kompensationsstrategien zurück, die ihnen den Anschein eines solchen verleihen. Leider schaffen solche Strategien häufig Probleme in intimen Beziehungen. Bevor wir uns ansehen, wie Individuen erfolgreich ihr positives Selbstwertgefühl aufrechterhalten können, werden wir einige dieser kompensatorischen Strategien untersuchen. Eine der häufigsten ist diejenige, bei der die Partner versuchen, die Beziehung zu nutzen, um ihr Selbstwertgefühl zu stärken.

13.2 Wertschätzung darin suchen, wie man gesehen wird

Monarchien, Aristokratien und Religionen gründen sich alle auf diesen großen Fehler an eurem Geschlecht – das Misstrauen des einzelnen Menschen gegenüber seinem Nächsten und sein Wunsch, sei es um der Sicherheit oder der Bequemlichkeit willen, in den Augen seines Nächsten gut dazustehen.
Mark Twain (2013)

Eine der bedauerlichen Begleiterscheinungen der modernen Massenmedien ist, dass sie die falsche Vorstellung zu unterstützen scheinen, das Selbstwertgefühl ließe sich daraus herleiten, wie man von anderen wahrgenommen wird. So hat zum Beispiel die Tatsache, dass in unserer Kultur so großer Wert auf körperliche Schönheit gelegt wird, riesige Industrien geschaffen – von der Kosmetik bis hin zur Schönheitschirurgie, die viele Menschen (zumeist Frauen) davon überzeugen, dass sie sich gut fühlen werden, wenn man sie als attraktiver als andere wahrnimmt. Viele Menschen, die wir in den Status von Berühmtheiten erhoben haben, haben diesem Mythos Glauben geschenkt, doch an ihrem Verhalten lässt sich ablesen, dass sie nur über einen geringen Selbstwert verfügen. Die öffentlichen Wutanfälle dieser Menschen und ihr sensationslüsternes Verhalten, mit dem sie das Scheinwerferlicht der Medien auf sich ziehen wollen, legen beredtes Zeugnis davon ab, dass sie sich nicht besonders schätzen. Es sollte uns also nicht überraschen, dass viele dieser Prominenten Schwierigkeiten mit langfristigen Beziehungen haben.

Der Irrglaube, man könne Selbstachtung darüber bekommen, wie man von anderen gesehen wird, mag bei Prominenten häufiger vorkommen, da diese Gruppe von Menschen eindeutig in das Bild investiert, das sie anderen von sich zeigen möchte; doch dieser

Glaube ist auch in unserer gesamten Kultur weitverbreitet. Oder vielleicht wäre es richtiger zu sagen, dass wir hoffen, die Tatsache, wie andere uns sehen, dafür nutzen zu können, uns selbst in einem anderen Licht zu betrachten. Wenn er sie überzeugen kann, ihn als kompetent anzusehen, dann kann er vielleicht fühlen, dass er tatsächlich kompetent ist.

Uns selbst anderen gegenüber falsch darzustellen, ist ein Zeichen von Scham, doch diese kann verschiedene Formen annehmen. Viele Menschen versuchen, diejenigen Aspekte von sich zu verbergen, die sie als beschämend ansehen. Sie leben in Angst davor, dass diese Anteile bloßgestellt werden könnten. Doch einige gehen sogar noch darüber hinaus, ihre schambehafteten Anteile zu verbergen; sie erschaffen ein falsches Äußeres und versuchen, Gefühle von Stolz zu erzeugen, indem sie andere dazu bringen, sie als etwas anzusehen, das sie in Wirklichkeit nicht sind. Ein Mensch, der ein falsches Äußeres erschafft, hat nicht nur Angst davor, bloßgestellt zu werden, sondern auch davor, als Schwindler entlarvt zu werden. Darüber hinaus findet er es noch schwieriger, ein echtes, positives Selbstwertgefühl zu entwickeln.

Die scheinbar guten Gefühle, die er daraus beziehen mag, dass er seine Leistungen übertreibt – indem er andere davon überzeugt, er sei ehrlicher, mutiger oder intelligenter, als er tatsächlich ist –, sind keine Grundlage für ein positives Selbstwertgefühl, weil er weiß, dass sie nicht wahr sind. Je mehr Energie er für den Versuch aufwendet, mit sich zufrieden zu sein, indem er andere täuscht, umso weiter bewegt er sich von aufrichtiger Selbstannahme weg. Und in seiner intimen Beziehung ist seine Angst davor, sein wahres Selbst zu offenbaren, sogar noch größer.

Die Illusion eines hohen Selbstwertgefühls, das daher rührt, wie man innerhalb der Beziehung wahrgenommen wird, ist ein Aspekt vieler der in diesem Buch besprochenen Probleme. Menschen, die ein ausgeprägtes Selbstwertgefühl zu haben scheinen, aber dennoch zerbrechlich und leicht zu beschämen sind, ringen darum, das grundlegend negative Bild, das sie von sich haben (Schlechtes Selbst), zu verbergen. Der positive Selbstwert, den sie zu offenbaren scheinen, ist oberflächlich; er beruht nicht auf ihrem wirklichen Selbstbild.

13.3 Pseudo-Selbstwertgefühl

Viele Menschen funktionieren sehr gut in einigen Bereichen ihres Lebens, aber nicht in anderen. Manche Menschen mit schlechtem Selbstwertgefühl kompensieren dies, indem sie versuchen, sich übermäßig mit den erfolgreichen Bereichen ihres Lebens zu identifizieren und die nicht erfolgreichen zu leugnen, zu bagatellisieren oder anderweitig zu meiden. Sie benehmen sich vielleicht, als hätten sie ein hohes Selbstwertgefühl, doch ihre guten Gefühle sich selbst gegenüber sind begrenzt und zerbrechlich; sie fallen zusammen, wenn das Individuum exponiert wird. Nathaniel Branden (1983) hat diese Strategie als *Pseudo-Selbstwert* bezeichnet.

Eine der häufigsten Spaltungen in der Funktionsfähigkeit ist bei Menschen zu finden, die im Arbeitsleben, vielleicht auch bei ihren Freizeitaktivitäten und in zwanglosen Beziehungen sehr gut funktionieren, jedoch erhebliche Schwierigkeiten in ihren intimen Beziehungen haben. Solche Menschen tauchen oftmals in therapeutischen Praxen auf. Für mich gibt es einen unmittelbaren Indikator, um herauszufinden, wie wirksam die Hilfe, die ich einem solchen Menschen anbieten kann, wahrscheinlich sein wird – und das ist seine Bereitschaft, sich seine Schwierigkeiten einzugestehen. Zeigt er sich verwirrt und versteht nicht, warum er ein solches Problem hat? Deutet er an, dass er einfach ein schlechtes Urteilsvermögen in Bezug auf Menschen hat und beschuldigt die Partnerinnen, die er sich ausgesucht hat, oder räumt er ein, dass er auf dem Gebiet der Intimität nicht gut funktioniert und weiß, dass er etwas an sich ändern muss?

Im Regelfall ist es so, dass der Selbstwert eines Menschen umso höher ist – oder bald sein wird –, je aufrichtiger ein Individuum darin ist, seine Defizite zu erkennen und Verantwortung dafür zu übernehmen. Je mehr ein Mensch versucht, sich herauszureden und der Verantwortung für seine Schwierigkeiten auszuweichen, umso wahrscheinlicher wird er dafür kämpfen, ein Bild von sich aufrechtzuerhalten, das mit der Realität nichts zu tun hat.[117] Wenn seinem Selbstwertgefühl das Bedürfnis zugrunde liegt, seinen eigenen Anteil an seinen Schwierigkeiten zu leugnen, dann erzeugt dieses Bedürfnis einen großen Teil der Schwierigkeiten. Er wird Beziehungen auf eine rigide Weise angehen; er braucht es, dass die Ansicht seiner Partnerin über ihn mit seinem Selbstbild übereinstimmt, und er wird besonders verletzlich für Selbstwertbedrohungen sein. In vielen Fällen wird dieser Mensch sogar so weit gehen, Aspekte von sich vollends zu verleugnen.

13.4 Verleugnete Aspekte des Selbst

Ann war eine starke und kompetente Frau. Sie führte das Familienunternehmen und packte Dinge an, wo andere scheiterten. In ihrer Ursprungsfamilie hatte sie diese Rolle lange gespielt und dies war eines der Dinge, die Phillip attraktiv an ihr fand. Doch trotz ihrer persönlichen Stärke war eine von Anns größten Schamquellen die Art und Weise, wie sie sich stets ihrem alten Vater unterwarf. Ann führte das Familienunternehmen besser, als ihr Vater es je getan hatte, doch er kritisierte und erniedrigte sie ständig, und sie bot ihm deswegen nie die Stirn. Phillip war empört über Anns Unfähigkeit, sich ihrem Vater entgegenzustellen, und fühlte sich häufig von anderen Frauen angezogen, die er als stärker als sie wahrnahm.

Als ich Phillip dazu drängte, seine eigene Fähigkeit zu überprüfen, für sich selbst einzutreten, wurde ihm klar, dass auch er sein ganzes Leben lang bestimmte Arten von Konflikten vermieden hatte. Seine Eltern hatten sich während seiner ganzen Kindheit gestritten, und er wurde ständig dazu aufgefordert, ihre Streitigkeiten zu lösen. Als er erwachsen war, wurde Phillip ein leidenschaftlicher Prozessanwalt und kreierte ein Bild von sich als einem Mann, mit dem nicht zu spaßen war, doch er hatte auf seine Weise Konflikte in seiner Ehe vermieden und war ständig gefühlsmäßig mit anderen Frauen involviert. Als er seine negative Reaktion auf Anns Scham untersuchte, erkannte er, dass sein abweisendes Verhalten auf seine eigene Scham zurückzuführen war.

Eine alte Volksweisheit besagt, dass die Dinge, die wir an anderen am wenigsten leiden können, in Wirklichkeit diejenigen sind, die wir an uns selbst am wenigsten mögen. Im Allgemeinen sind wir blind für die Tatsache, dass wir je eine ähnliche Eigenschaft besessen haben, weil wir sie als Quelle von Scham ansehen. Gershen Kaufman (1989) sagt, dass die Leugnung von Aspekten des Selbst eine weitverbreitete Strategie ist, um mit potenzieller Scham umzugehen. Leider schafft sie häufig Probleme in intimen Beziehungen.[118] Viele vermeintliche Wertschätzungsbedrohungen rühren von Situationen her, in denen der Partner auf einen verleugneten Aspekt von sich selbst reagiert. Jedes Mal, wenn er »dieses Ding« macht, vermittelt er eine affektive

Botschaft der Missbilligung, und dieses Ding könnte eine beliebige Anzahl von Verhaltensweisen sein – sie könnte immer zu spät kommen oder auf Pünktlichkeit bestehen; sie könnte Nägel kauen oder sich besonders um ihn kümmern; sie könnte Dinge auf die lange Bank schieben oder äußerst diszipliniert sein; sie könnte immer Unordnung hinterlassen oder einen Putzzwang haben etc. Ich führe gegensätzliche Beispiele an, um klarzustellen, dass es nichts grundsätzlich Verstörendes an den Charakterzügen gibt, die ihn nerven. Vielmehr haben diejenigen, auf die er reagiert, eine bestimmte persönliche Bedeutung für ihn. Häufig besteht diese darin, dass sie in seiner eigenen Geschichte eine Rolle spielen (sei es bei ihm selbst oder einer engen Bezugsperson, wie einem Elternteil), *und er hat ein Bild davon entworfen, wer er ist, welches diese Charakterzüge explizit ausschließt.* So werden diese Eigenschaften zu verleugneten Aspekten seiner selbst.

Ein Selbstbild, das sich speziell auf das fokussiert, was dieser Mensch *nicht* ist, ist wahrscheinlich immer ein Zeichen dafür, dass die betreffende Person auf eine schmerzhafte Erfahrung aus der Vergangenheit reagiert. Dieses Bild spielt eine zentrale Rolle in den Stolzskripts eines Menschen und fördert Rigidität, da es auf dem Bedürfnis basiert, das Selbst als etwas zu sehen, das nie bestimmte Merkmale aufweist. Solche Menschen sind besonders verletzlich dafür, Scham zu erleben, sollten sie diese Eigenschaften dann doch einmal in sich selbst erkennen.

Bis ein Partner erkennen kann, dass er auf Dinge reagiert, die er ständig aus seinem Selbstbild zu eliminieren versucht, wird er auf den anderen fokussiert bleiben. Partner werden durch ihre innere Stimme der Scham kontrolliert beziehungsweise durch ihr Bedürfnis, Aspekte von sich zu verleugnen, solange sie sich der grundlegenden Emotionen nicht bewusst werden, die diese Prozesse in Gang setzen. Der Hauptaffekt, der diese Prozesse antreibt, ist Angst – die Angst davor, sich zu schämen (Angst ist der Affekt; die daraus resultierende Emotion ist Furcht). Manche Menschen lernen, sich selbst schonungslos zu kritisieren, um so jede Möglichkeit vorwegzunehmen, dass ihre Scham aktiviert werden könnte, und sie auf diese Weise zu verhindern. Andere wiederum verfolgen die Strategie, zu lernen, sich von potenziell schambehafteten Aspekten ihrer selbst zu befreien, indem sie diese Teile begraben und sich von den mit ihnen verbundenen Gefühlen distanzieren. Die Verleugnung von Aspekten des Selbst führt nicht nur zu Rigidität oder Starre bei dieser Person, sondern sie kann dazu beitragen, dass sie sich sehr voreingenommen und verächtlich verhält, wenn ihr diese Teile in anderen begegnen, insbesondere im Partner.

Wenn er zum Beispiel bei übermäßig aggressiven Erwachsenen aufgewachsen ist, hat er das vielleicht gehasst und sich geschworen, dass er nie so werden würde. Es könnte ihm möglicherweise tiefe Scham bereiten, würde er in sich selbst auf Aggressionen stoßen. Mit der Zeit kultiviert er seine nicht aggressiven Einstellungen und unterdrückt jegliche Impulse, angriffslustig zu sein, bis er ein konsistentes Bild von sich als jemandem entwickelt hat, der nie solche Gefühle erlebt. Wenn er eine Partnerschaft mit einer Frau eingeht, die ihren aggressiven Gefühlen gegenüber offen ist, dann wird er vielleicht besonders auf ihre derartigen Verhaltensweisen reagieren (seien sie nun gegen ihn gerichtet oder gegen andere). Die Art, wie sie ihre Aggression ausdrückt, kann angemessen sein oder nicht, doch seine Reaktion wird wahrscheinlich wertend und verächtlich ausfallen (ja sogar geringschätzig, wenn ihre repetitiven Konflikte ein Ausmaß erreichen, bei dem der gegenseitige Respekt verschwindet).

Aspekte des Selbst zu verleugnen, ist ein Wertschätzungsthema; es dreht sich um das Bedürfnis der Person, ein Bild von sich als jemandem aufrechtzuerhalten, der die unliebsame Eigenschaft nicht besitzt. Da die meisten von uns es als ein bisschen künstlich empfinden, zu glauben, wir seien vollkommen frei von ungeliebten Gefühlen (Neid, Hass, Angst, Aggressivität, Habgier und so weiter), macht das Bedürfnis des einen Partners, ein verzerrtes Selbstbild aufrechtzuerhalten, ihn verletzlicher für das Bild, das der andere von ihm hat. Wenn sie ihn für aggressiv hält, droht dies nicht nur seine Scham zu aktivieren, sondern es kollidiert auch mit seiner anhaltenden Abwehr gegen jene besondere Quelle von Scham. Die Folge ist, dass er sich wahrscheinlich verschanzen und noch härter dafür kämpfen wird, sein Selbstbild aufrechtzuerhalten; außerdem wird er versuchen, sie dazu zu bewegen, ihre Sichtweise von ihm ebenfalls zu verändern.

Er könnte auch, statt sich mit aller Macht gegen die Scham zu wehren, beschließen, *sich auf seine Scham einzulassen* und sein Bewusstsein so zu erweitern, dass er in der Lage ist, Aggressionen zu fühlen. Vielleicht ist der einzige Unterschied zwischen ihm und ihr, dass er motivierter ist, aggressives Verhalten zu vermeiden. In der Lage zu sein, sich auf seine Scham einzulassen, ist befreiend; er wird dann nicht länger schrecklich besorgt darüber sein, ob sie aggressiv ist oder nicht.

13.5 Selbstwert aufbauen – was Stolz wert ist

Im Allgemeinen sind Menschen zufriedener mit sich – und weniger sensibel dafür, wie andere sie sehen, – wenn sie über Quellen verfügen, aus denen sie Stolz ziehen können. Menschen, denen es daran mangelt, sind normalerweise sensibler dafür, wie sie von anderen gesehen werden; gewöhnlich sind sie auch defensiver und haben Schwierigkeiten, Verantwortung für ihre Schwächen zu übernehmen. Sich ausschließlich auf die eigenen Quellen des Stolzes zu fokussieren, erzeugt jedoch nicht automatisch ein gutes Selbstwertgefühl, sondern kann in Verbindung mit der Nichtbeachtung erheblicher Problemfelder zu einem Pseudo-Selbstwert führen. Es ist zwar wichtig, eigene Quellen für Stolz zu entwickeln, doch gleichermaßen bedeutsam ist es, ein umfassendes Selbstbild aufrechtzuerhalten, einschließlich jener Teile, die man vielleicht lieber verleugnen würde.

Die Quellen für Stolz können ganz unterschiedlich sein: Für einige ist es ein gutes Golfspiel, für andere ein sinnvoller Beruf und für Dritte geht es darum, Menschen würdevoll zu behandeln. Auch wenn viele Menschen offensichtlich stolz auf Besitztümer und angeborene Eigenschaften sind, sind die bedeutsamsten Quellen berechtigten Stolzes eigene Leistungen – im Besonderen dann, wenn diese die Überwindung persönlicher Herausforderungen beinhaltet haben. Was für den einen Menschen eine Herausforderung ist, fällt einem anderen unter Umständen leicht, es ist also wichtig, was der jeweilige Mensch zu überwinden hat.

Einige Partner verlassen sich auf Quellen des Stolzes, die nicht besonders tiefgehend sind, wie zum Beispiel ihre persönliche Attraktivität oder Erfahrungen, die keine wirklich große Anstrengung erfordert haben. Der Stolz, der sich daraus ableitet, fällt häufig sehr viel schneller in sich zusammen als derjenige, der durch intensive Bemühungen zur Überwindung persönlicher Herausforderungen erreicht wird. Und Stolz ist etwas, was wir in unserem täglichen Leben immer wieder schaffen müssen; er ist nichts, was einmal geweckt wird und dann keine weitere Aufmerksamkeit erfordert. Doch es ist sicherlich auch richtig, dass die erfolgreiche Bewältigung von

Herausforderungen Vertrauen schafft und das Individuum weniger verletzlich für die Wahrnehmung von Bedrohungen im Wertschätzungsbereich macht.

Dies ist ein Bereich, den sich einige Paartherapeuten lieber nicht vornehmen – die Gefühle des Individuums sich selbst gegenüber und was er oder sie anders machen könnte, um diese zu verbessern. Manchmal könnte ein Partner das Gefühl haben, dass er als »das Problem« identifiziert wird und seine Klagen über die Beziehung nicht als berechtigt anerkannt werden. Viele Therapeuten scheuen davor zurück, solche persönlichen Themen in der Paartherapie zu erforschen, doch diese wirken sich auch auf die Beziehung aus. Ein Partner, dem es an legitimen Quellen für Stolz mangelt, wird viel schneller Wertschätzungsbedrohungen wahrnehmen und den anderen Partner verantwortlich machen. In die Gefühle der Partner einzutauchen, kann eine knifflige Angelegenheit sein, doch es erweist sich häufig als nützlich – insbesondere dann, wenn Wertschätzungsbedrohungen in einer Beziehung dominieren.

Einem Partner zu helfen, Quellen für Stolz aufzubauen – oder ihn, präziser gesagt, dazu herauszufordern –, ist fast immer sinnvoll. Dies ist jedoch nur ein Baustein auf dem Weg zu einem positiven Selbstwertgefühl; ein besserer Maßstab dafür, ob die betroffene Person einen positiven Selbstwert aufgebaut hat, ist Authentizität.

13.6 Authentizität und Gewahrsein

Was bedeutet es also, authentisch zu sein (zumindest in dem Sinne, wie ich das Wort verwende)? Offensichtlich geht es darum, aufrichtig im Ausdruck seiner selbst zu sein, und vom Standpunkt der Affekttheorie aus bedeutet das, aufrichtig in seinen Affekten zu sein. Authentische Menschen sind kongruent in ihren Aussagen und ihren Gefühlen. Doch der Schlüsselbegriff hier ist Authentizität, nicht bloß Aufrichtigkeit, denn es ist möglich, aufrichtig in Bezug auf das zu sein, was man bewusst fühlt, was aber dennoch aufgrund der Grenzen des eigenen Bewusstseins völlig falsch ist. Ein Mensch, dessen Gefühle verletzt sind, der diese Verletzung aber leugnet, weil er immer sofort zur Sekundäremotion Wut übergeht, kann ehrlich sein, doch er ist nicht vollkommen authentisch. So ist die *Erweiterung des Bewusstseins* ein wichtiger Schritt, um authentischer zu werden und ein hohes Selbstwertgefühl aufrechtzuerhalten.

Authentizität hat zwei Aspekte: der erste ist, zu wissen, was man fühlt; beim zweiten geht es darum, wie man sich anderen gegenüber präsentiert. Vor Jahren erzählte mir ein Supervisor die Geschichte eines berühmten Künstlers, der seinen Psychoanalytiker fragte: »Ist es narzisstisch, wenn ich meine Gemälde signiere?« Die Antwort des Analytikers lautete: »Wenn Sie narzisstisch sind, dann ist es narzisstisch, wenn Sie Ihre Gemälde signieren, und es ist narzisstisch, wenn Sie es nicht tun.« Ich nehme an, der Analytiker meinte, dass es auf das Motiv ankommt, das hinter dem eigenen Tun steht. Der Künstler könnte seinem Selbstwert dadurch Auftrieb geben, dass er seine Gemälde signiert, oder er könnte das Gefühl haben, jemand Besonderes zu sein, weil er sie nicht signiert. In beiden Fällen versucht er, sich anderen so zu präsentieren, dass er einen besonderen Eindruck hinterlässt. Beide Verhaltensweisen könnten also nicht authentisch sein.

In ähnlicher Weise sind wir alle fähig, die Manier, wie wir uns anderen gegenüber präsentieren, zu verzerren. Wir können zum Beispiel spezielle Merkmale hervorheben (»Ich bin sehr gut organisiert«), stets dafür sorgen, dass bestimmte Details erwähnt werden (»Ja, das erinnert mich an die Zeit, als ich zum Vorsitzenden der Studentenschaft gewählt wurde«), oder spezifische Seiten von uns leugnen (»Ich komme nie zu spät«). Wir können unser Bild so verzerren, dass wir als überlebensgroß erscheinen (»Oh ja, ich habe in der Highschool Football gespielt; ich habe die Hälfte der Angriffe für mein Team gemacht«) oder weniger als lebensgroß (»Oh ja, ich habe in der Highschool Football gespielt; ich habe das ganze Jahr lang keinen einzigen Angriff gemacht«). Egal, ob die Verzerrung nun eine Über- oder Untertreibung ist, das Ziel ist das Gleiche – zu steuern, wie wir von anderen gesehen werden, und auf unsere spezielle Weise Scham zu vermeiden.

Authentisch zu sein bedeutet, uns anderen gegenüber genau so darzustellen, wie wir sind – weder größer noch kleiner als das. Es bedeutet, unsere Mängel anzuerkennen, statt zu versuchen, sie zu leugnen, aber es bedeutet auch, unsere Stärken anzuerkennen, statt sie verbergen zu wollen. Bescheidenheit besteht nicht darin, unsere Stärken oder Leistungen zu leugnen; sie bedeutet einfach nur, diese nüchtern zu betrachten und uns unserer Mängel ebenso wie unserer Stärken bewusst zu sein. Wenn in einer Beziehung beide Partner authentisch sind, dann bestehen nur sehr begrenzte Möglichkeiten für das Auftreten von Wertschätzungsbedrohungen.[119]

13.7 Brandens Säulen des Selbstwertgefühls

Sage nichts Unwahres um persönlicher Vorteile willen
oder weil du die Leute beeindrucken willst. …
Kritisiere und verurteile keine Dinge,
die du nicht genau kennst.
Sprich stets aufrichtig und konstruktiv.
Thich Nhat Hanh (2007, S. 182)

Nathaniel Branden (1971) hat sechs zentrale Prinzipien zur Aufrechterhaltung eines guten Selbstwerts identifiziert. Er bezeichnet sie als die sechs Säulen des Selbstwertgefühls. Erstens rät er Menschen, *bewusst zu leben*. Damit meint er, vollständig im Moment gegenwärtig und sich der Wahlmöglichkeiten und Entscheidungen bewusst zu sein, die sie treffen.[120] Zweitens hebt er die Bedeutung der *Selbstannahme* hervor. Wir können uns nicht ändern, solange wir die Realität dessen, womit wir es zu tun haben, nicht akzeptieren. Brandens Betonung von Akzeptanz bzw. Annahme ist nicht dasselbe wie Zustimmung; sie entspricht eher der Aufrichtigkeit uns selbst gegenüber. Drittens rät er Menschen, *Verantwortung für ihre Erfahrungen zu übernehmen*. Solange Menschen nicht zu ihrer Verantwortung für ihre Erfahrungen stehen, geben sie die Macht über ihr Leben an andere ab. Das vierte Prinzip fordert dazu auf, *sich selbstsicher zu behaupten*. Vorzugeben, jemand anderes zu sein, als man ist, führt nur dazu, dass man sich versteckt (und von der Angst vor der Auslösung von Scham gesteuert wird). Das fünfte Prinzip hält dazu an, *zielgerichtet zu leben*. Dieser Schritt geht über die Übernahme von Verantwortung für das eigene Leben hinaus; Branden betont, dass Menschen ihr Leben in die Hand nehmen müssen. Das letzte Prinzip ruft dazu auf, danach zu streben, *die persönliche Integrität zu wahren*. Wenn Individuen ihren Grundsätzen treu bleiben und ihren eigenen Maßstäben gerecht werden, dann sind sie mit sich zufrieden – egal, was andere über sie denken.

Diese sechs Prinzipien sind so kurz und prägnant, dass man sie leicht überfliegen kann, ohne ihre tiefe Weisheit an sich heranzulassen. Sich um eine Verbesserung des eigenen Selbstwertgefühls zu bemühen, ist in den Medien parodiert und als eine Art verdeckte Selbstbestätigung dargestellt worden. Es ist jedoch alles andere als das! Die Stärkung des Selbstwertgefühls beginnt mit der unerschrockenen Aufrichtigkeit sich selbst gegenüber – indem man sich selbst genau überprüft und die Realität dessen, was tatsächlich da ist, akzeptiert. Solange ein Mensch diese nicht annimmt und Verantwortung dafür übernimmt, hat er keine Chance, sie je zu ändern. Branden hebt hervor, wie wichtig es ist, sich genau als die Person zu behaupten, die man ist. Das ist nicht leicht, wenn man nicht mag, wer man ist, doch es öffnet die Tür für Veränderungen. Ein Selbstwertgefühl, das darauf basiert, so zu tun, als sei man jemand anderes, ist eine Form von Pseudo-Selbstwertgefühl, das ständig anfällig dafür ist, zusammenzubrechen und in Scham zu enden.

13.8 Das Selbstwertgefühl in einer Beziehung

Die Scham-Stolz-Achse beschreibt die Affekte, die dem Kontinuum der Selbstwertschätzung zugrunde liegen. Doch das Selbstwertgefühl besteht nicht nur aus den auf das Selbst gerichteten Affekten; es ist ein Gesamtbild des Selbst, das in einer Reihe kohärenter affektgeladener Skripts enthalten ist. Das Selbstwertgefühl setzt sich zusammen aus einer Reihe von mit dem Selbst verbundenen Emotionen. In einer intimen Beziehung sind die Emotionen, die ein Partner in Bezug auf sich selbst hat, dem anderen sehr leicht zugänglich. Das gibt ihm einen gewissen Einfluss auf das Selbstwertgefühl des anderen. Letztlich geht ein hohes Selbstwertgefühl jedoch aus dem Individuum selbst hervor, und das negative Bild des Partners richtet wenig Schaden bei jemandem an, der ein wohlfundiertes und positives Bild von sich selbst hat, das realitätsnah ist und auf seiner Bereitschaft beruht, sich selbst kritisch zu betrachten. Leider verfügen viele Menschen nicht über ein solch positives, realitätsnahes Selbstbild. Ihre positiven Gefühle in Bezug auf sich selbst sind instabil, und die negative Sichtweise des Partners kann ihre eigene negative Selbstsicht aktivieren.

Desgleichen können Menschen mit einem mittleren Selbstwertgefühl vielleicht temporären Auftrieb durch die positive Sicht ihres Partners von ihnen bekommen. Doch diese ist nicht von Dauer; eine vorübergehende positive Sicht von jemandem kann das grundlegende Bild, das ein Individuum von sich hat, nicht verändern. Eine dauerhaft positive Sichtweise vonseiten eines Menschen, der einen respektiert, kann nützlich sein, doch die Abhängigkeit von der positiven Sicht des Partners ist ein Garant für die Art von Problemen, die in diesem Buch erörtert werden. Das eigene Selbstwertgefühl zu verbessern, ist letztlich Aufgabe des Individuums – eine Aufgabe, vor der jeder von uns im Leben steht! Das soll jedoch nicht heißen, dass der Partner nicht helfen kann. Vor allem kann er aufhören, die Art von Dingen zu tun, die die schambehafteten Selbstansichten des anderen Partners aktivieren. Der Partner kann auch auf andere Weise helfen, solange beide eindeutig verstehen, dass die Veränderung des eigenen Selbstwerts letztlich jeweils in der Verantwortung des Individuums liegt.

13.9 Das Selbstwertgefühl in sozialen Situationen bewahren

Die zentralen Herausforderungen bei der Wahrung des Selbstwertgefühls treten in sozialen Situationen auf, in denen durch den Eindruck, andere würden einen missbilligen, Scham aktiviert werden kann.[121] Scham und geringes Selbstvertrauen sind nicht dasselbe, doch die häufige Aktivierung von Scham in sozialen Situationen hat eine zerstörerische Wirkung auf den Selbstwert. In dem Maße, wie ein Individuum sensibel für die Kritik und Missbilligung anderer ist, muss es daran arbeiten, sich auf solche Situationen vorzubereiten. Hier sind einige Werkzeuge, die helfen können.

Die richtige Einstellung: Die Grundhaltung, die es zu fördern gilt, ist die, zu lernen, Dinge nicht persönlich zu nehmen. Zugegebenermaßen ist das leichter gesagt als getan, doch dies ist das Ziel, das zu Scham neigende Individuen anstreben sollten. Es kann hilfreich sein, zu erkennen, dass jeder, der anderen gegenüber erhebliches Missfallen äußert, es mit einem inneren Problem (das gewöhnlich Scham beinhaltet) zu tun hat, welches er nach außen verlagert. Die für Scham anfällige Person sollte sich daran erinnern, dass objektive Kritik nützlich ist, doch dass es bei einem Übermaß an affektiven Missfallensbotschaften mehr um die Person geht, die die Botschaft sendet.

Sensorisches Focusing: Befangenheit ist ein wesentlicher Bestandteil von Scham in sozialen Situationen.[122] Menschen, die in sozialen Situationen viele unschöne Erfahrungen gemacht haben, neigen zu größerer Befangenheit. Leider verstärkt das Nachdenken darüber, wie man anderen gegenüber wirkt, nur die Neigung der Person, in einen Zustand von Scham zu geraten. Die Lösung besteht darin, den Fokus zu verschieben. In sozialen Situationen sollte sich die zur Scham neigende Person auf die anderen Menschen, die anstehende Aufgabe oder die unmittelbare sensorische Erfahrung konzentrieren. Seinen Fokus zu verschieben wird mit zunehmender Übung leichter. Eine gute Möglichkeit, um diese Fähigkeit zu entwickeln, ist die Achtsamkeitsmeditation, die Menschen lehrt, sich auf ihre Sinne zu konzentrieren und es ihren Gedanken zu erlauben, in den Hintergrund zu treten.[123] Allein das Selbst vom Vorder- in den Hintergrund zu verlagern, kann die Befangenheit beseitigen und der zur Scham neigenden Person größere Erfolgsaussichten in sozialen Situationen verschaffen.

Energieblase: Der Hypnotherapeut Robert Schwarz (2002) hat ein nützliches Hilfsmittel für Menschen entwickelt, die gut mit visuellen Methoden arbeiten können. Er bringt seinen Klienten bei, sich eine Energieblase, eine Art Schutzschild, um sich herum vorzustellen. Der Klient lernt, den Schutzschild zu verstärken, wenn dies in sozialen Situationen erforderlich ist. Die zu Scham neigende Person kann einen imaginären Schutzschild einsetzen, um Missbilligungsbotschaften herauszufiltern und abzuwehren, während sie es gleichzeitig positiven Botschaften erlaubt, unberührt hindurchzugehen. Dies ist eine Form der Abgrenzung; die Bildsprache verleiht dem Ziel der Person, eine Grenze gegenüber anderen aufrechtzuerhalten, mehr Substanz.

Dies sind nur einige der Techniken, die Menschen nutzen, um ihr Selbstwertgefühl in sozialen Situationen aufrechtzuerhalten. Viele Therapeuten haben ihr eigenes Repertoire an Werkzeugen. *Die zu Scham neigende Person hat in sozialen Situationen mit zwei Schwierigkeiten zu kämpfen: affektiven Missbilligungsbotschaften und ihrer eigenen Besorgnis, solchen Botschaften zu begegnen.* Allein ein paar Mechanismen zur Verfügung zu haben, um Missbilligungsbotschaften standzuhalten, kann die Angst davor, ihnen zu begegnen, reduzieren.

Die Veränderung des eigenen Selbstwertgefühls findet in kleinen Schritten und im Laufe der Zeit statt, auf dieselbe Weise, wie ein Mensch sein Selbstbild verändert, indem er eine Kenntnis oder Fähigkeit erwirbt, wie zum Beispiel, ein Musikinstrument zu spielen. Zu einem bestimmten Zeitpunkt ist er vielleicht noch nicht in der Lage, Fortschritte zu erkennen, doch im Laufe der Zeit wird der Unterschied erkennbar. Und genau wie bei der Aneignung einer neuen Fertigkeit (oder einer beliebigen anderen Form persönlichen Wachstums) ist es von zentraler Bedeutung, dass die betreffende Person die Freiheit hat, Fehler zu machen.

13.10 Die Wertschätzung des Anderen

Im Folgenden wird es um die Dinge gehen, die Menschen tun können, um die Entwicklung eines positiven Selbstwertgefühls bei ihrem Partner zu fördern, doch ich werde mit einer Erörterung des Umgangs mit Scham in gesunden Beziehungen beginnen. Ich habe soeben dargelegt, dass Partner einander helfen können, indem sie auf die Dinge verzichten, die die schambehafteten Sichtweisen des anderen Partners in Bezug auf sich selbst aktivieren. Doch das soll nicht heißen, dass Partner sich ungeheure Mühe geben müssten, um die Scham des anderen ja nie auszulösen! Scham ist ein unvermeidlicher Bestandteil jeder intimen Beziehung. Scham ist sogar ein Teil dessen, was die Beziehung zusammenhält.

Praktisch alle Partner setzen im Umgang miteinander Scham ein.

Ich sehe nie, dass die Fachliteratur diesen wichtigen Aspekt von Scham anerkennt. Ich glaube aber, dass er anerkannt werden muss, weil wir nur allzu gerne jeden Versuch, Scham einzuflößen, als destruktiv ansehen. Ich bin noch nie einem Paar begegnet, bei dem die Partner nicht versucht hätten, einander durch das Einflößen von Scham zu beeinflussen.

Scham einflößen

Fast jeder ist sich der destruktiven Folgen des Beschämens bewusst, doch dabei wird übersehen, dass fast jeder zuweilen versucht, dem Partner Scham einzuflößen. Der Versuch, die Scham des anderen zu aktivieren, ist ein gängiges Mittel, um Einfluss auf andere auszuüben – insbesondere in einer intimen Beziehung. Wenn er anruft und sagt, dass er sich verspäten wird, und ihre Stimme daraufhin einen verletzten Tonfall annimmt, dann zielt sie darauf ab, ihn durch seine Scham zu beeinflussen, ob ihr das nun bewusst ist oder nicht. Wenn sie sich beschwert und er anmerkt, dass nichts sie zufriedenzustellen scheint, dann versucht er, sie zu beschämen und zum Schweigen zu bringen. Wenn er sagt, dass er den zehnten Samstag in Folge Golf spielen wird, und sie sagt, dass das in Ordnung sei und dass sie sein Auto für ihn sauber machen werde, weil er ja so beschäftigt ist, dann könnte es sein, dass sie versucht, ihm Scham einzuflößen, – oder vielleicht zeigt sie ihm einfach nur ihre Liebe. Wenn er fragt, ob sie *dieses* Kleid anziehen wird, wenn sie bei seinen Eltern zu Besuch sind, dann könnte es sein, dass er versucht, ihre Scham zu aktivieren und sie dazu zu bringen, etwas anderes anzuziehen. Der primäre Auslöser bei diesen Anlässen ist natürlich die affektive Gestimmtheit, doch die Folge – das heißt, ob der Empfänger sein Verhalten ins Positive hin verändern oder sich in einen destruktiven Schamzustand hineinbegeben wird, – hängt davon ob, welche Skripts aus der internen Bibliothek der Schamskripts dieser Person aktiviert werden.

Scham zur Beeinflussung verwenden

Ein Grund, warum Scham so häufig zu einer Waffe in Beziehungen wird, ist der, dass sie auch ein Instrument in Beziehungen ist. Wie es bei jedem Instrument der Fall ist, kann das der Schameinflößung produktiv oder destruktiv sein. Wenn alles, was die Person will, ist, sich überlegen zu fühlen oder einen Kampf zu gewinnen (oder wenn irgendein anderer anstößiger Grund vorliegt), dann kann das Ergebnis die Aktivierung der Skripts des Schlechten Selbst beim Partner sein. Doch häufig appelliert ein Partner an die Fähigkeit des anderen, Scham zu empfinden, in der Hoffnung, das Beste in ihm zu wecken. Erinnern Sie sich daran, dass unsere Fähigkeit zur Scham ein wesentlicher Bestandteil unseres Vermögens ist, ehrliche und gute Bürger zu sein. Stellen Sie sich zum Beispiel eine Situation vor, in der Rob und Gwen alleine in einem Teil der Welt waren, in dem sie nie wieder sein werden.

> Sie hatten ihr Lager in einem wunderschönen Nationalpark aufgeschlagen. Sie hatten Müll angesammelt und standen nun vor der Wahl, ihn entweder in Tüten zu packen und an einen Ort zu bringen, wo sie ihn ordnungsgemäß entsorgen konnten, oder ihn einfach auf den Boden ihres Campingplatzes zu werfen, wo sie ihn nie wieder anschauen müssten. Es war niemand da, um die Regeln durchzusetzen, und Rob wusste, dass man sie nie erwischen würde, wenn sie den Müll einfach daließen. Es ist unsere Fähigkeit, Scham zu empfinden, die uns daran hindert, einen Müllhaufen zu hinterlassen, den dann Fremde finden werden. Rob war versucht, das zu ignorieren, von dem er wusste, dass es die richtige Entscheidung war, als Gwen an seine Fähigkeit zur Scham appellierte: »Du hast doch nicht etwa vor, das da liegenzulassen, damit es jemand anderes entsorgen muss, oder?«

Gwen versuchte, Rob zu beeinflussen, indem sie an sein Schamgefühl appellierte. Sie tat dies nicht, um ihre eigenen Ziele voranzutreiben oder auf Robs Kosten Selbstwert oder Stolz zu erlangen, sondern sie versuchte einfach, ihm zu helfen, das Richtige zu tun und zufrieden mit sich sein zu können. In diesem Fall ging Rob locker mit dem Anflug von Scham um und trug ihren gemeinsamen Müll weg. Wenn es bei diesem Paar allerdings schon häufiger zu destruktiven Beschämungen gekommen wäre – zum Beispiel, wenn Gwen des Öfteren versucht hätte, Rob Schuldgefühle zu machen, – dann hätte er diese Episode vielleicht anders erlebt. Dann hätte sie möglicherweise einige seiner »Schlechtes-Selbst-Skripts« aktiviert, was zu Problemen zwischen ihnen geführt hätte, und die Art dieser Probleme wäre in erster Linie durch Robs Reaktion auf die Aktivierung seiner Scham bestimmt worden.

Wie lösen wir Scham in anderen aus? Der gesunde Weg ist, an die Maßstäbe des anderen zu appellieren, wie in obigem Beispiel geschehen. Probleme entstehen, wenn ein Partner die Auslösung der Scham des anderen zu seinem persönlichen Vorteil nutzt, unabhängig davon, ob er sich nun besser fühlen oder Kontrolle über den anderen Partner bekommen möchte.

Negative Formen der Auslösung von Scham

Paare können einander helfen, ein besseres Selbstwertgefühl zu entwickeln, indem sie sich bemühen, die schambehafteten Selbstbilder des anderen Partners *nicht* auszulösen. Da die Auslösung gesunder Scham ein unerlässlicher Bestandteil der meisten Beziehungen ist, werde ich im Folgenden die häufigsten Arten destruktiver Schamauslösung genauer bestimmen. *Das Wesen einer Scham auslösenden Interaktion ist, dass der sie auslösende Partner etwas sagt oder tut, was auf eine Sicht auf den anderen hinzudeuten scheint, die negativen Affekt beinhaltet, oder eine solche offenlegt.* Dabei kann eine Vielzahl unterschiedlicher Emotionen vermittelt werden, doch irgendein Aspekt wird das Misstrauens-Ende der Missbilligungs-Akzeptanz-Achse berühren. Ein destruktiver Beeinflussungsprozess führt so zur Aktivierung eines schambehafteten Selbstbildes (Schlechtes Selbst). Wenn er zum Beispiel zeigt, dass er Angst vor ihr hat, dann könnte er eines ihrer »Schlechtes-Selbst-Skripts« triggern, in dem sie sich als wütender Mensch ansieht, den andere lieber meiden.

In diesem Beispiel ist Angst der auslösende Affekt und *impliziert* eine negative Sicht der anderen Person. Der gängigere Weg, um die am stärksten mit Scham behafteten Sichtweisen eines Partners über sich selbst auszulösen, sind jedoch unmittelbare Offenlegungen einer negativen Sichtweise, die der andere Partner hat. Die Emotionen, die am häufigsten dafür verwendet werden, sind *Wut, Enttäuschung* und *Ekel*. Und natürlich beeinflussen der Kontext und die die Emotion umgebenden Verhaltensweisen die Botschaft ebenfalls. Im Folgenden finden Sie einige der Möglichkeiten, wie Intimpartner einander durch die Auslösung von Scham beeinflussen (sei es bewusst oder unbewusst). Viele davon führen nicht in jedem Fall zur Aktivierung destruktiver, schambehafteter Selbstbilder, doch jede von ihnen hat das Potenzial dazu.

Verletzt werden: Dies ist wahrscheinlich die größte Kategorie. Partner lösen häufig gegenseitig Scham aus, indem sie andeuten, der oder die andere habe sie in irgendeiner Weise verletzt. Manchmal verfallen Partner in ein Muster des Übertreibens, wenn sie verletzt werden. Dabei verfolgen sie das Ziel, dem anderen ein schlechtes Gewissen einzureden, weil er etwas Verletzendes getan hat, ob sich der verletzte Partner nun dieses Ziels bewusst ist oder nicht.

Implizite Missbilligung: Hierbei handelt es sich gewöhnlich um Verhaltensweisen, die implizieren, dass der andere Partner etwas *nicht* ist (zum Beispiel rücksichtsvoll, fleißig, klug und so weiter). Zu diesem Verhalten gibt es viele Varianten, wie zum Beispiel das Einflößen von Schuld, das Eltern zugeschrieben wird, wenn sie Scham auslösen, indem sie Märtyrer spielen (»Mach nur weiter so und amüsier dich, ich werde einfach hier alleine im Dunkeln sitzen bleiben«). Einige Menschen werden sehr begabt in der hinterhältigen Technik der impliziten Missbilligung, und es kann äußerst schwierig sein, sie damit zu konfrontieren, weil sie unschuldige Motive für sich in Anspruch nehmen. Konfrontation scheint sogar alles noch schlimmer zu machen, weil der konfrontierte Partner behauptet, unschuldig zu sein, *und impliziert*, der beleidigte Partner sei einfach zu sensibel.

Jemanden mit seiner Güte erdrücken: Individuen, die Schwierigkeiten haben, offen aggressiv zu sein, werden ihre Partner häufig dadurch beeinflussen, dass sie so selbstaufopfernd sind, dass sich der Partner hoffentlich schlecht fühlen wird, weil er mit so vielem davonkommt. Wenn der sich aufopfernde Partner negativen Affekt, etwa in Form von Wut, gegenüber dem anderen zum Ausdruck bringt, dann wird das Sichaufopfern zu einer Art Märtyrerverhalten und der andere kommt ihm gewöhnlich auf die Schliche. Wenn der sich aufopfernde Partner jedoch nicht wütend wird, dann verlässt er sich einfach darauf, dass der andere sich (durch seine Scham) gemüßigt fühlt, das Ungleichgewicht in der Beziehung zu korrigieren. So kann diese Strategie positiv oder negativ wirken, egal, ob negativer Affekt vorhanden ist oder nicht.

Sarkasmus: Sarkasmus in einer intimen Beziehung ist zum größten Teil ein Versuch, den Partner dazu zu bringen, Scham zu empfinden. Wenn man dem anderen zum Beispiel überschwänglich für unbedeutende oder erwartete Beiträge dankt, dann kann das ein Hinweis darauf sein, wie wenig er oder sie tut. Bevormundung hat eine ähnliche Wirkung.

Hilfe verweigern: Eine andere Möglichkeit, um Partnern zu vermitteln, dass sie nicht genug zu der Beziehung beitragen, ist, ihre Hilfe abzulehnen, wenn sie angeboten wird (vor allem, wenn die Ablehnung in zornigem Ton erfolgt). Wenn die Hilfe eines Partners eindeutig erforderlich ist, aber nicht akzeptiert wird, empfindet dieser in der Regel Scham.

Gemeine Vergleiche anstellen: Er löst normalerweise Scham bei ihr aus, wenn er sie mit Menschen vergleicht, von denen er weiß, dass sie sie nicht mag oder denen gegenüber sie negative Gefühle hegt (»Du bist genau wie deine Mutter / dein Vater / dein Chef / deine Chefin«).

Ein affektgeladener Blick: Ein Blick, der Abscheu oder Zorn vermittelt, ist eine gängige schamauslösende Taktik zwischen Partnern. Aufgrund der affektiven Resonanz sind Partner in hohem Maße auf nonverbale Botschaften des anderen eingestimmt. Sie können diese Botschaften erkennen und auf sie reagieren, während andere Personen sie möglicherweise vollkommen überhören.

Scham für den Partner vortäuschen: Er reagiert auf Situationen, die bei ihr Scham auslösen könnten, so, als habe die Gegebenheit Scham bei ihm ausgelöst. Dies ist eine gängige schamauslösende Strategie in Familien, die nicht gut differenziert sind. Sie wird häufig von Eltern angewendet, die versuchen, ihre Kinder zu beeinflussen. Die implizite Botschaft ist, dass die Quelle der Scham so stark ist, dass die Partnerin sich auf jeden Fall deswegen schämen sollte, da die Situation so schambehaftet ist, dass er sie allein wegen seiner Verbindung zu ihr empfindet.

Direkte Angriffe: Ein direkterer Weg, um Scham bei seinem Partner auszulösen, ist der, ihn zu beschuldigen, er habe sich schändlich verhalten (»Du bist unsensibel« oder »Du denkst immer nur an dich«). Manchmal wird das dadurch erreicht, dass man anderen Menschen die beleidigende Anschuldigung in den Mund legt (»Jeder glaubt ...« oder »Deine Schwester hat immer gesagt ...«). In jedem Fall ist der direkte Angriff jedes Mal mit einem starken Affekt verbunden – gewöhnlich

Wut, Enttäuschung oder Ekel – und er tritt in der Regel im Zusammenhang mit einem Streit auf.

Kritik, Mauern und Verachtung: Drei von John Gottmans »vier apokalyptischen Reitern« sind Scham einflößende Affekte (der letzte ist Abwehr). Der häufigste ist Kritik. Wenn ein Partner den anderen kritisiert, möchte er Einfluss auf ihn nehmen durch das Einflößen von Scham. Natürlich provoziert er damit in den meisten Fällen eine Abwehrhaltung anstelle von Anpassung. Auch wenn ein Partner, der mauert, sein Verhalten gewöhnlich als Mittel zur Vermeidung eines Konflikts rechtfertigt, ist es zumindest teilweise ein Versuch, Scham im anderen Partner auszulösen. Doch der vernichtendste Versuch, in einer intimen Beziehung Scham einzuflößen, ist der Ausdruck von Verachtung (der gewöhnlich den Affekt der Abscheu beinhaltet). Dieser versetzt einer Beziehung häufig den Todesstoß.[124] Im Gegensatz zu Kritik lässt die Verachtung dem Partner keinen Spielraum, sein Verhalten zu korrigieren und wieder akzeptiert zu werden.

Natürlich ist dies keine erschöpfende Liste der destruktiven Verhaltensweisen, auf die Partner in dem Bestreben zurückgreifen, einander zu beeinflussen. Tatsächlich scheinen die Mechanismen, wie Partner Scham beim anderen auslösen können, nur durch die Grenzen ihrer Kreativität beschränkt zu sein. Jetzt werden wir uns die Möglichkeiten genauer anschauen, wie Partner einander bei ihren Bemühungen helfen können, ein besseres Selbstwertgefühl zu entwickeln.

Zustimmung versus Anerkennung und Akzeptanz

Wenn ein Baby feststellt, dass seine Signale bestätigt werden und dass angemessen darauf reagiert wird – dass Nöte gelindert werden und Vergnügen gesteigert wird –, dann wird es spüren, dass seine Gefühle als Ausdrucksformen seines Wesens wertvoll und wichtig sind.

Holinger a. Doner (2003, S. 82)

Wird das affektive Leben eines Kindes allgemein anerkannt, dann wächst es gewöhnlich so auf, dass es sich selbst akzeptiert. Wenn die Erwachsenen erfahren darin sind, die verschiedenen emotionalen Zustände des Kindes zu erkennen, dann lernt es die Bandbreite seiner Emotionen zu begreifen. Erwachsene können (und sollten) alle Facetten des affektiven Lebens eines Kindes akzeptieren und zugleich

Verhaltensweisen unterscheiden, die nicht akzeptabel sind. Wird das affektive Erleben des Kindes anerkannt und bejaht, so fördert dies die Entwicklung seines authentischen Selbst.

Viele Eltern versuchen, die negativen Gefühle ihrer Kinder zu vertreiben (»Du bist nicht wirklich wütend auf deinen Bruder«). Dann wächst das Kind ohne Zugang zu einem Teil von sich auf. Wird die Vielfalt seines emotionalen Lebens weder anerkannt noch akzeptiert, dann kann sich ein heranwachsendes Kind unsichtbar fühlen.[125] Niemand sieht, wer es ist, man sagt ihm nur, wer es sein oder nicht sein sollte. Um dem gutgeheißenen Modell zu entsprechen, verleugnet es einen Teil seines affektiven Erlebens. Ja, es ist sogar so, dass das Kind ohne Hilfe eines empathischen Erwachsenen viele Aspekte seines affektiven Erlebens nicht nur verleugnet, sondern sie auch nicht erkennt. Der Reichtum seines affektiven Lebens liegt dann bestenfalls an der Peripherie seines Bewusstseins.

Jemanden zu akzeptieren bedeutet, die Realität dessen anzuerkennen, wer und was er ist. Ich habe einmal ein Paar behandelt, bei dem die Frau im Gegensatz zu ihrem Mann vor der Ehe ein äußerst aktives Sexualleben hatte. Er sagte immer, er wolle nichts über das Leben wissen, das sie gehabt habe, bevor sie zusammenkamen. Als Ehemann war er sanft und akzeptierend, doch seine Frau fühlte sich trotzdem nicht von ihm angenommen. Sie hatte das Gefühl, seine Weigerung, etwas über ihr früheres Leben erfahren zu wollen, sei ein Hinweis darauf, dass er es missbillige, und daher fühlte sie sich in der Ehe emotional nicht sicher. Er glaubte, er sei akzeptierend, indem er nie über ihr früheres Leben sprach, doch für sie war seine Vermeidung dieses Themas eine Art Verleugnung dessen, wer sie war. Sie hatte das Bedürfnis, ihn etwas über ihren Hintergrund wissen zu lassen, auch wenn ihr klar war, dass er einiges davon nicht gutheißen würde. Sie wollte Akzeptanz mehr als den Anschein von Bestätigung.

Manchmal legen wir den Fokus darauf, wie Menschen versuchen, ihre Partner zu ändern, statt sie zu akzeptieren. Dies könnte eine etwas andere Verwendung des Begriffs Akzeptanz darstellen, aber sie unterscheidet sich immer noch von Anerkennung. Menschen, die versuchen, ihre Partner zu ändern, haben nur selten, falls überhaupt je, Erfolg damit, weil Menschen sich dagegen sträuben, von außen verändert zu werden. Wirkliche Veränderung kommt von innen – genauso, wie sich ein positiver Selbstwert von innen heraus entwickelt. Die meisten Therapeuten würden zustimmen, dass sich nur wenige

Menschen ändern, solange sie sich nicht akzeptiert fühlen. Doch damit wollen wir nicht sagen, dass sich Menschen erst dann ändern, wenn sie sich anerkannt fühlen! Wir akzeptieren Menschen einfach dafür, wer und was sie sind, und wir erkennen an, dass wir sie nicht ändern können. Nur wenn der Kaiser akzeptiert, dass er wirklich nackt ist, kann er sein Bedürfnis erkennen, sich etwas anzuziehen.[126] *Partner helfen einander, ein besseres Selbstwertgefühl zu entwickeln, wenn sie sich gegenseitig dafür akzeptieren, wer und was sie sind.*

Mit den eigenen Emotionen umgehen

Aufgrund des Phänomens der affektiven Resonanz haben Intimpartner eine sehr große Macht, einander gegenseitig zu triggern. Einige Individuen bleiben dennoch einander nah, auch wenn ihr Partner ihnen gegenüber negative Affekte bekundet, indem sie ihre empathische Abschirmung verstärken und ihre Sensibilität gegenüber den Affektbekundungen des Partners reduzieren. Viele Menschen verfügen über die Fähigkeit, eine empathische Abschirmung aufzubauen – also warum befinden sich dann einige Paare quasi in ständigem Konflikt miteinander? Sicherlich wäre es besser, einfach einen besseren Schutz zu errichten, selbst wenn das eine weniger befriedigende Erfahrung von Nähe in der Beziehung bedeuten würde. Die Antwort liegt in den Mechanismen, durch die viele Menschen lernen, mit ihren Emotionen umzugehen.

Wenn wir Säuglinge oder Kleinkinder sind, ist unsere Fähigkeit, mit unseren Emotionen umzugehen, recht beschränkt. Da sozialer Druck auf uns lastet, schnell zu lernen, wie wir unsere affektiven Bekundungen mäßigen können, wenden wir sämtliche Strategien an, die uns dabei helfen können. Eine gängige Strategie ist zum Beispiel, sich zu verspannen und die Affektbekundung zu bekämpfen.

Das äußert sich durch Euphemismen wie »die Zähne zusammenbeißen«, »sich auf die Zunge beißen« oder »die Ohren steifhalten« (all diese Euphemismen erfassen unseren gesamten uns physisch einschränkenden Ausdruck über den Mund und die Ohren). Doch das größte Problem ist der Umgang mit negativen Emotionen in Bezug auf das *Selbst*. Säuglinge und Kleinkinder haben keine angemessenen Strategien, um mit ihren Gefühlen sich selbst gegenüber umzugehen; sie müssen sich darauf verlassen, dass ihre Bezugspersonen ihnen helfen. Das Selbstbild des Kindes wird primär durch die Sichtweise bestimmt, die die Bezugsperson von ihm hat. Man könnte gewissermaßen sagen, dass es sein Bild von sich kanalisiert durch die Wahrnehmung des Bildes der Bezugsperson von ihm.

Eine gesunde emotionale Entwicklung bringt es mit sich, dass man sich weniger auf die Sichtweise des anderen und mehr auf seine eigene verlässt. Diese Entwicklung kann jedoch erheblich erschwert werden, wenn die erwachsene Bezugsperson es nicht geschafft hat, diesen wichtigen Schritt bei sich selbst zu vollziehen. In solchen Fällen kann die Bezugsperson mit ihren Gefühlen sich selbst gegenüber nicht umgehen, ohne dafür einen anderen Menschen zu benutzen. Wenn sich eine Bezugsperson darauf verlässt, wie ein abhängiges Kind sie betrachtet, um positive Gefühle sich selbst gegenüber aufrechtzuerhalten, dann hat das Kind nicht die Freiheit, ihr gegenüber negative Gefühle zu entwickeln!

Wenn Vater oder Mutter emotional unreif sind, wird das Kind daran gehindert, Gefühle zu erleben, die mit Misstrauen verbunden sind. Sollte das Kind dennoch Misstrauen empfinden, dann wird es durch die Reaktion der Eltern bestraft. Dies entspricht einem ehelichen Streit, doch es spielt sich hier in einer Beziehung ab, in der eine Partei die gesamte Macht besitzt. Ein Kind, das von unreifen Bezugspersonen erzogen wird, muss sehr vorsichtig vorgehen – wenn es der Bezugsperson gegenüber einen negativen Affekt zeigt, dann wird es deren Scham triggern. Die Person wird negativ reagieren und in vielen Fällen etwas tun, was dann wiederum die Scham des Kindes aktiviert.

Diese Kanalisierung des eigenen Selbstbildes durch andere wird in einer Familie überwiegen, wenn die Erwachsenen selbst darauf zurückgreifen. Sind sie jedoch in der Lage, die Misstrauensbekundungen des Kindes zu tolerieren, ohne sich davon triggern zu lassen, dann lernt das Kind, seine affektiven Zustände zu regulieren, und es lernt zunehmend, sich nach seinen eigenen inneren Maßstäben zu bewerten. Doch wenn die Erwachsenen zu stark auf das Misstrauen des Kindes reagieren – was bedeutet, dass ihre Scham getriggert worden ist, – dann kann das Kind seine übermäßige Beschäftigung mit der Sichtweise des anderen nicht aufgeben.

Emotionale Verschmelzung

Bill und Jennifer beschrieben einen ihrer Streits. Sie waren dabei, das Wochenende zu planen, und Jennifer merkte an, dass Bill samstags nie vor neun aufstehe. Bill hatte das Gefühl, der Kommentar sei ein

Seitenhieb, und fing an, mit ihr darüber zu streiten (in unserer Sitzung behauptete Jennifer, ihre Bemerkung sei vollkommen harmlos gewesen; sie habe lediglich eine Beobachtung geäußert). Bill argumentierte, er nutze seine Zeit effizienter als Jennifer, und er führte an, wie viel Zeit damit verschwendet würde, Jennifers Chaos zu beseitigen. Jennifer war verletzt; sie hatte das Gefühl, Bill würde sie absichtlich angreifen, und versuchte, Bill davon zu überzeugen, dass sie nicht so chaotisch sei. Indem sie argumentierte, dass sie nicht so chaotisch sei, verglich sie sich mit Bill und sprach über verschiedene Gelegenheiten, bei denen er Chaos verursacht hatte. Sie begannen einen wiederkehrenden Streit über Jennifers Unordnung und Chaos und kamen nie dazu, Pläne fürs Wochenende zu machen. Stattdessen waren beide wütend und verbrachten das Wochenende damit, einander zu meiden.

Der Psychiater Murray Bowen (1978) entwickelte das Konzept der *Differenzierung* in Bezug auf ein Kontinuum emotionaler Trennung, das von der Fähigkeit, sich objektiv selbst zu betrachten, bis hin zur vollkommenen Subjektivität reicht (die immer Reaktivität gegenüber der Sichtweise des anderen einschließt). Kerr und Bowen (1988) verwendeten den Begriff *emotionale Verschmelzung*, um Beziehungen zu beschreiben, bei denen jedes Individuum sehr stark auf den Affekt des anderen reagiert. Der häufigste Konflikt, der in Beziehungen auftaucht, in denen das Paar emotional verschmolzen ist, ist der Kampf zwischen Nähe und Distanz, bei dem

> »ein Partner nachdrücklich mehr Beteiligung, Intimität und Nähe einfordert, während der andere nach mehr Loslösung, Getrenntheit und Distanz strebt« (Pistole 1994, S. 147).[127]

Vom Standpunkt des ES-Modells aus spielt sich das grundlegende Problem in symbiotischen Beziehungen im Wertschätzungsbereich ab. Jeder Partner ist außerstande, ein gutes Selbstwertgefühl aufrechtzuerhalten, wenn er wahrnimmt, dass der andere Missbilligung empfindet.[128] Diese übertriebene Sorge um die Sichtweise des anderen findet sich grundsätzlich bei in hohem Maße konfliktgeladenen Paaren.[129]

Das Grundproblem ist emotionale Unreife. Diese Menschen haben Schwierigkeiten, ein gutes Gefühl sich selbst gegenüber aufrechtzuerhalten (also z. B. Stolz- statt Schamskripts zu aktivieren), und reagieren stark auf die Gefühle, die ihre Partner ihrer Wahrnehmung nach ihnen gegenüber haben.[130] Sie lassen sich leicht in ihrer Scham triggern, was zu Problemen in ihren Beziehungen führt, doch das größere Problem tritt auf, wenn sie versuchen, ihre Neigung zur Scham dadurch aufzulösen, dass sie zu kontrollieren versuchen, wie ihre Vertrauten sie sehen. Das schafft einerseits Konflikte in der Beziehung und verstärkt andererseits das Gefühl von Hilflosigkeit bei dem zur Scham neigenden Individuum, weil es seine Gefühle als von anderen kontrolliert erlebt.

Alle intimen Beziehungen beinhalten ein gewisses Maß an emotionaler Reaktivität. Das gesunde Ende des Kontinuums der emotionalen Verschmelzung ist nicht Gleichgültigkeit (Mauern als Abwehrmechanismus ist ein Versuch, gleichgültig zu sein). Eine gesunde Distanz ist vielmehr eine Kombination aus affektiver Resonanz und empathischer Abschirmung (d. h., imstande zu sein, emotionale Nähe beizubehalten, ohne übermäßig reaktiv zu sein). Individuen, die zur Scham neigen und sich zu sehr auf die positive Wertschätzung des anderen Partners verlassen, um mit sich selbst zufrieden zu sein, sind nur selten dazu in der Lage. Doch selbst Menschen mit starken Stolzskripts weisen ein gewisses Maß an emotionaler Reaktivität in ihren intimen Beziehungen auf. *Partner helfen einander, ein besseres Selbstwertgefühl zu entwickeln, wenn sie aus dem klaren Verständnis heraus operieren, dass sie getrennte und unterschiedliche Menschen sind und jeder seine ganz eigenen Maßstäbe hat.*

Gedankliches Kreisen um Bestätigung

Da sich weniger differenzierte Menschen größere Sorgen darüber machen, wie sie von ihren Partnern gesehen werden, lassen sich ihre negativen Selbstskripts (Schlechtes Selbst) schnell aktivieren, wenn sie Missbilligungsaffekte in den Ansichten des Partners über sie wahrnehmen. Um sich selbst vor der Macht der Missbilligung des Partners zu schützen, *bleiben sie entweder distanziert, kämpfen, um die Sichtweise ihres Partners zu verändern, oder opfern ihre Individualität*, um Bestätigung zu bekommen. Wir konzentrieren uns auf die Menschen, die sich distanzieren oder an repetitiven Konflikten beteiligen, weil sie zur Paartherapie kommen, doch diejenigen, die ihre Individualität opfern, zahlen einen enorm hohen Preis (insbesondere im Bereich Selbstwert) und unterziehen sich häufig einer Einzeltherapie. Sie haben, um mit ihrer potenziellen Scham umzugehen, die Strategie angewendet, Andersartigkeit zu vermeiden. Häufig entstammen sie Familien, deren Mitglieder mit potenzieller Scham zurechtkommen, indem sie sich auf gemeinsame Bestätigung konzentrieren (»Jeder von uns ist in Ordnung, weil wir uns alle einig sind, dass dies die richtige Art zu sein ist«).[131]

Das Bedürfnis nach Bestätigung hemmt die Entwicklung von Individualität unter Familienangehörigen; alles, was ein Familienmitglied sagt oder tut, kann als potenzielle Stellungnahme zu den anderen Mitgliedern wahrgenommen werden. Behauptet ein Familienmitglied seine Individualität, wird das von den anderen leicht als prinzipielle Missbilligung gedeutet. In einer Familie fuhren zum Beispiel alle in den USA gefertigte Autos. Als sich die älteste Tochter einen ausländischen Wagen kaufte, wollten die anderen Familienmitglieder wissen, was denn mit amerikanischen Autos nicht stimme, so, als würde die persönliche Entscheidung der Tochter Missbilligung gegenüber den Entscheidungen der übrigen Mitglieder ausdrücken.

Manchmal opfern solche Familien die Wertschätzung eines Mitglieds, indem sie mit seiner Andersartigkeit umgehen, als sei sie etwas Schlechtes (und dadurch untermauern, dass alle anderen gut sind). In vielen Fällen wird zwar niemand als schlecht ausgesondert, doch alle wachsen damit auf, außerstande zu sein, ihren Selbstwert ohne die Anerkennung durch andere aufrechtzuerhalten. Sie haben Angst davor, entblößt zu werden und nie die Befriedigung zu erfahren, sich vollständig akzeptiert zu fühlen. Im Allgemeinen ist ihre Fähigkeit verkümmert, Nähe zu empfinden und zu erlauben.

Menschen, die ihre guten Gefühle sich selbst gegenüber auf der positiven Sicht ihrer Partner von ihnen gründen, reagieren zwangsläufig sehr stark auf jeglichen Anhaltspunkt, dass der Partner eine negative (missbilligende) Sicht auf sie haben könnte. Und Partner, die einander darin unterstützen, übermäßig besorgt wegen der potenziellen Missbilligung von Menschen außerhalb der Beziehung zu sein (»Was werden die Nachbarn denken?«), hindern sich gegenseitig daran, ein besseres Selbstwertgefühl zu entwickeln. Letzteres ist eine beliebte Botschaft in der Kindererziehung, doch der Abstand zwischen der notwendigen Sozialisierung von Kindern und der ungesunden Besorgnis über eine potenzielle Missbilligung ist nicht groß. *Partner helfen einander, ein besseres Selbstwertgefühl zu entwickeln, wenn sie aus dem klaren Verständnis heraus agieren, dass sie nur Akzeptanz voneinander brauchen, aber keine Bestätigung.*

Grenzen

Therapeuten heben oft hervor, wie wichtig Grenzen für Paare sind. Angemessene Grenzen sind ein zentraler Bestandteil dessen, was

Beziehungen schützt und Menschen daran hindert, miteinander zu verschmelzen. Doch Grenzen werden häufig missverstanden, besonders, wenn sie von Menschen gesetzt werden, die zu symbiotischen oder verstrickten Beziehungen neigen. Einige Menschen errichten Mauern, die keine Grenzen sind, andere wenden starre Regeln an, die ebenfalls keine Grenzen darstellen, und wieder andere versuchen, ihre Partner zu kontrollieren, was ebenfalls nicht dem Setzen von Grenzen entspricht. Man könnte Grenzen so verstehen, dass sie die Aufrechterhaltung der Entscheidungsfreiheit beinhalten. Ein Beziehungspartner kann sich entscheiden, bei seinem Partner einige Dinge zu tolerieren und andere nicht. Solange diese Dinge (die er toleriert oder nicht) ihn einschließen, nimmt er sein Recht wahr, eine Grenze festzulegen. Wenn diese Dinge jedoch nur seinen Partner betreffen, dann versucht er, ihn zu kontrollieren. Dementsprechend nimmt er sein Recht wahr, eine Grenze zu setzen, wenn er sich weigert, mit ihr an bestimmten Aktivitäten teilzunehmen, doch er versucht, sie zu kontrollieren, wenn er ihr verbietet, ohne ihn daran teilzunehmen.

Mickey und Fiona führten eine ungleiche Ehe. Fiona machte sich schreckliche Sorgen darüber, dass sie Mickey missfallen könnte, und Mickey machte sich übermäßige Sorgen über Fionas persönliche Entscheidungen. Mickey mochte die Kleidung nicht, die Fiona trug, weil die Farben zu bunt waren und zu viel Aufmerksamkeit erregten. Schon früh in ihrer Ehe beanstandete er ihr Verhalten auf einer Party, weil sie zu geradeheraus gewesen war und einen hitzigen Wortwechsel mit einem ihrer Kollegen gehabt hatte. Er sah sie missbilligend an, wenn sie mit ihm wegen Dingen uneins war, die letztlich nur eine Frage des Geschmacks oder Ansichtssache waren. Im Laufe der Zeit hörte Fiona auf, bunte Farben zu tragen, auf Partys wurde sie still und in ihrer Beziehung zu Mickey verhielt sie sich immer unterwürfiger. Sie wurde auch zunehmend unglücklicher.

Mickey bestand darauf, dass er angemessene Grenzen setzte, indem er Fionas »unpassende« Verhaltensweisen nicht tolerierte (Mickey war Experte für psychische Erkrankungen). Meiner Meinung nach ärgerte sich Mickey wegen ihrer Unterschiede und reagierte damit, dass er versuchte, seine Partnerin zu kontrollieren. Statt »sinnvolle Grenzen« zu setzen, mischte sich Mickey in Fionas persönliche Entscheidungen ein, in ihre Art, auszudrücken, wer sie war. Fiona zeigte ebenfalls schwache Grenzen, indem sie sich Mickey unterwarf. Im Laufe der Zeit führte das zu einer Verringerung ihrer Gefühle sich selbst gegenüber.

Was gute Grenzen ausmacht, ist die Fähigkeit, Nein zu sagen. Menschen, die Schwierigkeiten damit haben (wie Fiona), werden immer stärker in ihrer Fähigkeit eingeschränkt, in ihren Beziehungen Nähe aufrechtzuerhalten. Da sie nicht Nein sagen können, müssen sie Distanz wahren, um sich selbst zu schützen. Ohne diese Distanz sind sie anfällig dafür, zu viel von sich aufzugeben. Menschen, die Nein sagen können, kommen ihren Partnern so nah, wie sie möchten. Sie fühlen sich sicher in dem Wissen, dass sie nur Nein zu sagen brauchen, wenn der Partner versucht, sie in eine Richtung zu lenken, in die sie nicht gehen wollen.

Wanda versuchte seit jeher, Wayne zu gefallen. Sie ging sogar so weit, sich einer größeren Schönheitsoperation zu unterziehen, weil Wayne ihren Körper anders haben wollte. Leider schien ihn keine noch so radikale Veränderung zufriedenzustellen. In der Paartherapie offenbarte er, dass eines der Dinge, die er sich am meisten wünschte, war, dass sie sich ihm nicht bei allem so unterordnete. Er hatte das Gefühl, dass er die echte Wanda nie zu Gesicht bekam. Das stellte Wanda vor ein Dilemma, denn sie begriff, dass auch sie die echte Wanda noch nie gesehen hatte. Ein Leben lang hatte sie versucht, zu sein, was alle anderen von ihr wollten, und sie wusste wirklich nicht, »wer sie war«. Schließlich fand sie heraus, dass der Weg aus diesem Dilemma nicht darin bestand, herauszufinden, »wer sie war«, sondern darin, was sie wollte. Mit der Zeit fing sie an, sich auf ihre Entscheidungen zu konzentrieren, wozu auch gehörte, Nein zu sagen, wenn sie Einwände gegen eine Entscheidung hatte, von der Wayne wollte, dass sie sie traf.

Dieser Prozess brauchte viel Zeit. Wayne stellte fest, dass er zwar wollte, dass sie sich echter ihm gegenüber verhielt, doch dass er nicht wirklich wollte, dass sie anderer Meinung war. Und Wanda stellte fest, dass es nicht leicht war, an ihrem eigenen Gefühl in Bezug auf das, was sie wollte, festzuhalten. Sie hatte Phasen, in denen sie meinte, es endlich zu wissen, nur um dann festzustellen, dass ihr Gefühl von Klarheit wieder verschwand. Doch im Laufe der Zeit wurde Wanda echter und Wayne stellte fest, dass ihm diese Wanda lieber war.

Es war Waynes Verdienst, dass er Wanda letzten Endes bei ihren Bemühungen unterstützte, eigene Entscheidungen zu treffen, selbst wenn er mit einigen davon nicht einverstanden war.

Zeitweise versuchte er, sie zu Entscheidungen zu zwingen, von denen er meinte, sie seien für sie am besten, und bisweilen lösten seine Versuche, Zwang auszuüben, Schamgefühle in Wanda aus. Doch sie setzte ihre Bemühungen fort, ihr Leben in die Hand zu nehmen, und musste dabei ihre eigenen Fehler machen. Menschen zu helfen, die Kontrolle über ihre Entscheidungskompetenz zu gewinnen, kann schwierig sein. Es kann wie ein Schritt hin zur Selbstsucht erscheinen, insbesondere dann, wenn der Partner durch die Veränderung bedroht wird und sich gegen die Durchsetzung der Entscheidung zur Wehr setzt. Manchmal übertreibt es die Person, die dabei ist, für sich das Gefühl zu entwickeln, dass sie eine Wahl hat, und sagt zu allem Nein.[132] Das kann für den Partner sehr deprimierend sein. Die intime Beziehung wird wirklich gestärkt, wenn jeder Partner *die Wahl hat*, sich über seine eigenen Wünsche hinwegzusetzen, um dem anderen zu gefallen, doch das funktioniert nur, wenn diese Person sich aus freien Stücken dazu entscheidet, statt es nur zu tun, weil sie sich genötigt fühlt, dem Partner zu gefallen.

Gute Grenzen festzulegen, bedeutet nicht, Nein zu allem zu sagen, was einem nicht gefällt; es bedeutet, die Wahl zu haben. Die betreffende Person kann sich entscheiden, Nein zu sagen, oder sie kann sich entscheiden, den Bedürfnissen des Partners entgegenzukommen.

Andersartigkeit respektieren

Ich schlafe gerne bei geöffnetem Fenster und du lässt das Fenster zu, also adieu, adieu, adieu.
Paul Simon: »You're Kind«

In Beziehungen ist es wichtig, gute Grenzen zu haben, weil Menschen so unterschiedlich sind.

Menschen unterscheiden sich in ihren Ansichten über Kindererziehung, in der Angemessenheit des Lebensstils, bei finanziellen Prioritäten, in der Wahl von Freunden, dem Zugehörigkeitsgefühl gegenüber der Ursprungsfamilie, politischen und religiösen Überzeugungen und vielen anderen Bereichen, die in intimen Beziehungen eine Rolle spielen. Einige Menschen stammen aus Familien, die emotional äußerst ausdrucksstark sind, während andere aus Familien kommen, in denen niemand je seine Stimme erhebt oder Tränen vergießt. Die Bandbreite vorstellbarer Unterschiede ist enorm, und alle haben das Potenzial, einen Konflikt auszulösen, der zum Ende der Beziehung führt, egal, ob es nun um die Entscheidung geht, Kinder zu bekommen, oder die, ob man bei offenem Fenster schlafen will. Bei keinem dieser Unterschiede geht es um Scham. Trotzdem können Menschen Scham wegen all dieser Unterschiede empfinden.

Es gibt Lösungen für viele, jedoch nicht für alle Konflikte und Differenzen in intimen Beziehungen. Bei einem Paar, das stark von seiner Scham und der Notwendigkeit, diese zu vermeiden, beeinflusst ist, kann ein Unterschied wie der, das Fenster offen oder geschlossen haben zu wollen, zu einem Konflikt führen, der das Ende der Beziehung bedeutet. Ein anderes Paar beschließt vielleicht, in verschiedenen Räumen zu schlafen und die Konsequenzen zu akzeptieren, ohne dass dies eine nennenswerte Auswirkung auf die Beziehung hat. Manche Konflikte, wie etwa der zweier Menschen, die vollkommen entgegengesetzte Positionen in Bezug auf einen Kinderwunsch haben, können nur auf die eine oder andere Weise gelöst werden. Und einige Themen haben einen so hohen Stellenwert, dass Menschen eine Beziehung in die Brüche gehen lassen werden, weil sie nicht in der Lage sind, die einzigen Lösungen, die für ihre Partner tolerabel sind, zu akzeptieren. Doch die meisten Probleme können gelöst werden, auch wenn einer von beiden Partnern sich möglicherweise anpassen, opfern oder in anderer Weise darauf verzichten muss, seinen Willen durchzusetzen.

Es ist keine Schande, wenn ein Partner dem anderen gegenüber »nachgibt«, solange es insgesamt irgendeine Form von gerechtem Ausgleich gibt und solange der nachgebende Partner *sich dazu entschließt*. Chrys Harris (2004) hat über den positiven Wert des Opfers in Beziehungen geschrieben. Wenn sich ein Partner entscheidet, Opfer für den anderen zu bringen, dann ist das kein Nachgeben. Eigentlich geht es dabei um Respekt. Die meisten Probleme im Wertschätzungsbereich verschwinden in einem Umfeld, das von Respekt geprägt ist. *Missachtung aktiviert die Scham eines Partners, doch Respekt wirkt der Scham entgegen.* Wenn ein Partner dem anderen Respekt zollt, dann ist das eine Möglichkeit, sich auf die Stolzskripts des anderen Partners zu beziehen und die Schamskripts zu ignorieren. Wenn es ihm nicht gelingt, sich auf sie als vollständige Person zu beziehen, die für sich und ihre Handlungen selbst verantwortlich ist, oder wenn er es selbst nicht schafft, als ganze Person da zu sein, dann ist er respektlos. Wenn er offen und aufrichtig mit ihr umgeht und nicht so tut, als sei einer von ihnen frei von Scham, dann fördert er den Respekt in der Beziehung.

Den Gebrauch von Kritik zur Beeinflussung beenden

Viele Partner, die in negativen Zyklen gefangen sind, sind Mustern verfallen, bei denen sie negativen Affekt zur gegenseitigen Beeinflussung nutzen. Zu Beginn greifen sie auf Missbilligungsbekundungen zurück, weil sie sich machtlos fühlen, Einfluss aufeinander auszuüben. Nach einer Weile wird die Abhängigkeit von negativen Affekten zur Regel. Gottman (1999) betont, wie wichtig es ist, zu lernen, sich zu beschweren, ohne zu kritisieren (d.h., klar zu kommunizieren, was man als störend empfindet, ohne den anderen Partner als störend hinzustellen). Das ähnelt Haim Ginotts (1965) klassischem Ratschlag an Eltern, das Verhalten eines Kindes zu bemängeln, nicht jedoch dessen Charakter.

Wenn Partner der Gewohnheit verfallen sind, einander durch Kritik beeinflussen zu wollen, werden ihre Bedürfnisse eher ignoriert. Kritische Kommentare sind häufig eine Folge davon, dass ein Partner etwas vom anderen will oder braucht, wie bei der Reaktion feindseligen Protests auf eine Bindungsbedrohung. Die meisten dieser Gefühle können als Bitte statt als Kritik formuliert werden. »Du gibst mir nicht genug Aufmerksamkeit« hat eine negative Wirkung. Bei »Ich brauche mehr Aufmerksamkeit« ist die Wahrscheinlichkeit höher, dass die gewünschte Reaktion erzielt wird. Sowohl John Gottman (1999) als auch Susan Johnson (1996) heben hervor, wie wichtig es ist, dem Tonfall und der Formulierung solcher Bitten die Schärfe zu nehmen.

Was es wert ist, geschätzt zu werden

Jemanden zu lieben, bedeutet nicht in erster Linie,
Dinge für ihn zu tun, sondern
ihm seine Schönheit und seinen Wert zu zeigen,
ihm durch unsere Haltung zu sagen:
»Du bist schön. Du bist wichtig. Ich vertraue dir.
Du kannst dir selbst vertrauen.«
Jean Vanier (1992, S. 16)

Es liegt nicht in der Verantwortung eines Menschen, einem anderen Erwachsenen zu helfen, mit sich zufrieden zu sein, doch das Modell der emotionalen Sicherheit hebt den Einfluss hervor, den Partner auf den Selbstwert des jeweils anderen haben. Beide sind dafür verantwortlich, Botschaften zu vermitteln, die Stolz statt Scham im anderen hervorrufen. Im Allgemeinen können Partner einander *die Wahrnehmung geben, positiv betrachtet zu werden.* Wenn man jemanden liebt, dann besteht eine der grundlegenden Aufgaben darin, das Beste in diesem Menschen zu sehen – insbesondere dann, wenn die Person es in sich selbst nicht sehen kann! Das ist keine Form von Verleugnung, bei der ein Mensch sich weigert, die Defizite seines Partners zu sehen. Vielmehr ist es eine Entscheidung, sich auf die positiven statt die negativen Dinge zu fokussieren, um dem Partner zu helfen, sein Bestes zum Vorschein zu bringen. Jeder Partner sollte danach streben, sich mit dem »besten Ich« des anderen Partners zu verbinden statt mit seinem schambehafteten Selbst!

Es gibt eine Reihe von Forschungsarbeiten, die bestätigen und erklären, welchen Wert es hat, den Partner positiv zu bewerten.[133] Menschen, die das Gefühl haben, von ihren Partnern positiv gesehen zu werden, haben bessere Beziehungen und sind selbst bessere Partner. Wenn in ihrer Beziehung Konflikte auftreten, reagieren Menschen, die Anerkennung bekommen, indem sie näher an ihre Partner heranrücken. Sie verhalten sich nicht so, dass sie den Konflikt und die Distanz in der Beziehung verstärken. Sie fühlen sich nicht so schnell verletzt, reagieren weniger stark auf geringfügige Anzeichen von Missbilligung, kommen nach Schwierigkeiten wieder auf die Beine und sind belastbarer.

In Kapitel 14 werden wir uns ansehen, wie Partner einander helfen, Probleme mit Scham und geringem Selbstwertgefühl zu überwinden. Zur Überwindung eines schlechten Selbstbilds gehört auch, dass man von jemandem, der einem wichtig ist, geschätzt wird. Wenn eine Partnerin sich mit dem »besten Ich« des anderen verbindet, dann hilft sie ihm, mehr er selbst zu sein. Eine liebende Mutter sieht das gute Kind, das Liebe verdient, obwohl es oberflächlich gesehen Verhaltensweisen zeigt, die dies unverdient erscheinen lassen könnten. Ein liebevoller Partner verliert nicht aus dem Blick, wer der andere sein kann.

Scham und die sichere Zone

Der Wertschätzungsbereich der sicheren Zone zeichnet sich durch Respekt aus. Wenn die sichere Zone eines Paares größer wird, dann findet es mehr Gelegenheiten, sich zu verbinden, da jeder Partner offener und verletzlicher sein kann. Einige Menschen versuchen, Wertschätzungsbedrohungen zu vermeiden, indem sie ihre Partner kontrollieren. Ihr Ziel ist es, zu verhindern, dass ihre Scham je getriggert wird, doch dieser Weg führt zu endlosen Kämpfen; er führt nie zu einer Ausweitung der sicheren Zone. Der einzig wirksame Weg, um die sichere Zone zu vergrößern, ist:

- die Sensibilität jedes Partners zu verringern, sich vom anderen triggern zu lassen (hauptsächlich durch die Verstärkung der empathischen Abschirmung)
- die Macht, die Scham über jeden Partner hat, zu verringern, indem beide Stolzskripts entwickeln und Schamskripts abbauen, und
- adaptivere Möglichkeiten zu erlernen, um mit Scham umzugehen, wenn sie getriggert wird.

Die adaptivste Möglichkeit des Umgangs mit Scham, wenn sie in einer intimen Beziehung auftaucht, ist die, sich auf sie einzulassen und auf sie einzuwirken, anstatt sie zu vermeiden oder auf sie zu reagieren.

Wenn Partner eine sicherere Beziehung anstreben, müssen sie etwas tun, was sich widersinnig anfühlt. Sie müssen ihre Scham *in* die Beziehung *einbringen*, statt zu versuchen, sie auf ewig draußen zu halten. Das erlaubt es ihnen, ihre gesunde Scham zu erfahren, die weitgehend blockiert bleibt, solange sie versuchen, ihre pathologische Scham abzuwehren. Ironischerweise trägt gesunde Scham wesentlich dazu bei, Partnern zu helfen, die unzähligen kleinen Verletzungen zu heilen, die unvermeidlicher Bestandteil jeder Beziehung sind. Wenn er diese gesunde Scham offen erfährt, dann kann sie sehen, dass er sich wirklich sorgt. Schließlich muss das Individuum, um einerseits seinen Selbstwert zu verbessern und andererseits seine Intimbeziehung in der sicheren Zone zu halten, sein Bedürfnis aufgeben, die Wahrnehmung, die seine Partnerin von ihm hat, zu verändern.

14 Beschädigten Selbstwert wiederaufbauen

Die überwiegende Mehrzahl repetitiver Konflikte in intimen Beziehungen spielt sich im Bereich Wertschätzung ab. Partner geraten aneinander, wenn sie versuchen, ihre Ehre zu verteidigen und entweder die Art zu verändern, wie sie dargestellt werden, oder die Person zu meiden, die sie auf solch missliebige Weise darstellt. Wenn Scham aktiviert wird und das Selbstwertgefühl bedroht ist, wechseln viele Menschen in den Überlebensmodus, wo dann die Erhaltung ihres Selbstwertgefühls Priorität vor allem anderen erhält. Wie wichtig Beziehungen und wie mächtig Bindungen auch sind, einige Intimpartner werden so weit gehen, die Bindungsbeziehung selbst zu zerstören, um ihren Selbstwert zu schützen. So groß ist die Macht des Schamgefühls und das verzweifelte Gefühl, das durch die vermeintlichen Bedrohungen für das Selbst aktiviert werden kann!

Der Versuch, pathologischer Scham zu entgehen, ist eine Aufgabe, die nie erledigt ist, doch schamgeprägte Menschen können mit ihrer Scham umgehen (lernen), ihre Schamskripts allmählich abbauen, Stolzskripts aufbauen und sich die Fähigkeit zu gesunder Scham erschließen. Jedes Individuum mit signifikanter Scham hat ein paar verzerrte Ansichten von sich selbst. Diese verdrehten Sichtweisen (Schlechtes Selbst) können sich ändern, wenn es der Mensch wagt, offen genug zu sein, um das Bild, das der Partner von ihm hat, zu verinnerlichen. Wenn seine Scham auf tatsächlichen Unzulänglichkeiten in seinem Charakter beruht, dann kann er daran arbeiten, diese zu überwinden. Wenn er ungesunde Schamreaktionen hat, die zu Problemen in der Beziehung führen, kann er diese ändern, indem er bei seiner Scham bleibt und Verantwortung für sie übernimmt, statt vor ihr wegzulaufen. Und wenn sein Leben infolge der Bemühungen, seiner Scham zu entgehen, ein Durcheinander ist, dann kann sich auch das durch Selbstannahme verändern.

Natürlich stellen sich Veränderungen nicht von selbst ein. Sie erfordern zweierlei: den Mut, sich zu konfrontieren, und einen Partner, der bereit ist, durchzuhalten und die Scham des anderen nicht noch zu vergrößern, während dieser in die verbotenen Bereiche seiner schlimmsten Gefühle sich selbst gegenüber eintaucht.

14.1 Quellen der Scham

In intimen Beziehungen gibt es zwei Quellen von Schamskripts: diejenigen, die der Beziehung vorausgehen, und diejenigen, die sich innerhalb der Beziehung entwickeln. Erstere überwiegen, auch wenn sie vielleicht durch Ereignisse in der Beziehung modifiziert oder verstärkt werden. Weniger häufig sind Skripts, die sich nur innerhalb der Beziehung entwickeln, doch auch sie tauchen bisweilen auf. Die meisten signifikanten Schamskripts aus dem Wertschätzungsbereich haben ihren Ursprung in der Kindheit, wobei es im Laufe des Lebens häufig zu Korrekturen und Verbesserungen kommt.

14.2 Scham heilen

Die Heilung von Scham hat zwei Dimensionen: zum einen die Korrektur und Überwindung von Schamskripts, was eine individuelle Aufgabe ist, die durch einen sensiblen Partner unterstützt wird; zum anderen das Erlangen von Kontrolle über diejenigen Interaktionen des Partners, die diese Skripts aktivieren, was eine gemeinsame Aufgabe mit konkreter Arbeit für jedes Individuum ist. In manchen Fällen reicht es schon aus, die negativen Interaktionen in den Griff zu bekommen, um es einem Paar zu ermöglichen, sich in die sichere Zone zu begeben und gut zu leben. Doch in schweren Fällen ist kein noch so hohes Maß an interaktiver Veränderung ausreichend; Partner mit umfangreichen Schamskripts müssen an sich selbst arbeiten, um ihr Erbe der Scham zu überwinden. Die zweite Aufgabe gilt immer: Bei Paaren beinhaltet jede effektive Behandlung von Scham die gemeinsame Aufgabe, dass sie ihre negativen Interaktionen in den Griff bekommen müssen. Die erste Aufgabe hängt vom Schweregrad der Themen ab, die jedes Individuum in Bezug auf Scham hat: In Fällen schwerer Scham muss ein Individuum daran arbeiten, sein Erbe an destruktiven Schamskripts zu korrigieren und zu überwinden. Und selbst wenn jemand an seinen persönlichen Schamskripts arbeiten muss, hilft der Partner auch dort – nicht nur durch das Vermeiden negativer Interaktionen, sondern auch, indem er für heilende Interaktionen sorgt.

Dieses Kapitel wird den Fokus auf jeden Aspekt der Heilung von Scham legen – den interaktiven ebenso wie den individuellen. Liegt der Fokus auf der individuellen Arbeit, so sollte dies jedoch nicht so ausgelegt werden, als ob sich ein Partner auf eigene Faust heilen könnte.

Wenn ein Individuum versucht, seine persönlichen Schamskripts zu korrigieren und zu überwinden, dann benötigt es einen Beziehungskontext. Scham kann nicht in einem Vakuum überwunden werden. Wenn jemand diese Arbeit nicht mit seinem Partner machen kann, dann muss er sich eine andere Beziehung dafür suchen. *Sei es eine professionelle Therapeutin, eine Männergruppe oder ein Sponsor bei den Anonymen Alkoholikern: das Individuum, das sich entscheidet, sich mit seiner Scham zu konfrontieren, muss dies vor den Augen eines anderen Menschen tun.* Nur dann kann es genügend befreit werden, um wirklich ohne Angst vor Bloßstellung leben zu können.

14.3 Sich auf das schambehaftete Individuum beziehen: die Rolle des Therapeuten

Das Schamgefühl schneidet uns von den Menschen in unserem Umfeld ab, doch die Heilung von Scham kann nur in der Beziehung zu anderen geschehen. Dies ist der grundlegendste und wesentlichste Aspekt für die Heilung von Scham: Es gibt keinen Ersatz für menschlichen Kontakt. Scham kann nicht in Abgeschiedenheit heilen! Schamskripts können sich nur verändern, wenn sich das Individuum auf eine enge Verbindung zu jemandem einlässt, der seine Scham sowohl sehen als auch darüber hinaussehen kann.

Manchmal hilft es, die frühen Ereignisse zu bereden, die zur Entstehung der Schamskripts geführt haben; zu anderen Zeiten scheint es zu helfen, sich stärker auf das gegenwärtige Leben zu konzentrieren.[134] In beiden Fällen müssen Therapeuten regelmäßig der Person, die Scham erfährt, helfen zu erkennen, dass die Tatsache, dass sie ein Problem mit Scham hat, *nicht* bedeutet, dass grundsätzlich etwas mit ihr nicht stimmt. Ihre Schamskripts sagen ihr, dass *wirklich* etwas Grundsätzliches bei ihr nicht in Ordnung sei (das ist ihre Realität, wenn der Schamaffekt sie fest im Griff hat). Nur durch die dauerhafte Verbindung zu jemandem, der absolut anderer Auffassung ist, kann sich diese Überzeugung jemals ändern.

Wenn wir uns auf eine zur Scham neigende Person beziehen, müssen wir dies aus der Perspektive tun, dass wir alle Menschen sind und daher in unserem Leben mit Schwierigkeiten zu kämpfen haben, zu denen auch unsere persönlichen Schamquellen gehören. Der Psychologe Carl Goldberg (1991) sagt, dass der Therapeut in Kontakt mit seiner eigenen Scham stehen muss, um sich mit der zur Scham neigenden Person verbinden zu können. Wenn wir einem schambehafteten Menschen helfen möchten, können wir uns nicht hinter einer professionellen Fassade verstecken. Als ich zum ersten Mal mit Goldbergs Behauptung in Kontakt kam, war ich mir nicht ganz sicher, was es wirklich heißt, in Kontakt mit meiner eigenen Scham zu sein. Noch viel weniger wusste ich, inwiefern mir das helfen würde, mich mit der zur Scham neigenden Person zu verbinden. Je mehr ich jedoch mit Menschen gearbeitet habe, die mit Scham zu kämpfen hatten, umso mehr habe ich die essenzielle Wahrheit dieser Behauptung schätzen gelernt. Für mich bedeutet sie, ein gemeinsames Verständnis mit meinen Klienten zu pflegen, dass Schamgefühle ein unvermeidlicher Teil des Menschseins sind und niemand davor gefeit ist, auch ich nicht. Ich leide vielleicht nicht unter der chronischen und behindernden Scham, die einige meiner Klienten erleben, aber trotzdem kann ich ihre Erfahrungen verstehen und mich darauf beziehen, weil auch ich Momente heftiger Scham erlebe.

Einige Menschen haben Techniken für den Umgang mit Scham entwickelt, doch ich habe nur mäßige Erfolge mit solchen Techniken erzielt. Stattdessen stelle ich immer wieder fest, dass die wichtigste Variable, um einem von Scham betroffenen Menschen zu helfen, die Qualität unserer Beziehung ist. Die Essenz dieser heilenden Verbindung ist, dass ich nie den Kontakt mit der Tatsache verlieren darf, dass ich es mit einer Person zu tun habe, die Scham *hat*, nicht mit einer, die Scham *ist*, mit der etwas grundlegend nicht stimmt.[135] Eine Person mit starker Scham kann diese Unterscheidung nicht treffen, wenn sie gerade im Schamaffekt gefangen ist. *Doch der wiederholte Kontakt zu jemandem, dem sie vertraut, der sie in seiner Scham sieht und trotzdem ein Bild von ihr als einem Menschen hat, der grundsätzlich in Ordnung ist* – führt zu einer Veränderung von Skripts, die schon ein Leben lang bestehen. Dies ist auch die Macht einer intimen Beziehung und der Grund, warum ein Partner kämpfen wird, als hinge sein Überleben davon ab, wenn er das Gefühl hat, als Mensch nicht akzeptiert zu werden.

14.4 Die innere Stimme der Scham

Damit Erfahrungen einen Sinn bekommen,
muss körperlichen Anregungen, zu denen auch die
archaischen Affekte der frühen Kindheit gehören,
übergangsweise eine mentale Repräsentation
durch eine Elternfigur verliehen werden.
Donald Kalsched (1996, S. 37)

Menschen, die in der Kindheit schwer missbraucht oder vernachlässigt wurden, haben normalerweise sehr starke Schamskripts. Häufig haben sie gelernt, sich vor dieser schweren, behindernden Scham dadurch zu schützen, dass sie eine innere Stimme entwickelten, deren Aufgabe es ist, jeden erdenklichen Aktivator von Scham vorwegzunehmen. Diese Stimme kritisiert das Individuum, prophezeit das Schlimmste und tut alles, um Schwierigkeiten (in Form von Scham) vorwegzunehmen, bevor sie tatsächlich auftreten.[136] Donald Kalsched (1996) stellt fest, dass diese Affekt-Personalisierung dazu führt, dass sich bei den Menschen, die als Kinder traumatisiert wurden, ein mächtiger innerer Peiniger entwickelt. In kaum zu übertreffender Ironie beschützt die innere Stimme des Traumas die Betreffenden vor weiterer Angst, indem sie sie in terrorisiert. Desgleichen beschützt die innere Stimme der Scham die Betreffenden vor weiterer Scham, indem sie ihnen ständig die Bedrohung heftiger Scham vor Augen führt. Beide Arten von inneren Stimmen nutzen negative Affekte, um die Betreffenden zu ihrem Schutz zu beeinflussen, und beide sind gewöhnlich die Folge früher Kindheitserfahrungen, die gemacht wurden, bevor die betreffende Person adaptivere Bewältigungsmechanismen entwickeln konnte.

Diese mächtige innere Stimme ist von vielen Autoren beschrieben worden, sie wurde allerdings nicht mit Scham in Verbindung gebracht, jedoch immer als äußerst kritisch betrachtet. Mehrere Autoren haben Techniken für den Umgang mit dieser negativen Form des Selbstgesprächs entwickelt. Diese sind sich ziemlich ähnlich – sie verleihen der Stimme einen äußeren Ausdruck, so wie es auch bei der Gestaltarbeit von Fritz Perls der Fall war (1973, 1992). Hal und Sidra Stone (1993) haben einen Ansatz entwickelt, den sie *Voice Dialogue* nennen. Dabei wird der Klient veranlasst, vom Standpunkt des inneren Kritikers (und dem anderer Stimmen) aus zu sprechen. Richard Schwartz (1997) hat ein theoretisches Modell entwickelt, das einen ähnlichen Ansatz verfolgt – das Modell des inneren Familiensystems (IFS), bei dem die kritische innere Stimme ermutigt wird, zu reden. Genau wie der Voice Dialogue spricht auch die IFS-Methode noch weitere innere Stimmen an und hebt die Schutzfunktion der kritischen inneren Stimme hervor. Peter Thomas (2003) hat viele derselben Bestandteile von Selbstgesprächen in seinem *Internal Protection Model* aufgezeigt, doch sein theoretischer Fokus liegt auf den von Bowlby (1969) vorgeschlagenen inneren Arbeitsmodellen. Auch Thomas (2005) gibt dem inneren Kritiker eine Stimme und hat das Rollenspiel mit dem Therapeuten, der die Rolle des inneren Kritikers übernimmt, vorgeschlagen. Sein

Modell hebt den Mangel an emotionaler Sicherheit als Schlüsselfaktor für die Entwicklung der kritischen inneren Stimme hervor.

Es kann sein, dass wir alle schambesetzte innere Stimmen haben und die meisten von uns einfach nicht erkennen, dass dem so ist, da unsere inneren Stimmen nicht so ausgeprägt sind, wie es bei Menschen mit pathologischer Scham der Fall ist. Für viele Menschen mit chronischer Scham ist die innere Stimme jedoch eine sehr reale und schmerzliche Erfahrung. Schlimmer noch, die Stimme hat Autorität (aufgrund der Angst der Person vor dem Schamaffekt), und die Person lernt das zu glauben, was die Stimme sagt. Die meisten Autoren berichten, dass die kritische innere Stimme gewöhnlich so klingt wie der Elternteil, der am kritischsten war.

In der Therapie müssen wir die Betroffenen über die Tatsache aufklären, dass diese innere Stimme nur einen Standpunkt zum Ausdruck bringt und *dass ihre Macht von der Annahme herrührt, das, was die Stimme sagt, würde immer stimmen* (diese Annahme wird durch den Schamaffekt noch verstärkt). Wenn die Person lernt, diese Stimme zu erkennen, und begreift, dass ihr Ziel ist, sie zu beschützen, dann kann sie ihre Autorität hinterfragen. Letzten Endes muss die von Scham geplagte Person sich selbst (und daher ihrer kritischen inneren Stimme) beweisen können, dass sie sich schützen kann, ohne dass es erforderlich ist, scharfe Selbstkritik zu üben.

Das Vorhandensein einer inneren Scham-Stimme hat tiefgreifende Auswirkungen auf eine Intimbeziehung und wird in der Paartherapie häufig auftauchen, wenn der Therapeut bereit ist, danach zu suchen. Doch sie lässt sich nicht leicht beeinflussen. Aus diesem Grund brauchen Individuen mit strengen inneren Scham-Stimmen in der Regel eine intensive Einzeltherapie. Manchmal kann diese Art von Arbeit im gemeinsamen Kontext der Paartherapie geleistet werden, doch nur dann, wenn

- das Konfliktniveau niedrig ist
- der andere Partner es verkraften kann, eine untergeordnetere Rolle einzunehmen, und
- sich der durch Scham belastete Partner sicher genug fühlen kann, um sich diesem Prozess in Anwesenheit des anderen Partners zu unterziehen.

Häufiger wird der schamgeprägte Partner diese Arbeit jedoch im Rahmen einer Einzeltherapie leisten müssen.

14.5 Die äußere Stimme der Scham

Immer wenn wir Scham in Gegenwart eines anderen Menschen empfinden, nehmen wir jene Person so wahr, als teile sie sämtliche Überzeugungen über uns, welche die Scham bereits in unserer persönlichen Psychologie geschaffen hat. ... Wenn wir in Gegenwart eines anderen Menschen beschämt worden sind, dann schreiben wir den Schmerz der Scham jener anderen Person zu und meinen, uns gegen sie wehren zu müssen.
Donald Nathanson (1992, S. 250, 255)

Wenn wir menschliche Interaktionen durch die Linse des Affekts betrachten, dann sehen wir, wie sehr sich Menschen im Allgemeinen Sorgen darüber machen, wie sie von anderen gesehen werden. Nirgendwo sind die Sorgen größer als bei den Menschen, die unsere intimsten Seiten sehen – unseren Partnern, Eltern oder Therapeuten. Die Schamemotion eines Menschen kann allein dadurch aktiviert werden, dass er einen Moment des Schamaffekts in Gegenwart seiner Partnerin erlebt. Wie in dem einführenden Zitat von Nathanson vermerkt, wird er dann erwarten, dass seine Partnerin das schamgeprägte Bild teilt, das er von sich selbst hat. Oder seine Scham kann durch seine Wahrnehmung eines negativen Affekts – insbesondere von solchen Teilen des Schamaffekts, die mit einem Misstrauensskript verbunden sind, – aktiviert werden. *In jedem Fall nimmt er seine Partnerin als jemanden wahr, die ihn genauso sieht, wie es der Definition durch seine eigenen Schamskripts entspricht.*

Natürlich ist seine subjektive Erfahrung, dass ihm seine Partnerin diese schlechten Gefühle bereitet hat, und er zeigt Verhaltensweisen, die die Wahrnehmung, die seine Partnerin von ihm hat, entweder verändern oder ihn davon distanzieren sollen. Doch solche Manöver sind nicht notwendig, wenn er versteht, dass seine Partnerin ihm die schlechten Gefühle nicht »bereitet« hat; sie hat lediglich ein negatives Selbstbild getriggert, das er bereits vorher hatte. *Was sich verändern muss, ist nicht die Wahrnehmung seiner Partnerin, sondern sein eigenes geskriptetes Selbstbild.*

Einige Erwachsene lassen sich schnell durch die Meinungen anderer beeinflussen, daher ist ihre Scham leichter zu aktivieren. Das ist im Allgemeinen entweder auf die schambezogenen Skripts dieser Person zurückzuführen oder auf die Art und Weise, wie sie Scham vermeidet, oder auf beides. Der Betreffende könnte ein zur Scham neigender Mensch mit umfangreichen Skripts eines Schlechten Selbst sein. Solche Individuen lassen sich leichter triggern als Menschen ohne so viele negative Skripts im Hintergrund. Und natürlich kann niemand sie leichter triggern als ihre Intimpartner. Viele Menschen mit solch chronischer Scham vermeiden Beziehungen entweder ganz oder sie pflegen distanzierte Beziehungen zu ihren Partnern, die von rigiden Einschränkungen in den Interaktionen geprägt sind.

Der andere Personenkreis, der besonders empfänglich ist für die Scham auslösende Macht der Ansichten anderer, beinhaltet diejenigen, deren Hauptstrategien zur Vermeidung von Scham stark von ihren Beziehungen abhängen. Sie nutzen die Ansichten, die ihre Partner von ihnen haben, um ihre eigenen negativen Sichtweisen zu ergänzen oder sogar zu entkräften. Diese Strategie der Schamvermeidung beeinträchtigt die Persönlichkeitsentwicklung – insbesondere in den Bereichen Individuation und Autonomie – und lässt diese Individuen in Beziehungen äußerst reaktiv werden.

Menschen, die sich darauf verlassen, dass ihnen ihre Partner helfen, ein positives Selbstbild aufrechtzuerhalten, stammen gewöhnlich aus Familien, die Individualität und Anderssein stark zensiert haben. Den Mitgliedern solcher Familien wird das Gefühl vermittelt, dass sie in Ordnung sind, solange sie sich den Familiennormen unterwerfen, doch die Vermeidung von Scham wird auf Kosten authentischerer Ausdrucksformen des Selbst erreicht. Wenn Menschen es nicht zulassen können, ihr Bewusstsein zu den Teilen ihrer selbst hin zu erweitern, die sie verleugnet, begraben, in Abrede gestellt oder anderweitig gemieden haben, dann können sie die Aktivierung ihrer Scham verhindern, indem sie mit Vertrauten zusammen sind, die bestätigen und validieren, wer und wie sie sind. Wenn Eltern diese Art von Beziehung aufbauen, dann ist es für ihre Kinder praktisch unmöglich, die gesamte Bandbreite ihres Potenzials zu erforschen. In solchen Familien wird es als Verrat angesehen, wenn ein Mitglied zu sehr abweicht. Einige Mitglieder solcher Familien rebellieren und tun äußerst viel dafür, um ihre Individualität zu demonstrieren; andere passen sich der Familiendefinition dessen an, wer sie sein müssen, und führen ihr Leben entsprechend der engen Definition des Selbst, die in ihrer Familie toleriert wird.

Partner mit einem solchen Hintergrund haben häufig Schwierigkeiten in engen Beziehungen, unabhängig davon, ob sie nun rebelliert oder sich angepasst haben. Die Angepassten fühlen sich mit Andersartigkeit nicht wohl und reagieren häufig so, dass die Autonomie ihrer Partner beeinträchtigt wird. Die Rebellen verwechseln gewöhnlich Andersartigkeit mit einer authentischeren Erfahrung des Selbst. So sind sie, egal ob sie rebelliert oder sich angepasst haben, dennoch in ihrer Fähigkeit eingeschränkt, sich vollständig auf eine andere Person einzulassen. In beiden Fällen ist der Ausweg aus diesem problematischen Hintergrund ein *erweitertes Bewusstsein*, das jedem Partner die Möglichkeit eröffnet, alle Aspekte seiner selbst und des anderen zu akzeptieren.

14.6 Beschädigtes Selbstwertgefühl wiederherstellen: welche Verantwortung das Individuum trägt

Wenn man sich zu leicht von der äußeren Stimme der Scham beeinflussen lässt, dann ist die Lösung Selbstannahme, doch diese sollte wirklichkeitsnah sein. Wenn sich das Individuum wirklich akzeptiert, dann verlieren die Meinungen, die andere Menschen über es haben, ihren Stachel. Echte Selbstannahme zu erreichen, ist nicht leicht; sie erfordert Selbsterforschung, Ehrlichkeit sich selbst gegenüber und Mut.

Selbstannahme

Wendy war nie sportlich. Wenn sie sich körperlich betätigen musste, fühlte sie sich immer sehr verletzlich. In ihrer Jugend lernte sie körperliche Aktivitäten zu vermeiden und konzentrierte sich stattdessen auf ihre intellektuelle und zwischenmenschliche Begabung. Trotzdem gab es Zeiten, in denen körperliche Aktivität unvermeidlich war. In solchen Momenten hatte sie das Gefühl, dass sie sich von ihrer schlechtesten Seite zeigte. Als sie Peter heiratete, war sie in der Lage, ihre sportlichen Defizite so lange zu verbergen, bis sie zusammen Skiurlaub machten. Sie warnte ihren Mann und die anderen Mitglieder ihrer Gruppe, dass sie nicht sehr sportlich sei, und sie hatte zudem vor, eine Blamage zu verhindern, indem sie unter einem Vorwand die meiste Zeit in ihrer Skihütte verbrachte. Der einzige Grund, warum sie zugestimmt hatte, es mit dem Skifahren zu versuchen, war, dass weder sie noch Peter je auf Skiern gestanden hatten, sodass sie das Gefühl hatte, niemand würde von ihr erwarten, darin gut zu sein. Andere Mitglieder der Gruppe versicherten ihr, dass es in ihrem ersten Skiurlaub erst einmal darum ging, ein paar Grundlagen zu erlernen.

Leider entwickelte sich der Skiurlaub zu einer der schlimmsten Episoden ihrer Ehe. Peter lernte das Skifahren äußerst schnell, während Wendy darum rang, überhaupt etwas zu bewerkstelligen. Nach dem ersten Tag wollte Peter die Anfängerpiste verlassen und auf anspruchsvolleren Pisten fahren. Wendy wollte, dass er ohne sie weitermachte. Nachdem sie allein war, wollte sie eine Entschuldigung finden, um das Skifahren aufzugeben und zur Hütte zurückzukehren. Als sie Peter jedoch gut zuredete, ohne ihre Begleitung auf die andere Piste zu gehen, bestand er darauf, bei ihr zu bleiben. Angesichts des Gedankens, die Anfängerpiste zu verlassen, war sie vor Angst wie gelähmt, und so blieb er bei ihr. Sie konnte also das Skifahren nicht aufgeben, so wie sie es geplant hatte. Von diesem Zeitpunkt an hatte Wendy das Gefühl, dass sie ein ständiger Bremsklotz für seinen Spaß und er zunehmend genervt von ihr war. Gegen Ende des Urlaubs sprachen sie kaum noch miteinander.

Ein oder zwei Jahre später wurde Wendy schließlich noch in eine weitere sportliche Aktivität hineingezogen, einem von ihrem Unternehmen organisierten Softball-Spiel. Erinnerungen an den grauenvollen Skiurlaub gingen ihr durch den Kopf. Doch dieses Mal lief es anders. Wendy erzählte jedem, dass sie ein »totaler Tollpatsch« sei und es nie schaffen würde, den Ball zu schlagen oder zu fangen. Die Gruppe redete ihr gut zu, trotzdem zu spielen, und machte ihr klar, dass es ihnen überhaupt nicht darauf ankäme, dass sie gut spielte. Sie wollten einfach, dass sie Spaß hatte. Als Wendy an der Reihe war zu schlagen, setzten sich alle Außenfeldspieler hin und ein Kollege half ihr, den Ball zu treffen. Als sie einen Treffer erzielt hatte, feuerten alle sie an, während sie von Base zu Base rannte. Sie stellte fest, dass dies außerordentlich peinlich hätte sein können, doch das war es nicht, weil sie das Gefühl hatte, dass jeder sie wirklich mochte und es ihnen egal war, dass sie nicht sportlich war.

Wendys Mangel an sportlichen Fähigkeiten war eine wahrgenommene Quelle der Scham. Als sie aufhörte, sie zu verstecken und sie einfach annahm, lebte sie nicht länger in der Angst, Scham zu erleben, wenn andere herausfanden, wie unsportlich sie war. Statt ein furchtbares Geheimnis zu sein, wurde es einfach zu einem weiteren Aspekt der Person, die sie war. Sie hatte nie behauptet, sportlich zu sein, doch genauso wenig hatte sie sich je offen als »totaler Tollpatsch« bezeichnet. Natürlich hätte dies bei ihrem Mann funktioniert haben können oder nicht. Seine Reaktion auf der Skipiste (sie anzuschreien, als sie Fehler machte und hinfiel) legt nahe, dass ihre Schwierigkeiten einige seiner eigenen Schamthemen auslösten. Ich hörte diese Geschichten erst lange Zeit, nachdem die Ehe zu Ende war, doch eines war klar: Wendy machte sich wegen ihres Mangels an sportlichen Fähigkeiten keine großen Sorgen mehr. Sie hatte ihn akzeptiert und entwickelte sich weiter.

Selbstentfremdung heilen

Wenn ein Mensch wesentliche Aspekte seines Selbst verleugnet hat (manchmal ist die gesamte Erfahrung des Selbst verleugnet worden), dann stumpft er ab und verliert den Kontakt zu seinen Emotionen, seinen Bedürfnissen und manchmal sogar zu seinen persönlichen Gedanken. Das kann als Form der Dissoziation betrachtet werden, und im Allgemeinen fängt diese auf der physischen Ebene an – die Person verliert im wahrsten Sinne des Wortes den Kontakt zu ihrem eigenen Körper.[137] Dieser Kontaktverlust kann sich auf vielfältige Weise zeigen: Sie reicht vom Nichterkennen von Hunger- oder Sättigungsgefühlen (z. B. der Mensch, der weiterisst, obwohl er schon lange satt ist) bis dahin, Affektzustände als körperliche Beschwerden misszuverstehen (z. B. der depressive Mensch, der glaubt, er würde eine Erkältung bekommen) oder körperliche Empfindungen überhaupt nicht wahrzunehmen (z. B. die Person, die so abgestumpft ist, dass sie Extremerfahrungen sucht oder sich sogar ritzt, um überhaupt etwas zu fühlen). Sich selbst entfremdet zu sein, löst normalerweise ein Gefühl von Leere aus, doch es scheint dem unerträglichen Gefühl heftiger Scham vorzuziehen zu sein, das die ursprüngliche Dissoziierung ausgelöst hat.

Viele Menschen dissoziieren sich erst dann von sich selbst, wenn etwas ihre Scham aktiviert. Der Partner sagt etwas, das ein affektgeladenes, negatives Bild der Person offenbart oder impliziert und löst auf diese Weise ein Schlechtes-Selbst-Skript aus. Dann reagiert der Betreffende, indem er sich von seiner eigenen inneren Erfahrung abschneidet, was manchmal als »gefühllos werden« erfahren wird, zu anderen Zeiten jedoch als eine sehr schmerzliche Erfahrung.

Mit dem Selbst verbunden zu bleiben, ist eine Herausforderung, wenn ein Mensch dazu neigt, automatisch mit Abspaltung zu reagieren. Selbst wenn Menschen diesen Mechanismus zu ändern beginnen, gelingt dies gewöhnlich nicht sofort, und neben Momenten des Fortschritts gibt es auch solche des Rückschritts. Doch der erste Schritt ist entscheidend und er ist im Allgemeinen stärker. Für viele Menschen ist der wichtigste Lernschritt der, *im Körper zu bleiben*, besonders dann, wenn ihre Scham aktiviert wird. Im Wesentlichen läuft es darauf hinaus, dass man sein Bewusstsein auf die körperlichen Empfindungen im gegenwärtigen Moment fokussiert hält. Diesen Prozess kann der Therapeut beschleunigen, indem er den Klienten nach seinen körperlichen Empfindungen fragt, wenn dieser von ihnen abgekoppelt zu sein scheint.[138] Sich seiner körperlichen Erfahrung vollständig bewusst zu bleiben, ist mit Blick auf die folgende Empfehlung für den Umgang mit der unmittelbaren Erfahrung des Schamaffekts sogar noch schwieriger.

Trotz des Schamaffekts funktionieren

Will man lernen, mit der unmittelbaren Erfahrung des Schamaffekts umzugehen, kommt es auf zwei Dinge an: die Scham nicht durch eine problematische Reaktion – wie zum Beispiel wütend werden – zu vermeiden und gleichzeitig einen Weg zu finden, wie man trotz des Erlebens des Schamaffekts funktionieren kann. Die meisten Menschen, die von chronischer Scham gequält werden, können sich nicht vorstellen, dass sie trotz ihrer Scham funktionieren könnten. Wenn der Schamaffekt stark ist, wirkt er sich lähmend aus. Seine Funktion besteht ihrem Wesen nach darin, die Verhaltensweisen abzustellen, die durch den der Scham vorausgehenden positiven Affekt motiviert waren. Ganz gleich, wie aufgeregt und freudig wir eine Sache verfolgen, die Aktivierung unserer Scham wird diese positiven Affekte ersticken und den Verhaltensweisen, die sie antreiben, ein Ende setzen. Die meisten Menschen beschreiben es so, dass sich inmitten des Schamaffekts ein Verlust an kognitiven Fähigkeiten einstellt. Dieser ist Teil der Erfahrung, wenn uns jemand in Verlegenheit bringt und wir vor Angst sprachlos sind, nur um später, nachdem unsere Denkfähigkeit zurückgekommen ist, über eine bissige Retourkutsche nachzudenken. Wie also kann ein Mensch lernen, inmitten eines so lähmenden Zustands zu agieren?

Ein äußerst hilfreiches Instrument hierfür wurde von Gershen Kaufman (1989, 1992) beschrieben. Er beobachtete, dass die Erfahrung der Scham mit einem Zustand *großer Befangenheit* einherging. Im Moment der Scham sehen wir uns so, wie wir glauben, von anderen wahrgenommen zu werden, und gehen davon aus, dass diese uns in ähnlicher Weise sehen. Kaufman brachte also seinen Klienten bei, ihren Fokus in diesem bedrohlichen Moment auf etwas außerhalb von sich selbst zu richten. Sein Ziel war, den Fokus vom Selbst fernzuhalten, und es funktionierte! Statt auf die Scham selbst zielte seine Intervention auf die Befangenheit ab, die sie aufrechterhält. Wenn ein Individuum seinen Fokus verstärkt auf den Rest der Welt richtet, dann liegt er weniger auf ihm selbst – und der Moment der Scham geht vorüber. Denken Sie daran, dass der Schamaffekt selbst von kurzer Dauer ist; erst unsere Wiederaufbereitung der Schamskripts lässt einen Moment der Scham zu einem endlosen Leidenszustand werden.

Seinen Fokus nach außen zu richten, ist eine gängige Methode in Situationen, in denen Leistung gefragt ist. Athleten bringt man bei, sich auf den Ball zu fokussieren, statt darauf, wie sie für andere aussehen werden, wenn sie ihn spielen. Musiker lenken ihren Fokus auf ihre Musik, Studenten auf ihre Prüfungsfragen, Schauspieler auf die anderen Schauspieler. Vor Jahren empfahlen einige Fachleute, dass öffentliche Redner ihre Angst überwinden könnten, indem sie sich ihr Publikum nackt vorstellten, und das schien einigen Rednern tatsächlich zu helfen. Ich denke, was wirkte, war nicht allein die Lächerlichkeit des Bildes, sondern seine Macht, den Fokus des Sprechers von sich selbst wegzulenken. Wenn man den Fokus auf sich selbst richtet, kann das die eigene Leistung schnell beeinträchtigen. Ein alter Golfwitz behauptet, dass eine Möglichkeit, um jemandes Spiel zu stören, darin besteht, ihn zu fragen, ob er beim Rückschwung weiter atmet oder den Atem anhält. Die Antwort ist nicht wichtig. Vielmehr geht es darum, dass die Frage den Fokus der Person typischerweise vom Abschlag auf sie selbst verlagert und sich so die Wahrscheinlichkeit erhöht, dass sie beim nächsten Abschlag patzen wird.

Wie ich am Ende des vorhergehenden Abschnitts erwähnte, wird diese Empfehlung (den Fokus von sich selbst wegzulenken) schwieriger, wenn die betreffende Person gleichzeitig versucht, sich ihrer Scham bewusst zu bleiben und nicht vor ihr wegzulaufen. Doch den Fokus zu verlagern, bedeutet nicht, die Scham zu leugnen, und unterscheidet sich auch davon, auf eine der Reaktionen aus Nathansons Kompass der Scham (1992) zurückzugreifen. Die Verlagerung des Fokus ist in erster Linie eine Wahrnehmungsaufgabe – das Individuum richtet seine Konzentration verstärkt auf seine sensorischen Eindrücke (das, was die Person sieht, hört, riecht, schmeckt und berührt). Genau das wird während der Achtsamkeitsmeditation erreicht – eine verstärkte Ausrichtung auf das Umfeld.[139] Es ist eine Verschiebung der Wahrnehmung zwischen Figur und Grund, sodass das Selbst (die Figur) nicht länger im Fokus steht.

Es besteht eine weitere Gefahr bei der Verwendung dieser Technik, wenn man sie innerhalb einer Beziehung einsetzt. Seinen Fokus außerhalb des Selbst zu legen, kann zu einer stärkeren Konzentration auf den anderen Partner führen und so die Tendenz verstärken, diesen zu beschuldigen. Einige Menschen setzen auf diese Strategie, wenn es um ihre Karriere oder andere Aktivitäten geht. Sie halten einen aggressiven, äußeren Fokus aufrecht, um sich bei Konfrontationen oder in Konkurrenzsituationen nicht einschüchtern lassen. Dieser Kraftakt gelingt ihnen, indem sie einen Zustand heftiger (wenn auch oft versteckter oder stiller) Wut beibehalten und sich während der gesamten Interaktion schonungslos auf die andere Person konzentrieren, wie ein Raubtier, das sich darauf vorbereitet, sich auf seine Beute zu stürzen. Ich habe gehört, wie diese Technik sowohl von einem Profisportler als auch einem aggressiven Prozessanwalt beschrieben wurde. Solche Menschen haben wahrscheinlich unbewusst gelernt, ihre Wutskripts zu reaktivieren und diese Wut zu verwenden, um ihren Fokus weiterhin außerhalb von sich selbst zu halten. Solange ihr Fokus nie auf ihnen selbst ruht, lassen sie sich nicht einschüchtern. Ich glaube, dass sich ein ähnlicher Prozess bei vielen Soldaten während der Schlacht vollzieht; sie gelangen an einen Punkt, an dem ihre Sorge um ihr persönliches Wohlergehen in den Hintergrund tritt und ihr einziges Ziel darin besteht, den Feind zu zerstören.[140]

Den Fokus nach außen zu verlagern, ist eine Anpassungsreaktion, um mit der momentanen Intensität des Schamaffekts umzugehen. In einer intimen Beziehung können Individuen sie sicherlich nutzen, doch sie müssen aufpassen, sich nicht dazu hinreißen zu lassen, ihrem Partner Vorwürfe zu machen, um der eigenen Scham zu entgehen. Das größere Ziel ist immer noch, in der Lage zu sein, bei der Scham zu bleiben. Die Verlagerung des Fokus hilft dem Individuum lediglich, im Eifer des Gefechts weiter zu funktionieren.

Schamreaktionen überwinden

Daniel und Michelle hatten einen hektischen Alltag, insbesondere Daniels Berufsleben war sehr stressig. Deshalb konnte er nicht sehr viel Zeit mit seinem kleinen Sohn verbringen und Michelle übernahm einen Großteil der Erziehung. Eines Abends war Michelle mit ihrem

Sohn unterwegs, als Daniel ankündigte, er würde gerne Schlittschuhlaufen gehen, was zufälligerweise eine Tätigkeit war, die Daniel wesentlich besser konnte als sie. Michelle sah dies als Gelegenheit für Daniel an, um schöne Stunden mit ihrem Sohn zu verbringen. Sie rief ihren Partner an und schlug vor, er solle nach Hause kommen und ihren Sohn zum Schlittschuhlaufen mitnehmen. Daniel sollte zwar an einem Meeting teilnehmen, doch er kam nach Hause und nahm den Jungen mit auf die Schlittschuhbahn. Als sie dort ankamen, sperrte sich der Junge jedoch und meinte, er wolle überhaupt nicht Schlittschuh laufen. Daraufhin wurde Daniel sehr wütend. Er fuhr den Jungen nach Hause und sprach sehr streng mit ihm darüber, dass er dafür verantwortlich sei, dass sein Vater ein Meeting verpasst habe, und dass er sich nie wieder so benehmen solle. Michelle behagte es nicht, wie Daniel mit ihrem Sohn sprach, und schließlich unterbrach sie ihn. Als sie dies tat, verlor Daniel die Beherrschung und sagte und tat Dinge, die Michelle so sehr verletzten, dass es ihr schwerfiel, ihm weiter zu vertrauen und sich bei ihm sicher zu fühlen.

Als sie später versuchten, darüber zu sprechen, was passiert war, hob Daniel hervor, dass ihn Michelle seinem Gefühl nach davon abgehalten habe, eine Beziehung zu ihrem Sohn aufzubauen. Sie betonte, dass sie seit dem Krach ängstlich gewesen sei und eine Mauer zwischen sich und Daniel errichtet habe.

In der Therapie konnte Daniel erkennen, wie abgelehnt er sich gefühlt hatte, als sein Sohn nicht Schlittschuh laufen wollte. Im Grunde genommen hatte Daniel das Gefühl, dass sein Sohn das nicht wollte, weil er mit seinem Vater zusammen war. Dies löste Daniels Scham aus und anscheinend auch eine Betrachtung seiner selbst als nicht liebenswert. Seine Reaktion auf seine Scham war, andere anzugreifen – zuerst seinen Sohn und dann seine Frau, die er für die Schwierigkeiten mit seinem Sohn verantwortlich machte. Nachdem er seine Frau attackiert hatte, hatte sie mehr Angst, mit ihm zusammen zu sein. Er konnte ihr Misstrauen spüren, und das ließ ihre Gegenwart zu einer ständigen Erinnerung an sein ungebührliches Verhalten und folglich zu einem einsatzbereiten Trigger für weitere Scham werden. Er war mit diesem Problem umgegangen, indem er sich von ihr distanziert und versucht hatte, ihren Einfluss auf ihn zu reduzieren.

Keine Beziehung ist sicher, solange einer der beiden Partner sehr negativ auf die Aktivierung seiner Scham reagiert. Jeder, der daran arbeitet, seine Scham zu überwinden, muss dafür Sorge tragen, sich zunächst seiner spezifischen Schamreaktionen bewusst zu werden und dann zu lernen, etwas anders zu machen, wenn seine Scham aktiviert wird. Die vier Pole von Nathansons Kompass der Scham (1992) beinhalten die häufigsten negativen Reaktionen. Wie ich in Kapitel 7 gezeigt habe, sehe ich diese Reaktionen als durch den Angstaffekt ebenso wie durch Scham beeinflusst an. Grundsätzlich vereint das Skript beide in sich, wenn das Individuum lernt, Angst vor dem Erleben seiner Scham zu haben, weil dies zu einer Herabsetzung des Selbst führt.[141] In einer Beziehung sind alle vier Reaktionen problematisch, doch diejenigen, die auf Wut basieren, sind wahrscheinlich die häufigsten und gleichzeitig destruktivsten für die emotionale Sicherheit. Wut, sei sie nun auf einen selbst oder auf den Partner gerichtet, lässt schnell die zwischenmenschliche Brücke abbrechen, doch Vermeidung könnte die grundlegendste Schamreaktion und der logische Ausgangspunkt für Veränderung sein.

Mit Vermeidungsreaktionen umgehen: Die Vermeidungsreaktion erlaubt es dem Betroffenen im Allgemeinen, seine Erfahrung des Schamaffekts abzuschwächen oder ganz zu vermeiden. Eine der üblichsten Formen der Vermeidung ist Substanzmissbrauch, insbesondere der von Alkohol. Natürlich kann es eine wichtige Lebensaufgabe sein, diese besondere Form der Vermeidung durch etwas Positiveres zu ersetzen. Doch ob die Vermeidung etwas so Hartnäckiges ist wie ein Alkoholproblem oder etwas so Oberflächliches wie ein Partner, der in eine Fernsehsendung vertieft ist, der erste Schritt, um das Problem zu bewältigen, ist immer Bewusstheit. Menschen ist nicht immer bewusst, dass sie sich wegen etwas schämen. Wenn sich ein Mensch bei einer Auseinandersetzung sehr stark engagiert und darauf beharrt, es sei etwas Grundsätzliches, wenn er das Gefühl habe, seine Würde sei irgendwie in Gefahr, wenn er meint, dass er als »Bösewicht« hingestellt werde oder dass sogar sein Ich auf dem Spiel stünde, dann sind das gewöhnlich Zeiten, in denen diese Person dabei ist, gegen ihre Neigung zu Schamgefühlen anzukämpfen. Wenn sich ein Individuum dessen gewahr wird, dass es die Erfahrung der Scham vermeidet, dann muss es sich bewusst entscheiden, was es weiter tun will. Wie ich in Kapitel 7 erläutert habe, bildet der Abwehrmechanismus der Verleugnung den Kern der Vermeidung und ist wahrscheinlich an allen Schamreaktionen beteiligt. So ist *die Erweiterung des Bewusstseins* ein erster entscheidender Schritt, um eine destruktive Schamreaktion zu verändern.

Mit Wutreaktionen umgehen: Es gibt zwei Arten von Wutreaktionen – eine, die sich gegen einen selbst richtet, und eine, die sich gegen den Partner richtet. Die Skripts dieser beiden Reaktionen sind folglich recht unterschiedlich, doch der Prozess der Vereitelung der Wutreaktion ist im Grunde der gleiche. Da der Wutaffekt an sich flüchtig ist, zielt die Veränderung auf das Skript ab, das die Wut wieder hervorholt und aufrechterhält. Diese Skripts nehmen im Allgemeinen die Form von etwas an, was die wütende Person zu sich selbst sagt, manchmal auch als Selbstgespräch bezeichnet. Da sie diese Dinge zu sich sagt, wenn sie sich im Würgegriff des Scham- und/oder Wutaffekts befindet, transportieren diese inneren Gedanken eine Überzeugung und erlangen den Status von Glaubenssätzen (zumindest, wenn die Person sie wahrnimmt).[142] Was die wütende Person zu sich selbst sagt, wurde in den Abschnitten 8.7 ff. als »Zulänglichkeitsskripts« und »relationale Skripts« über das Selbst und in Verbindung mit dem Partner als »Missbilligungsskripts« und »Misstrauensskripts« aufgeführt. All diese Skripts schließen gewöhnlich den Schamaffekt ein, doch nur die Selbstskripts führen normalerweise zu der Emotion, die wir als Scham erkennen würden. Wie wir jedoch in Kapitel 8 gesehen haben, besteht häufig eine Verbindung zwischen Skripts eines unzulänglichen Selbst und Missbilligung vonseiten des Partners sowie zwischen negativen relationalen Skripts in Bezug auf das Selbst und Misstrauen des Partners. Wut kann in Situationen ausgelöst werden, die jedes dieser Skripts beinhalten, und sie richtet sich dann entweder gegen einen selbst oder gegen den Partner. Wogegen sich die Wut auch immer richtet, sie dient dazu, die Erfahrung der betreffenden Person von dem ihr vorausgegangenen Schamaffekt wegzuverlagern. Folglich muss sich die Person einerseits der Scham bewusst werden, die der Verlagerung zur Wut hin vorausging, und andererseits der Irrationalität der Skripts, die mit der Wut einhergingen. Letzten Endes muss sie die Entscheidung treffen, anders mit ihrer Scham umzugehen. Solche Entscheidungen werden nicht in dem Moment getroffen, in dem die Scham aktiviert wird; die Entscheidung wird zu einem früheren Zeitpunkt getroffen – wenn die Person vernünftig ist und nicht unter dem massiven Einfluss der Scham steht. Diesen Beschluss in der Paartherapie zu treffen – in Gegenwart des Therapeuten und des Partners –, erhöht den Willen und die Fähigkeit des Individuums, mit der Entscheidung Ernst zu machen. Doch es wird sich immer noch der Stärke des Schamaffekts stellen müssen, die diese irrationalen Skripts so real macht. Ich habe schon viele Partner ihre Wutreaktionen auf die Scham überwinden sehen, doch es ist jedes Mal eine beeindruckende Leistung.

Mit Rückzugsreaktionen umgehen: Offensichtlich besteht die Lösung bei einer Rückzugsreaktion darin, sich nicht zurückzuziehen, doch es hilft, darüber nachzudenken, was passiert, wenn sich ein Partner in einer Beziehung zurückzieht. Wenn die Person auf eine Bindungsbedrohung reagiert, dann ist das Gegenstück zum Rückzug die Loslösung. Doch Rückzug als Reaktion auf eine Wertschätzungsbedrohung ist etwas anderes, weil die Bindung gewöhnlich intakt bleibt. Stattdessen zieht sich die Person in sich selbst zurück und erlaubt dem Partner keinen Zugang zu ihrem inneren Selbst mehr. Der Partner, der sich losgelöst hat, kann wirklich aufhören, sich für den anderen zu interessieren, doch derjenige, der sich zurückgezogen hat, hat normalerweise weiterhin deutliche Gefühle für den anderen. Die Lösung ist also, nicht einfach damit aufzuhören, sich zurückzuziehen, sie beinhaltet auch, die zurückgehaltenen Gefühle anzusprechen – und auszudrücken. In der Paar- und Familienliteratur wird der zurückgezogene Partner häufig als jemand charakterisiert, der etwas zurückhält, was impliziert, dass er positive Bindungsaffekte dem anderen Partner gegenüber nicht ausdrückt. Darüber hinaus schützt er sich gewöhnlich vor Wertschätzungsbedrohungen. So stellt die Rückzugsreaktion meist eine Bindungsbedrohung für den anderen Partner dar und, wenn dieser empfindlich auf die Missbilligung, die dem Rückzug innewohnt, reagiert, auch eine Wertschätzungsbedrohung. John Gottman (1999) hat das Verhalten des *Mauerns* als letzte Reaktion beim Zusammenbruch der ehelichen Verbindung bezeichnet. Wenn er mauert, reagiert der Partner absichtlich nicht auf den anderen. Häufig entscheiden sich Menschen bewusst dafür, ihrem Partner gegenüber zu mauern. Folglich ist dies möglicherweise keine unmittelbare Reaktion auf die Aktivierung von Scham per se. Doch es ist eine Form des Rückzugs und natürlich eine Reaktion auf frühere Schamerfahrungen. Auch wenn das Verhalten des Mauerns Distanziertheit widerspiegeln kann, ist es meistens eine Reaktion auf eine Wertschätzungsbedrohung. Es spielt sich zwischen Paaren ab, die in Zyklen destruktiver Konflikte gefangen sind. Die wichtigste Möglichkeit, einem Individuum zu helfen, mit dem Mauern gegenüber seinem Partner aufzuhören, ist die, emotionale Sicherheit zu entwickeln, und diese beginnt normalerweise in der unmittelbaren Erfahrung der Therapiesitzung.

Bei Schamreaktionen eingreifen: Solange einer der Partner weiter auf die Aktivierung seiner Scham reagiert, indem er sich reflexartig auf eine der vier Reaktionen aus Nathansons (1992) Kompass der Scham stürzt, wird es sehr schwierig für das Paar sein, seine emotionale Sicherheit aufrechtzuerhalten. Es liegt in der Verantwortung jedes Partners, an diesen destruktiven Reaktionen zu arbeiten, und es liegt in der Verantwortung des Therapeuten, das therapeutische Setting zu einem sicheren Ort für beide Partner zu machen, sodass sie diese Arbeit tun können. Wenn ein Partner in der Sitzung vom Kompass der Scham aus reagiert, dann sollte der Therapeut eingreifen. Die Art der therapeutischen Intervention wird je nach dem Stil des Therapeuten variieren, doch für gewöhnlich wird sie die Erforschung der Gefühle der Person beinhalten, ebenso wie die Unterbrechung der Bewegung, die der Reaktion innewohnt. Jede der vier Reaktionen beinhaltet eine Art Bewegung, das Lenken des Affekts zum Selbst oder zum anderen (dem Objekt des Affekts) hin bzw. weg davon. In der »Wut-raus«- oder der Schuldzuweisungsreaktion richtet sich der Affekt auf den Partner. In der »Wut-rein«-Reaktion richtet sich der Affekt gegen das Selbst. Bei der Rückzugsreaktion wird der Affekt vom Partner weggelenkt. Und in der Vermeidungsreaktion wird der Affekt vom Selbst weggelenkt. Das Ziel des Therapeuten, ebenso wie das des Partners, der die Reaktion erlebt, besteht darin, diese Bewegung zu unterbrechen und der Person verstärkt die Scham bewusst zu machen, die ihr vorausging. Wenn ein Partner die Kontrolle über eine vorher destruktive Schamreaktion gewinnt, dann ist das ein wichtiger Schritt hin zu emotionaler Sicherheit in der Beziehung und zur Wiederherstellung seiner individuellen Wertschätzung.

»Der einzige Weg raus ist durch«: Die gängige Lösung für den Umgang mit Scham ist, sie zu vermeiden, zu verleugnen und ihre Existenz in Abrede zu stellen. Doch die Vermeidung von Scham statt der Konfrontation mit ihr macht die Person empfänglicher dafür, getriggert zu werden, insbesondere in ihren intimen Beziehungen, wo die affektive Resonanz mit dem Partner so groß ist. Wenn ein Mensch versucht, sich nicht so leicht triggern zu lassen, ohne sich mit seiner Scham zu konfrontieren, dann engt er am Ende genau das ein, was ihn in die Beziehung mit seinem Partner hineingezogen hat – ihre intime emotionale Verbindung. Doch wenn er sich mit seiner Scham konfrontiert, wird er schwerer zu triggern und eher in der Lage sein, eine stärkere Verbindung zu seiner Partnerin aufrechtzuerhalten – ohne Angst vor ihrer Macht, ihn zu triggern. Um destruktive Schamreaktionen zu überwinden, muss die betreffende Person erfahren, dass sie das Gefühl der Scham aushalten kann! Wenn sie ihr ganzes Leben lang vor

ihrer Scham weggelaufen ist und jeden potenziell Scham erzeugenden Umstand im Leben vermieden hat, dann hat sie keine Gelegenheit gehabt, herauszufinden, dass der Schamaffekt ausgehalten werden kann. Dies mag eine überraschende Entdeckung sein. Je mehr die Person ihr Leben darauf ausgerichtet hat, negativen Gefühlen zu entkommen, umso weniger Vertrauen wird sie haben, dass solche Gefühle ertragen werden können. Stattdessen kann es sein, dass sie meint, keine andere Wahl zu haben, als so zu reagieren, wie sie es tut; es scheint sich von selbst zu verstehen, dass sie sich unbedingt von solchen Gefühlen fernhalten muss. *Für die Person, die Scham vermeidet, liegt die Lösung darin, in die Scham hinein- statt von ihr wegzugehen.*

Über die Scham sprechen: Sich auf die eigene Scham einzulassen, ist ein einsames Unterfangen. Doch dieses einsame Gefühl, das ein zentraler Teil der Schamerfahrung ist, kann verringert werden, indem man über die Scham spricht. Wenn die betreffende Person mit jemandem, der sie versteht, über ihre Scham redet, dann ist sie nicht länger alleine. Es ist sehr schwer für eine Person, die zu Scham neigt, über ihre Scham zu sprechen, während sie vom Schamaffekt beherrscht wird, doch je mehr sie darüber spricht, umso leichter wird es. Auf den unteren Intensitätsebenen erkennt sie den Moment des Schamaffekts einfach an: »Ich komme mir albern vor.« Auf den höheren Intensitätsebenen ist sie vielleicht außerstande, ihre Erfahrung in Worte zu kleiden, bis sich der Schamaffekt verringert hat (man erinnere sich, Affekte sind kurzlebig; es ist die Wiederaufbereitung der Skripts, die die Affekte in Gang hält). Die Vorgabe ist klar: Partner dürfen nicht vor dem Gefühl weglaufen; sie müssen dabeibleiben, bis sie darüber sprechen können. Das Ermutigende daran, wenn eine Person ihren Schamaffekt anerkennt im Moment, wenn sie ihn fühlt, ist, dass es ihre Tendenz zu verringern scheint, sich in der Schamemotion zu verfangen. Statt im Kopf zu bleiben und die Skripts, die sie über sich selbst oder ihren Partner hat, dort nachhallen zu lassen, deckt sie sie zwischen ihnen auf, wo die Irrationalität eines Skripts schwerer zu ignorieren ist.

Die zwischenmenschliche Brücke aufrechterhalten: Ist das Therapie-Setting besonders sicher, dann ist das Individuum eher in der Lage, sich der Angstkomponente in seiner Reaktion zu stellen. Die Ziele sind: zu verhindern, dass seine Angst seine Reaktion bestimmt, sowie bei seiner Scham zu bleiben und sie zu erforschen, statt sich ihr zu überlassen. Wenn er sich seiner Scham überlässt, dann akzeptiert er die Richtigkeit seines auf Scham beruhenden Selbstbildes. Doch wenn er sie erforscht, dann hält er es aus, die Scham zu fühlen, während er gleichzeitig ihre Grundlage untersucht. Dies kann äußerst unangenehm für den Partner sein, der seine Scham erforscht, doch es ist möglich! Die Angstkomponente wird deutlich verringert, wenn es dem Therapeuten gelingt, während der Erfahrung eine solide empathische Verbindung aufrechtzuerhalten. Da die Scham stark dazu tendiert, die Person, die unter ihr leidet, abzukoppeln und ihr Schlechtes-Selbst-Bild über den anderen zu legen (wie in der Projektion; er nimmt an, dass die andere Person ihn so sieht), ist es im Interesse des Therapeuten, besonders aktiv sein empathisches Verständnis auszudrücken und die Verbindung aufrechtzuerhalten. Durch aktive Empathie kämpft der Therapeut dafür, an der Beziehung festzuhalten.[143] Wenn der Therapeut dem Individuum inmitten der Schamaktivierung helfen kann, dem zu widerstehen, was ihm von der Angst diktiert wird (und nicht zu kämpfen, zu flüchten oder einzufrieren), dann ist es weniger geneigt, die zwischenmenschliche Brücke zu verlieren. An diesem Punkt kann die Sichtweise der Person, die von dem anderen vertreten wird (entweder dem Therapeuten oder dem Partner), ein aktiver Teil ihres Bewusstseins bleiben. In gewisser Weise ist es, wie ein nicht auf Scham gründendes Selbstbild (die Gutes-Selbst-Emotion) neben dem auf Scham gründenden zu aktivieren.

Die Schamemotion überwinden

Um Scham dauerhaft zu überwinden, müssen die Emotionen, welche bestimmte Schamskripts enthalten, auseinandergenommen werden. Das bedeutet nicht, dass das Individuum vollkommen frei von Scham sein wird, doch auf diese Weise kann es die tief verwurzelten, irrationalen Skripts überwinden, die seine Erfahrung kontrollieren, wenn Scham aktiviert wird. Um den Prozess des Auseinandernehmens der Scham zu verstehen, sollten wir uns daran erinnern, dass sich unsere Emotionen aus einer Ansammlung von Affekten, Szenen, Skripts und Reaktionen zusammensetzen. Wir überwinden – verändern – Emotionen, indem wir diese Komponenten auseinandernehmen. Damit dies gelingt, muss sich mindestens eine dieser Komponenten zuerst verwandeln. Wir sehen das in der Psychotherapie ständig. Menschen verändern sich in erster Linie deshalb, weil sich ihre Emotionen verändern, und die emotionale Veränderung basiert auf Veränderungen in einer von drei Komponenten:

1. Einigen Menschen gelingt es als Erstes, ihre Reaktionen auf den Schamaffekt zu verändern. Wenn sie den Schamaffekt erleben können, ohne so negativ zu reagieren, dann sind sie zufriedener mit sich. Das hilft ihnen, Stolzskripts aufzubauen, welche die Macht ihrer Scham weiter verringern.
2. Andere verringern die Intensität des Schamaffekts in ihren Schamskripts, indem sie die schmerzhaften Erinnerungen, die Szenen, »durcharbeiten«. Manchmal erleben diese Menschen einen kraftvollen Gefühlsausbruch (eine Abreaktion), die ihnen hilft, ihre Affekte von ihren Skripts in Bezug auf das Selbst zu trennen.
3. Wieder andere leiten Veränderungen durch eine rationale Untersuchung ihrer mit Scham verbundenen Skripts ein. Diese Menschen sind in der Lage, die irrationalen Gedanken zu verändern, die ihren Eigenscham-Überzeugungen entstammen. Das ist das explizite Ziel der kognitiven Verhaltenstherapie und ein häufiges Ergebnis bei einsichtsorientierten Therapien.

Schmerzhafte Erinnerungen durchzuarbeiten und irrationale Skripts infrage zu stellen, ist etwas, das häufig geschieht, insbesondere bei einer psychodynamischen Behandlung. Das Individuum bekommt Anerkennung für die emotionalen Erfahrungen, welche die Skripts haben entstehen lassen, und ist eher in der Lage, Vergangenheit und Gegenwart voneinander zu trennen. Das erhöht die Möglichkeit für neue Erfahrungen und die weitere Veränderung alter Skripts. Jede Kombination aus Verbesserungen bei den Komponenten der Scham hat de facto eine synergetische Wirkung auf das Gesamtziel des Auseinandernehmens.

Zu lernen, anders auf das Auslösen von Scham zu reagieren, ist gewöhnlich das Ziel, das am leichtesten zu erreichen ist. Dieses Ziel überhaupt zu verfolgen, erfordert jedoch schon ein klares Verständnis der gängigen Reaktionen der Person auf Scham. Schmerzhafte Erinnerungen durchzuarbeiten und zu lernen, anders zu reagieren, wenn Scham aktiviert wird, geschieht in der Paartherapie häufig zusammen, insbesondere dann, wenn die Orientierung des Therapeuten die Person dazu bringt, nach den ursprünglichen Szenen zu forschen. An beiden gleichzeitig zu arbeiten, bringt Schwung in den Prozess der Veränderung. Und beide sind praktisch unmöglich zu erreichen ohne die liebevolle und tolerante Verbindung zu mindestens einer weiteren Person. Darin besteht die einzigartige Heilkraft einer intimen Beziehung.

Das dritte Element beim Auseinandernehmen der Schamemotion, die Untersuchung der irrationalen Selbstskripts, steht oft im Mittelpunkt einer Einzeltherapie. Durch einen Prozess der Selbsterkundung ist die Person in der Lage, ihre verschiedenen Schamskripts zu untersuchen. Dann fällt es ihr leicht, ihre Irrationalität in den Momenten zu erkennen, in denen sie sich im Würgegriff des Schamaffekts befindet. Im Wesentlichen gibt es zwei Arten von Schamskripts – diejenigen, die gerechtfertigt sind, und diejenigen, die es nicht sind.

Gerechtfertigte Selbstskripts: Wir alle haben einige gerechtfertigte Skripts! Das sind die Skripts, die auf unseren konkreten Misserfolgen und Defiziten beruhen, wie zum Beispiel die Neigung einer Person, sich herrschsüchtig oder kindisch zu verhalten. Doch nur weil die ursprüngliche Schamquelle eines Menschen eine gewisse Berechtigung hat, rechtfertigt das nicht den ungesunden Zustand langfristiger Not, der pathologische Scham kennzeichnet.

Ungerechtfertigte Selbstskripts: Ungerechtfertigte Selbstskripts entwickeln sich im Allgemeinen aus Situationen, in denen das Individuum vernachlässigt oder missbraucht wurde (d. h. aus Situationen, in denen das Kind nahezu ausschließlich infolge elterlichen Versagens Scham entwickelt hat). Diese Menschen sind zu dem Schluss gekommen, dass sie die Misshandlung ihrer Eltern verdient haben, weil etwas mit ihnen nicht stimmt (mit dem Kind, nicht den Eltern). Der Prozess der Überarbeitung dieser Skripts ist mit der sich entwickelnden Erkenntnis der Person verbunden, dass ihre schwere Kindheit wirklich nicht ihre Schuld war. Dieser Prozess kann Jahre dauern, wenn das Individuum die Identität von sich als einer Person, mit der etwas nicht stimmt, nachhaltig aufgenommen hat.

Für jeden Menschen mit umfangreicher Selbstscham ist es wichtig, zu untersuchen, ob die Skripts, aus denen sich seine Scham zusammensetzt, gerechtfertigt sind, da der Weg aus der Scham unmissverständliche Aufrichtigkeit sich selbst gegenüber erfordert. Wenn ein Mensch es nicht schafft, seine tatsächlichen Defizite und Beschränkungen zu akzeptieren, dann erzeugt sogar seine Flucht vor der Scham neue Quellen von Scham. Das Ziel ist, dass ein Mensch genau ermitteln kann, wer und was er ist, und danach strebt, der beste Mensch zu sein, der er sein kann.

Objektive Selbsteinschätzung

Das Problem bei der Scham ist nicht, dass Menschen Skripts integriert haben, die ihnen ein negatives Bild von sich selbst vermitteln; das Problem ist, dass sie ihnen glauben! Das tun sie zumindest, wenn sie unter dem Einfluss des Schamaffekts stehen – was sie veranlasst, ihre Skripts erneut in Umlauf zu bringen. Das aktiviert weiteren Affekt und die Skripts werden weiter verstärkt. Menschen haben widersprüchliche Überzeugungen in Bezug auf sich selbst. Direkt neben dem Selbstbild eines Menschen, das ihn als wertlos ansieht, findet sich ein Bewusstsein der Dinge über ihn, die ihm einen Wert verleihen. Doch die positive Sicht verliert jede Glaubwürdigkeit, wenn er unter dem Einfluss des Schamaffekts steht.

Wenn man einem Partner hilft, seine Skripts in Momenten zu untersuchen, in denen er nicht unter dem Einfluss des Schamaffekts steht, dann zielt man darauf ab, ihm zu einer größeren Objektivität sich selbst gegenüber zu verhelfen. Auch wenn vollkommene Objektivität einem selbst gegenüber vielleicht nicht möglich ist, sind doch Menschen, die von ihrer Scham kontrolliert werden, weit davon entfernt, objektiv in Bezug auf sich selbst zu sein – sie sind entweder übertrieben positiv oder übertrieben negativ, sie blasen sich auf oder setzen sich herab.[144]

Selbstkonfrontation

Wenn sich ein Mensch wirklich objektiv betrachtet, dann ist das eine Form der Selbstkonfrontation – er muss all die großen und kleinen Möglichkeiten einbeziehen, wo er vielleicht nicht das ist, was er zu sein scheint. Das ist äußerst schwierig, insbesondere in der heutigen Welt. Als Gesellschaft sind wir von der Sorge getrieben, wie wir uns der Welt präsentieren. Mädchen sollen sich nicht ohne Schminke sehen lassen und Jungen sollen keinen Schmerz zeigen. Wir alle kommen mit Medienpersönlichkeiten in Berührung, deren öffentliches Selbst in jedem Fall überlebensgroß ist. Unsere Konsumwirtschaft hat ganze Industrien geschaffen – von der Kosmetik bis zur Mode und zur Schönheitschirurgie –, deren einziger Zweck darin besteht, Menschen zu helfen, ihre peinliche Gewöhnlichkeit zu verstecken. Im späten 20. Jahrhundert haben wir neue Kategorien für psychische Erkrankungen entwickelt (die Ess- und die Körperbildstörungen), die von der Sorge der Menschen getrieben werden, nicht gut genug auszusehen. Ganz offensichtlich widerspricht es vielen Lektionen unseres täglichen

Lebens, wenn sich jemand damit konfrontiert, dass er nicht das ist, was er zu sein scheint. Trotzdem gibt es Menschen, die das jeden Tag erfolgreich tun. Und viele von ihnen gehörten früher selbst zu den glühendsten Vertretern derjenigen, die versuchen, alle zu täuschen (insbesondere sich selbst).

Der für Scham sensible Mensch entwickelt eine so große Abneigung vor der Aktivierung seiner Scham, dass er seine Sicht von sich selbst verzerrt, um sich vor dem zu schützen, was seine wahre Sicht zu sein scheint (seine Schamskripts). Objektiv zu sein, bedeutet nicht, diese »wahre« Sichtweise zu akzeptieren – die sich nur aufgrund der Macht des Schamaffekts wahr anfühlt –, es bedeutet, *genau* zu sein. Die meisten Menschen übertreiben in der einen oder anderen Form. Entweder war der Fisch größer, die Arbeit schwerer oder der Schmerz heftiger. Oder sie bestehen vielleicht darauf, dass der Fisch kleiner war, die Arbeit leichter oder der Schmerz nicht vorhanden. Ob sie nun übertreiben, um sich selbst größer oder kleiner, besser oder schlechter erscheinen zu lassen, ihr grundlegendes Ziel ist, sich falsch darzustellen, um das Risiko zu verringern, dass ihre Scham aktiviert wird.

Wenn sich ein Partner des Wesens seiner Schamskripts objektiv stärker bewusst wird und begreift, wie sie gewöhnlich aktiviert werden, dann stehen ihm mehr Wahlmöglichkeiten zur Verfügung. Der erste Entscheidungspunkt ist, in dem Moment etwas anders zu machen, in dem die Aktivierung der Scham beginnt. Statt vor seinen Gefühlen wegzulaufen, kann er sich ihnen stellen.

Selbstkonfrontation ist ein Schlüsselelement, um lähmende Scham in einer Beziehung zu überwinden und emotionale Sicherheit zu erlangen.[145] Sie kommt häufig in jenen entscheidenden Momenten zum Tragen, in denen sich die Kernaffekte in der Beziehung verschieben. Es könnte so einfach sein, wie dass ein Partner schließlich eingesteht, die Kritik des anderen Partners enthalte ein Körnchen Wahrheit. Gelegentlich ist die Selbstkonfrontation auch eine umfangreiche, dramatische Erkundung voller Emotionalität und neuer Einsichten. Häufiger jedoch ist sie eine subtile Verschiebung im Tonfall und die Bereitschaft, sich selbst in einem nicht gerade schmeichelhaften, aber realistischeren Licht zu sehen.

Stolzskripts aufbauen

Selbstkontrolle und Willenskraft sind nahezu gleichbedeutend. Gerade die Festlegung langfristiger Ziele oder die Stellung schwieriger Aufgaben, die den Willen einbeziehen und ihn stärken … dies bestimmt, wie sehr sich ein Mensch bemühen kann, und folglich, was er erreichen und vielleicht über sich selbst denken wird.
Wolfgang Lederer (1964, S. 40 f.)

Sich mit der eigenen Scham auseinanderzusetzen und sich ihr zu stellen, hilft dem Individuum nicht nur, seine negativen Skripts zu verändern, sondern es bietet noch einen zusätzlichen Nutzen, eine potenzielle Quelle des Stolzes. Die schamgeprägte Person fühlt sich gut, wenn sie etwas überwindet, was sie vorher zurückgehalten hat. Unsere Willenskraft wird durch die Kraft der Aufgaben gestärkt, die wir uns selbst stellen. Viele Männer überwinden die Scham über ihre zweifelhafte Männlichkeit, indem sie Burschenschaften beitreten, die Beitrittskandidaten anspruchsvollen Feuerproben unterziehen.[146] Nichts verstärkt das Vertrauen eines Menschen mehr, als festzustellen, dass er mehr bewältigen kann, als er gedacht hat.

Der Wille einer Person wird dadurch gestärkt, dass sie ihre Scham annimmt – was es ihr erlaubt, noch mehr Scham anzunehmen –, und ihr Stolz wächst, wenn sie dies tut. Die Folge ist, dass sich das Gleichgewicht auf der Schaukel der Scham-Stolz-Achse verschiebt – die Scham schwindet und der Stolz wächst. Der Mensch ist allein deshalb zufrieden mit sich, weil er es gewagt hat, sich mit seinen schlechten Gefühlen sich selbst gegenüber zu konfrontieren. Und das befähigt und ermutigt ihn, sich ihnen noch mehr zu stellen. Er ersetzt Scham durch Stolz, indem er Verantwortung für die gerechtfertigten Schamskripts übernimmt und sie korrigiert.

Der Partner, der wirklich die Kurve gekriegt hat und sich seiner Scham stellt, hält es aus, wenn ihn seine Partnerin konfrontiert. Statt sich zu verteidigen, fokussiert er sich auf das Körnchen Wahrheit in dem, was seine Partnerin sagt – selbst wenn einige Fakten falsch sind und er diese aufgreifen könnte, um ein großartiges Plädoyer in seinem Namen zu halten. Er hat gelernt, dass sich seine Scham tatsächlich verringert, wenn er sich der Wahrheit über sich selbst stellt, während er in der Vergangenheit immer dagegen angekämpft hat, weil es seine Scham nur zu verstärken schien.

Abschließende Gedanken zur Rolle des Individuums bei der Überwindung von Scham

Ein Partner fängt an, seine Scham zu überwinden, wenn er erkennt, dass das, was geändert werden muss, nicht die Wahrnehmungen seines Partners von ihm sind, sondern seine Emotionen sich selbst gegenüber. Wenn seine Schamskripts bis zu einem gewissen Grad gerechtfertigt sind, wie es oft der Fall ist, dann muss er sich dieser Tatsache stellen, wenn er seine Gefühle sich selbst gegenüber je verbessern will. Solange er dagegen ankämpft, wird er sich – und seine Scham – im Dunkeln lassen. Wenn er dann die Quellen seiner Scham wirklich kennt und annimmt, wird seine Partnerin weniger Macht haben, ihn zu triggern. Was ihm bleibt, ist lediglich seine Menschlichkeit.

Probleme im Wertschätzungsbereich lassen nach, wenn jeder Partner seine Scham als seine eigene erlebt und nicht als etwas, was ihn der andere Partner hat fühlen lassen. Auch wenn seine Partnerin ihm helfen kann, seine Scham zu transformieren, wird sich ihre Hilfe nur wie Kritik anfühlen, solange er die Realität seiner schamgeprägten Selbstbilder noch nicht akzeptiert hat. *Letztlich können die Selbstkonfrontation und das Sichvertiefen in die Quellen der eigenen Scham von niemand anderem als einem selbst initiiert werden.* Die Annahme der Scham einer Person als ihrer eigenen ist ein wichtiger Schritt hin zu größerer Selbstannahme, Selbstachtung und Selbstwertschätzung.

14.7 Beschädigten Selbstwert wiederaufbauen: die Rolle des Partners

Wie ich bereits ausgeführt habe, ist die wesentliche Komponente für die Überwindung von Scham eine aufrichtige Verbindung zu der anderen Person. Ob es nun in der Einzeltherapie oder in der intimen Beziehung der Partner dazu kommt, nur in einer zwischenmenschlichen Verbindung kann eine Person wirklich lernen, dass ihre schamgeprägten Selbstskripts Verzerrungen sind. Natürlich muss die Beziehung emotional sicher sein, damit dies geschehen kann. Dann ist es für jedes Individuum möglich, sowohl für seine eigene Scham als auch für die des Partners sensibel zu werden. Zur tiefsten Intimität kommt es dann, wenn beide Partner auf ihre Scham eingehen können (statt davor wegzulaufen) und sich füreinander öffnen. Wenn sie ihn in seiner Scham sieht und ihn dennoch akzeptiert und wenn er sieht, dass sie keine Anstrengung unternimmt, sich vor ihm zu verbergen, dann können sie die tiefste Intimität erleben und es besteht die größte Aussicht, dass sie ihre Wertschätzung reparieren und verzerrte Selbstbilder aufgeben können.

Der Theologe und Philosoph Martin Buber (1997) stellte sich zwei unterschiedliche Möglichkeiten vor, wie wir uns auf die Welt beziehen: die Ich-Es- und die Ich-Du-Beziehungen. Im Modus der Ich-Es-Beziehungen betrachtet eine Person die andere als ein Es und sieht sie aus der Distanz, als einen Teil des Umfeldes. Im Modus der Ich-Du-Beziehungen beziehen sich Individuen auf andere mit ihrem innersten, ganzen Wesen. Jede Person beeinflusst die andere und wird von der anderen beeinflusst. Die Theoretiker am Stone Center des Wellesley College (Hartling, Rosen, Walker a. Jordan 2004) beziehen sich auf einen ähnlichen Aspekt des In-Beziehung-Gehens, wenn sie die Notwendigkeit der Gegenseitigkeit hervorheben, um in Beziehungen Sicherheit zu schaffen und Scham zu überwinden. Authentizität in einer intimen Beziehung gründet sich auf den Ich-Du-Beziehungsmodus. Wenn sich Partner weigern, sich vor ihrer Scham zu verstecken, dann bringen sie eine Ebene von Respekt in ihre Beziehung ein. *Im Wertschätzungsbereich ist es letztlich das Vorhandensein echten Respekts, das die Verbindung emotional sicher macht.*

Der Partner als Zuhörer

Ein Partner, der seine Scham überwinden und seine Schamskripts verändern möchte, muss die negativen Glaubenssätze in Bezug auf sich selbst sowie ihre Auswirkungen auf andere untersuchen. Vielleicht ist er in der Lage, die Irrationalität der Glaubenssätze zu erkennen, wenn er sie sich objektiv anschaut, doch wenn er unter dem Einfluss des Schamaffekts steht, ist er entweder vollkommen von den schlimmsten Glaubenssätzen in Bezug auf sich selbst überzeugt oder er befürchtet zumindest, dass sie wahr sein könnten. Die Erfahrung, seine eigenen schlimmsten Sichtweisen von sich selbst in Betracht zu ziehen, kann jedoch ganz anders sein, wenn er sich in Gegenwart von jemandem befindet, der ihn gut kennt. Wenn er emotional mit seiner Partnerin verbunden ist, wird er durch die Affekte seiner Partnerin beeinflusst. Wenn er also selbst das Thema ist, dann beeinflusst die affektive Reaktion seiner Partnerin seine eigene Erfahrung von sich selbst.

Wenn er etwas von sich offenbart, dass er als beschämend ansieht, dann kann die Scham verstärkt oder verringert werden, je nach dem Affekt, den er bei seiner Partnerin wahrnimmt. Wenn seine Partnerin

Ekel vermittelt, dann wird sich seine Scham wahrscheinlich verstärken, doch wenn seine Partnerin Interesse und Akzeptanz zeigt, dann wird seine Scham wahrscheinlich schwächer werden.

Das ist ein schwieriger Prozess, auch wenn eine Atmosphäre vorurteilsfreier Offenheit hilft, ihn schneller voranzubringen. Die betreffende Person teilt ihre Scham nicht mit jemandem, der unbeteiligt ist, doch die Beteiligung ist unbedingt notwendig, damit sie überhaupt eine andere Sichtweise zulassen kann. Selbst ein professioneller Therapeut hat nur geringen Einfluss, wenn es keine emotionale Verbindung zwischen ihm und dem Klienten gibt. Der zuhörende Partner muss emotional beteiligt sein, um eine Wirkung zu erzielen, und bei Paaren wird der Zuhörer mit hoher Wahrscheinlichkeit durch einiges von dem verletzt worden sein, was der sich mitteilende Partner im Umgang mit seiner Scham gesagt oder getan hat.

Schließlich hat die zuhörende Partnerin ihre eigene Scham und Sensibilität dafür, von dem sich mitteilenden Partner getriggert zu werden. Also selbst, während sie seiner Scham zuhört, ist sie sehr sensibel für seine Gefühle ihr gegenüber. Doch ironischerweise ist genau in diesen Momenten erhöhter Verletzlichkeit die Fähigkeit für Wachstum am größten![147]

Wie der Partner die Selbstkonfrontation erleichtert

Ein Geschäftsmann, der Alkoholiker war, soll an den Psychiater C. G. Jung herangetreten sein und ihn gefragt haben, warum er (der Geschäftsmann) seine Alkoholprobleme nicht in den Griff bekommen könne. Jung entgegnete, er habe noch nie erlebt, dass ein chronisch Alkoholkranker wieder genesen sei. Aber, so fügte er hinzu, es gäbe Ausnahmen. »Hier und dort, ab und zu, hatten Alkoholiker das, was man eine lebenswichtige, spirituelle Erfahrung nennt. ... Sie treten als gewaltige Gefühlsbewegung und eine Art Neuorientierung auf. Ideen, Gefühle und Haltungen, die einst die bestimmenden Kräfte im Leben dieser Menschen waren, werden plötzlich über Bord geworfen, und völlig neue Vorstellungen und Beweggründe treten bei ihnen in den Vordergrund.«[148]

Jung beschrieb eine tiefgreifende emotionale Veränderung, eine, die bei Tausenden von Männern und Frauen eingetreten ist, die bei den Anonymen Alkoholikern (AA) mitmachen. Die Anonymen Alkoholiker sind ein perfektes Beispiel für die Art von sozialer Umgebung, die Selbstkonfrontation fördert.[149] Die Struktur des AA-Treffens schafft eine Atmosphäre emotionaler Sicherheit, einen Rahmen, in dem Menschen sich ohne Angst vor Missbilligung konfrontieren können. Was es sicher macht, ist dass jeder dort sich konfrontiert und sich zu seinen Defiziten – und seiner Menschlichkeit – bekennt.[150] Niemand versteckt sich hinter der Illusion, über den Problemen zu stehen, die die anderen haben. Die vorurteilsfreie Akzeptanz, die die Mitglieder von AA an den Tag legen, erlaubt es jedem Individuum, seine Scham zu erforschen, ohne seine Scham zu *sein*.[151]

Sich mittels Scham aufeinander beziehen

Hank und Ann kamen zur Paartherapie sechs Monate, nachdem Ann wegen ihrer Depressionen eine Einzeltherapie begonnen hatte. Sie war schon einige Jahre lang depressiv gewesen, doch im vorigen Jahr hatten ihre Depressionen unerträgliche Ausmaße erreicht. Beide boten ein äußerst gegensätzliches Bild. Ann war übergewichtig, weinerlich und zaghaft. Hank war fit, optimistisch und selbstsicher. Sie beschrieben, dass es einige Konflikte gab, waren sich jedoch einig, dass das Hauptproblem ein Gefühl fehlender Verbindung sei. Sie beschrieben, dass Ann eine Reihe von Anpassungen an Hanks Berufslaufbahn vorgenommen hatte. Sie hatte mehrmals wertvolle Jobs aufgegeben, damit sie in eine andere Stadt umziehen konnten, wo Hank jeweils eine neue Arbeitsstelle gefunden hatte. Beide Partner betonten, dass dies immer Anns freie Entscheidung gewesen sei. Sie hatten das Gefühl, dass es das Opfer wert gewesen sei, weil Hank wirklich Karriere gemacht hatte und es ihnen finanziell gut ging. Sie hatten zwei Kinder und Ann hatte versucht, ihre Karriere aufrechtzuerhalten, während sie sich gleichzeitig um die Kindererziehung kümmerte. Hank war ebenfalls ein aktiver und engagierter Vater, auch wenn Ann mehr Zeit in die Erziehung ihrer Kinder investierte.

Ann beschrieb sich als eine Person, die auf vielen Gebieten kämpfte, von der Kindererziehung bis hin zu ihrem Job und dem Alltagsleben. Ihre Depressionen beeinträchtigten sie deutlich und ihr Selbstwertgefühl hatte sich im Laufe der Jahre merklich verringert. Hank, auf der anderen Seite, beschrieb sich als jemanden, der im selben Zeitraum aufgeblüht war. Er hatte seine Gewichtsprobleme überwunden und sich der Aufrechterhaltung seiner Fitness gewidmet. Mit seiner Karriere war es stetig vorangegangen. Er schrieb seine Fortschritte seinem getriebenen, zielorientierten Charakter zu. Er arbeitete ständig daran, sich selbst zu verbessern, und war zuversichtlich, dass er lernen konnte, etwas besser zu machen als jemand anderer. Er räumte ein, dass er äußerst wettbewerbsorientiert war.

Es hatte sich ein Muster entwickelt, bei dem Ann über eine Vielzahl von Problemen sprach und Hank ihr sagte, was sie tun solle, um die Probleme zu lösen. Sie stimmte zu, dass seine Vorschläge immer sehr sinnvoll waren, doch sie hatte Schwierigkeiten, sie umzusetzen. Wenn sie es nicht schaffte, seine Vorschläge zu Ende zu führen, wurde Hank frustriert und schließlich auch wütend. Er gab zu, dass er mit der Zeit auf die gesamte Situation mit Rückzug reagiert hatte. Er fühlte sich nicht länger mit Ann verbunden und hatte nicht einmal den Wunsch, dies zu tun, auch wenn er sagte, er fühle sich der Ehe immer noch verpflichtet; Ann freute sich, das zu hören, denn sie hatte nicht gewusst, dass er sich immer noch verpflichtet fühlte.

Hank verstand, dass es wichtig für Ann war, ihre Probleme selbst zu lösen, und dass seine ungebetenen Ratschläge nur dazu dienten, sie an ihren Mangel an Kompetenz zu erinnern. Doch er hatte Schwierigkeiten damit, sich auf die Rolle des Zuhörers zu beschränken, da er ein so lösungsorientierter Mensch war. Folglich distanzierte er sich allmählich von seiner Frau. Beide waren sich einig, dass Ann in keiner Weise das Gefühl hatte, dass Hank sie brauchte.

Hanks und Anns Beziehung ist ein Beispiel für die unausgeglichenen Wertschätzungsmuster, die in Kapitel 10 erörtert werden. Ihres ist eine Mischform zwischen dem überfunktionierenden bzw. unterfunktionierenden Paar und dem symptombehafteten Ehemann. Wahrscheinlich haben sie mit dem Muster des Über- bzw. Unterfunktionierens begonnen und sich dann auf dasjenige des symptombehafteten Ehemanns zubewegt, als Ann depressiv wurde. Ihr Beispiel beleuchtet die Rolle der Scham bei diesen Mustern. Ann war in tiefer Scham versunken, nachdem ihre Möglichkeiten, ihren Selbstwert aufrechtzuerhalten, immer wieder konterkariert worden waren. Offensichtlich bringen andere Eheleute ähnliche Opfer, ohne dass es zu den gleichen Folgen kommt, es scheint also wahrscheinlich, dass Ann einige signifikante Schamskripts aus ihrem früheren Leben mit sich herumschleppte. Doch ein wesentlicher Faktor bei Anns Abgleiten in Scham und Depressionen war Hanks völlige Unfähigkeit, sich auf ihre Scham zu beziehen!

Zu Beginn ihrer Ehe funktionierte Ann recht gut und war glücklich, während Hank in dieser Zeit diverse Probleme hatte. Der Weg, den er fand, um mit seinen eigenen Quellen der Scham umzugehen, war die vollständige Vermeidung der Scham selbst sowie eine aggressive Ausrichtung mit dem Ziel, sämtliche potenziellen Schamquellen vorwegzunehmen und auszumerzen. Das funktionierte für ihn als Einzelnen gut, doch es zerstörte die zwischenmenschliche Brücke zwischen ihm und seiner Frau. Er war nicht in der Lage, sich auf ihre Scham zu beziehen (das hätte sich für ihn wahrscheinlich unerträglich angefühlt), und sie hatte schließlich das Gefühl, dass etwas mit ihr nicht stimmte. Damit Ann ihre Depressionen überwinden konnte, musste sie sich mit jemandem verbinden, der sich auf das beziehen konnte, was sie fühlte, damit es sich normalisieren konnte und es ihr so möglich wurde, ihre Schamskripts objektiver zu untersuchen.

Wenn sich ein Individuum mit den Quellen seiner Scham konfrontiert, dann kommt es der Aktivierung seiner Scham gefährlich nahe und ist folglich sehr verletzlich. Eine Person in diesem Zustand reagiert höchst sensibel auf jegliche affektive Indikatoren der Missbilligung anderer. Doch damit seine Selbstkonfrontation eine nachhaltige Wirkung entfalten kann, muss sie sich in Gegenwart eines anderen Menschen abspielen. Letztlich muss sie mit dem Partner stattfinden, wenn für das Paar eine vollständige Heilung von den verheerenden Auswirkungen des von Scham getriebenen Konflikts und seiner verletzenden Wirkung möglich sein soll.

Was die Partnerin tun kann, um diesen Prozess der Selbstkonfrontation zu erleichtern, ist, den zur Scham neigenden Partner zu akzeptieren, ohne ihn zu verurteilen. Die Partnerin muss eine ähnliche Haltung wie die der AA-Mitglieder vermitteln – nämlich, dass sie in Kontakt mit ihrer eigenen Fähigkeit zur Scham ist und weiß, dass keine Überlegenheit darin liegt, wenn sie selbst kein unmittelbares Problem mit Scham hat. Wichtiger ist, dass sie ihre Scham offen anerkennt, wenn diese auftritt, und bereit ist, sie zu untersuchen, genauso, wie es ihr Partner mit seiner Scham tut. Wenn einer der beiden Partner darauf beharrt, seine Scham zu verbergen, dann wird es für den anderen nicht sicher sein, sich auf eine Konfrontation mit sich selbst einzulassen.

Menschen mit heftigen Schamthemen sind außergewöhnlich stark auf die leisesten affektiven Botschaften der Missbilligung vonseiten ihrer Partner eingestimmt. Wenn sie zu erforschen versuchen, ob ihre Schamskripts gerechtfertigt sind, kann sich die Wahrnehmung von Missbilligung wie ein Schlag ins Gesicht anfühlen. Die meisten Paare werden von Zeit zu Zeit Missbilligung spüren, selbst wenn die Partner ihr Bestes tun, um nicht zu werten. Wenn dies geschieht, wird die emotionale Sicherheit zumindest temporär unterbrochen sein. Die

Herausforderung ist dann, sie wiederherzustellen, und der Weg dazu führt primär durch die Scham der Partner.

Wenn seine Scham ausgelöst wird, dann wird seine Reaktion wahrscheinlich die sein, ihre Scham ebenfalls zu aktivieren. Doch es könnte sein, dass sie durch die Aktivierung ihrer Scham nicht so stark getroffen ist und einigermaßen zu funktionieren scheint. Wenn dem so ist, dann wird dies sein Gefühl verstärken, dass er derjenige mit dem Problem ist und dass etwas mit ihm nicht stimmt. Es ist zu vermuten, dass sie auf die Reaktivierung ihrer Scham mit etwas wenig Hilfreichem aus Nathansons (1992) Kompass der Scham reagieren wird. Vielleicht distanziert sie sich oder wird defensiv, und das könnte seine verzerrte Wahrnehmung noch verstärken. So führt die Aktivierung seiner Scham (während er versucht, sich mit seiner Scham zu konfrontieren) häufig zu einem Verlust an emotionaler Sicherheit und der Auslösung von Scham bei beiden Partnern. Wenn die Partnerin jedoch bei ihrer eigenen Scham bleiben – sie erforschen und ihm offenbaren – kann, dann werden beide wahrscheinlich die bemerkenswerte Erfahrung machen, dass sie gemeinsam aus ihrer Scham herauskommen. Die zwischenmenschliche Brücke zwischen ihnen ist wiederhergestellt.

Selbstkonfrontation, Akzeptanz und Veränderung

Die Selbstkonfrontation eines Menschen – seine Scham zu erkennen und darüber in Gegenwart des Partners zu sprechen – kann den Griff des Schamaffekts lockern, wenn die affektive Reaktion des Partners akzeptierend ist. Wenn der sich offenbarende Partner dabei ist, sich zu konfrontieren, reagiert er gewöhnlich sehr sensibel auf jegliche Anzeichen von Missbilligung vonseiten des anderen Partners. Oft kann der Therapeut diese Sensibilität verringern, indem er beiden Partnern hilft, auf Klarheit hinsichtlich der Unterschiede zwischen Akzeptanz und Missbilligung zu achten. Die Missbilligung des Verhaltens eines Partners muss keine Missbilligung des Partners als Person sein. Die Partner müssen ihre Missbilligung bestimmter Verhaltensweisen von ihrer Akzeptanz der Person unterscheiden.

Ebenso wie Akzeptanz nicht das Gleiche wie Billigung ist, ist auch die Akzeptanz einer anderen Person kein Heilmittel für Scham (auch wenn manche Menschen nach dieser suchen, weil sie glauben, dass sie das ist). Die Akzeptanz einer anderen Person eliminiert weder die Scham eines Menschen, noch baut sie Stolzskripts auf, doch was sie tatsächlich bewirken kann, ist, Möglichkeiten dafür zu eröffnen, dass sich die Person mit sich selbst konfrontieren kann. Im Prozess der Selbstkonfrontation hat sie dann die Möglichkeit, sich ihre eigene Akzeptanz zu erarbeiten. Die Scham zu transformieren, bedeutet auch nicht, dass sie ausgelöscht wird; es könnte sein, dass sie lediglich verringert wird, und die betreffende Person muss vielleicht viele Male über sie sprechen, bevor sie eine Reduzierung bemerkt. Zudem wird der Prozess, eine offene Aussprache über die Quelle der Scham herbeizuführen, diese zwar bisweilen verkleinern, doch die Person wird noch andere Emotionen haben, vielleicht auch solche, die vorher nicht da waren.

Es gibt einen gravierenden Unterschied zwischen einem Partner, der Reue zum Ausdruck bringt, jedoch sein Verhalten gegenüber dem anderen Partner nicht ändert, und einem, der zeigt, dass er den Wunsch hat, sein Verhalten zu verbessern. Nur wenn der sich offenbarende Partner sein schambehaftetes Verhalten sowohl anerkennt als auch die Verantwortung für dessen Veränderung übernimmt, können sich beide Partner emotional sicher fühlen. Und wenn nicht beide Partner zeitweise die offenbarende Rolle übernehmen, dann kommt es wahrscheinlich zu einem Ungleichgewicht und die emotionale Sicherheit wird prekär bleiben.

Es hängt viel davon ab, ob ein Partner die *Entscheidung* trifft, die Quellen seiner Scham zu erforschen und zu offenbaren. Zum Reden gebracht zu werden, ist nicht das Gleiche wie die Entscheidung zu treffen, zu reden. In Forschungen zu Erwachsenen, die als Kinder Opfer von sexuellem Missbrauch wurden, zeigten Opfer, die sich nicht freiwillig dazu entschlossen hatten, ihren Missbrauch zu offenbaren, deutliche Anzeichen von Scham, während diejenigen, die sich selbst dafür entschieden hatten, größere Abscheu empfanden, wenn sie sich an den Missbrauch erinnerten.[152] Ganz eindeutig machte die Entscheidung, den Missbrauch zu offenbaren, einen großen Unterschied bei der Transformation der Scham. Und es ist interessant festzustellen, dass die Schamgefühle in Bezug auf einen selbst ersetzt wurden durch Gefühle des Abscheus hinsichtlich dessen, was der Täter ihnen angetan hatte.

Die wichtigste Anforderung an den Partner (um die Selbstkonfrontation des anderen zu erleichtern) ist, dass er in Kontakt mit seiner eigenen Schamfähigkeit ist. Zusammen halten beide Partner eine Atmosphäre der Selbstkonfrontation aufrecht. Das bedeutet, dass beide auf sich selbst und auf das fokussiert sind, was getan werden muss, statt auf das, was der Partner tun muss.

Eine gemeinsame Ausrichtung auf Selbstveränderung

Jeder mutige Akt der Veränderung [...] und jeder Veränderungsschritt erfordern eine Bewegung in Richtung »mehr Selbst« oder stärkerer Konzentration auf das eigene Selbst. [...] – wenn wir uns auf das eigene Selbst konzentrieren, müssen wir unsere unproduktiven Versuche, die andere Partei zu bessern oder zu verändern, aufgeben (denn das ist ohnehin nicht möglich) und die Energie, die wir auf diesen Versuch verwendet haben, in die Arbeit an uns selbst investieren.
Harriet Lerner (2001, S. 223)

Eine der gängigsten Interventionen in der Paartherapie ist, den Fokus auf »Ich-Aussagen« zu legen. Dies ist eine grundlegende Kommunikationsfertigkeit, bei der jeder Partner aufgefordert wird, über seine eigene Erfahrung zu sprechen und aufzuhören, Vermutungen anzustellen, Gedanken zu lesen, zu kritisieren oder sich anderweitig auf den anderen Partner zu fokussieren. »Du-Aussagen« beeinträchtigen gewöhnlich die emotionale Sicherheit und führen zu einer Abwehrhaltung beim anderen. Ein Partner kann, wenn man ihn darum bittet, wertvolle Beobachtungen und Einsichten beitragen, doch ungebetene und unerwünschte Beobachtungen fühlen sich schnell wie Kritik an.

Sich auf sich selbst zu fokussieren, ist eine einfache, aber dennoch tiefgreifende Intervention; sie ist besonders relevant, um eine Atmosphäre zu schaffen, in der sich Partner sicher konfrontieren können. Skripts eines Schlechten Selbst können nicht sicher untersucht und korrigiert werden, wenn das Individuum das Gefühl hat, ständig vom anderen Partner inspiziert zu werden. Liegt der Fokus auf der anderen Person, dann wird eine emotional unsichere Atmosphäre perpetuiert, liegt dagegen der Fokus auf den eigenen Erfahrungen, dann ist das für den anderen Partner befreiend. Dies geht mit dem Ziel einher, sich durch Scham zu verbinden.

Ein Beispiel für Selbstkonfrontation

Die Lösung aus der Fixierung auf andere hat jedoch nichts mit Schweigen, Distanz, Kontaktvermeidung oder einer Laisser-aller-Politik zu tun. Wenn wir es aufgeben, Experten für andere sein zu wollen, heißt das vielmehr, dass wir unserem eigenen Selbst näherkommen.
Harriet Lerner (2001, S. 225)

Bei Kurt und Sally, denen wir im ersten Kapitel begegnet sind, war die zweite Paartherapie, die sie machten, von wesentlich kürzerer Dauer.

Auch wenn sie diese in einem Zustand beträchtlichen Konflikts und Misstrauens begannen, blieben sie nicht sehr lange dabei. Unser anfängliches Ziel war es, ihre Beziehung zu stabilisieren und den Konflikt zu begrenzen. Sie stimmten mehreren Grenzen für ihre Interaktionen zu und sparten sich ihre größten Beschwerden auf, um sie in unseren Sitzungen zu besprechen. Bald begann jeder Partner Schwierigkeiten anzuerkennen, die er oder sie zu der Situation beitrug. Auch wenn diese Eingeständnisse als beidseitiges Entgegenkommen in der Beziehung angesehen werden könnten, ziehe ich es vor, ihre Rolle in der Beziehung jedes Partners zu sich selbst hervorzuheben. Sowohl Kurt als auch Sally erforschten und erkannten jeweils unangenehme Dinge über sich selbst; sie waren sich dieser Dinge an sich selbst entweder nicht bewusst gewesen oder hatten deren Bedeutung für die Beziehung außer Acht gelassen. Viele dieser Enthüllungen betrafen Themen, über die sie etwas im Rahmen unserer früheren Therapie gelernt hatten, die sie jedoch dann ignorierten, als sich ihre Beziehung wieder zu verschlechtern begann.

Sally sprach über die Wurzeln ihrer Schwierigkeiten mit dem Selbstwert und dass sie eine sichtbare Reaktion von anderen brauche, um sich zu vergewissern, dass es ihr gut ging. Sie beschrieb ihre Interaktionen mit ihrer kritischen Mutter, einer Frau, die nie zufrieden mit dem war, was Sally tat. Es war einfach nie genug. Kurt hatte ebenfalls Schwierigkeiten in diesem Bereich; er hatte schon vor Langem gelernt, seinen Wert zu beweisen, indem er anderen etwas vorspielte. Das machte ihn besonders verletzlich für Sallys massive Kritik. Diese war meistens eine Reaktion auf eine Bindungsbedrohung. Wenn Kurt zu Hause zu viel Missbilligung spürte, beschäftigte er sich noch stärker mit seiner Arbeit und anderen Aktivitäten außerhalb des Zuhauses. Das verunsicherte Sally hinsichtlich ihrer Bindung und schürte ihre Bindungssorgen, besonders die Beziehungskomponente ihrer Wertschätzungsgefühle (d. h., dass sie die Beziehung möglicherweise nicht verdiente).

In der Sitzung hatten sich beide über die Beschaffenheit des Musters geeinigt, in dem sie gefangen waren, und sie schlossen ein Bündnis, um es zu überwinden. Im Verlaufe dieser Arbeit gab es mehrere Fälle von Selbstkonfrontation auf beiden Seiten. Je mehr jeder von ihnen seine Schamquellen erforschte und anerkannte, umso sicherer wurde die Beziehung. Hier ist eine Beschreibung eines Teils der Arbeit, in dem es unter anderem um die Selbstkonfrontation jedes Partners ging.

Sally sprach über ihr Bedürfnis, perfekt zu sein, was darauf zurückging, dass sie eine perfekte Studentin in der Highschool sein wollte. Sie hatte Schwierigkeiten, sich zu entspannen, weil sie das Gefühl hatte, dass es immer etwas gab, was sie tun sollte. Folglich war einer der häufigsten Kritikpunkte gegenüber Kurt, dass er fernsah, wenn er mit den Kindern zusammen war, statt sich ausschließlich auf sie zu konzentrieren. Sally bestätigte, dass sie sich schuldig fühlte, wenn sie nicht ständig etwas Produktives tat. Sie hatte das Gefühl, ihre Mutter sei nicht besonders kritisch gewesen, als Sally aufwuchs, doch aus irgendeinem Grund stand sie Sallys Mutterrolle extrem kritisch gegenüber, als diese Kinder bekam (genauso, wie es Sally häufig bei Kurt tat). Sally beschrieb dann, dass sie sich immer nach mehr Aufmerksamkeit gesehnt hatte, als sie in ihrer Großfamilie bekam, und sie erkannte an, dass sie dieses Bedürfnis in ihre Beziehung mit Kurt mitbrachte. Auch wenn sich Sally dessen zu einem großen Teil bewusst war, sagte sie, dass sie erkenne, dass sie Kurts sanftes Wesen ausnutzte, indem sie die Art von Kritik an ihn richtete, die sie sonst nur sich selbst vorbehielt.

Kurt ging ausführlicher auf seinen Hintergrund ein, als er es in der ersten Paartherapie getan hatte. Seine Eltern waren Immigranten und Kurt beschrieb, wie schwierig es für ihn gewesen war, in einem amerikanischen Umfeld aufzuwachsen. Er wurde von den anderen Kindern gehänselt, weil er anders war. Sie griffen seine Volkszugehörigkeit an, sein Aussehen und seine Verwendung der englischen Sprache. Er berichtete, dass er sich in diesen Jahren sehr unzulänglich fühlte und lernte, sich zurückzuhalten. Er offenbarte in der Sitzung Gefühle von Traurigkeit, die Sallys Mitgefühl auslösten. Als er erwachsen wurde, erlebte er Erfolge in seiner Branche und konnte seine Sichtweise von sich selbst als unzulänglich ablegen. Doch er erkannte an, dass er insgeheim sehr sensibel für Kritik war; er verschleierte es einfach und tat so, als würde ihn nichts ärgern. Sallys Kritik war am schlimmsten, und Kurt räumte ein, dass seine Reaktion darin bestand, sich von ihr zurückzuziehen, genauso, wie er es als Kind getan hatte. Das veranlasste Sally dazu, über die Wirkung zu sprechen, die sein Rückzug auf sie hatte, und Kurt schwor, sich nicht mehr zurückzuziehen und stattdessen darüber zu reden, was er empfand, wenn er sich kritisiert fühlte.

Auch wenn der Inhalt der Selbstkonfrontation in diesem Beispiel schamgeprägtes Material beinhaltet, fand nie eine Diskussion über die Scham per se statt. Manchmal enthält die Selbstkonfrontation Material, das explizit als Scham bezeichnet werden kann; zu anderen Zeiten kommt das Thema Scham gar nicht auf. Ein Großteil der Diskussion oben könnte als Arbeit mit der Ursprungsfamilie bezeichnet werden oder als Auflösung von Übertragungsthemen. Doch aus der Perspektive der emotionalen Sicherheit ist derjenige Teil, der zu Veränderung führt, der, dass sich jeder Partner selbst objektiv betrachtet und etwas Unangenehmes erkennt, das er zuvor verleugnet oder bagatellisiert hat. Dann vermag er zu sehen, wie er diese Themen in die Beziehung hineinbringt und den anderen Partner beeinflusst.

Auch wenn Paare häufig versuchen, einander dazu zu bringen, solche Dinge über sich selbst zu sehen, sind ihre Bemühungen selten erfolgreich, wenn es der Beziehung an emotionaler Sicherheit mangelt. Deswegen muss das Sichvertiefen in die Quellen der eigenen Scham im Wesentlichen eine Konfrontation mit sich selbst sein. Eine Person sieht und handelt im Allgemeinen nur auf der Basis einer schmerzlichen Einsicht in ihre Scham, wenn diese das Ergebnis einer persönlichen Entscheidung ist, sich selbst genau zu prüfen. Es funktioniert einfach nicht, wenn die Person das Gefühl hat, diese Entscheidung sei ihr von ihrem Partner aufgezwungen worden.

Die notwendige Begegnung mit dem Verabscheuungswürdigen

Diskussionen, die Selbstkonfrontation beinhalten, finden im Allgemeinen dann statt, wenn sich beide Partner in der sicheren Zone befinden und jeder von ihnen zuhören kann, ohne zu werten. Irgendein Aspekt der Diskussion könnte jedoch immer noch die Scham eines Partners oder seine misstrauische Sicht des anderen triggern. Wenn sie sich zum Beispiel mit sich selbst konfrontiert und etwas sagt, das seine Scham aktiviert und ihn dazu veranlasst, sich unsicher zu fühlen, dann wird seine anschließende Reaktion wahrscheinlich ihre Scham und auch Gefühle von Unsicherheit auslösen. Wenn das geschieht, müssen die Partner vielleicht solange ihre Selbstkonfrontation aussetzen, bis sie die Verletzung aufgelöst haben, die im Laufe der Diskussion entstanden ist. Doch ironischerweise können beide bei der Auflösung der Verletzung häufig die größten Fortschritte machen, indem sie ihre positiven Sichtweisen voneinander bekräftigen. Wenn während einer Interaktion Scham oder Misstrauen auftreten und das Paar sich gemeinsam mit ihnen konfrontiert, dann können wichtige Schritte auf dem Weg zu Heilung und Wachstum getan werden.

Vorurteilsfrei angenommen zu werden, ist offensichtlich ein Schlüssel für Nähe in Beziehungen, doch ein zur Scham neigender Partner könnte Schwierigkeiten haben, der Nähe vollkommen zu vertrauen. Er hat möglicherweise nicht das Gefühl, dass sie wirklich sein wahres Selbst gesehen hat, also könnte sich ihre Akzeptanz für ihn oberflächlich anfühlen – nicht, weil sie sie an Bedingungen geknüpft hat, sondern weil er weiß, dass sie seine am wenigsten wünschenswerten Teile nicht wirklich gesehen hat. *Ironischerweise hat er vielleicht so lange nicht das Gefühl, dass sie wirklich seine schändlichsten Anteile (seinen Schatten) gesehen hat, bis er sie mit einer Variante des Misstrauensaffekts reagieren sieht.* Nur dann weiß er sicher, dass sie gesehen hat, was er in sich selbst sieht. Wenn sie mit einer affektiven Rückmeldung reagiert, die ihn davon überzeugt, dass sie seinen Schatten sieht, und *trotzdem ihr positives Bild von ihm aufrechterhält,* dann hat er die Möglichkeit, sich gesehen und angenommen zu fühlen. Das ist die Grundlage der zwischenmenschlichen Heilung von Scham.[153]

Aus diesem Grund kann ein Individuum Scham nicht in Isolation überwinden. Die zur Scham neigende Person kann ihre schlimmsten Sichtweisen von sich verändern, wenn sie das Gefühl hat, dass der andere wirklich die Person in seinen Schamskripts sieht (sein Schlechtes Selbst) und trotzdem den guten Menschen in seinen Stolzskripts (sein Gutes Selbst) nicht aus den Augen verliert. Der Partner, der die Scham erlebt, ist nicht in der Lage, an seiner Sichtweise eines Guten Selbst festzuhalten, wenn er unter dem Einfluss des Schamaffekts steht, doch seine Fähigkeit wächst, wenn er das positive Bild sieht, das der andere von ihm hat, und wenn dieses bei ihm Widerhall findet. Wenn sie zeigt, dass sie beide Seiten von ihm sieht (sein Gutes und sein Schlechtes Selbst), dann kann er es wagen, seine positiven Seiten ebenso zu sehen, wie er sich der negativen bewusst ist.[154]

Die Offenbarung der Scham des schamgeprägten Partners (die sich häufig wie die Aufdeckung des wahren Selbst anfühlt) geht normalerweise mit sehr viel Not einher. Er hat vielleicht nicht das Gefühl, dass seine Scham wirklich gesehen worden ist, wenn seine Partnerin nicht mit einer Form von negativer affektiver Gestimmtheit reagiert. An diesem Punkt entsteht Verletzung und eine Störung in der Liebesbindung. Doch im Zuge der Reparatur dieser Störung kann sich sein Selbstbild schließlich verbessern.[155]

Wenn er sagen kann, dass sie seine beschämenden Aspekte wirklich sieht und trotzdem die Verbindung nicht durchtrennt; wenn sie sagen kann, dass er ihre beschämenden Aspekte wirklich sieht und dennoch die Verbindung nicht durchtrennt; wenn beide ihre jeweiligen Reaktionen auf ihre beschämenden Aspekte in sich aufnehmen und trotzdem verbunden bleiben können, dann geschieht Heilung, und es kann für jeden Partner zu einer tiefgreifenden Veränderung im Erleben seiner Scham kommen.

Der Begriff *Affektregulierung* wird häufig für die Fähigkeit verwendet, mit emotionalen Belastungen umzugehen, insbesondere die Fähigkeit, trotz des Vorhandenseins von negativem Affekt weiterhin konstruktiv mit einer anderen Person verbunden zu bleiben (McDonough, Carlson a. Cooper 1994). Beim Erlernen des Umgangs mit einem starken negativen Affekt wie der Scham ist es entscheidend, dass man in der Lage ist, eng mit der anderen Person verbunden zu bleiben. Paare, die es mit Scham zu tun haben, brechen häufig diese zwischenmenschliche Brücke ab und schaffen dadurch zusätzliche Probleme im Bindungsbereich. In den nächsten beiden Kapiteln werden wir untersuchen, wie man diese Brücke aufrechterhalten und sie reparieren kann, wenn sie gestört ist.

15 Bindungssicherheit aufrechterhalten

Es gibt zwei Quellen von Bindungsbedrohungen. Eine ist ein Verhalten, das die Sicherheit der Beziehung ganz offen bedroht. Das kann alles von einer Affäre bis hin zur verbalen Androhung von Scheidung sein oder der Annahme eines Stellenangebots, das zur Folge hat, dass man länger voneinander getrennt sein wird. Die andere Quelle ist die, dass der eine Partner eine Verringerung bei den positiven Affekten des anderen wahrnimmt. Das kann alles sein, von zu wenig anrufen und ein Chaos hinterlassen, das der Partner dann beseitigen sollte, bis hin dazu, nicht zu merken, wann der Partner oder die Partnerin eine Umarmung braucht. Dem Mangel an positiven Affekten geht gewöhnlich die offenere Bedrohung voraus, und diese ist daher ein Thema in praktisch allen Fällen, in denen es zu einer Bindungsbedrohung kommt. Offene Drohungen rufen häufig eine Bindungsverletzung hervor, wie es zum Beispiel seine Überzeugung darstellt, dass er ihr nicht länger wichtig ist oder dass sie nicht in der Lage gewesen wäre, das zu tun, was sie getan hat (oder nicht getan hat, wenn etwas nötig war). Den Glauben wiederzuerlangen, dass der andere Partner einen mag (eine notwendige Komponente des Vertrauens), erfordert eine zusätzliche Dimension der Heilung. Wir werden die Heilung von Bindungsverletzungen im nächsten Kapitel ansprechen.

In diesem Kapitel werden wir uns auf die Verhaltensweisen und affektiven Botschaften konzentrieren, die eine sichere Bindung unterstützen. Wenn die Bindungssicherheit bedroht ist, dann sind diese ein notwendiger Bestandteil, um Sicherheit wiederzuerlangen. Es gibt eine Reihe von Verhaltensweisen, die dazu dienen, eine sichere Bindung aufrechtzuerhalten. Wenn diese allmählich aus der Beziehung verschwinden, dann kann ein Partner eine Bindungsbedrohung erfahren.

15.1 Die positive Bindung stärken

Eine sichere Bindung gründet sich auf die positiven Affekte von Interesse-Aufregung und Genuss-Freude. Jeder Partner muss sehen, dass er und die Beziehung zumindest zeitweilig Quellen dieser Affekte für den anderen Partner sind. Die positiven Affekte akkumulieren in den Emotionen, welche die Bindung jedes Partners an den anderen repräsentieren. Sind diese Emotionen eindeutig vorhanden, dann fühlen sich Partner sicher und emotional aufgehoben, zumindest im Bindungsbereich. Wahrnehmungen der Bindung eines Partners beruhen jedoch nicht allein auf seinem emotionalen Ausdruck; Partner nehmen das Vorhandensein jener Bindungsemotionen in einer Reihe von Verhaltensweisen wahr, die ausnahmslos durch die in diesen Emotionen versammelten Affekte motiviert sind. Das Modell der emotionalen Sicherheit teilt dieses Bindungsverhalten in drei Kategorien auf: *Einstimmung* – Verhaltensweisen, die für die Einstimmung des einen Partners auf die Gefühle und Bedürfnisse des anderen stehen, *positive Affekte* – Verhaltensweisen, die für das Interesse des einen Partners und die Freude an dem anderen und der Beziehung stehen, sowie *Verlässlichkeit und Engagement* – Verhaltensweisen, die für das Engagement eines Partners stehen, die Beziehung existenzfähig zu halten und das Leben des anderen angenehm und handhabbar zu machen.

15.2 Kategorie A: Einstimmungsverhalten

Die Säuglingsforschung legt nahe, dass die Modulation des Säuglingsaffekts durch eine eingestimmte und auf ihn eingehende Mutter die wesentliche Vorbedingung für eine sichere Bindung ist.
Jeremy Holmes (1996, S. 55)

Eingestimmt zu sein, beruht auf affektiver Resonanz, die allen engen Beziehungen zugrunde liegt. Das beste Beispiel dafür ist das in Kapitel 3 verwendete – die Einstimmung einer Mutter auf ihr Kind. Bisweilen wirkt die Mutter, als habe sie telepathische Fähigkeiten, da sie zu wissen scheint, was das Kind braucht oder fühlt, sogar noch bevor etwas ausgedrückt worden ist. Dies ist jedoch nichts wirklich Übernatürliches. Es ist hauptsächlich eine Sache der *Vertrautheit* (das Kind wirklich gut zu kennen) und des *Interesses* bzw. der *Orientierung* (an die Bedürfnisse und Gefühle des Kindes zu denken, selbst wenn sie nicht ausgedrückt werden).

Eine gut eingestimmte Mutter kennt die Rhythmen im Leben ihres Kindes. Sie weiß, wann es Phasen hoher Energie hat und wann es erschöpft ist. Sie weiß, wann sie solche Veränderungen erwarten kann, und erkennt diese schnell, wenn sie sie sieht. Sie kennt die Grundstimmung ihres Kindes, seine Energiereserven, seine Interessen und seine

Ängste. So kann die Mutter, selbst ohne dass sie die spezifische Laune des Kindes an einem bestimmten Tag kennt, häufig vorhersagen, was schwierig sein und was für das Kind gut laufen wird.

Fügen Sie diesem hohen Maß an Vertrautheit noch ein großes Interesse am Wohlergehen des Kindes hinzu und Sie haben eine Mutter, die sehr viel Energie darauf verwendet, über die Bedürfnisse und Gefühle ihres Kindes nachzudenken und sie vorwegzunehmen. Wenn eine Mutter auf dieser Ebene funktioniert, dann ist sie in der Lage, eine Umgebung bereitzustellen, die minimale Frustrationen und maximale Entwicklungsmöglichkeiten für das Kind beinhaltet.[156]

Einstimmung des Partners

Genau wie eine gut eingestimmte Mutter weiß ein gut eingestimmter Partner, wie es dem anderen geht, und er kann häufig ableiten, was dieser braucht. Das gibt dem umsorgten Partner ein warmes, sicheres Gefühl. Doch wenn es an Einstimmung mangelt, dann kann es sein, dass er sich nicht gesehen fühlt oder das Gefühl hat, für den nicht eingestimmten Partner unwichtig zu sein.

Meiner Erfahrung nach ist mangelnde Einstimmung die häufigste Beschwerde, die Frauen über ihre männlichen Partner vorbringen. Wenn ein Ehemann eine Entscheidung trifft, ohne seine Frau zu fragen – oder noch schlimmer, wenn die Art der Entscheidung zeigt, dass er die Folgen für ihre Bedürfnisse und Gefühle nicht in Betracht gezogen hat, – dann erlebt die Frau dies als mangelnde Einstimmung. Ich habe versucht, eine Stereotypisierung der Geschlechter in diesem Buch zu vermeiden, doch es ist eine Tatsache, dass Männer in der Regel härter daran arbeiten müssen, sich einzustimmen.[157] Frauen neigen dazu, stärker auf die emotionalen Zustände anderer eingestimmt zu sein, insbesondere jener Zustände, die auf Traurigkeit, Bedürfnisse und dergleichen hinweisen.[158] Es ist möglich, dass der weibliche Hang zur Einstimmung auf einem genetischen Unterschied zwischen Mann und Frau beruht, doch es erscheint ebenso wahrscheinlich, dass ihr Rollentraining ein Faktor ist. Sehen Sie sich das Spiel kleiner Mädchen an, wenn sie so tun, als seien sie Mütter; häufig üben sie, ihre Babys zu hören und zu wissen, was gebraucht wird.

Effektiv kommunizieren

Die Fähigkeit der Partner, effektiv zu kommunizieren, ist Bestandteil der Einstimmung. Viele Schwierigkeiten lassen sich unter dem Stichwort »Kommunikationsprobleme« zusammenfassen, insbesondere Wertschätzungsangriffe, welche die Form despektierlicher Botschaften annehmen. Folglich ist respektvolle Kommunikation ein Element emotionaler Sicherheit im Wertschätzungsbereich. Doch ich möchte hier die Rolle effektiver Kommunikation im Bereich Bindung hervorheben, besonders als Bestandteil der Einstimmung, weil es in einer intimen Beziehung nur dann zu wirklich effektiver Kommunikation kommt, wenn die Partner aufeinander eingestimmt sind. Es geht dabei nicht darum, Ich-Aussagen zu verwenden und die Worte des anderen zu umschreiben – das sind Techniken, um Störungen in der Kommunikation zu überwinden.

Effektive Kommunikation bedeutet, dass die Partner einander verstehen. Partner, die gut aufeinander eingestimmt sind, können oft unendlich viel in nur wenigen Worten, ja sogar einem Blick kommunizieren. Vielleicht stimmen sie nicht immer überein, doch sie wissen, *wann* sie nicht übereinstimmen und *worüber* sie nicht übereinstimmen.

Zugänglichkeit

Partner beschreiben das Gefühl der Verbundenheit häufig so, dass sie miteinander »sie selbst« sein können. Es ist eine befreiende Erfahrung, wenn beide Menschen in einer Beziehung vollständig und authentisch sie selbst sind. Wenn keiner von beiden wichtige Teile seiner selbst aus der Verbindung heraushält, dann fühlt sich jeder verbunden und lebendiger. Die Theoretiker im Stone Center sagen, je stärker Menschen mit anderen verbunden sind, umso mehr werden sie zu sich selbst.

Unsere Kultur tendiert dazu, Menschen zu ermutigen, bestimmte Aspekte von sich selbst als inakzeptabel anzusehen. Diese inakzeptablen Teile zu offenbaren, kann Scham auslösen, doch sie zu verbergen, führt zu Isolation und Einsamkeit.[159] Viele Menschen werden so geschickt darin, bestimmte Gefühle zu verbergen, dass sie es selbst nicht merken, wenn sie diese Gefühle erfahren. Sie blockieren ihr Bewusstsein gegenüber inakzeptablen Gefühlszuständen, indem sie sie entweder vollständig ignorieren oder sie in ein anderes Gefühl umwandeln, das sie als akzeptabler ansehen. So werden oft prägende Teile des emotionalen Lebens eines Menschen abgetrennt und unzugänglich, sogar für das Individuum selbst.[160]

Partner können aufgrund des Ausmaßes an Zugänglichkeit in hohem Maße aufeinander eingestimmt sein. Sie erlauben einander,

Teile von sich zu sehen, die sie normalerweise vor der Öffentlichkeit verbergen. Wenn ein Partner anfängt, Teile von sich zu verstecken, dann wird der andere wahrscheinlich eine Bindungsbedrohung wahrnehmen.

Störungen bei der Einstimmung

Schwierigkeit bereitet auch die Tatsache, dass eine Mutter zwar physisch anwesend, »emotional« jedoch abwesend sein kann.
John Bowlby (2006b, S. 36)

Sobald ein Mensch das Gefühl bekommt, dass sein Partner nicht auf ihn eingestimmt ist, reagiert er unter Umständen schneller auf scheinbar unwichtige Offenbarungen. Vielleicht regt er sich darüber auf, dass sie mit seinen Dingen nicht so umgeht, wie es ihm gefällt, oder dass sie ihn nicht in Ruhe lässt, wenn er müde ist. Er hat das Gefühl, dass sie ihn und seine Bedürfnisse nicht berücksichtigt, und beschwert sich vielleicht, dass sie seine Gefühle falsch interpretiert und seine Traurigkeit mit Wut verwechselt. Diese Art von Ausblendungen ist gewöhnlich eine Folge der Intensivierung der empathischen Abschirmung als Teil ihres Rückzugs oder ihrer Distanziertheit. Doch einige Partner haben Schwierigkeiten mit der Einstimmung, da sie emotional blockiert sind.

Jeder, bei dem dies der Fall ist, wird Probleme haben, sich auf die Emotionen anderer einzuschwingen. Eine Faustregel lautet, dass emotional blockierte Menschen die größten Schwierigkeiten haben, sich auf die Menschen einzustimmen, die genau diejenigen Emotionen erleben, zu denen das blockierte Individuum selbst keinen Zugang hat. Viele Männer haben zum Beispiel Schwierigkeiten, sich auf verletzliche Gefühle bei ihren Partnerinnen einzustimmen, während viele Frauen möglicherweise Probleme damit haben, sich auf aggressive Gefühle bei ihren Partnern einzustellen. Wenn das Hindernis eine emotionale Blockade ist, dann gehören dazu Schwierigkeiten des Individuums mit bestimmten Emotionen in sich selbst. Doch wenn das Hindernis Rückzug oder Distanziertheit ist, dann stellt die Tatsache, dass die Einstimmung nicht mehr funktioniert, eine Reaktion auf eine wahrgenommene Wertschätzungs- oder Bindungsbedrohung dar.

Ihre Wiederherstellung ist häufig ein konkretes Ziel in der Paartherapie. Manchmal ist es hilfreich, den Partnern eine Check-in-Aufgabe zu stellen, um ihnen zu helfen, eine sichere Struktur für zu Hause zu haben. Auf diese Weise können sie etwas über die Gefühle des anderen lernen.[161] Im Verlauf der Therapiesitzung könnte der Therapeut einen Partner fragen, was der andere wohl fühle, wenn ein Affekt gezeigt werde, insbesondere, wenn es sich um einen Affekt handelte, der unbemerkt bliebe oder missverstanden werden könnte. Das gibt Partnern die Möglichkeit, ihre gegenseitigen Annahmen zu korrigieren (natürlich ist es wichtig, dies auf eine nicht beschämende Weise zu tun). Wie das Beispiel des Bemutterns zeigt, erfordert eine gute Einstimmung ein hohes Maß an Vertrautheit mit dem Leben des Partners. Viele Partner (gewöhnlich Männer) haben die unrealistische Erwartung, dass sie intime Beziehungen mit ihren Ehegattinnen und Kindern aufrechterhalten können, ohne viel Zeit miteinander zu verbringen. Dann verstehen sie nicht, warum plötzlich Probleme entstehen.

Einstimmung ist kein statisches Phänomen; sie ist im Einklang mit dem Lebensrhythmus von Menschen mal stärker und mal schwächer. Wenn Partner darüber sprechen, dass sie sich verbunden fühlen, dann beziehen sie sich gewöhnlich auf das Gefühl, aufeinander eingestimmt zu sein. Häufig ist jedoch ein Partner stärker eingestimmt als der andere, und normalerweise ist es der besser eingestimmte Partner, der stärkere Gefühle von Getrenntheit beschreiben wird.[162] John Gottman (1999) beschreibt das Phänomen der »Zuwendung zu« einem Partner, das bedeutet, dass man eine Empfänglichkeit gegenüber der anderen Person und ein Interesse an ihr zeigt. Der weniger eingestimmte Partner muss sich dem anderen zuwenden und nach Möglichkeiten suchen, sich zu verbinden und dessen Gefühle und Bedürfnisse wiederzuentdecken.

15.3 Kategorie B: Positives Affektverhalten

Ein Alternativmodell, das der Sicht der Bindungstheorie entspricht, beinhaltet, dass Beziehungsprobleme durch das Fehlen von selbstoffenbarenden und offen kommunikativen Interaktionen entstehen.
Susan Johnson (2009, S. 45)

Im Laufe dieses Buches habe ich argumentiert, dass die primäre Quelle von Bindungsbedrohungen der Mangel an *positiven Bindungsverhaltensweisen* ist. Zweifellos gibt es offene Bedrohungen für die Bindung – eine Affäre, die Drohung, sich zu trennen, das Versäumnis, während einer Krise Unterstützung zu geben, – doch diese offenkundigen Ereignisse treten erst dann ein, wenn bereits eine Erosion der Bindung stattgefunden hat. Und diese Abnutzung wird anhand einer Verringerung der positiven Verhaltensweisen deutlich, die einem Menschen sagen, dass sein Partner gebunden ist. Da eine solche wesentlich schwerer zu lokalisieren ist als gänzlich negatives Verhalten, kann die allmähliche Entwicklung einer Bindungsbedrohung schwer zu formulieren und schwer nachzuweisen sein. Ein Partner, der immer wieder Bestätigung beim anderen Partner sucht, wird häufig als unsicher oder neurotisch abgetan, und die Dinge, auf die er reagiert, sind nicht einfach zu bestimmen und leicht wegzudiskutieren.

Das Modell der emotionalen Sicherheit erkennt an, dass der unsichere Partner auf seine Wahrnehmung einer Bindungsbedrohung reagiert. Wenn es keine offene Bedrohung gibt, reagiert er vielleicht auf etwas, das *nicht* passiert und das ihn in eine Lage bringt, in der er herausgefordert sein kann, seine Gefühle zu rechtfertigen. Der andere Partner kann Schwierigkeiten haben, die Berechtigung der Sorge des unsicheren Partners anzuerkennen, wenn alles, was dieser artikulieren kann, darin besteht, aufzuführen, dass weniger von den Dingen vorhanden zu sein scheint, die anzeigen, dass alles in Ordnung ist.

Das ES-Modell behandelt die Gefühle eines Partners in Bezug auf eine Bindungsbedrohung als legitim. Auch wenn er einige Dinge verzerren mag, reagiert er gewöhnlich auf etwas Reales, das gerade in der Beziehung passiert (oder nicht länger passiert). Was noch wichtiger ist, die Bedrohung ist real für ihn und spielt eine zentrale Rolle dabei, seine Haltung in der Beziehung zu bestimmen.

Die Verhaltensweisen, die einem Menschen sagen, dass der Partner gebunden ist, spielen sich in den drei Kategorien ab, die in diesem Kapitel erörtert werden – Einstimmung, positive Affekte und Verlässlichkeit-Engagement. Eine verringerte Einstimmung ist eine häufige Quelle für Konflikte, und Versäumnisse im Bereich Verlässlichkeit-Engagement nehmen oft die Form offener Bindungsbedrohungen an. Doch sehr häufig wird die subtile Entwicklung einer Bindungsbedrohung zuerst im Bereich positiver Affekte wahrgenommen, wo sie am schwersten zu ermitteln oder zu beweisen ist.

Bei diesem positiven Affektverhalten gibt es ein natürliches Auf und Ab; es variiert je nachdem, wie belastet und beschäftigt Menschen sind. Wenn ein Partner anfängt, Sorge in diesem Bereich auszudrücken, bagatellisiert der andere normalerweise seinen Mangel an Aufmerksamkeit, indem er erklärt, er sei wegen anderer Anforderungen gestresst und besorgt. Doch der wirkliche Maßstab für die Reaktion des anderen Partners ist, ob er auf den Ausdruck der Sorge vonseiten seines Partners mit dem Bemühen reagiert, sein positives Affektverhalten zu intensivieren. Wenn er dies tut, dann verblasst die Wahrnehmung einer Affektbedrohung gewöhnlich und das Paar kehrt in die sichere Zone zurück.[163] Tut er es nicht, dann lässt die Wahrnehmung einer Bindungsbedrohung beim unsicheren Partner nicht nach, und es ist zu befürchten, dass es zu weiteren Problemen kommen wird.

Manchmal können sich Einstimmung und Verlässlichkeit-Engagement wie Arbeit anfühlen. Sie werden von positiven Affekten getragen, doch häufig beinhalten sie Handlungsweisen, die nicht in sich lohnend sind. Stattdessen zeigt der Partner dieses Verhalten, weil ihm die Beziehung wichtig ist – daher ist die Erfahrung von Interesse oder Freude bestenfalls indirekt. Im Gegensatz zu Einstimmung und Verlässlichkeit-Engagement bezieht sich die Kategorie der positiven Affekte auf Verhaltensweisen, die unmittelbarer und offensichtlicher lohnend sind; dies sind die Aktivitäten, die Partnern helfen, sich daran zu erinnern, warum sie es schätzen, in der Beziehung zu sein. So gibt es also Verhaltensweisen, die eine scheiternde Beziehung schnell wiederbeleben können – solange die Partner sich sicher genug fühlen, sie anzuwenden. Paartherapeuten haben viele Techniken und Hausaufgaben entwickelt, die Handlungen beschreiben, die positive Affekte erkennen lassen und weiterentwickeln, Dinge wie: Geschenke machen, Tage der Fürsorge, positiver Austausch und laut zusammen lesen.[164] Die Verhaltensweisen, die für positive Affekte stehen, beruhigen die in Bezug auf die Bindungsbedrohung bestehenden Angstgefühle.

Gemeinsame Zeit und gemeinsame Aktivitäten

Vielleicht ist die zentralste aller positiven Affekt-Verhaltensweisen in einer Bindungsbeziehung unter Erwachsenen der einfache Akt, Dinge gemeinsam zu tun.[165] An diesem Punkt haben die meisten Beziehungen angefangen. Partner bringen ihr Gefühl des Verlustes in diesem Bereich von Bindung zum Ausdruck, indem sie sich beklagen, dass sie keinen Spaß mehr zusammen haben. Wie es in allen Gefilden positiven Affekts der Fall ist, durchlaufen Paare Phasen, in denen sie weniger gemeinsame Zeit haben und weniger zusammen unternehmen. Das ist kein Problem, solange sie in der Lage sind, ihre gemeinsamen Aktivitäten wiederaufzunehmen. Doch viele Paare bekommen in diesem Bereich Schwierigkeiten aufgrund dessen, was sie typischerweise als »sich auseinanderleben« bezeichnen; es bedeutet, dass sie nicht länger dieselben Interessen teilen. Sich auseinanderzuleben ist in einigen Fällen ein reales Problem, wie etwa bei Paaren, die in einer frühen Phase ihrer Entwicklung zusammenkommen und buchstäblich in verschiedene Richtungen wachsen. Doch weitaus häufiger leben sich Partner auseinander, weil es ihnen nicht gelingt, andere Bindungs- oder Wertschätzungsbedrohungen in der Beziehung anzugehen.

Einige Partner verlieren ihre gemeinsamen Interessen, weil sie nicht auf die unvermeidlichen Veränderungen vorbereitet sind, die den Prozess der Reifung begleiten. Die Ansprüche ihrer Kinder, Hypotheken und Veränderungen in der physischen Leistungsfähigkeit zwingen die meisten Paare, ihre gemeinsamen Aktivitäten so weiterzuentwickeln, dass sie neuen Anforderungen und Fähigkeiten gerecht werden. Wenn ein Partner sich nicht auf solche Änderungen einlassen kann, dann entsteht daraus eine ernsthafte Bindungsbedrohung. Wenn er zum Beispiel nicht bereit ist, freitags abends aufs Feiern zu verzichten und stattdessen mehr Zeit dafür zu investieren, dass beide zusammen Geburtstagsfeiern für die Kinder ausrichten (oder zusammen einkaufen gehen oder zusammen kochen oder zusammen am gemeinsamen Haus arbeiten oder irgendetwas tun, das mit »zusammen« bzw. »gemeinsam« endet), dann wird sie sich wahrscheinlich darüber beklagen, dass sie nichts gemeinsam machen. Von seinem Standpunkt aus macht er nur allzu gerne weiter die Dinge, die sie in der Vergangenheit immer gerne gemacht haben, also wird er sich vielleicht beschweren, dass man mit ihr keinen Spaß mehr haben kann.

Wenn gemeinsame Aktivitäten wegen mangelnder Anpassung an den Reifungsprozess abgenommen haben, dann hilft es manchmal, die Partner mit den Realitäten von Veränderung zu konfrontieren und sie herauszufordern, mit einigen neuen gemeinsamen Aktivitäten zu experimentieren. Eine mangelnde Anpassung kann jedoch auch tiefere individuelle Probleme bei mindestens einem Partner anzeigen, was die Notwendigkeit für eine intensive Einzelbetreuung nahelegt. Der häufigere Grund, warum es bei Paaren zu einem Nachlassen gemeinsamer Aktivitäten kommt, sind jedoch Wertschätzungs- oder Bindungsbedrohungen in der Beziehung. Dann wird die Therapie diese Bedrohungen angehen und das Paar kann ermuntert werden, seine Arbeit an der Beziehung von seiner Freude an gemeinsamen Aktivitäten zu trennen. Wenn dies auf sichere Weise getan werden kann (d. h., wenn das Paar nicht zu konfliktbeladen ist), dann könnte der Therapeut das Paar ermutigen, zusammen auszugehen und sich nach der Regel zu richten, dass sie sich darauf konzentrieren, Spaß zu haben, und es unterlassen sollen, in dieser Zeit über ihre Beziehung zu sprechen. Wenn das Paar zu distanziert ist, könnte der Therapeut tägliche Check-in-Gespräche vorschlagen. Das übergeordnete Ziel ist, ein zufriedenstellendes Maß an gemeinsamer Zeit und gemeinsamen Aktivitäten wiederherzustellen.

Gemeinsame Ziele und Kindererziehung

Einer der Gründe, warum sich Menschen als Erwachsene auf eine Intimbeziehung einlassen, ist die Existenz und Weiterentwicklung gemeinsamer Ziele. Sicherlich ist eines der häufigsten Ziele der Wunsch, ein Zuhause und eine Familie zu haben. Andere gängige gemeinsame Ziele sind finanzielle Sicherheit, gesundheitliche Vorhaben, die Aufrechterhaltung religiöser oder spiritueller Engagements sowie andere, die Lebensqualität betreffende Themen. Solche Ziele tauchen aus einer Matrix positiver Affekte auf und spielen eine wesentliche Rolle dabei, aus zwei Individuen eine Partnerschaft zu bilden – ein Team, das zusammenarbeitet, um eine gemeinsame Vision zu erreichen. Doch wenn ein Partner den anderen als jemanden wahrnimmt, der weniger in die Erreichung des gemeinsamen Ziels investiert, dann kann sich eine Bindungsbedrohung entwickeln.

Wenn sich Ziele oder Wertvorstellungen in einer Beziehung verändert haben, gelingt es den Partnern häufig nicht, dies direkt anzusprechen. Das sichere Umfeld einer Paartherapie ermöglicht es ihnen, solche nicht besprochenen Differenzen anzuerkennen. Allein die Tatsache, in der Lage zu sein, solche Themen unmittelbar anzuerkennen und zu besprechen, ist häufig ein wichtiger Schritt für das Paar. Manchmal kann die Entwicklung von Differenzen geklärt werden; manchmal werden die Differenzen lediglich verstanden und toleriert; und manchmal kann das Auftauchen signifikanter Unterschiede zum Ende der Beziehung führen. Letzteres passiert gewöhnlich bei schwerwiegenden Differenzen – wie etwa der Entscheidung, Kinder zu haben –, die normalerweise geklärt werden, bevor die Beziehung zu einer langfristigen Verpflichtung wird. In solchen Fällen entsprach die Wahrnehmung der Bindungsbedrohung der Wahrheit. Und in allen Fällen muss die Entwicklung möglicher Unterschiede bei gemeinsamen Zielen direkt angesprochen werden, um mit der Wahrnehmung der Bindungsbedrohung umzugehen und die emotionale Sicherheit wiederherzustellen.

Sexualität und Zuneigung

Sexualität und Zuneigung spielen eine große Rolle dabei, Möglichkeiten für die Entwicklung positiver Affekte zu schaffen und die Bindungsbeziehung aufrechtzuerhalten. Partner empfangen spürbare Lust voneinander und jeder hat die Befriedigung, als Quelle der Freude für den anderen zu dienen. Einige messen sexuellem Kontakt größere Bedeutung bei. Für sie dient er als eine Art Tor für das Erreichen von Rapport und für andere gemeinsame Aktivitäten. Für andere ist der sexuelle Kontakt sinnlos, sofern das Paar nicht bereits aufeinander eingestimmt ist. Ein beliebtes Klischee stellt Männer als diejenigen dar, die Sex brauchen, um Nähe zu fühlen, während Frauen Nähe fühlen müssen, um Sex zu haben. Das ist jedoch nicht bei allen Paaren der Fall und die jeweiligen Positionen beschränken sich nicht, wie im Klischee definiert, auf das Geschlecht, sondern solche ausgeprägten Unterschiede in der Art, sich miteinander zu verbinden, existieren tatsächlich und können zu einer Bindungsbedrohung für beide Partner führen.

Bei den meisten Paaren nimmt der sexuelle Kontakt im Laufe der Zeit ab. Besonders bei denjenigen, die Kinder haben, werden die Bande der Zuneigung zunehmend durch andere Mittel ausgedrückt, wie etwa gemeinsame Aktivitäten oder Investitionen in das Heim und die Familie. Wenn der sexuelle Kontakt abnimmt, öffnen sich jedoch zusätzliche Wege, um Zuneigung auszudrücken, weil die Partner einander besser kennenlernen und die Beziehung sich weiterentwickelt. Partner bringen Zuneigung zum Ausdruck und verwöhnen sich gegenseitig durch so unterschiedliche Aktivitäten wie Kochen, Geschenke geben, Aufgaben erledigen oder Opfer füreinander bringen. Wenn also ein Partner wahrnimmt, dass der andere weniger von diesen Dingen tut, dann kann sich ein vages Gefühl von Bindungsbedrohung einstellen. Wie beim Zeit-miteinander-Verbringen kann auch hier ein Partner die Sorge des anderen leicht auf der Grundlage von Einwirkungen aus dem realen Leben abtun, wie zum Beispiel einer geschäftigen Arbeitsphase. Schwankungen in Sexualität und Zuneigung gehören zum Leben dazu, doch es ist wichtig, dass ein Partner reagiert, wenn der andere sich besorgt hinsichtlich Sexualität und Zuneigung äußert (einschließlich der vielen sekundären Weisen, Zuneigung auszudrücken).

Manchmal verstärkt sich der sexuelle Kontakt als Reaktion auf die Wahrnehmung einer Bindungsbedrohung bei einem Partner. Eine der häufigsten Reaktionen auf die offene Bindungsbedrohung einer enthüllten Affäre ist, dass der betrogene Partner plötzlich wieder Interesse an Sexualität zeigt. Das kommt normalerweise für beide überraschend, doch aus der Bindungsperspektive ergibt es Sinn. Sexualität und Zuneigung zu verstärken, ist eine adaptive Reaktion, ein Weg, um eine der positiven Bindungen in der Beziehung zu vertiefen.

Für viele Paare gehören Sex und Zuneigung zu den ersten Dingen, die verschwinden, wenn die Bindung nachlässt, doch für viele andere bestehen Sex und Zuneigung noch lange nach anderen Bereichen positiven Affekts weiter. Wenn sich der Mangel an Verbindung auf den Bereich des sexuellen Kontakts beschränkt, kann häufig mit den stärker verhaltensorientierten Formen der Sexualtherapie eine effektive Lösung des Problems herbeigeführt werden. Manchmal markiert der Zusammenbruch der Sexualfunktion jedoch auch den Anfang eines Bindungsproblems, und eine rein verhaltenstherapeutische Behandlung der sexuellen Dysfunktion wird nicht ausreichend sein. Wenn diese auf körperlichen Problemen beruht, kann ein verhaltensorientierter Fokus bisweilen die Wahrscheinlichkeit verringern, dass ein Partner das Problem als Wertschätzungsbedrohung wahrnehmen wird.

Doch ob das Problem nun seinen Ursprung im Bindungsbereich hat oder ein rein physisches Problem darstellt, Therapeuten müssen in jedem Fall darauf achten, ob es zu Schwierigkeiten im Wertschätzungsbereich kommt. Tatsächlich sind Herausforderungen auf diesem Gebiet eine häufige Begleiterscheinung sexueller Dysfunktionen. Sie sind entweder ursächlich für das Problem oder entwickeln sich sekundär zu einer anderen Quelle. Und natürlich kann das sexuelle Problem unabhängig davon, wie es entstanden ist, zu einer Bindungsbedrohung werden.

15.4 Kategorie C: Verlässlichkeit und Engagement

Das Rufen nach den Eltern, besonders nach der Mutter, war während der ersten drei Tage Abwesenheit die vorherrschende Reaktion.
John Bowlby (2006b, S. 36)[166]

Die dritte Kategorie positiver Bindung, *Verlässlichkeit und Engagement*, bezieht sich auf diejenigen Verhaltensweisen, die eine zentrale Rolle dabei spielen, einen sicheren Zufluchtsort und eine stabile Basis bereitzustellen. Das ist die Bindungskomponente, die aus Bowlbys Studien resultiert, als er Säuglinge beobachtete, die von ihren Müttern getrennt wurden (vergleiche das einführende Motto zu diesem Abschnitt). Der gebundene Säugling muss wissen, dass seine Mutter anwesend ist; wenn er feststellt, dass sie nicht da ist, erlebt er die Beklemmung und die Not einer Bindungsbedrohung. Im Säuglingsalter wird das Bedürfnis des Babys durch die unmittelbare physische Verfügbarkeit und Responsivität der Mutter angesichts seiner Not erfüllt. Sie hilft dem Baby, mit seinen Affektzuständen umzugehen, erstens, indem sie auf es eingestimmt ist, und zweitens, indem sie reagiert, wenn es in dysphorische Zustände gerät. Ihre Responsivität für seine Bedürfnisse wirkt wie eine Barriere gegen Eingriffe aus der Umwelt. Ihre Konsistenz in der Fürsorge für es und ihre Betreuung hilft ihm, ein Arbeitsmodell des anderen als zuverlässig zu entwickeln.

Die Entsprechungen von Verlässlichkeit und Engagement unter Erwachsenen gehen über die Erscheinungsformen, die man zwischen Müttern und ihren Babys sieht, hinaus (auch wenn sie immer noch ihre Wurzeln dort haben). Einige adulte Formen von Verlässlichkeit und Engagement können einen längeren Zeitraum verminderten Ausdrucks überstehen, ohne dass es dadurch zu einem nennenswerten Problem kommt. *Doch andere Formen können dies nicht, insbesondere das Bedürfnis nach Unterstützung, das mit der Unmittelbarkeit des Bedürfnisses immer zwingender wird.*

Unterstützung geben

Die Bereitstellung von Unterstützung wird zu verschiedenen Zeiten unterschiedlich definiert – egal, ob es sich nun um eine Mutter handelt, die sich um ihr Baby kümmert, oder um einen Erwachsenen, der auf seine Partnerin reagiert –, doch sie dreht sich immer um das, was die Person braucht. Manchmal braucht er vielleicht nichts weiter als Trost oder dass sie bei ihm bleibt oder ein offenes Ohr für seine Sorgen hat. Zu anderen Zeiten kann Unterstützung eine physische Form annehmen, wie zum Beispiel Botengänge zu machen oder Verantwortung für Aufgaben zu übernehmen, besonders dann, wenn mit dem Verhalten aktiv auf die Bedürfnisse des Partners eingegangen wird. Dennoch ist das wesentliche Element bei der Unterstützung emotionaler Natur und es zeigt sich am häufigsten in der Bereitschaft, sich einzustimmen, wenn jemand in Not ist.

Wie bei den meisten Bereichen positiver Bindung kann die Bereitstellung von Unterstützung mit den Unwägbarkeiten der Anforderungen des Lebens zu- oder abnehmen. Unterstützung unterscheidet sich jedoch in einer sehr wichtigen Hinsicht von den anderen Formen von Verlässlichkeit und Engagement: *Das Nichtgewähren von Unterstützung in einem Moment, in dem ein intensives Bedürfnis danach besteht, kann zu einer starken Bindungsverletzung führen.* Diese geht über die Entstehung einer vagen Bindungsbedrohung hinaus; eine starke Bindungsverletzung kann Vertrauen zerstören und eine Beziehung möglicherweise beenden, wenn sie nicht repariert wird. Bei einigen klinischen Fällen hat man festgestellt, dass die Gewährung positiver Unterstützung nur eine untergeordnete Rolle im Vergleich zur Macht negativer Unterstützung spielte (das Unterlassen von Hilfestellung, als die Person sie brauchte und erwartete), was schnell zu einer Verschlimmerung von Symptomen führen kann.[167] So ist kontinuierliche Unterstützung ein Zeichen positiver Bindung, doch die Nichtbereitstellung von Hilfeleistungen, wenn sie benötigt und erwartet werden, kann eine Bindungsverletzung auslösen, die dann noch schlimmere Auswirkungen hat.

Das Bedürfnis, mehr Unterstützung zu geben, ist eine übliche Reaktion auf die Wahrnehmung einer Bindungsbedrohung durch den Partner, doch das Auftreten einer Bindungsverletzung in diesem Bereich ist ein Signal, dass mehr erforderlich ist. Lediglich die Unterstützung zu verstärken, ist keine angemessene Reaktion auf eine Bindungsverletzung. In den nächsten Abschnitten werden wir besprechen, was notwendig ist, um eine Bindungsverletzung zu beheben.

Mit Konflikten umgehen

Mit der Zeit werden die meisten Eheprobleme ganz und gar nicht gelöst; stattdessen werden sie zu sogenannten »Dauerthemen«. Was sich als wichtig herauskristallisiert, ist der Affekt, der die Art, wie Menschen über … diese Dauerthemen in der Ehe sprechen, umgibt.
John Gottman (1999, S. 16)

Paare müssen in der Lage sein, Konflikte zu lösen oder mit ungelösten Konflikten zu leben, damit ihre Bindung gedeihen kann. Menschen in intimen Beziehungen finden nicht für jeden Konflikt eine Lösung, doch sie müssen imstande sein, mit den ungelösten zu leben. Einige Paare führen hitzige Debatten über ihre Differenzen, während andere solche Diskussionen grundsätzlich vermeiden. Gottmans Forschungen zeigen, dass es nicht die An- oder Abwesenheit offener Konflikte ist, die bestimmt, ob eine Ehe stabil ist.[168] Jedes Paar hat seine ungelösten Konflikte. Diese Dauerkonflikte beruhen gewöhnlich auf fundamentalen Unterschieden zwischen den Partnern. Gottman hebt hervor, wie wichtig es ist, dass die Partner in der Lage sind, diese ungelösten Konflikte anzuerkennen und regelmäßig über sie zu sprechen. Unsichere Partner fühlen sich ermutigt, wenn der andere sich bemüht, auf angesprochene Sorgen zu reagieren. Das ist ein Zeichen für eine positive Bindung bei dem anderen Partner, selbst wenn dieser in seiner Fähigkeit eingeschränkt bleibt, sich in dem bestimmten Problembereich zu ändern.

Für viele der Konflikte, die sich in Beziehungen abspielen, gibt es keine Lösungen, bei denen die Bedürfnisse beider Partner berücksichtigt werden können. Für diese Konflikte existiert kein befriedigender Kompromiss; ein Partner bekommt vielleicht, was er will, doch der andere tut es nicht. Die beste Lösung für diese Art von Bedürfniskonflikt ist, dass ein Partner Opfer bringt und es dem anderen Partner zugesteht, dass seine Bedürfnisse vorherrschen. Manchmal geschieht das in einem wechselnden Muster (»Wir werden uns heute einen Frauenfilm ansehen und nächste Woche einen Science-Fiction-Monsterfilm«), und manchmal erklärt sich ein Partner schlichtweg bereit, ein Opfer zu bringen. Natürlich kann das zu einem anderen Problem führen, wenn im Hinblick auf das Erbringen von Opfern nicht ein gewisses Gleichgewicht besteht. Der zentrale Faktor ist jedoch, dass das Opfer freiwillig von einem Partner erbracht wird, damit der andere Partner sein Bedürfnis erfüllt bekommen kann.[169] *Daher ist das Erbringen eines Opfers nicht gleichbedeutend mit »nachgeben« oder verlieren; es ist ein liebevolles Verhalten, das alle Partner in erfolgreichen intimen Beziehungen zeigen.*

Negativen Affekt tolerieren

Die Fähigkeit der Bezugsperson, Protest zu erkennen und zu akzeptieren, ist ebenso sehr eine Grundlage für psychologische Gesundheit wie die Abwesenheit längerer Trennungen.
Jeremy Holmes (1996, S. 6)

Die Fähigkeit, sich die Sorgen eines Partners anzuhören, selbst wenn sie voller Wut zum Ausdruck gebracht werden, ist ein wichtiger Bestandteil von Verlässlichkeit und Engagement. Dies ist ein Bereich, der häufig aufhört zu funktionieren und das Paar bewegt, sich in Therapie zu begeben. Der Wut eines Partners zuzuhören, bedeutet nicht, mit dem einverstanden zu sein, worüber er wütend ist; ein Partner kann die Wut des anderen Partners akzeptieren, ohne in einer Meinungsverschiedenheit Abstriche bei seiner eigenen Position zu machen. Doch die Wut eines Partners zu akzeptieren, ist eine Herausforderung, und es ist besonders schwierig, wenn der zuhörende Partner sensibel für Wertschätzungsbedrohungen ist. Wenn er ihrer Wut nicht zuhören kann (aufgrund seiner Selbstwertprobleme), kann seine gleichbleibend defensive Reaktion bei ihr das Gefühl einer Bindungsbedrohung wecken.

Seine Weigerung, ihre Wut zu hören, gibt ihr das Gefühl, dass sie sich nicht darauf verlassen kann, dass er schwierige Zeiten in der Beziehung mit ihr durchstehen wird. Das stellt eine Bindungsbedrohung dar. Leider hat der Partner, der der Empfänger der Wut ist, häufig Schwierigkeiten zu begreifen, dass seine Weigerung zuzuhören ihr das Gefühl gibt, er engagiere sich nicht für die Beziehung.

Helfen, eine Großfamilie zu managen

Der Kinderarzt und Psychoanalytiker D. W. Winnicott (1963) hob die Notwendigkeit hervor, Säuglinge vor Störungen oder Eingriffen *(Impingements)* aus der sie umgebenden Umwelt zu schützen. Er war der Überzeugung, dass sie einen inneren Gleichgewichtszustand aufrechterhalten müssen, um ein nachhaltiges Selbstgefühl zu entwickeln, und dass Störungen dieses Zustands die Entwicklung unterbrechen.[170] Intime Beziehungen unter Erwachsenen sind in gewisser Weise dem Selbst des Säuglings ähnlich – die Beziehung muss vor emotionalen Störungen geschützt werden, insbesondere in den verletzlicheren frühen Entwicklungsphasen. Eine der häufigsten potenziellen Störungen ist das Eindringen der Verwandten eines Partners, sei es in Form von Schwiegereltern, die die Beziehung des Paares beeinflussen wollen, oder von Kindern aus einer früheren Ehe, die sich an der Beziehung und dem neuen Stiefelternteil stören.

Wenn Erwachsene eine intime Beziehung eingehen, dann erwarten sie, dass ihre Partner ihnen im Umgang mit ihren Verwandten helfen. Wenn ein Partner diese Unterstützung nicht gibt, dann wird das häufig als Bindungsbedrohung erlebt. Therapeuten haben es oft mit diesem Problem zu tun und kämpfen manchmal mit damit verbundenen Abgrenzungsfragen. Ist es angemessen, von ihm zu erwarten, dass er sich für sie einsetzt, wenn sie ein Problem mit seiner Mutter hat, oder ist das eine Verletzung ihrer Autonomie und wird wahrscheinlich ihre Fähigkeit beeinträchtigen, selbst eine Beziehung zu ihrer Schwiegermutter aufzubauen? Es scheint keine einheitliche Antwort auf solche Fragen zu geben; was für ein Paar funktioniert, scheint bei einem anderen eine ganz andere Wirkung zu haben. Wenn jedoch eine Bindungsbedrohung wahrgenommen wird, dann sollte sie angesprochen werden.

Den Einfluss des Partners akzeptieren

Im Rahmen der Regeln von Monopoly gibt es keine Möglichkeit für die Spieler, auf eine Weise miteinander zu kooperieren, dass alle profitieren. ... Das gilt auch für Boxen, Football, Hockey, Basketball, Baseball, Lacrosse, Tennis, Rackett, Schach, alle olympischen Sportarten, Segelregatten und Autorennen, Pinokel, Himmel und Hölle und Verstecken. ... Wenn wir schon die Goldene Regel verehren, warum kommt sie dann so selten in den Spielen vor, die wir unseren Kindern beibringen?

Carl Sagan (2001, S. 297)

Auch wenn unser Erfolg als Gesellschaft von unserer Kooperationsfähigkeit abhängt, ist diese trotzdem äußerst wettbewerbsorientiert. Ein Ort jedoch, an dem Menschen erwarten, dass man kooperiert statt konkurriert, sind ihre intimen Beziehungen. Es ist jedoch ein weit verbreitetes Problem in gestörten Beziehungen, dass ein Partner (nahezu immer ein männlicher) den Einfluss des anderen nicht akzeptiert. In der heutigen Zeit gehen Erwachsene häufiger als je zuvor eine Intimbeziehung mit der Erwartung ein, dass sie zusammen eine Partnerschaft bilden. Vielleicht gab es eine Zeit, in der Erwachsene keine solchen Erwartungen an ihre Bindungen hatten, doch dies ist schwer vorstellbar. Eine Bindung ohne gegenseitigen Einfluss wäre keine Beziehung zwischen zwei Erwachsenen; bestenfalls könnte sie der Beziehung zwischen Eltern und Kind ähneln.

Wenn eine Person feststellt, dass sie keinen Einfluss auf ihren Partner hat, dann erfährt sie eine Bedrohung im Bindungsbereich. Wie gebunden ist er, wenn er sich in einer Partnerschaft nicht engagiert? Zusammenarbeit setzt voraus, dass Paare ein gewisses Maß an Kontrolle aufgeben und den Einfluss des anderen akzeptieren. Die Bereitschaft, sich als vollwertiger Partner zu engagieren, ist ein weiterer Aspekt von Verlässlichkeit und Engagement. Wenn dieser Aspekt fehlt, muss die Therapie aufdecken, warum der Widerstand leistende Partner sich widersetzt. Meistens führt dies zu Schwierigkeiten im Wertschätzungsbereich.

Treue

Ein weiterer Aspekt von Engagement ist die Erwartung von Treue. Auch wenn manche Menschen Bindungsbeziehungen mit dem Verständnis eingehen, dass die Beziehung nicht exklusiv sein wird, funktioniert das nur selten. Je mehr Partner sich binden, umso weniger wohl fühlen sie sich mit der Möglichkeit der Untreue. Die Aussicht auf andere Beziehungen schürt zunehmend das Gefühl einer Bedrohung im Bindungsbereich und die Beziehung verliert die emotionale Sicherheit. In den meisten Beziehungen ist Treue selbstverständlich; wenn dann Untreue auftaucht, ist das Vertrauen gestört.

Viele Menschen sehen Untreue als Kraft an, die Beziehungen zerstört, doch sie ist häufig nur der Tropfen, der das Fass zum Überlaufen bringt.[171] Untreue ist ein Hinweis darauf, dass in der Beziehung etwas gründlich schiefläuft; doch dem gehen gewöhnlich andere Probleme voraus. Was nicht stimmt, könnte im Bereich Wertschätzung begonnen haben, doch der Partner, der seine Bedürfnisse an eine dritte Person umlenkt, hat das Problem eindeutig verschärft und eine große Bedrohung im Bindungsbereich erzeugt. Meistens stellt das Auftreten von Untreue eine Bindungsverletzung dar und erfordert einen langwierigen Prozess der Wiedergutmachung, bevor der verletzte Partner das Vertrauen und die Zuversicht, dass der andere Partner treu bleibt, wiedergewinnen kann.

Im nächsten Kapitel werden wir den Prozess der Heilung von Bindungsverletzungen untersuchen, wenn die Beseitigung der Bindungsbedrohung allein nicht länger ausreicht.

16 Bindungsverletzungen heilen

Paare können in Schwierigkeiten geraten, wenn sie ihre intime Beziehung mit dem Ziel angehen, sie für die Heilung früherer Probleme (diejenigen, die der Beziehung vorausgingen) nutzen zu wollen, doch gleichzeitig ist eine intime Beziehung der *einzige* Ort, wo sie Bindungsverletzungen je heilen werden – entweder frühere oder diejenigen, die in der Beziehung auftreten. Die Heilkraft intimer Beziehungen ist von vielen Paartherapeuten beschrieben worden. Diese Heilung bezieht sich nicht auf den Wertschätzungsbereich, auch wenn viele Menschen versuchen könnten, ihre Beziehung zu diesem Zweck zu nutzen. Die Heilung, die in einer gesunden Intimbeziehung möglich ist, bezieht sich auf das Heilen alter Bindungsverletzungen. Einige Theoretiker haben sogar die Meinung vertreten, dass die Fähigkeit eines potenziellen Partners, für eine solche Heilung zu sorgen, einer der wesentlichen Faktoren für die Wahl eines Lebenspartners ist.[172]

Der grundlegendste Unterschied zwischen dem Reparieren eines beschädigten Selbstwertgefühls und der Heilung von Bindungsverletzungen liegt in der Macht, die jeder Partner hat, diesen Prozess zu beeinflussen. Im Wertschätzungsbereich ist es nur dem Individuum selbst möglich, seine Selbsteinschätzung (durch Selbstkonfrontation) zu verändern, doch es braucht hierfür eine intime Verbindung. Im Bindungsbereich jedoch sind es die anderen, die die Heilkraft besitzen (auch wenn der Partner hierfür eine intime Verbindung benötigt). Der Partner mit den Bindungsverletzungen muss Mut haben, um zu vertrauen und verletzlich zu sein; vielleicht muss er seinen Impuls überwinden, sich zu distanzieren oder sich davor zu schützen, verletzt zu werden. Doch es ist der andere Partner, der die heilende Liebe gibt. Und da beide Partner möglicherweise frühere Bindungsverletzungen haben, fungiert in vielen Beziehungen natürlich jeder Partner als Heiler, während er oder sie gleichzeitig geheilt wird.

16.1 Vorher existierende Bindungsverletzungen heilen

Durch Heirat oder andere langfristige, feste Beziehungen lernt ein Individuum zu vertrauen, Verletzlichkeiten zu teilen, eigenständiger zu sein, weicher zu werden, Klarheit in Bezug auf Überzeugungen und Gefühle zu bekommen, ja, sicherer in Bezug auf die eigenen Grenzen, Beschränkungen und Stärken zu sein.

Jerry Lewis (1997, S. 24)

Themen, bei denen es um Scham und beschädigten Selbstwert geht, können gelegentlich ohne die Teilnahme beider Partner geheilt werden, doch die Heilung von Bindungsverletzungen spielt sich ausschließlich innerhalb der Beziehung ab. Aus der Perspektive der Skripttheorie ist die hierdurch herbeigeführte Veränderung im Wesentlichen dieselbe wie diejenige, die sich im Wertschätzungsbereich abspielt – alte irrationale Skripts des Selbst und des anderen werden entweder aufgegeben oder revidiert. Doch im Wertschätzungsbereich werden die negativen Selbstskripts häufig für das Individuum nicht sichtbar, und sie aufzudecken kann eine große Leistung sein. Das ist im Bindungsbereich weniger häufig der Fall – die negativen Skripts des Selbst und des anderen sind in der Regel zugänglich. Selbst wenn diese verborgen blieben, solange die Person allein war, kommen sie schnell an die Oberfläche, wenn sie eine intime Beziehung eingeht.

Diese skriptbasierten Themen, die Menschen in Beziehungen mitbringen, sind dieselben wie diejenigen, die bei der Übertragung während einer intensiven Einzeltherapie auftauchen.[173] Die Probleme sind am ausgeprägtesten bei Menschen, die missbraucht, vernachlässigt, im Stich gelassen oder anderweitig in den ersten Lebensjahren traumatisiert worden sind. Einige dieser Probleme greifen in den Bereich Wertschätzung über, insbesondere wenn ein Kind zu dem Schluss gekommen ist, es sei nicht liebenswert (was eine relationale Schamquelle statt einer Kompetenzquelle ist), doch die meisten beinhalten Skripts des Misstrauens gegenüber anderen. Eine neue Erfahrung mit einem liebevollen und verlässlichen Partner kann schließlich zur Auflösung dieser schädlichen Skripts und ihrer Ersetzung durch Vertrauensskripts führen. *Bei der Heilung alter Bindungsverletzungen geht es um die Macht der Liebe.*

Alte Verletzungen offenlegen

Es ist wichtig, dass Paare etwas über die früheren Bindungsverletzungen des jeweils anderen wissen. Für die meisten Menschen ist die Offenlegung dieser Aspekte der persönlichen Geschichte ein Bestandteil des Bindungsprozesses, der sich mit der anfänglichen Entwicklung der Beziehung vollzieht. Doch vereinzelt haben die Partner nicht genug über ihre Geschichte gesprochen und müssen mehr voneinander erfahren. Manchmal wird ein Partner aus Angst, den anderen abzuschrecken, versuchen, das Ausmaß seiner früheren Bindungsverletzungen herunterzuspielen. Und einige Partner werden insistieren, dass sie nichts über die Vergangenheit des anderen wissen müssen. Es ist im Allgemeinen signifikant, wenn die Partner nicht über ihre Vergangenheit miteinander gesprochen haben. Häufig bedeutet es, dass mindestens einer der Partner Angst davor hat, mit solchem Material umzugehen. Vielleicht befürchtet er, dass die damit einhergehenden Gefühle überwältigend sein könnten oder dass jemand etwas erfahren wird, was nicht hinnehmbar ist.[174] In beiden Fällen wird dadurch die emotionale Sicherheit in der Beziehung eingeschränkt und die Annahme des Menschen als Ganzes verhindert, die zu einer starken, sicheren Bindung führt.

Um das klarzustellen: Nicht über signifikante Bindungsverletzungen aus der Vergangenheit zu sprechen, führt nicht zu repetitiven Konflikten. Es kann zu allgemeiner Vorsicht und Distanz beitragen, doch selbst die übermäßig große Distanz, die in Kapitel 1 besprochen wurde, ist eher eine Reaktion auf frühere Berührungen mit Konflikten. Gespräche über frühere Bindungsverletzungen zu vermeiden, stellt für sich genommen noch keine Bedrohung für die emotionale Sicherheit dar; es schränkt allerdings häufig die Intimität ein und damit die den Partnern zur Verfügung stehenden Instrumente, um mit Bedrohungen ihrer emotionalen Sicherheit umzugehen. Die Partner kennen einander nicht in der Tiefe, so wie sie es eigentlich könnten, folglich ist die Sicherheit der Bindung nicht so, wie sie sein könnte. In solchen Fällen kann die Paartherapie ein Umfeld bieten, das sicher genug für die Partner ist, um sich dem anderen vollständiger zu offenbaren.

Das Eindringen alter Verletzungen

Wenn Menschen alte Bindungsverletzungen haben, neigen sie dazu, sie in ihre erwachsenen Beziehungen einzubringen. Menschen mit alten Bindungsverletzungen erleben in aktuellen Beziehungen normalerweise größere Unsicherheit. Sie neigen dazu, Bindungsbedrohungen schneller wahrzunehmen als Partner mit einem sichereren Hintergrund. Viele Kliniker haben beobachtet, dass Menschen mit ungelösten Bindungsbeziehungen aus der Kindheit sich häufig Ehepartner auszusuchen scheinen, deren Persönlichkeit derjenigen der früheren Bindungsfiguren ähnelt. Diese Menschen versuchen möglicherweise, die ursprüngliche Beziehung zu bewältigen oder in Ordnung zu bringen, doch was dies im Allgemeinen bewirkt, ist, dass beide Partner hinsichtlich des Auslösers der Verletzungen des verletzten Partners verwirrt sind. Die Vorstellung, dass diese Probleme für nicht abgeschlossene Themen mit den Eltern stehen, ist eine beliebte Therapiehypothese und vielen Laien gut bekannt. Folglich tun viele Menschen die bindungsbezogenen Sorgen ihrer Partner ab, indem sie behaupten, diese hätten nichts mit ihnen zu tun. Es seien lediglich die Kindheitsthemen ihres Partners, die sich hier manifestierten.

Meiner Erfahrung nach *basiert die Wahrnehmung einer Bindungsbedrohung durch einen Partner in der aktuellen Beziehung nahezu immer auf etwas, das tatsächlich in der aktuellen Beziehung passiert ist.* Das soll nicht heißen, dass das Vorhandensein früherer Bindungsverletzungen irrelevant sei, weil es das ganz sicher nicht ist. Doch es führt nicht ohne einen aktuellen Stimulus zur Übertragung früherer Wahrnehmungen auf den jetzigen Partner (oder Therapeuten). Mit anderen Worten, eine Person mit alten Bindungsverletzungen legt ihre derzeitige Beziehung nicht einfach über ihre frühere Realität. Richtiger wäre es zu sagen, dass sie äußerst sensibel für die Wahrnehmung einer Bindungsbedrohung ist, und sie könnte auf Verhaltensweisen (insbesondere affektiven Ausdruck oder den Mangel desselben) reagieren, die von jemandem mit einem sichereren Hintergrund wahrscheinlich als unbedeutend angesehen würden. Gelegentlich könnte sie ein Verhalten auch falsch auffassen, doch selbst das passiert weit weniger häufig, als die meisten Partner glauben wollen.

Dies ist keine leichte Situation für den Partner (oder für Therapeuten, die mit diesen Menschen Einzeltherapie machen). Der verletzende Partner muss bereit sein, sein eigenes Verhalten zu untersuchen und die Wahrnehmung des verletzten Partners als legitim zu akzeptieren. Das bedrohliche Verhalten könnte tatsächlich etwas sein, das der verletzende Partner als unbedeutend ansieht, doch es wäre ein Fehler zu argumentieren, dass das Verhalten unbedeutend oder irrelevant war. Stattdessen muss er Verantwortung für das bedrohliche Verhalten übernehmen, egal wie unbedeutend es erscheinen mag.[175] Das ist besonders dann schwierig für den verletzenden Partner, wenn er Selbstwertprobleme hat. Er will sich selbst nicht als jemanden sehen, der seine Partnerin verletzen würde, deshalb argumentiert er, dass es nicht seine Schuld sei. Die verletzte Partnerin wurde verletzt, weil ihre Wahrnehmungen verzerrt sind. Doch um ihr zu helfen, geheilt zu werden, muss er sich über seine eigenen Selbstwertsorgen erheben und anerkennen, dass er sie verletzt hat, selbst wenn es unabsichtlich geschah.

Es ist die Aufgabe jedes Partners, sensibel für die Empfindsamkeiten des anderen zu sein. Kann ein Partner nicht sensibel sein, dann wird das zu einem Fokus für die therapeutische Arbeit, die häufig zu den Selbstwertthemen jenes Partners zurückführt. Doch ob der verletzte Partner nun bereits bestehende Verletzungen hat oder nicht, die Arbeit, Bindungsverletzungen innerhalb der Beziehung zu heilen, bleibt unverändert. Und genau wie bei der Reparatur beschädigten Selbstwerts spielt Scham eine zentrale Rolle im Heilungsprozess – wenn auch auf eine ganz andere Weise.

Aktuelle Bindungsverletzungen

Sue Johnson und ihre Kollegen (Johnson, Makinen a. Milliken 2001) definieren Bindungsverletzungen als Verletzung der Erwartung, dass der Partner in schweren Zeiten Fürsorge und Trost geben wird. Viele Bindungsverletzungen treten auf, wenn sich eine Person in einem verletzlichen Zustand von Gefahr, Bedrängnis oder Not befindet und der Partner es nicht schafft, mit angemessener Fürsorge oder adäquatem Trost zu reagieren. Doch es gibt Zeiten, in denen der verletzte Partner sich nicht so offensichtlich in einem verletzlichen Zustand befindet. Einige Bindungsverletzungen treten auf, wenn sich der verletzte Partner nicht besonders verletzlich oder bedürftig fühlt. Aber es gibt einen Grad von Verletzlichkeit, der automatisch vorhanden ist, wenn man sich in der sicheren Zone aufhält – das Individuum vertraut dem anderen Partner bedingungslos. So können offene Bedrohungen für die Bindungsbeziehung, wie eine außereheliche Affäre oder das Akzeptieren eines Jobs, der eine Trennung erforderlich macht, zu Bindungsverletzungen führen, selbst wenn sich der verletzte Partner nicht in einem Zustand akuten Bedürfnisses oder akuter Verletzlichkeit befand.

Wenn es zu einer Bindungsverletzung kommt, dann ist das Problem über die Wahrnehmung einer Bedrohung im Bindungsbereich hinausgegangen. Das Vertrauen eines Partners ist beschädigt worden, und das bedrohliche Verhalten nur zu korrigieren, reicht nicht länger aus, um den Schaden zu reparieren. Jetzt erfordert die Beseitigung des Problems einen Prozess der emotionalen Heilung, der beinhaltet, Misstrauensskripts aufzugeben und neue Vertrauensskripts zu entwickeln oder wiederherzustellen. Dieser Prozess braucht Zeit und der nicht verletzte Partner ist ein wesentlicher Teil des Prozesses.

Bindungsverletzungen heilen

Die Heilung von Bindungsverletzungen, die innerhalb der Beziehung auftreten, unterscheidet sich von der Heilung vorher bestehender Verletzungen. Letztere fokussiert sich auf die Misstrauensskripts, die die Person hat, um sich selbst zu schützen. Die aktuelle Beziehung vermittelt eine neue, vertrauenswürdigere Perspektive, und das Individuum gibt nach und nach die alten Skripts auf, während durch die neuen Erfahrungen mehr Vertrauensskripts aufgebaut werden. Dabei tauchen allmählich die verletzlichen Gefühle auf, die den alten Skripts vorausgingen. Zu Misstrauensskripts kommt es auch bei Verletzungen innerhalb der Beziehung, doch der Heilungsprozess hat eine andere Reihenfolge, wenn der aktuelle Partner auch die Person ist, die das Vertrauen des verletzten Partners verraten hat.

Der Prozess der Heilung von Bindungsverletzungen, die innerhalb der Beziehung auftreten, geht gewöhnlich erst dann weiter, wenn der verletzte Partner die verletzlichen Gefühle preisgibt, die zu der Zeit auftraten, als sein Vertrauen missbraucht wurde. Solange der verletzte Partner nur die Misstrauensgefühle ausdrückt, die auf den Vertrauensmissbrauch (in dem häufig sehr viel Wut enthalten ist) folgten, wird der verletzende Partner den Austausch wahrscheinlich als Wertschätzungsbedrohung erleben und folglich versuchen, seine Handlungen zu rechtfertigen oder anderweitig zu verteidigen. Er wird wahrscheinlich nicht imstande sein, Zugang zu seinen Gefühlen der Sorge um seine Partnerin zu bekommen oder die Art von Reue auszudrücken, die seiner Partnerin zeigt, dass sie ihm wirklich wichtig ist.

Wenn sich der beleidigende Partner der Teilnahme an diesem Prozess widersetzt, weil er eine Wertschätzungsbedrohung erfährt, dann muss der Therapeut gewöhnlich bei der Wahrnehmung der Selbstwertbedrohung des verletzenden Partners ansetzen, bevor das Paar effektiv daran arbeiten kann, die Bindungsverletzung zu heilen. Das führt häufig zu einer festgefahrenen Situation bei den Therapien, in denen es nie gelingt, Sicherheit zu schaffen. Die Selbstwertprobleme des verletzenden Partners hindern ihn daran, Verantwortung für die Verletzungen zu übernehmen, die er im Bindungsbereich zugefügt hat. Leider wird sie ihre Bindungsverletzung nicht heilen können, wenn er außerstande ist, Verantwortung dafür zu übernehmen, dass er sie verletzt hat. Ein begleitender Schritt besteht gewöhnlich darin, der verletzten Person zu helfen, ihre Beschwerden weniger harsch vorzubringen, damit sie nicht so leicht eine Selbstwertbedrohung darstellen. *Doch das wesentliche Element für die Heilung ist der Ausdruck von Sorge vonseiten des verletzenden Partners, und diese Sorge wird am eindringlichsten durch affektive Botschaften kommuniziert, die gesunde Scham beinhalten.*

16.2 Entschuldigungen – das wesentliche Element im Heilungsprozess

Bedauern, aber keine Entschuldigung
nach einem Schusswechsel in der Londoner U-Bahn
Schlagzeile in der *New York Times* vom 25. Juli 2005

Außenminister sagt, Japan müsse Reue wegen des Krieges zeigen
Schlagzeile im *Chicago Tribune* vom 8. Dezember 2005

Die Schlagzeilen oben erschienen in Artikeln, in denen es um die Londoner Polizei ging, die einen Mann erschossen hatte, den sie fälschlicherweise für einen Terroristen hielt, beziehungsweise um die Anerkennung von Gräueltaten durch die japanische Regierung, die diese während des Zweiten Weltkriegs in China und Korea begangen hatte (aus Anlass des Jahrestags des Angriffs auf Pearl Harbor). Diese Schlagzeilen unterstreichen die oft subtilen Unterscheidungen, die Menschen treffen, wenn sie sich entschuldigen, sei es als Individuen oder als Nation. Es gibt gewaltige Unterschiede zwischen »Es tut mir leid, dass deine Gefühle verletzt worden sind« und »Es tut mir leid, dass ich deine Gefühle verletzt habe«. Die erste Version sieht wie eine Entschuldigung aus (sie beginnt mit »Es tut mir leid«), doch in Wirklichkeit handelt es sich lediglich um einen Ausdruck der Anteilnahme. Die zweite Version ist hingegen eine Entschuldigung, weil die Person ihre Verantwortung dafür anerkennt, dass sie die verletzten Gefühle verursacht hat. Diese Dimension der Übernahme von Verantwortung wird von Menschen gerne vermieden. Im juristischen und politischen Kontext machen sich Menschen Sorgen um Haftungsfragen. Doch in intimen Beziehungen machen sich Partner Sorgen darüber, wie sie gesehen werden, wenn sie anerkennen, dass sie dafür verantwortlich sind, dass der andere verletzt ist. Sie könnten infolge einer echten Entschuldigung verantwortlich gemacht oder anders gesehen werden oder sich selbst anders sehen. Mit anderen Worten, *aufrichtige Entschuldigungen stellen häufig eine Selbstwertbedrohung für denjenigen dar, der sich entschuldigt, was die Entschuldigung sogar noch bedeutungsvoller macht, wenn sie dann ausgesprochen wird.*

Um eine Wirkung zu entfalten, muss eine Entschuldigung mehr beinhalten als leere Worte. Die Worte allein bedeuten nicht viel, vielmehr ist es die durch sie vermittelte Empfindung, auf die es ankommt. Wenn ein Mensch äußert, es tue ihm leid, sagt er, dass er etwas fühlt. Wenn ein Partner sagt, es tue ihm leid, aber es ist kein Affekt vorhanden, der seine Worte stützt, dann klingt seine Entschuldigung hohl und der andere findet durch die Worte allein keinen Trost. Doch wenn diese Worte mit einer affektiven Gestimmtheit einhergehen, die dasselbe ausdrückt, dann kann der Unterschied gewaltig sein! Plötzlich können sich die Gekränktheit und die Wut des anderen in Luft auflösen.

Welcher Art ist diese affektive Gestimmtheit, dass sie eine so tiefgreifende Wirkung haben kann? Es ist das Vorhandensein des Schamaffekts – der gesunden Variante –, das positive Veränderungen fördert. Wenn seine Gestimmtheit ihr vermittelt, dass er sich wirklich schlecht fühlt, weil er sie verletzt hat, dann kann sie sehen, dass sie ihm wichtig ist und dass sie ihm wichtig genug ist, dass es ihn traurig stimmt, ihr Schmerz bereitet zu haben. Bei einer Entschuldigung können noch andere Affekte eine Rolle spielen, und wir würden die Gefühle nur selten als Scham identifizieren, doch das Vorhandensein des Schamaffekts macht den entscheidenden Unterschied aus.

16.3 Vergebung: das wesentliche Element im Prozess der Wiedergutmachung

Alle dauerhaften Beziehungen hängen bis zu einem gewissen Grad von Vergebung ab. Eine erfolgreiche Ehe bedeutet eine unvermeidliche Runde von Enttäuschung, Wut, Rückzug und Wiedergutmachung.
Robert Karen (2001, S. 5)

Intime Beziehungen können nicht ohne Vergebung aufblühen. Sie ist ein wichtiger Teil jeder erfolgreichen Beziehung, auch wenn sie häufig auf so niedrigem Niveau auftaucht, dass sie unbemerkt bleibt. In allen Beziehungen gibt es Momente der Irritation, Frustration, Enttäuschung und Verletzung, die unterschwelligen Groll erzeugen können. Doch in erfolgreichen Beziehungen lässt man diesen Groll schließlich hinter sich, auch wenn das in einigen Beziehungen schneller geschieht als in anderen. Was bedeutet es, wenn er seinen Groll auf sie aufgibt? Es bedeutet wahrscheinlich, dass er ihr vergeben hat, doch wenn dem so ist, dann hat er wahrscheinlich mehr aufgegeben als nur seinen Groll. Im Wörterbuch wird Vergebung definiert als »Groll loslassen und auf jeglichen Anspruch auf Vergeltung verzichten«. Der zweite Teil der Definition bedeutet, dass die Person, die vergibt, jede Erwartung aufgibt, dass man ihr aufgrund der Verfehlungen der anderen Person etwas schuldig ist.

Viele Partner machen ernsthafte Anstrengungen zu vergeben, doch sie sind trotzdem davon überzeugt, dass der andere ihnen noch etwas schuldet. Das ist eine unvollständige Vergebung, wenn man sie überhaupt als solche ansehen kann. Früher oder später spürt der andere Partner, dass der erstere nicht nachtragend erscheinen mag, jedoch trotzdem das Gefühl hat, er sei der Geschädigte und würde eine Wiedergutmachung verdienen. *Wahre Vergebung setzt den Kontostand auf null zurück – keiner der beiden Partner wird als verdienstvoller oder weniger verdienstvoll als der andere betrachtet.* Jede Interaktion sollte in Bezug auf die ihr eigenen Verdienste betrachtet werden – nicht auf der Grundlage dessen, was einer der beiden Partner in der Vergangenheit getan hat oder nicht. Natürlich ist diese Ebene nicht leicht zu erreichen, insbesondere wenn ein Partner sich von dem anderen sehr verletzt fühlt.

Ich habe die Metapher des Kontos verwendet, eines Instruments, das von Boszormenyi-Nagy und Spark (1973) eingeführt wurde. Doch ich möchte gleich hinzufügen, dass Paare, die sehr genau auf ihren zwischenmenschlichen Kontostand achten, sich fast immer außerhalb der sicheren Zone bewegen. Partner, die einander aufrichtig vergeben können, tun dies gewöhnlich mit einer edelmütigen Haltung. Sie merken sich nicht, wer mehr Opfer bringt, weil beide es aus freien Stücken tun.[176]

Schwere Verletzungen vergeben

Mangelnde Vergebungsbereitschaft zu überwinden, kann begrifflich zumindest teilweise als Bewältigung des negativen Selbstbildes aufgefasst werden, das durch das Verhalten des Missetäters implizit zum Ausdruck gebracht wird, nämlich, dass das Opfer keine bessere Behandlung verdient.
Frank Fincham, Steven Beach und Joanne Davila (2004, S. 73)

Die Alltagsfähigkeit, kleinere Ursachen von Groll in einer Beziehung loszulassen, bleibt oft unbemerkt und wird selten als etwas identifiziert, das Vergebung beinhaltet. Wenn jedoch diese kontinuierliche Form von Vergebung fehlt, dann wird es der Beziehung an emotionaler Sicherheit mangeln und die Intimität wird stark eingeschränkt sein. Letzten Endes wird die Beziehung wahrscheinlich unter der Anhäufung geringfügiger Verstimmungen zusammenbrechen. Dennoch wird die Notwendigkeit der Vergebung in Situationen, in denen es zu geringfügigen Verstimmungen kommt, vermutlich unsichtbar bleiben. Stattdessen bleiben die Partner auf ihre Kränkungen fokussiert und jeder hat das Gefühl, dass er oder sie nie angemessen Gehör gefunden hat. Doch der Prozess verläuft ganz anders, wenn der Groll aus einer erheblichen Bindungsverletzung herrührt. Wenn es zu solch schweren Verletzungen kommt, ist die Notwendigkeit zu vergeben gewöhnlich recht eindeutig.

Eine erhebliche Bindungsverletzung zu vergeben, ist meistens ein quälend langsamer und mühsamer Prozess. Kristina Gordon und Donald Baucom (1998, 2003) haben diesen Prozess mit demjenigen verglichen, der für die Genesung von Traumata erforderlich ist, und legen so nahe, dass der verletzte Partner Phasen der Heilung durchläuft, die den Phasen der Heilung von Traumatisierung vergleichbar sind.[177] Ist es zu einer erheblichen Verletzung gekommen, dann kann der verletzte Partner nur selten einfach vergeben. Stattdessen wird er fast immer etwas von dem anderen Partner sehen müssen, bevor er mit dem Prozess der Vergebung beginnen kann. Was er sehen muss, ist:

- irgendeinen Ausdruck von Scham
- häufig in Kombination mit Akten der Wiedergutmachung, und
- eine klare Absichtserklärung, dass der andere verhindern will, dass solche Verletzungen erneut passieren.

Selbst wenn der verletzende Partner alles oben Beschriebene tut, kann es für viele verletzte Partner schwer sein zu verzeihen. Der verletzte

Partner scheint sich davor zu fürchten, seinen Groll aufzugeben und den anderen ungestraft davonkommen zu lassen. Stattdessen hält er an seinem Groll fest (und seinem Gefühl, dass der andere ihm etwas schuldig ist) als eine Art Schild, um sich zu schützen. Leider neigt er dazu, diesen Schild bei zu vielen Interaktionen zu benutzen, was dem anderen das Gefühl gibt, ständig auf der Basis seines früheren Verhaltens bewertet zu werden. Das stellt gewöhnlich eine Selbstwertbedrohung dar, so dass der andere sich emotional nicht sicher fühlen kann und ihr Konflikt wahrscheinlich andauern wird. Der Therapeut fragt sich dann vielleicht, wovor der Partner so große Angst hat, dass er seinen Schild des Grolls nicht aufgeben kann. Die offensichtliche Antwort ist, dass er befürchtet, dass es wieder passieren wird, wenn er nachgibt und sein Herz wieder für den anderen öffnet. Doch damit nicht genug.

Wenn ein Partner dem anderen etwas übelnimmt und an seinem Groll festhält, dann ist normalerweise Scham beteiligt. Genauso, wie der Schamaffekt dazu dient, positive Affekte zu unterdrücken, die auf ein Hindernis gestoßen sind, veranlasst die Angst davor, tiefe Scham zu erleben, viele Partner dazu, sich mit einer Mauer des Grolls zu umgeben. Der Schlüssel für diese Situation liegt im Demütigungsaspekt der Verletzung. Wenn die Verletzung ausschließlich im Bindungsbereich stattfand, hat der verletzte Partner Angst, es sich zu erlauben, wieder zu viel Zuneigung zu empfinden. Vielleicht bewegt er sich dann in Richtung Depression oder Distanziertheit. Doch wenn Groll eine vorherrschende Rolle bei seiner Haltung spielt, dann ist es gewöhnlich so, dass die Bindungsverletzung auch eine Bedrohung im Wertschätzungsbereich darstellte. Scham kann in der Erfahrung des Vergebenden ebenso eine Rolle spielen wie in der desjenigen, der sich entschuldigt.

16.4 Ungesunde Scham verhindert gesunde Scham

Leichter vergeben zu können, den Einfluss mächtiger und tief verwurzelter psychologischer Faktoren zu verringern, erfordert eine Konfrontation mit sich selbst.
Robert Karen (2001, S. 38)

Pathologische Scham schafft Probleme über Probleme – sie führt nicht nur dazu, dass sich derjenige, der sie empfindet, elend fühlt, sondern sie beeinträchtigt auch seine Fähigkeit, eine vollkommen befriedigende intime Verbindung zu seiner Partnerin zu haben. Menschen müssen in der Lage sein, ihre gesunde Scham zu erfahren – den Schamaffekt, der ein normaler Teil des Lebens ist –, wenn ihre intime Verbindung wirklich befriedigend sein soll. Menschen mit zu viel ungesunder Scham haben große Schwierigkeiten, ihre gesunde Scham zu erfahren, weil die Wahrscheinlichkeit so hoch ist, dass die ungesunde Variante aktiviert wird. Für einen schambehafteten Menschen sind aufrichtige Entschuldigungen schrecklich bedrohlich.

Wenn sie erkennen kann, dass er wegen der Art, wie er sie behandelt bzw. misshandelt hat, Scham empfindet, insbesondere, wenn es sich um die gesunde Schamvariante handelt, die ihn dazu motiviert, die Probleme zu beheben, dann ist sie beruhigt, dass sie ihm wichtig ist. Es hilft jedoch fast nie, wenn sie versucht, diese Scham herbeizuführen, wenn sie nicht vorhanden ist. Bemühungen, ihm ein schlechtes Gefühl zu geben, werden wahrscheinlich seine ungesunde Scham aktivieren, was gewöhnlich zu all den ungesunden Reaktionen in seinem Repertoire führen wird. Das Gleiche gilt, wenn der Therapeut versucht, seine Scham auszulösen. Stattdessen müssen wir uns darauf konzentrieren, die Hindernisse für gesunde Scham aus dem Weg zu räumen. Und das Haupthindernis für gesunde Scham in einer Beziehung ist übertriebene Scham in Bezug auf sich selbst.

Paul und Collette waren seit fünf Jahren zusammen und vier davon verheiratet, als sie zur Ehetherapie kamen. Sie erläuterten, dass sie sich zu viel stritten und dass sich jeder vom anderen kritisiert fühlte. Sie waren sich einig, dass es bei ihren Auseinandersetzungen um triviale Dinge ging, es musste also um mehr gehen als um den unmittelbaren Streitpunkt. Als sie gebeten wurden herauszufinden, wann die Streitigkeiten begonnen hatten, waren sie unterschiedlicher Meinung. Collette hatte das Gefühl, es habe in ihrem ersten Jahr angefangen, während Paul meinte, es habe erst später begonnen. Ich fragte Collette nach jenem ersten Jahr und sie sprach über das große Problem, das sie zu jener Zeit beschäftigt hatte. Pauls frühere Freundin hatte eine sehr schwierige Phase durchlebt und Paul hatte ihr erhebliche Zeit und Aufmerksamkeit gewidmet, um ihr bei dieser Erfahrung zur Seite zu stehen. Collette hatte diese Situation zu Beginn akzeptiert, doch sie fing an zu grollen, als sie sich über Monate hinzog. Beide waren sich einig, dass für Paul klar gewesen sei, dass Collette seine Freundin war, und Collette hatte nicht das Gefühl, dass Paul seine romantische Beziehung zu seiner ehemaligen Freundin hatte wiederaufleben lassen wollen. Trotzdem war er nicht in der Lage, sein Engagement für die ehemalige Freundin einzuschränken, und sie bekam allmählich das Gefühl, dass sie für Paul nicht so wichtig war wie seine Ex-Freundin.

Collette sprach darüber, wie warmherzig und zuvorkommend Paul zu Beginn ihrer Beziehung gewesen war. Sie hatte das Gefühl, dies habe gegen Ende jenes ersten Jahres aufgehört. Als sie heirateten, ging sie davon aus, dass die Warmherzigkeit zurückkommen würde, doch das war nicht der Fall. Pauls Sichtweise war, dass Collette seit ihrer Heirat zunehmend kritisch und wütend geworden sei. Er fühlte sich in Bezug auf seine frühere Freundin missverstanden; er hatte ihr aus einem Gefühl der Verantwortung ihr gegenüber geholfen, nicht aufgrund irgendeines tieferen Interesses. Da der Fokus sämtlicher jüngeren Auseinandersetzungen trivialerer Natur zu sein schien, waren wir uns alle einig, dass der Schaden, der früher in ihrer Beziehung entstanden war, noch behoben werden musste. Wir sprachen über das, was passiert war. Collette hatte das Gefühl, dass Paul sie emotional wegen jemand anderem verlassen hatte, und mit der Zeit fing sie an, Groll zu empfinden. Paul hatte das Gefühl, dass Collette es nicht gewertschätzt hatte, dass seine Bemühungen, der früheren Freundin zu helfen, von einem wirklich guten Teil von ihm ausgingen. Als sie dann anfing, ihm sein Engagement für die frühere Freundin übelzunehmen, hatte er das Gefühl, sie würde einen sehr wichtigen Teil von ihm ablehnen, und er begann sich vor ihr zu verschließen.

Paul befand sich aufgrund seines Wunsches, sowohl auf die Bedürfnisse seiner früheren Freundin als auch auf die Collettes zu reagieren, in einer Zwickmühle. Er war jemand, der sich um Menschen kümmerte. Dies war ein Charakterzug, den er sein ganzes Leben lang gezeigt hatte. Collette war sich dieser Seite von Paul bewusst, und das war der Grund, warum sie sich von ihm angezogen fühlte. Doch als dies dazu führte, dass sie das Gefühl bekam, sie sei für ihn zweitrangig, nahm sie es ihm übel. Durch den hilfreichen Therapiekontext waren sie in der Lage, über diese Probleme zu sprechen, ohne sich zu streiten. Paul, der gewöhnlich sehr kontrolliert war, wurde emotional, als er darüber sprach, wie schlecht er sich wegen des Schmerzes fühlte, den er Collette bereitet hatte. Als Collette Pauls Tränen sah und hörte, wie schlecht er sich fühlte, veränderte sich etwas für sie. Zum ersten Mal konnte sie ihre Überzeugung loslassen, sie sei ihm nicht wichtig. Das machte es ihr leichter, ihre Wut und ihren Groll loszulassen.

Menschen mit übermäßiger Scham gehen durchs Leben, indem sie ständig nach Hinweisen auf ihre Unzulänglichkeit Ausschau halten. Das Fühlen jedweder Art von Scham wird wahrscheinlich ihre massiven Schamskripts auslösen, sodass sie gezwungen sind, jegliche Schamerfahrungen zu vermeiden. In ihren Intimbeziehungen kann das Bekenntnis, dass sie diejenigen, die sie lieben, verletzt haben, starke Scham auslösen, weshalb sehr schambehaftete Menschen lernen, ihr verletzendes Verhalten zu leugnen. Dies geschieht meistenteils, indem man die Verletzung des Partners als Hinweis behandelt, dass etwas mit dem Partner nicht stimme. Dies erlaubt es dem schambehafteten Partner, sein Selbstbild als jemand, der nicht verletzend ist, aufrechtzuerhalten und auf diese Weise zu verhindern, dass seine Scham getriggert wird. Schambehaftete Individuen zeigen ihren Partnern nur selten, dass sie sich schlecht damit fühlen, sie zu verletzen; ihren Partnern wird so das Gefühl von Sicherheit vorenthalten, das daraus entstehen kann, dass man die Sorgen des Partners wirklich kennt (sieht). *Grundsätzlich fühlt sich die starke Scham des schambehafteten Individuums so schrecklich an, dass es seine fürsorglichen Gefühle unterdrücken und das Sicherheitsgefühl seiner Partnerin opfern wird, um seiner tiefen Scham zu entkommen (auch wenn das selten eine bewusste Entscheidung ist).*

Verantwortung für die eigene Scham übernehmen und entsprechend handeln

Die Macht der Scham wird stark reduziert, wenn diese anerkannt wird. Es ist die *versteckte* Scham, die Konflikte anheizt und eine äußerst destruktive Kraft in einer Beziehung darstellt. Wird die Scham anerkannt, dann kann die heilende Kraft einer positiven Bindungsbeziehung bei den Verletzungen aus früheren Bindungsbeziehungen (und den verzerrten Selbst- und Fremdskripts) zum Tragen kommen. Wenn Partner ihre Scham anerkennen, nimmt der Konflikt ab. Es besteht eine geringere Notwendigkeit, sich darüber zu streiten, wer ursächlich für die schlechte Stimmung verantwortlich zeichnet, weil beide Partner wissen, dass die Scham bereits vorhanden war und lediglich aktiviert wurde.

Intime Beziehungen haben die größte Macht, Scham zu erzeugen, und sie bieten vielfältige Möglichkeiten, die Scham aktiv zu verleugnen. Es ist überraschend einfach und leider üblich, dass ein Partner seine Scham abstreitet und nicht für Handlungen zur Rechenschaft gezogen wird, die den anderen Partner verletzen oder verunsichern können. Trotzdem kommt der Schaden, der durch die Verleugnung der Scham entsteht, auf mannigfache Weise zurück und beeinträchtigt die Nähe der Partner zueinander. *Die primäre Messgröße dafür, wie gesund eine intime Beziehung ist, ist der Umgang mit Scham in der Beziehung.*[178] Es gibt etliche psychologische Modelle, die gesunde vs. ungesunde Formen des Umgangs miteinander beschreiben; bei praktisch allen geht es auch darum, wie Menschen mit dem Schamaffekt umgehen (selbst wenn er selten so genannt wird).

Der gesunde Umgang mit Scham beinhaltet, sich die Scham zu eigen zu machen und Verantwortung dafür zu übernehmen, Dinge zu verbessern – auf die Scham einzuwirken, statt auf sie zu reagieren. Nach dem, was Sie über die zerstörerische Wirkung der Scham gelesen haben, könnte es etwas überraschend sein zu hören, dass Scham unsere Verbindung zueinander fördert.

Sich durch Scham verbinden

Ich habe versucht, aufzuzeigen, wie Scham intime Verbindungen beeinträchtigt. Partner drehen und wenden sich, um Wege zu finden, ihrer Scham zu entkommen, und schränken dadurch ihre intime Verbindung ein. Doch wenn sie aufhören, ihrer Scham ausweichen zu wollen, und sich diese stattdessen eingestehen und dabei bleiben, dann eröffnet sich ihnen die Chance für eine wesentlich stärkere Verbindung. Wie ist das möglich?

Wir wissen, dass Paare gegenseitig ihre Scham durch verschiedene Dinge triggern, von denen viele destruktiv sind (Verachtung, Ekel, Wut und so weiter), doch wenn diese auf eine nicht destruktive Weise getriggert wird, vielleicht unabsichtlich, dann wird die Möglichkeit für eine tiefere emotionale Verbindung geschaffen. Eines der bekanntesten Beispiele ist, wenn ein Partner vom anderen enttäuscht ist. Wenn sie ihre Enttäuschung zum Ausdruck bringt und er bei seiner Scham bleiben kann, ohne die Verbindung zu lösen, dann hat sie die Möglichkeit zu sehen, wie viel sie ihm bedeutet, wie wichtig sie ihm wirklich ist.

Wenn er zulassen kann, dass sie enttäuscht von ihm ist und seine Scham geweckt wird, ohne dass er versucht, ihr zu entkommen, indem er defensiv wird oder sie gegen sie wendet, dann wird sich ihre emotionale Verbindung vertiefen. Wenn er, um seine Schamerfahrung zu vermeiden, versucht, die Enttäuschung unpersönlich zu nehmen, so als ginge es nicht um ihn, dann wird das Trennung schaffen. Ein Beispiel: Meine Frau sagt mir, sie sei enttäuscht, dass ich nicht an sie gedacht habe, als ich Pläne für das Wochenende machte. Ich habe eine Wahl. Ich kann versuchen, meine Scham zu vermeiden, indem ich defensiv werde (»Ich habe nichts falsch gemacht; alles, was ich getan habe, war diese eine kleine Sache zu planen«), indem ich ihre Enttäuschung abtue (»Schau, es sind nur ein paar Stunden; warum musst du eine so große Sache daraus machen?«), indem ich es gegen sie wende und sie beschuldige (»Du hast gewöhnlich sowieso Pläne; du hast mir nichts gesagt, als du letzte Woche ausgegangen bist«) oder indem ich es zu etwas Unpersönlichem mache (»He, ich wusste nicht, dass du ausgehen wolltest«). Oder ich kann bei ihrer Enttäuschung bleiben und mir die Scham zu eigen machen (»Es tut mir leid; ich habe nicht an dich gedacht; es tut mir leid, dass ich dich enttäuscht habe«). Die Folge der letzteren Entscheidung ist, dass sie sich verstanden und umsorgt fühlt und wir einander näherkommen.

Eines der Prinzipien einer effektiven Ehe, das aus John Gottmans Forschungen (1999) abgeleitet ist, ist sein Konzept, »sich dem anderen zuzuwenden«, statt sich von ihm abzuwenden. Er gibt verschiedene Beispiele für diese Zuwendung, aber ich glaube, das grundlegende Element ist, dass ein Partner bei seiner Scham bleibt bzw. bei seiner Bereitschaft, seine Scham zu erfahren, während er versucht zu hören, was der andere ihm zu sagen hat, selbst wenn das Anhören der Gedanken und Gefühle der Partnerin wahrscheinlich seine Scham aktivieren wird. Seine Fähigkeit, mit seiner Partnerin verbunden zu bleiben, wenn sie mit ihrem Gefühl der Enttäuschung seine Scham aktiviert, ist ein wirksamer Maßstab für emotionale Reife.

16.5 Entschuldigungen und Wertschätzungsbedrohung

Jeder, der sich in einer Bindungsbeziehung befindet, möchte, dass seine Partnerin begreift und zeigt, dass ihr der Partner am Herzen liegt und dass sie sich schlecht fühlt (gesunde Scham), wenn sie etwas getan hat, was ihn verletzt oder enttäuscht hat. Und er kann sagen, ob ihre Entschuldigung echt ist oder ob sie sie nur zum Schein vorgebracht hat, weil er so gut auf den affektiven Ton der Entschuldigung eingestimmt ist. Das Bedürfnis nach einer Entschuldigung ist ein wichtiger Mechanismus, um Bindungsverletzungen zu heilen, doch dasselbe Bedürfnis heizt am Ende zahlreiche Konflikte in intimen Beziehungen an. Meistens liegt das daran, dass einer oder beide Partner einen Aspekt des Entschuldigungsprozesses als Selbstwertbedrohung wahrnehmen.

Der Akt des Entschuldigens kann die Scham desjenigen aktivieren, der sich entschuldigt; daher vermeiden viele Menschen aufrichtige Entschuldigungen in dem Versuch, ihrer Scham zu entkommen. Das ist die häufigste Konfliktquelle im Zusammenhang mit dem Bedürfnis nach einer Entschuldigung. Der verletzte Partner bekommt keine aufrichtige Botschaft vermittelt, in der die Sorge und der Wunsch, verletzte Gefühle zu heilen, zum Ausdruck kommen, folglich bleibt die Verletzung ungeheilt. Doch das Eindringen einer Wertschätzungsbedrohung endet nicht mit der Unfähigkeit eines Partners, sich zu entschuldigen.

Häufig bekommt man es auch mit den Wertschätzungssorgen des verletzten Partners zu tun. Manche Menschen sind empört, wenn sie keine echte Entschuldigung bekommen, und in ihrer Selbstgerechtigkeit gehen sie auf die Barrikaden. Das Auftauchen von Empörung bedeutet im Allgemeinen, dass der verletzte Partner das Ausbleiben einer Entschuldigung als Selbstwertbedrohung wahrgenommen hat und jetzt die vermeintliche Quelle der Bedrohung attackiert.

Natürlich ist der Versuch, eine Entschuldigung zu erzwingen, von vorneherein zum Scheitern verurteilt. Der Partner, der das Gefühl hat, zu einer Entschuldigung gezwungen zu sein, hat im Allgemeinen das Gefühl, dass der verletzte Partner versucht, ihn zu beschämen, und deshalb leistet er mit aller Macht Widerstand. Wenn keine aufrichtige Entschuldigung kommt, dann bleibt das Paar bis zu einem gewissen Grad getrennt. *Eine Partnerschaft, in der keine echten Entschuldigungen vorgebracht werden, ist eine Partnerschaft von zwei Menschen, deren Ängste davor, ihre Scham zu erfahren, mehr Gewicht haben als ihre Sorgen um die Gefühle des anderen.* Das bedeutet nicht, dass sie einander nicht lieben, aber es lässt erkennen, dass ihre Liebesfähigkeit durch ihre Wertschätzungssorgen eingeschränkt wird.

Menschen, die sich nicht entschuldigen können, empfinden gewöhnlich zu viel Scham und würden sich erniedrigt fühlen, wenn sie sich aufrichtig entschuldigten. Sie rechtfertigen die Nicht-Entschuldigung mit dem Argument, dass sie die ganze Schuld auf sich nehmen würden, und das wäre unfair, weil der andere ebenfalls schuld sei.

Entschuldigungen im Zusammenhang mit Schuld zu sehen, bewegt den Prozess in den Bereich Wertschätzung hinein und beseitigt die wirkliche Notwendigkeit für die Abbitte. Wenn das Bedürfnis nach einer Entschuldigung eine Bindungsverletzung beinhaltet, dann ist es entscheidend, dass der Therapeut klar in Bezug darauf bleibt, warum die Entschuldigung notwendig ist. Bei Entschuldigungen wegen Bindungsverletzungen geht es nicht darum zu entscheiden, wer schuld ist. Entschuldigungen sind:

- eine Anerkennung, dass man emotionale Schmerzen verursacht hat
- ein Ausdruck von Besorgnis und
- ein Ausdruck von Reue.

Die Entschuldigung zeigt dem verletzten Partner, dass der Partner, der einen gekränkt hat, sich kümmert. Entschuldigungen rühren von gesunder Scham her und vom Bewusstsein eines Partners, dass er diejenigen, die er liebt, verletzen kann. Solange ein Partner sich seiner Scham nicht stellen kann, wird es ihm schwerfallen, sich zu entschuldigen.

16.6 Langjährige Intimität

Wenngleich es offensichtliche Ausnahmen gibt [...] so ist ein Mensch, der sich über einen längeren Zeitraum von mittelbaren und unmittelbaren Beziehungen zu anderen für lange Zeiträume abschneiden kann, ohne dass ein Persönlichkeitszerfall einsetzt, doch eine große Seltenheit.
Harry Stack Sullivan (1983, S. 55)[179]

Viele Paare beschreiben die langfristige Zufriedenheit in ihrer Intimbeziehung im Hinblick auf *Kameradschaft*. Sie möchten jemanden haben, mit dem sie reden und Dinge tun können; sie möchten nicht alleine sein. Natürlich beschränkt sich Kameradschaft nicht auf sexuelle Beziehungen oder Liebesbeziehungen, doch dasselbe gilt für *Intimität*.[180] Beide Begriffe suggerieren eine Atmosphäre von Offenheit und gegenseitiger Akzeptanz. Menschen verbinden sich, indem sie interagieren – sie reden miteinander und tun Dinge miteinander. In ihrer Intimbeziehung interagieren sich nicht bloß auf eine platte, unemotionale Weise; sie kommunizieren auch auf einer affektiven Ebene und zeigen sich, indem sie ihre Gefühle offenbaren. So kann sich affektive Resonanz entwickeln, was sie motiviert, an der Beziehung festzuhalten (stärker gebunden zu werden), und den Kontext dafür schafft, dass ihre Gefühle sich selbst gegenüber in höherem Maße Eingang in die Beziehung finden.

Die nächsten Schritte sind persönliches Wachstum oder zwischenmenschlicher Konflikt, unabhängig davon, ob sie das nun gewollt haben oder nicht.

16.7 Persönliches Wachstum

Man kann sich alles in der Einsamkeit aneignen – außer Charakter.
Stendhal (Marie-Henri Beyle), zitiert in Seldes (1985, S. 399)

Ich habe betont, dass Intimität für Individuen wichtig ist, damit sie wachsen und sich zu der Art von Menschen entwickeln können, die sie sein möchten. Die meisten Menschen sehen sich wahrscheinlich nicht als jemanden an, der eine Beziehung sucht, die ihm helfen wird, emotional zu wachsen, doch kontinuierliches Wachstum scheint ein Kennzeichen von Gesundheit und Reife zu sein. Offensichtlich gibt es eine Vielzahl von Gründen, die Menschen dazu drängen, intime Beziehungen zu suchen. Auch wenn die gängige Kultur häufig die Rolle der sexuellen Lust hervorzuheben scheint, ist das Bedürfnis nach einer sicheren Bindungsbeziehung zweifellos der wichtigste Faktor, der den Wunsch der meisten Menschen nach Intimität antreibt. Die Affekttheorie zeigt, wie dieses Bindungsbedürfnis Affekte rekrutiert, welche leidenschaftliche Gefühle schüren, die mächtig genug sind, um das Individuum zu motivieren, die Risiken schmerzlicher Enttäuschung und Zurückweisung einzugehen.

In einer akzeptierenden Beziehung zu interagieren und offen zu sprechen, tut dem Menschen gut. Es gibt Forschungsmaterial, das darauf schließen lässt, dass Menschen einen physischen Preis dafür zahlen, wenn sie ihre Gedanken und Gefühle unterdrücken, und dass sie körperlichen Nutzen daraus ziehen, wenn sie diese zum Ausdruck bringen. Menschen, die sich gewohnheitsmäßig blockieren, haben ein höheres Risiko für Probleme mit dem Immunsystem, dem Herzen, dem Gefäß- und Nervensystem.[181] Eine Beziehung, in der wir unsere tiefsten Gedanken und Gefühle eingestehen können, ist gut für unsere Gesundheit!

16.8 Mut und Intimität

Es scheint so, als leite sich der Nutzen, der entsteht, wenn Partner sich öffnen und einander offenbaren, weniger aus dem Inhalt dessen ab, was offenbart wird, als vielmehr aus dem Prozess der Offenlegung selbst. Trotzdem spielt der Inhalt eine wesentliche Rolle, weil die Offenbarung umso kraftvoller sein wird, je persönlicher und privater der Inhalt ist. *Deshalb ist es ein Akt des Mutes für einen Partner, die Tiefe seines Bedürfnisses dem anderen gegenüber zu offenbaren oder sich auf seine Scham einzulassen!* Der Prozess hat das Potenzial, größere Nähe zu schaffen, doch es besteht auch die Gefahr von Ablehnung und Schmerz. Was, wenn er etwas über sich offenbart, was er als wirklich schlimm ansieht, etwas, von dem er befürchtet, dass es nie akzeptiert werden kann und auf das seine Partnerin mit Ekel und Distanzierung reagiert? Oder was ist, wenn er etwas von seiner Partnerin hört, was er abstoßend findet? Das sind die Risiken, die Menschen davon abhalten, sich überhaupt zu offenbaren.

Paartherapeuten können die Gefahr nicht beseitigen, die den Weg zu größerer Intimität ebnet. Es ist sogar wichtig, dass sie sich einen gesunden Respekt dafür bewahren. Wenn sie sie leugnen oder herunterspielen, dann ist die Therapie nicht sicher. Ihre Aufgabe ist es, das Paar zu führen, doch die Partner selbst müssen die Risiken eingehen. Wenn ein Partner negativ auf die Offenbarungen des anderen reagiert, dann kann der Therapeut versuchen, das Setting sicher genug für ihn zu machen, damit er seine negativen Reaktionen untersuchen kann. Allein seine negative Reaktion auf die Offenbarungen des anderen Partners zu untersuchen, ist schon an sich ein Akt des Mutes, da aufrichtige Selbstbetrachtung es gebietet, dass man bereit ist, verletzlich zu sein und sich zu zeigen.

Sich wirklich zu konfrontieren und sich auf seine Scham einzulassen, Reue auszudrücken, wenn man einander verletzt hat, und Schmerz, wenn man verletzt worden ist, und dann auch offenzulegen, wie sehr man die Akzeptanz, die Fürsorge und den Respekt des anderen braucht – dieser Art sind die Risiken, die Partner bereit sein müssen einzugehen, wenn sie mehr Intimität haben möchten. Emotionale Sicherheit ist ihr Barometer auf dem Weg, und das Erreichen von emotionaler Sicherheit verändert sich mit dem Maß an Intimität. Einige Partner sind mit weniger Nähe und Offenheit zufrieden, andere wollen mehr. Die Aufgabe des Paartherapeuten ist es, ihnen zu helfen, emotionale Sicherheit auf der Ebene von Intimität zu erreichen, für die sie sich entscheiden. Der Rest liegt bei dem Paar selbst.

17 Behandlung im Rahmen des Modells der emotionalen Sicherheit

Das ES-Modell beginnt und endet mit dem Thema emotionale Sicherheit. Paaren, die in Zyklen repetitiven Konflikts gefangen sind, fehlt es an emotionaler Sicherheit in ihren Beziehungen. Von der ersten Sitzung an und während des gesamten Therapieverlaufs besteht die Grundintervention des Therapeuten darin, sich auf die spezifischen Bereiche einzustimmen, in denen sich jeder Partner unsicher fühlt. Die Therapie wird nicht erfolgreich abgeschlossen sein, bis das Paar nicht emotionale Sicherheit erreicht hat und fähig ist, sie nach den gelegentlichen Bedrohungen für die Sicherheit, die intime Beziehungen kennzeichnen, wiederzuerlangen.

Die Fähigkeit des Therapeuten, die Quellen der Unsicherheitsgefühle jedes Partners zu identifizieren, spielt eine große Rolle für die Bildung eines starken Arbeitsbündnisses, das ein Schlüsselfaktor für die Arbeit mit Paaren ist. Jeder Partner fühlt sich verstanden, was seine Bindung an den Therapeuten stärkt. Das Ziel des Modells der emotionalen Sicherheit besteht darin, emotionale Sicherheit in der Beziehung zu schaffen und aufrechtzuerhalten. Dieses Ziel wird von den meisten Partnern schnell erfasst, insbesondere, da es hinsichtlich der spezifischen Bedürfnisse jedes Individuums operationalisiert wird. Die Aufgaben, die der Therapeut dann vorschlägt, um dieses Ziel zu erreichen, erscheinen den Partnern grundsätzlich sinnvoll.[182] Es besteht kaum je ein Zweifel darüber, warum die Partner gebeten werden, dieses oder jenes zu tun, weil der Therapeut Aufgaben auswählt, die eine offensichtliche Relevanz für das Ziel haben. Der gesamte Prozess der Identifizierung der Ziele und Aufgaben der Therapie wird transparent gestaltet; der Therapeut gibt sich keine Mühe, seine Bemühungen zu verbergen, und erklärt gerne, was er tut und warum.

Die Behandlung vollzieht sich in Etappen, so wie es auch bei anderen Paartherapiemodellen der Fall ist. Die meisten Paartherapien beschreiben eine anfängliche Phase der Stabilisierung, insbesondere bei Paaren, die miteinander im Streit liegen. Das Modell der emotionalen Sicherheit legt in dieser Anfangsphase den Fokus auf ein klares Verständnis des emotionalen Erlebens jedes Partners. Die meisten Modelle beinhalten zu Beginn der Therapie eine Einschätzung, doch dieser Begriff ist unzureichend, um den erfüllenden interaktiven Prozess zu erfassen, der diese Intervention ausmacht. Der Therapeut schätzt die Partner nicht nur ein, sondern er erforscht aktiv sein Verständnis der wesentlichen Anliegen jedes Partners und verpflichtet sie einzeln, ihn zu korrigieren und zu einem umfangreicheren und vollständigeren Verständnis zu führen. Das Ergebnis ist, dass sich jeder Partner verstanden fühlt und der Therapeut die Grundlage für eine sehr konstruktive Beziehung mit jedem Partner gelegt hat.

Die Energie, die davon ausgeht, jedem Partner zu helfen, sich wirklich verstanden zu fühlen, sollte nicht unterschätzt werden. Das ES-Modell und die Linse des Affekts bieten dem Therapeuten einen einzigartigen Vorteil dabei, die Dynamik der emotionalen Beziehung des Paares zu erfassen. Er ist häufig in der Lage, die Sorgen eines Partners klarer und prägnanter zu bestimmen und zu artikulieren als dieser selbst. Das Ergebnis ist nicht nur, dass sich der Partner vom Therapeuten verstanden fühlt; sehr häufig ist es sogar so, dass der Partner am Ende ein besseres Verständnis von sich selbst und dem hat, worauf er reagiert. Und natürlich wächst, da dies in Gegenwart des anderen Partners stattfindet, auch das Verständnis der Partner füreinander.

Wie ich im Vorwort sagte, beschränkt sich dieses Modell nicht auf eine bestimmte Therapierichtung. Es sollte die meisten Paartherapie-Ansätze bereichern, einige natürlich mehr als andere. In den Händen verschiedener Praktizierender wird es wahrscheinlich etwas anders aussehen. Hier ist eine Zusammenfassung der allgemeinen Form der Therapie, so wie ich sie verwende.

17.1 Das Problem identifizieren

Das ursprüngliche Ziel ist, den Bereich (oder die Bereiche) zu identifizieren, in denen jeder Partner eine Bedrohung für seine emotionale Sicherheit wahrnimmt. Sobald die Wahrnehmungen der Bedrohung exakt definiert worden sind, versucht der Therapeut zu bestimmen, wie jeder Partner auf diese wahrgenommene Bedrohung reagiert. Im Allgemeinen sind die Reaktionen eines oder beider Partner ein signifikanter Faktor bei der Erzeugung einer Bedrohungswahrnehmung beim anderen Partner. Sobald die relevanten Bedrohungen und Reaktionen identifiziert worden sind, beschreibt man dem Paar den interaktiven Zyklus und jeder Partner bekommt genau gesagt, was er oder sie tun muss, um den Zyklus zu durchbrechen. Diese Verantwortung dafür, etwas zu ändern, ist ausgeglichen; sie fokussiert nie nur auf einen Partner.

17.2 Arbeitsphase

Die Therapie geht dann zu einem fortlaufenden (normalerweise wöchentlichen) Prozess über, bei dem identifiziert wird, was in Bewegung gebracht worden ist und wie die Partner darauf reagiert haben. Ihre Wahrnehmung, dass eine Bedrohung vorliegt, kann sich im Laufe der Zeit ändern, doch der Gesamtablauf bleibt gleich. Allmählich fangen die Partner an, den Zyklus ebenso wie ihre individuellen Bedenken allein zu erkennen.

Innerhalb der Bereiche, in denen jeder Partner Bedrohung empfindet, bemüht sich der Therapeut, sowohl die Sorgen des Partners zu validieren als auch ihm zu helfen, sie zu überwinden. Wenn die Hauptsorgen des Partners im Wertschätzungsbereich liegen, bemüht sich der Therapeut:

- dem anderen Partner beizubringen, sensibler dafür zu sein, welche Macht er besitzt, eine Selbstwertbedrohung auszulösen
- dem betroffenen Partner beizubringen, seine Empfindlichkeit hinsichtlich seines Selbstwerts anzuerkennen und deren Ursachen zu erforschen, und
- den betroffenen Partner aufzufordern, sein Selbstwertgefühl zu verbessern.

Wenn die Hauptanliegen der Partner im Bindungsbereich liegen, bemüht sich der Therapeut:

- dem anderen Partner beizubringen, sensibel für die Empfindlichkeiten des betroffenen Partners im Bindungsbereich zu sein
- dem anderen Partner beizubringen, besser auf die Bindungsbedürfnisse des betreffenden Partners einzugehen und
- die Beziehung sicher genug zu machen, damit es sich der betroffene Partner erlauben kann, dem anderen gegenüber verletzlich zu sein.

Unabhängig davon, ob sich die empfundenen Bedrohungen nun im Bindungs- oder Wertschätzungsbereich abspielen, eine Voraussetzung für eine effektive Therapie ist die, dass die Sitzungen emotional sicher sind. Das hat während der gesamten Therapie höchste Priorität und löst andere Prioritäten jedes Mal dann ab, wenn die emotionale Sicherheit in den Sitzungen verloren geht.

Besorgnisse in einem der beiden Bereiche können zur Erforschung der Gründe für die Sensibilität eines Partners führen. Schmerzhafte frühe Bindungserfahrungen zu erforschen, verstärkt gewöhnlich:

- die Empathie und das Mitgefühl des anderen Partners für den betroffenen Partner und
- die Fähigkeit des betroffenen Partners, in Gegenwart des anderen Partners verletzlicher zu sein.

Schmerzhafte frühe Selbstwerterfahrungen zu erforschen, verstärkt gewöhnlich:

- die Selbsterkenntnis des betroffenen Partners und
- das Verständnis des anderen Partners für die Empfindsamkeiten des betroffenen Partners.

Es ist wichtig, die Erforschung frühkindlicher Ursachen für die Selbstwert- und Bindungssorgen nüchtern zu betrachten. Einige Partner greifen vielleicht nach solchen Erklärungen, um dem betroffenen Partner die Schuld zu geben und Gründe für ihre eigene Unschuld bei aktuellen Problemen anzuführen. Der Therapeut muss jedes Bemühen blockieren, die Vergangenheit eines Partners als Quelle der Schuldzuweisung anzusehen. Es liegt in der Verantwortung jedes Partners, sensibel für die Empfindsamkeiten des anderen zu sein; die Ursachen für die Empfindlichkeit des Partners zu verstehen, enthebt den anderen jedoch nicht seiner Verantwortung. Tatsächlich bewirkt es das Gegenteil; es verstärkt die Verantwortung des Partners, sich in diesem Bereich sensibel zu verhalten. Letztlich dient das Verständnis der Vergangenheit nur dazu, den Partnern zu helfen, die Gegenwart besser zu verstehen. Es ist gewöhnlich am besten, Erkundungen der Vergangenheit zu beenden, indem man beide Partner vor dem Ende der Sitzung zu ihrer aktuellen Beziehung zurückbringt.

In dieser Phase der Therapie wird jedem Partner aufgetragen, spezifische Veränderungen vorzunehmen. Negative Reaktionen (auf wahrgenommene Bedrohungen) sind gewöhnlich das erste Ziel. Menschen, die auf der Basis von Elementen aus Nathansons (1992) Kompass der Scham reagieren, bringt man bei, ihre Scham zu erkennen und dabei zu bleiben, statt darauf zu reagieren. Menschen, die es mit einer Bindungsbedrohung zu tun haben, die sie veranlasst, den Selbstwert des Partners anzugreifen, bringt man bei, ihren Protest abzumildern. Beide Partner lehrt man, zuzuhören, ohne automatisch negativ zu reagieren.

Wenn ein Partner eine Bindungsbedrohung wahrnimmt, wird der andere angewiesen, die Verhaltensweisen zu verstärken, die für eine positive Bindung stehen. Diese Anweisungen sind gewöhnlich recht spezifisch (z. B. wird der schlecht eingestimmte Partner angewiesen, sich auf seine Einstimmung zu konzentrieren, während der unzuverlässige Partner angeleitet wird, unterstützender zu sein, und so weiter). Wenn die Bindungssorgen eines Partners diffus sind, werden beide Partner aufgefordert, Dinge zu tun, die wieder positive Affekte in die Beziehung hineinbringen.

Wenn ein Partner eine explizite Bindungsverletzung erfahren hat, strebt der Therapeut an, die Scham des verletzenden Partners sichtbar zu machen, sodass der verletzte Partner sehen kann, dass der andere sich wirklich kümmert. Was diesen Prozess normalerweise behindert, ist die Schwierigkeit des verletzenden Partners, Zugang zu seiner Scham zu bekommen. Diese Schwierigkeit ist meistens die Folge seiner Wahrnehmung einer Selbstwertbedrohung (»Ich werde die ganze Schuld auf mich nehmen«), doch häufig zeigt sich im Prozess der Aufarbeitung schwerer Bindungsverletzungen, dass der verletzende Partner bereits zu einem früheren Zeitpunkt eine Bindungsbedrohung wahrgenommen hat. Der Prozess der Aufarbeitung schwerer Bindungsverletzungen setzt sich häufig bis in die dritte Phase der Therapie fort.

Der Therapiezyklus beginnt in dieser mittleren Phase häufig mit gegenseitigen Wertschätzungsthemen und geht dann zu Bindungssorgen bei einem Partner über, wenn dieser seinen Fokus auf den Selbstwert hinter sich lässt. Viele Partner können von Beginn an Bindungssorgen benennen, andere wiederum erkennen ihre Bindungssorgen nicht, solange sie noch für ihren Selbstwert kämpfen.

17.3 Endphase

Wenn die Therapie funktioniert, fängt jeder Partner an, seine Reaktionen (auf wahrgenommene Bedrohungen) zu verändern, sodass sie für den anderen Partner weniger bedrohlich sind. Wenn einer der beiden Partner es mit einer Bindungsbedrohung zu tun hatte, führt das Auftreten positiven Bindungsverhaltens zu Gefühlen neuer Verbundenheit (auch wenn das bei schweren Bindungsverletzungen ein sehr langsamer Prozess sein kann). Diese Therapiephase ist diejenige, in der Partner sich auf ihre Schamgefühle einlassen und sich auf einer Ebene von Verletzlichkeit verbinden können, die zu größerer Intimität führt. Damit will ich nicht sagen, dass alle Paare eine solche Arbeit machen; viele (vielleicht die meisten) machen sie nicht. Wenn Paare damit zufrieden sind, ihr Leben ohne Therapie fortzusetzen, dann ist die Therapie abgeschlossen. Die Entscheidung, tiefer zu gehen und nach einer engeren Verbindung zu streben, obliegt dem Paar und nicht dem Therapeuten.

Über die gerade beschriebene Arbeit hinaus gibt es in dieser Phase der Therapie zwei ganz unterschiedliche Arten von Sitzungen. Bei einer kommt das Paar zur Therapie und fühlt sich gut, sodass es nichts zu bereden hat. Der Therapeut kann diese Sitzungen nutzen, um zu überprüfen, was jeder Partner anders macht, und zu erörtern, wie das Paar den Verlust an Sicherheit ausgleichen kann, zu dem es zwangsläufig kommen wird. Die andere Art von Sitzung ist die, bei der einem alles um die Ohren fliegt und das Paar das Gefühl hat, keine Fortschritte erzielt zu haben. Manchmal hilft es dann, wenn der Therapeut herausstellt, dass Fortschritte unter Umständen nur anhand der geringeren Häufigkeit solcher heftigen Auseinandersetzungen sichtbar sind und dass, wenn es zu einem Wutausbruch kommt (mit anderen Worten, einem vollständigen Verlust an emotionaler Sicherheit), sich die Partner möglicherweise genauso schlecht fühlen werden, wie sie es immer getan haben. De facto kann sich ein plötzlicher Wutausbruch noch schlimmer anfühlen als in der Vergangenheit, wenn das Paar sich eigentlich sicherer miteinander gefühlt hat. Der wirkliche Maßstab für Fortschritte ist nicht, ob die Partner je ihre emotionale Sicherheit verlieren, sondern ob sie die Beziehung in Ordnung bringen und Sicherheit wiederherstellen können, wenn sie sie verloren haben.

Das Ende der Therapie hängt von dem Paar ab. Manche Paare gewinnen ihre emotionale Sicherheit schnell und problemlos wieder. Bei anderen dauert es länger, bis sie Sicherheit erreichen, und auch länger, bis sie den sicheren Zufluchtsort der Therapie aufgeben. Bei Paaren der letzteren Kategorie ist es hilfreich, die Häufigkeit der Sitzungen mit der Zeit zu reduzieren und es den Partnern zu ermöglichen, allmählich Vertrauen in ihre Fähigkeit zu gewinnen, es auf eigene Faust zu schaffen.

17.4 Strukturierte Aufgaben und Hausaufgaben

Paartherapeuten verwenden gewöhnlich therapeutische Werkzeuge und strukturierte Aufgaben als Teil der Therapie. Ich unterscheide therapeutische Aufgaben von den Werkzeugen, die wir unseren Klienten vermitteln, doch manchmal überschneiden sich beide. Wir stellen Paaren Werkzeuge bereit, die sie verwenden können, wenn bestimmte Situationen auftauchen. Die wahrscheinlich gebräuchlichsten Arbeitsmittel sind Mechanismen, die verwendet werden können, um die Eskalation von Konflikten[183] zu stoppen, und Kommunikationstools, wie das Paraphrasieren dessen, was der andere Partner gesagt hat.[184] Während *Tools* bzw. Werkzeuge Techniken sind, die man benutzt, wenn bestimmte Situationen auftauchen, sind *Aufgaben* spezifische strukturierte Übungen, die Paare gebeten werden, entweder in der Sitzung oder außerhalb davon auszuführen.

Aufgaben können genutzt werden, um Bedrohungen im Wertschätzungs- und Bindungsbereich zu reduzieren, doch da das Sichvertiefen in diese Bereiche das Potenzial für die Aktivierung der Bedrohungen erhöht, ist es sehr wichtig, Aufgaben so zu strukturieren, dass die Wahrscheinlichkeit maximiert wird, dass sie sicher erledigt werden können. Es gibt eine Vielzahl von Aufgaben, die derzeit von Paartherapeuten genutzt werden, und in vielen davon werden Aspekte der Bedrohungen angesprochen, die im ES-Modell identifiziert wurden. Zum Beispiel können positive Bindungsaffekte durch strukturierte Aufgaben verstärkt werden, bei denen die Partner kleine Dinge füreinander tun.[185] Es gibt eine bestimmte strukturierte Aufgabe, die ich im ES-Modell als besonders nützlich empfunden habe.

Eine gängige Aufgabe, die von Paartherapeuten genutzt wird, ist das »sich Vergewissern« *(checking in)*. Im Wesentlichen werden die Partner darin angewiesen, regelmäßig miteinander darüber zu sprechen, wie es ihnen als Individuen und als Paar geht. Ich fand eine Variante dieser Aufgabe, die von Maggie Scarf (1988) entwickelt wurde, und fing an, diese bei Partnern zu verwenden, die Schwierigkeiten hatten, ihre beschämenden Anteile in die Beziehung einzubringen.[186] Ich habe sie (zumindest im Geiste) in Scham-und-Stolz-Aufgabe umbenannt.

Diese Aufgabe ist eine Möglichkeit, um dem Paar zu helfen, in Kontakt mit sich selbst und miteinander zu bleiben. Die Partner setzen sich regelmäßig hin und überprüfen, wie sie sich fühlen. Sie sollten insbesondere die Quellen von Scham und Stolz identifizieren, denen sie im täglichen Leben begegnen. Um das zu tun, muss jeder dem anderen zwei Dinge über seinen Alltag erzählen: mindestens eine Sache, die dem Partner zu einem guten Gefühl sich selbst gegenüber verholfen hat, und mindestens eine Sache, die dem Partner ein schlechtes Gefühl sich selbst gegenüber vermittelt hat.

Diese einfache Aufgabe kann überaus hilfreich sein – oder sie kann überhaupt nichts bewirken. Es hängt davon ab, ob die Partner an der Oberfläche bleiben oder ob sie die Gelegenheit nutzen, um tiefer in ihre Gefühle sich selbst gegenüber einzutauchen. Der häufigste Irrtum ist, darüber zu sprechen, was ihnen ein gutes oder schlechtes Gefühl vermittelt hat – statt ein gutes oder schlechtes Gefühl *sich selbst gegenüber*. Folgendes passierte, als Dan und Darla begannen, sich über ihre Empfindungen auszutauschen.

Jahrelang führten Dan und Darla ihre Beziehung auf einer oberflächlichen Ebene. Dan wurde zunehmend unglücklicher mit der Beziehung, doch er sagte nie etwas. Auch wenn er Darla immer noch sehr liebte, empfand er ihre gemeinsame Zeit als langweilig und fühlte sich zu anderen Frauen hingezogen. In der Therapie arbeiteten wir daran, was ihn hinderte, seine Gefühle anzusprechen. Eine stark vereinfachte Erklärung lautete, dass er befürchtete, sie würde ihr Interesse an ihm verlieren, wenn er sich beschwerte. Unter anderem begannen sie, die Check-in-Aufgabe zu machen.

Zu Anfang hatte Dan beträchtliche Schwierigkeiten, zwischen guten bzw. schlechten Gefühlen und guten bzw. schlechten Gefühlen sich selbst gegenüber zu unterscheiden. Er war sich buchstäblich der meisten Gefühle in Bezug auf sich selbst nicht gewahr. Er erfasste den Unterschied jedoch sehr unvermittelt während einer Sitzung. Plötzlich wurde ihm bewusst, dass er sich in seinem ganzen Leben nie jemandem vollständig offenbart hatte. Als Kind hatte er das Gefühl, die Zustimmung seiner Eltern nur dann zu bekommen, wenn er etwas Außergewöhnliches tat. Also begann er zu schauspielern und bekam während seines ganzen Erwachsenenlebens Lob dafür. Doch er hatte immer ein vages Bewusstsein dafür, dass niemand den echten Dan zu sehen bekam. Denn seinem Gefühl nach war der echte Dan nicht interessant, er war in seinen Augen niemand, der andere Menschen fesseln konnte. Dieser hoch qualifizierte Mann fühlte sich tief drinnen sehr klein und unwichtig.

Darla war entsetzt über Dans Interesse an anderen Frauen. Es bestätigte ihre innere Überzeugung, dass sie nur wenig zu bieten hatte. Tatsächlich war diese Überzeugung nichts Neues für sie; sie war sich ihres Gefühls sehr bewusst. Größere Schwierigkeiten hatte sie damit, die Dinge zu erkennen, die ihr ein gutes Gefühl für sich selbst vermittelten. Als sie darüber berichtete, beobachtete Dan, dass diese Gefühle immer beinhalteten, Dinge für andere Menschen zu tun. Er begann spontan, auf andere Dinge hinzuweisen, die ihm ein gutes Gefühl ihr gegenüber gaben. Diese waren schwierig für Darla; sie tat die Dinge schnell ab, die Dan vorgeschlagen hatte. Doch allmählich begann sie, mehr von Dans positivem Bild von ihr aufzunehmen.

Im Laufe der Zeit veränderte sich ihre Beziehung und sie hielten weniger voreinander zurück. Dan sah, wie die Lebendigkeit, die Darla mit anderen an den Tag legte, in ihre eigenen Interaktionen zurückkam. Und Darla stellte fest, dass Dan aus sich herausging und lebendiger und glücklicher mit ihr war. Sie hatten auch mehr Konflikte, doch diese waren nie respektlos oder destruktiv. Sie waren einfach nur zwei Erwachsene, die ihre Meinungsverschiedenheiten aus dem Weg räumten.

17.5 Sicher genug

Ich habe einige der Möglichkeiten erörtert, wie bereits bestehende Probleme mit Wertschätzung und Bindung in der Therapie angegangen werden können. Die Bindungsbeziehung unter Erwachsenen bietet eine einzigartige Möglichkeit, problematische Selbst- und Fremdbilder zu überwinden, die einen Menschen verfolgen, der in einer Atmosphäre von Missbrauch und Vernachlässigung aufgewachsen ist. Der Partner mit langjährigen Selbstwertproblemen kann weniger leicht getriggert werden, wenn er sich mit sich selbst konfrontiert, seine empathische Abschirmung stärkt und sich auf seine Scham einlässt. Durch solche Mittel ermöglicht das Modell der emotionalen Sicherheit persönliches Wachstum ebenso wie Wachstum in der Beziehung. *Doch das Erreichen emotionaler Sicherheit erfordert es nicht zwingend, dass vorher vorhandene Probleme gelöst werden.*

Eine Wertschätzungsbedrohung kann zum Beispiel beseitigt werden, indem man die empathische Abschirmung bei dem Partner stärkt, der sich bedroht fühlt, oder sie kann durch größere Sensibilität und einen abgeschwächten Protest vonseiten des anderen Partners gelindert werden. Bevor Partner emotionale Sicherheit erzielen können, muss eine Bindungsbedrohung abgewendet werden, doch die Lösung der Bedrohung kann von Bemühungen des anderen Partners herrühren, ohne dass die langjährigen Empfindlichkeiten des bedrohten Partners gelöst worden sind.

Das Modell der emotionalen Sicherheit ist nicht darauf ausgerichtet, frühere Bindungsverletzungen zu heilen oder negative Selbstskripts zu überwinden, *außer wenn die Partner nicht in der Lage sind, emotionale Sicherheit zu erreichen, ohne diese vorher bestehenden Probleme anzugehen.* Viele Paare erreichen ein befriedigendes Maß an emotionaler Sicherheit, selbst wenn manche Partner weiter anhaltende Empfindlichkeiten haben, die auf problematischen Selbst- und Fremdbildern beruhen.[187] In dieser Hinsicht ist das ES-Modell aufgebaut wie Pinsofs integrative problemzentrierte Therapie (1995; IPCT). Im IPCT-Modell ist das erste Ziel, eine Konsensvereinbarung zwischen den Klienten und dem Therapeuten hinsichtlich des zu bearbeitenden Problems zu treffen. Solange die Therapieaufgaben nachweislich mit der Lösung des im gegenseitigen Einvernehmen identifizierten Problems verbunden sind, hat der Therapeut den Auftrag, diese Aufgaben zu verfolgen. Im ES-Modell ist der Mangel an emotionaler Sicherheit das Problem, und der Therapeut hat den Auftrag, die Aufgaben zu verfolgen, die emotionale Sicherheit wiederherstellen. Jede Arbeit, die diesen Auftrag übersteigt, findet außerhalb des Modells statt.

17.6 Langjährige individuelle Themen

Das Modell der emotionalen Sicherheit ermöglicht die Arbeit an langjährigen Problemen, wenn es sich als unzureichend erweist, an den unmittelbareren Ursachen der Bedrohung zu arbeiten. Wenn Arbeit an weniger naheliegenden Bedrohungsursachen erforderlich ist, dann richtet das Modell die Therapie auf die historischen Aspekte von Bindung und Wertschätzung aus. Die Arbeit an diesen bereits bestehenden Problemen ähnelt anderen Arbeitsmethoden, die sich auf das Individuum fokussieren, doch es gibt einige wichtige Unterschiede.

Strukturelle Modelle

Die Auffassung, welche die Skripttheorie von Emotionen vertritt, unterscheidet sich erheblich von den Sichtweisen, die von diversen strukturellen Persönlichkeitsmodellen vorausgesetzt werden, unter anderem der Objektbeziehungstheorie, der Selbstpsychologie und der freudschen Triebtherapie, ebenso wie von den meisten kognitiven Modellen der psychischen Funktionsfähigkeit. Vom Standpunkt der Skripttheorie aus spiegelt der größte Teil der bleibenden Merkmale, aus denen die Persönlichkeit besteht, einfach eine Fülle von bestimmten Skriptarten und den Emotionen wider, in denen sie akkumuliert sind. Bei Veränderungen geht es im Wesentlichen darum, die in diesen Skripts enthaltenen Emotionen zu zerlegen und ein anderes Repertoire an Emotionen zu entwickeln. Es sind die Emotionen, welche die Persönlichkeit formen, und deshalb sind es auch die Emotionen, die sich ändern müssen. Das ist eine ganz andere Sichtweise als diejenige, die von Modellen impliziert wird, in denen Emotionen als Produkte von Erkenntnissen, Trieben oder strukturellen Elementen in der Persönlichkeit angesehen werden. Tomkins' Einsicht (1962, 1963, 1991, 1992), dass Affekte die Hauptmotivation liefern, trägt maßgeblich zu dem Verständnis bei, welch große Bedeutung Emotionen für das Funktionieren der Persönlichkeit haben.

Die aus der Affekt- und der Skripttheorie abgeleitete Auffassung von Emotionen unterscheidet sich so grundlegend von traditionellen Sichtweisen der Persönlichkeit, dass sie sicherlich noch jahrelang für Kontroversen sorgen wird. Doch es gibt bereits eine sich entwickelnde Forschungsbasis, die diese Auffassung von Emotion als struktureller Komponente der Persönlichkeit in gewisser Weise stützt. So hat sich herausgestellt, dass mithilfe von Untersuchungen über negative Emotionalität verlässliche Vorhersagen für eine Vielzahl von psychischen Störungen und Anfälligkeiten getroffen werden können, während positive Emotionalität eine gewisse Resilienz gegenüber Stressoren zu verleihen scheint.[188] Krueger, McGue und Iacono (2001) haben gezeigt, dass Persönlichkeitsstörungen durchweg negative Emotionalität zugrunde liegt, doch die Art der spezifischen Persönlichkeitsstörung kann sich je nach der Menge an positiver Emotionalität und der Fähigkeit zur Zurückhaltung unterscheiden. Ganz eindeutig stellt die Kombination aus einer großen Menge an negativen und einem Mangel an positiven Emotionen einen erheblichen Risikofaktor für emotionale Probleme dar, während eine Fülle an positiven und ein relativer Mangel an negativen Emotionen zu psychischer Belastbarkeit beitragen.

Internalisierungsmodelle

Legt man den Schwerpunkt auf die Bindungs- und Wertschätzungsbereiche der inneren Arbeitsmodelle eines Partners vom Selbst und den anderen, so unterscheidet sich das davon, den Schwerpunkt auf Internalisierungsprozesse zu legen. Der Unterschied hat damit zu tun, wie ein Partner seine Emotionen erlebt und welche Skripts in diesen Emotionen akkumuliert sind. Das Modell der emotionalen Sicherheit hebt die *persönliche Konstruktion der Emotionen* eines Individuums hervor, die auf seinen einzigartigen Erfahrungen beruhen; es vermeidet Konzeptualisierungen, die suggerieren, die Irrationalität der Skripts beruhe auf mangelnder Eigenverantwortung.

Zum Beispiel implizieren negative Selbstbilder, die sich auf das Konzept der Internalisierung stützen, dass das Individuum sich die Sichtweise einer anderen Person aneignet (Person A übernimmt die Sichtweise von Person B über Person A). Diese Denkweise führt zu Missverständnissen. Es wäre richtiger zu sagen, dass sich als Reaktion auf wahrgenommene negative Bewertungen durch den anderen, negative Bewertungen des Selbst *entwickeln* können. Die negative Selbstbeurteilung bleibt die eigene, und therapeutisches Wachstum geschieht, wenn das Individuum sich mit seinen *eigenen* Gefühlen sich selbst gegenüber konfrontiert. Solche Emotionen als internalisiert anzusehen könnte suggerieren, dass das sich entwickelnde Selbst eine Art passives Gefäß für die Meinungen anderer sei. Die Skripttheorie hebt hervor, dass es die Bedeutungen sind, die ein Individuum aus seinen affektgeladenen Erfahrungen ableitet, welche die Art seiner Emotionen bestimmen.

Die Vorstellung von der Internalisierung der Einstellungen und Gefühle anderer einer Person gegenüber führt zu einer ungünstigen theoretischen Sichtweise der Emotionen dieser Person. Greenberg und Paivio zum Beispiel erörtern die Rolle von Verachtung und Abscheu bei der Erfahrung von Scham und erklären, dass

> »Verachtung und Abscheu ..., wenn sie internalisiert und auf das Selbst gerichtet werden, ... maladaptive Gefühle von Scham und Selbsthass erzeugen« (1997/2003, S. 230).

Ihre Formulierung stimmt mit der vieler traditioneller Theoretiker überein und sie erkennt zweifelsohne die Bedeutung von Verachtung und Abscheu beim Triggern von Scham an; doch das Augenmerk auf der Internalisierung der Verachtung und des Abscheus anderer kann den Therapeuten auf einen Kurs bringen, bei dem er versucht, fremde Einstellungen auszumerzen (z. B. »Du bist nicht wirklich widerlich und verachtenswert«). Wenn wir stattdessen erkennen, dass es die Erfahrung der Person war, das Objekt der Verachtung und des Abscheus anderer zu sein, die ihre Scham ausgelöst hat, dann wollen wir ihr dabei helfen, sich damit zu konfrontieren, warum *sie* das Gefühl hat, widerlich und verachtenswert zu sein. Was war es an ihr, das ihrer Folgerung nach die schlechte Behandlung rechtfertigte? Sie kann den Schluss ziehen, dass die Behandlung ungerechtfertigt war, oder sie kann die Eigenschaften von sich offenbaren, die sie versucht hat zu leugnen und vor der Welt zu verstecken. In beiden Fällen besteht der Weg zur Überwindung ihrer Scham darin, sich mit ihren eigenen Ansichten über sich selbst zu konfrontieren und nicht den Gedanken zu unterstützen, dass diese ihr von anderen »implantiert« wurden.

Übertragungsmodelle

Übertragungsmodelle für die Behandlung von Paaren zu verwenden, hilft ihnen, ihre gegenwärtige Beziehung von vergangenen Beziehungen zu trennen, was sie wiederum unterstützt, gegenwärtige Interaktionen als einzigartig zu betrachten. Allerdings hebt das Übertragungsmodell die Gefühle des Individuums gegenüber jemand anderem hervor (das, was übertragen oder verdrängt wird) und kann so dazu beitragen, dass der Fokus vom Selbst wegverlagert wird. Ein Fokus auf dem anderen im Bindungsbereich ist mit dem Modell der emotionalen Sicherheit vereinbar, doch ein Fokus auf dem anderen ist kontraproduktiv, wenn das Individuum Selbstwertprobleme hat, da es den Ort des Problems auf seine Gefühle der anderen Person gegenüber verschiebt, statt bei sich zu bleiben.

Ein zentraler Aspekt des ES-Modells ist, dass es die Bedeutung des Wertschätzungsbereichs anerkennt, in dem ein negatives Selbstbild ein wesentlich größeres Hindernis darstellt als ein negatives Bild des anderen. Natürlich geht es nicht nur um die negative Sichtweise, sondern um die mit dieser Sichtweise verbundenen negativen Affekte. Wenn sich der Schamaffekt auf das Selbst richtet (ganz zu schweigen von Abscheu und Geruchsekel), resultiert daraus die Schamemotion, und Menschen, die mit übermäßiger Scham belastet sind, zahlen einen viel zu hohen Preis. Die Toxizität eines hohen Maßes an Scham kann so verheerend sein, dass Partner praktisch alles tun werden, um ihrer Scham zu entgehen – einschließlich dessen, ihre Bindungsbeziehung zu opfern.

Die Tatsache, dass es so beliebt ist, Übertragungsgefühle in Bezug auf den anderen zu interpretieren, rührt vermutlich von der Macht der Scham her, uns zum Narren zu halten und dabei verborgen zu bleiben. Sich auf den Schlechten Anderen *(Bad Other)* zu konzentrieren, ist eine gängige Abwehr, um die Sichtweisen des Selbst, die am meisten Scham erzeugen, nicht erkennen und erfahren zu müssen. Doch wenn wir Paare durch die Linse des Affekts sehen, ist es leicht für uns, zwischen Wahrnehmungen des anderen als nicht vertrauenswürdig (Bindungsbereich) und Wahrnehmungen der Missbilligung durch den anderen (Wertschätzungsbereich) zu unterscheiden.

Die Konsequenz daraus, sich auf den anderen zu fokussieren, wenn es eigentlich um das Thema Selbstwert geht, ist, dass Übertragung ein Abwehrmechanismus sein kann. Es ist dieselbe Art von Abwehr wie seine Auseinandersetzung mit ihr darüber, was sie über ihn denkt und fühlt. In beiden Fällen dient der Fokus auf der anderen Person dazu, den Fokus von seiner Scham wegzulenken, und ist ein Versuch, den Stimulus abzuschalten, der sie triggert. Wenn der Fokus auf der Übertragung liegt, kann dies leicht dazu führen, dass er auch auf den anderen in der Kindheitsbeziehung gerichtet wird und dann immer noch keine Auseinandersetzung mit den Selbstskripts der Person stattfindet.

Defizitmodelle

Es ist ein Irrtum, eine Schamneigung als eine Art Defizit im Selbst oder in der Fähigkeit, mit sich zufrieden zu sein, zu beschreiben. Die Skripttheorie legt nahe, dass das zur Scham neigende Individuum kein unvollständiges Selbst hat oder es ihm zwangsläufig an guten Gefühlen sich selbst gegenüber mangelt; es ist nur äußerst sensibel dafür, aufgrund seiner umfangreichen Schamskripts ein schlechtes Gefühl in Bezug auf sich selbst zu haben. Seine Scham lässt sich leicht triggern. Die typische frühe Lebensumgebung, die zur Entwicklung einer so umfassenden Scham beiträgt, stattet Menschen vermutlich nicht mit den Ressourcen aus, um solche Affekte zu regulieren. Die zur Scham neigende Person ist also gewöhnlich emotional unreif und tendiert dazu, Hilfe bei anderen zu suchen, um mit Gefühlen sich selbst gegenüber umzugehen. Das macht sie in einer Beziehung hoch reaktiv. Darüber hinaus werden ihre Lebensentscheidungen durch die

Vermeidung potenzieller Trigger ihrer Scham geprägt. Wenn sich also zwei Individuen mit beträchtlicher Scham auf eine intime Beziehung einlassen, dann wird diese von ihrem gemeinsamen Bedürfnis, Scham zu vermeiden, beherrscht. Jegliche Unterschiede zwischen ihnen haben das Potenzial, Scham auszulösen, also vermeiden sie es, diese Unterschiede in die Beziehung einzubringen. Das führt zum Bild des undifferenzierten Systems. Sie reagieren stark auf alle potenziellen Trigger, und in ihren Auseinandersetzungen geht es vor allem darum, ihre wechselseitigen Wahrnehmungen zu verändern.

Das Konzept des Wachstums des Selbst ist heikel, da es so interpretiert werden könnte, als sei das Selbst mangelhaft. Eine alternative Sichtweise des Selbst-Defizit-Modells ist, dass sich der Mangel auf Stolzskripts bezieht. Es ist nicht notwendig, eine pathologische Entwicklung des Selbst zu postulieren. Jene Menschen, denen es an Selbstvertrauen mangelt, die befangen und darauf ausgerichtet sind zu gefallen, oder diejenigen, die gespiegelt werden möchten, haben nicht zwangsläufig ein unvollständiges Selbst; vielmehr können sie einfach über gut entwickelte Schamskripts und unzureichende Stolzskripts verfügen.

Empathiemodelle

Viele Paartherapie-Ansätze heben die Entwicklung von Empathie zwischen den Partnern sowohl als Therapieziel als auch als Mittel hervor, um dem Paar zu helfen, seine Probleme zu bearbeiten. Der Sexualtherapeut David Schnarch (1991), der Bowens Differenzierungsmodell bei Paaren anwendet, sagt, dass Paare keine Empathie erreichen, solange sie in ihrer Beziehung nicht gut differenziert sind. Paare durch die Linse des Affekts zu sehen, führt zum Teil zu unterschiedlichen Schlussfolgerungen bezüglich der Rolle der Empathie. Wenn affektive Resonanz das Herzstück von Empathie ist, dann mangelt es Intimpartnern nicht an Empathie. Was sie stattdessen häufig brauchen, ist die Fähigkeit, ihre empathische Abschirmung öfter einzusetzen und etwas weniger einfühlsam zu sein.

Menschen sprechen häufig über Empathie, als sei sie eine Form von Wohlwollen, die durch ein tiefes Verständnis der Gefühle der anderen Person geprägt ist. Das tiefe Verständnis ist zwar ein Bestandteil von Empathie, das wohlwollende Gefühl jedoch nicht unbedingt. *Webster's New Universal Unabridged Dictionary* (2003, S. 742) definiert Empathie als intellektuelle Identifikation mit oder das stellvertretende

Erleben von Gefühlen, Gedanken oder Einstellungen des anderen. Das kann dazu führen, dass jemand ein wohlwollendes Gefühl hat, wenn sie sich schlecht fühlt, doch es kann auch eine ganz andere Reaktion auslösen, wenn sie ihm, dem empathischen Zuhörer, ein negatives Gefühl in Bezug auf sich vermittelt. Wenn er sich mit ihren negativen Gefühlen ihm gegenüber identifiziert, dann könnte man sagen, er erlebe Empathie, doch seine Erfahrung wird nicht dem Modell des Mitgefühls ähneln, das so häufig von Klinikern dargestellt wird. Ihre missbilligenden Gefühle ihm gegenüber nachzuempfinden, kann seine Scham aktivieren. Und wenn er seine Scham verleugnet, wird er dann wahrscheinlich negativ reagieren.

Differenzierungsmodelle

Paare (und Familien), die als schlecht differenziert bezeichnet werden, sind überempfindlich und überreaktiv. Das autonome Verhalten einer Person löst typischerweise eine negative Reaktion vonseiten anderer Mitglieder des Systems aus. Das ES-Modell sieht diese Menschen als kontrolliert von ihrer Unfähigkeit an, mit Scham umzugehen. Partner sind entweder abgeschaltet oder emotional tot oder sie lavieren endlos herum, um die Scham (Schuld) von sich zu weisen. Wie ich in Kapitel 12 angedeutet habe, stammen die Partner bei solchen Paaren aus Familien, in denen der Mechanismus der *äußeren Bestätigung* an die Stelle aufrichtiger Selbstwertschätzung getreten ist. Die schlimmstmöglichen Handlungen sind Akte der Illoyalität, da illoyale Handlungen die *Bestätigungssitten* hinterfragen, die jedem Familienmitglied ein Gefühl der Anerkennung geben. Wenn ein Familienmitglied auf eine Weise agiert, die anzeigt, dass es mit der konventionellen Definition der Familie von Bestätigung nicht einverstanden ist, dann ruft das bei allen Besorgnis hervor und sie reagieren, indem sie versuchen, das betreffende Mitglied ins Unrecht zu setzen, damit sie sich im Recht fühlen können. Das ist im Wesentlichen die gleiche Situation, die bei Paaren auftritt, die sich über Wertschätzungsprobleme streiten.

In diesen Familien wird kein Streitgespräch zurückgehalten; jeder wird hineingezogen, weil sich jeder Sorgen darüber macht, ob er Bestätigung erfahren (recht haben) wird. Triangulation (eine dritte Person in einen Konflikt hineinzuziehen) ist immer ein Versuch, sich das Denken der widersprechenden Person zunutze zu machen, um sich selbst ins Recht zu setzen. »Wenn ich die Mama mit hineinbringe und sie mir zustimmt, dann habe ich recht und du hast unrecht und ich muss keine Scham fühlen.« Individuen, Familien und Paare, die als gut differenziert charakterisiert werden, sind Menschen, die in der Lage sind, ihre Scham anzuerkennen und auf sie einzuwirken, statt nur auf sie zu reagieren. Bowen (1978) behauptete, dass das zentrale Thema, durch das Differenzierung definiert wird, das Ausgleichen der konkurrierenden Einflüsse von Autonomie und Zweisamkeit ist. Aber das sind lediglich die Schauplätze, auf denen der Mechanismus der Familie, Bestätigung zu geben, auf die größten Schwierigkeiten stößt – es ist schwer, anders zu sein (autonom), wenn die anderen Mitglieder ihre Bestätigung zurückziehen (Zusammengehörigkeit). Menschen, die gut differenziert sind, können ungefährdet Individuen sein (d. h. Menschen mit Unterschieden), weil sie nicht davon abhängig sind, dass ihnen ihre wechselseitige Billigung hilft, das Triggern ihrer Scham zu verhindern.

Entwicklungsmodelle

Das Modell der emotionalen Sicherheit unterscheidet sich von Modellen, die sich auf die individuelle Entwicklung konzentrieren, dahingehend, wie im ES-Modell die Verantwortung für Veränderungen festgelegt wird. In diesem Modell wird das Bedürfnis eines Partners nach Veränderung durch die wahrgenommene Sicherheit des anderen Partners bestimmt. Wenn sie eine Bindungsbedrohung wahrnimmt, muss er sich verändern, indem er sein positives Bindungsverhalten verstärkt. Wenn er eine Wertschätzungsbedrohung wahrnimmt, muss sie sich ändern, indem sie die Verhaltensweisen abschwächt, die seinen Selbstwert angreifen.[189] Sie muss sich auch dahingehend ändern, dass sie die Verhaltensweisen korrigiert, die ihre Reaktion auf ihre Wahrnehmung einer Bindungsbedrohung darstellen, und er muss sich dahingehend verändern, dass er die Verhaltensweisen verbessert, mit denen er auf seine Wahrnehmung einer Wertschätzungsbedrohung reagiert.

Das ES-Modell behauptet, dass *jeder Partner für alles verantwortlich ist, was er oder sie tut, das eine Bedrohung für den anderen Partner schafft, und das sind die Verhaltensweisen, die sich ändern müssen.* Dieser Schwerpunkt stellt eine radikale Abkehr von Modellen dar, die sich auf den Entwicklungsstand jedes Individuums fokussieren. Das Modell der emotionalen Sicherheit hebt die Akzeptanz des jeweiligen Partners hervor, und eine signifikante individuelle Psychopathologie wird nicht als Problem angesehen, sofern sie nicht spezifisch daran beteiligt ist, eine Bedrohung für die emotionale Sicherheit zu schaffen. Dieser Standpunkt geht davon aus, dass die individuelle Pathologie präsent war, bevor die Partner ihre Sicherheit verloren haben, und dass sie diese Sicherheit wiedergewinnen können, ohne zwingend alle Aspekte ihrer individuellen Pathologie korrigieren zu müssen. Gegenseitige Akzeptanz kann eine Beziehung trotz des Vorhandenseins individueller psychopathologischer Merkmale sicher machen.

17.7 Die Betonung der Scham

Bindungssorgen können erhebliche, schmerzliche Emotionen hervorrufen, ohne zwingend Scham zu aktivieren. Doch Sorgen in Bezug auf die Wertschätzung beinhalten immer eine Variante von Scham, und Bindungssorgen tun dies häufig ebenfalls. Zusätzlich habe ich hervorgehoben, dass die Fähigkeit, sich auf Scham einzulassen, eine Rolle dabei spielen kann, größere Offenheit und Verbundenheit in einer intimen Beziehung zu erreichen. Daher sollte ich herausstellen, dass Scham nicht der einzige Affekt ist, der Beziehungen erschwert.

Emotionen, die einen der drei negativen Affekte enthalten, können ebenfalls problematisch sein. Der kombinierte Affekt Angst-Schrecken hat die Macht, Partner zu paralysieren, wenn er nicht verstanden wird. Er tritt häufig in Beziehungen als Folgeerscheinung der Belastung eines Partners durch ein Trauma auf. Die Angst des traumatisierten Partners ist ein Problem in der Beziehung, doch sie führt nicht zu Zyklen von Konflikt oder Distanzierung, sofern sie nicht beim anderen die Wahrnehmung einer Bedrohung im Bindungs- oder Wertschätzungsbereich aktiviert. Wenn zum Beispiel ihre Angst in seiner Gegenwart getriggert wird, dann kann er mit Verständnis reagieren oder es persönlich nehmen. Im letzteren Fall hat er ihre Angst wahrscheinlich als Selbstwertbedrohung wahrgenommen. Das ES-Modell kann als Hilfe verwendet werden, um dafür zu sorgen, dass die Beziehung sicher bleibt, während individuell mit dem traumatisierten Partner gearbeitet wird. Je nachdem, wie stabil die Beziehung ist, kann sich diese Arbeit in gemeinsamen Sitzungen abspielen oder – wenn sie nicht sicher genug ist – in individuellen Therapiesitzungen.

Emotionen, die Kummer-Besorgnis beinhalten, sind schwierig, wenn sie in einer Beziehung auftauchen. Die Depression eines Partners ist der häufigste Weg, auf dem diese Affekte Eingang in eine intime Beziehung finden, und es ist eine Herausforderung für den nicht depressiven Partner, verbunden zu bleiben und trotzdem genug von seiner Resonanz auf den Leidensaffekt zu blockieren, damit er weiter funktionieren kann. Depression ist für die Beziehung sogar noch herausfordernder, wenn sie signifikante Aspekte von Scham enthält (vieles deutet darauf hin, dass Scham eine Rolle bei einem Großteil von Depressionen spielt)[190]. Wie bei Angst führt die Anwesenheit von Kummer jedoch nicht zu Beziehungsproblemen, sofern sie nicht die Wahrnehmung einer Bedrohung im Bindungs- oder Wertschätzungsbereich aktiviert.

Der dritte negative Affekt, Wut-Zorn, kann ein großes Problem sein, wenn er in einer intimen Beziehung auftaucht, doch dies variiert mit den beteiligten Menschen und der Intensität des affektiven Ausdrucks. Das ES-Modell ist gewöhnlich gut geeignet, um mit Wut umzugehen, da Wut fast immer eine sekundäre Emotion ist, wenn sie in einer intimen Beziehung auftaucht. In den meisten Fällen ist Wut eine Reaktion auf Scham.

Folglich ist Scham nicht das zentrale Problem in jeder Beziehung, doch wie ich im Vorwort sagte, ist Scham ein Faktor in jeder Beziehung. Ich sehe die Art und Weise, wie mit Scham umgegangen wird, als den wichtigsten Faktor an, durch den sich gesunde von ungesunden Beziehungen unterscheiden. Ungesunde Beziehungen sind von häufiger Scham, Reaktionen auf Scham und der Beschämung anderer geprägt. Gesunde Beziehungen sind von seltener Scham, der Fähigkeit, gelegentliche Scham zu tolerieren (insbesondere gesunde Scham), sowie einem Mangel an auf Scham basierenden Verhaltensweisen geprägt. Ein wichtiges Ziel des Modells der emotionalen Sicherheit ist, die Paarbeziehung für Partner sicher genug zu machen, dass sie ihre Scham offen anerkennen und auf sie einwirken können.

17.8 Der Gebrauch des Selbst durch den Therapeuten

Wenn es um den Umgang mit Schamthemen geht, ist die persönliche Einstellung des Therapeuten entscheidend. Damit die Partner ihre Scham sicher anerkennen und auf sie einwirken können, müssen sie in Behandlung bei einem Therapeuten sein, der ein Schambewusstsein hat und nicht durch die Angst gehemmt ist, seine eigene Scham zu aktivieren, der bereit und fähig ist, auf seine Scham einzuwirken, wenn sie aktiviert wird. Therapeuten, die Techniken einsetzen, die auf schambezogene Themen abzielen, neigen dazu, die Bedeutung ihrer Beziehung zu ihrer eigenen Scham zu erkennen. Die Behandlung der Scham unserer Klienten wird wahrscheinlich nicht erfolgreich sein, wenn wir als Therapeuten unfähig sind, Zugang zu unserer eigenen Scham zu bekommen. Wenn wir therapeutische Fehler machen, die unseren Klienten Schmerz bereiten, dann spielt unsere Fähigkeit, uns auf unsere Scham einzulassen und auf sie einzuwirken, die Schlüsselrolle bei der Heilung – genauso, wie es bei Intimpartnern der Fall ist. Nur indem wir diese zwischenmenschliche Verbindung als unvollkommene menschliche Wesen aufbauen, die sich auf eine kooperative Aufgabe eingelassen haben, besteht irgendeine Hoffnung, dass wir unseren Klienten einen realistischen Weg zu emotionaler Sicherheit aufzeigen zu können.

17.9 Die Anwendung des Modells

Ich habe betont, dass dieses Modell jeden Paartherapie-Ansatz aufwerten kann. Wenn Therapeuten Paare durch die Linse des Affekts sehen und den Wahrnehmungen des Paares im Wertschätzungs- und Bindungsbereich besondere Aufmerksamkeit schenken, dann werden sie die Wertschätzung der emotionalen Sicherheit ihrer Klienten in die Behandlung einbezogen haben. Das soll nicht heißen, dass das ES-Modell nicht für sich allein stehen kann – ich selbst arbeite ausschließlich mit diesem Modell. Doch eine Wertschätzung für Themen der emotionalen Sicherheit steht nicht im Widerspruch zu den Zielen der meisten, wenn nicht aller, Paartherapie-Ansätze. Deshalb glaube ich, dass sich das Modell für alle Paartherapeuten als nützlich erweisen wird, nicht nur für diejenigen, die auf der Suche nach einem bestimmten Ansatz sind. Ich hoffe, Sie und Ihre Klienten werden feststellen, dass es Ihnen hilft, größere emotionale Sicherheit zu erreichen.

Anmerkungen

1 Selbstverständlich gibt es mehrere Modelle, die von spezifischen Veränderungsmechanismen ausgehen, doch es gibt keinen Korpus an angemessenen wissenschaftlichen Studien, durch die ein bestimmtes Modell vorrangig gestützt würde. Vielmehr konnte gezeigt werden, dass mehrere Therapieansätze funktionieren: Die *verhaltenstherapeutische Paartherapie* (engl. Abkürzung BCT, dt. VET), die *emotionsfokussierte Paartherapie* (engl. Abkürzung EFCT; dt. EFT) und die *einsichtsorientierte Paartherapie* (engl. Abkürzung IOCT) haben in der Forschung die meiste Unterstützung erhalten (Chambless a. Hollon 1998; Snyder, Castellani a. Whisman 2006). Darüber hinaus scheinen mehrere andere Ansätze relativ wirksam zu sein, wenn man sie aus der Perspektive metaanalytischer Studien betrachtet. Dazu gehören kognitiv-verhaltenstherapeutische, systemische und eklektische/integrative Ansätze (Shadish a. Baldwin 2003). Die EFCT hat sich schnell als vorrangig in Bezug auf die Paartherapie untersuchter Ansatz herauskristallisiert und sie ist in unterschiedlichen Zusammenhängen erforscht worden. So ist sie als Gesamtkonzept im Vergleich zu Kontrollstudien untersucht worden, als Gesamtkonzept im Vergleich zu anderen Ansätzen sowie als Behandlungsmethode für spezifische Bevölkerungsgruppen (Johnson 1996). Es gibt außerdem eine zunehmende Anzahl von Veröffentlichungen zu den in der EFCT verwendeten spezifischen Interventionen.

2 Das Modell der emotionalen Sicherheit ist noch keiner empirischen Untersuchung unterzogen worden. So bleibt abzuwarten, ob meine Auffassung, dass dies ein gemeinsamer Faktor ist (oder der einzige), empirisch belegt werden wird.

3 Susan Johnsons emotionsfokussierte Paartherapie (EFCT) ist eine spezielle Herangehensweise an die Paartherapie, die ihre Wurzeln in der emotionsfokussierten Therapie für Individuen hat. Diese wurde von Les Greenberg 1988 gemeinsam mit ihr entwickelt (Greenberg a. Johnson 1988). Johnson hat zwei wichtige Bücher über die EFCT geschrieben (1996, 2002, sowie eine überarbeitete Fassung des Originals 2020), ebenso wie zahlreiche Artikel und Beiträge.

4 Einige der gemeinsamen Komponenten sind zum Beispiel, dass folgenden Dingen besondere Aufmerksamkeit geschenkt wird: (a) den Innenansichten der Partner voneinander; (b) den auf den biografischen Erfahrungen beruhenden Emotionen, wie in Scharff und Scharffs (1991) objektbeziehungstheoretischer Herangehensweise an die Paartherapie; (c) den irrationalen Überzeugungen des Paares wie in Albert Eliss' rational-emotiver Verhaltenstherapie; (d) dem Grad an emotionaler Verschmelzung und Differenzierung wie in Bowens (1978) Familiensystemtheorie (Schnarch 1991, 1998); (e) der Verstrickung des Paares in zirkuläre Interaktionen wie in der Systemtheorie der Palo-Alto-Gruppe am Mental Research Institute (Bodin 1981); (f) der Kongruenz und der affektiven Gestimmtheit in der Kommunikation des Paares, wie in der Familienarbeit von Virginia Satir (1967, 1988); (g) den Reaktionen des Paares auf die Aktivierung von Scham, wie in Nathansons (1992) individuellem Modell von Scham, und natürlich der herausragenden Bedeutung von (h) Bindungsprozessen, wie in Susan Johnsons (1996) emotionsfokussierter Paartherapie, sowie (i) dem Selbstwertgefühl, wie in der Arbeit von Nathaniel Branden (1971, 1983). –

Ich bin mir sicher, dass viele Theoretiker das Modell der emotionalen Sicherheit als *integrativen* Ansatz ansehen, weil es Elemente aus so vielen verschiedenen Therapieschulen beinhaltet, doch meiner Auffassung nach ist es ein *affektives*

Modell. Es identifiziert und erklärt, was sich in der emotionalen Beziehung eines Paares abspielt. Deshalb können Therapeuten es bei einer Vielzahl von Interventionen und Ansätzen nutzen.

5 In ihrer Auswertung von Bindungs- und Konfliktstudien schreibt Lin Shi: »Normalerweise fordert die Ehefrau Veränderung und emotionale Nähe ein und der Ehemann verhindert diesen Prozess oder löst sich davon. Der Ehemann zieht sich im selben Maße zurück, wie die Ehefrau Forderungen stellt« (2003, S. 144).

6 Kein Theoretiker ist der im Modell der emotionalen Sicherheit vertretenen Sichtweise von Wertschätzungsprozessen in Beziehungen näher gekommen als der Vater der interpersonellen Psychiatrie, Harry Stack Sullivan (1983). In der Mitte des 20. Jahrhunderts führte er das Konzept eines Selbstsystems ein, das ein »gutes Ich« und ein »schlechtes Ich« beinhaltet. Er ging davon aus, dass Individuen sehr viel Energie in »Sicherheitsoperationen« investieren, bei denen es sich im Wesentlichen um Verhaltensweisen und Einstellungen handelt, die dazu dienen, die Aktivierung des »schlechten Ichs« zu verhindern. Die Idee des heftigen Streitens darum, vom Partner weiter als »gutes Ich« statt als »schlechtes Ich« angesehen zu werden, steht im Einklang mit Sullivans Denkweise.

7 Tomkins' Studien wurden in einer Reihe von vier Bänden veröffentlicht (1962, 1963, 1991, 1992). Einige der Besonderheiten seiner Theorie haben sich über die 30 Jahre hinweg entwickelt, die diese Publikationen umfassen. Ich habe versucht, seine Ideen in ihrer endgültigen Form vorzustellen. Natürlich ist das Wenige, was ich über Tomkins' Theorie gesagt habe, stark vereinfacht, und ich verweise den Leser auf seine Originalwerke, damit Sie die wahre Tiefe seiner Gedanken abschätzen können.

8 »Die Triebe [...] sind angeborene Mechanismen, die ein Bedürfnis erspüren, anzeigen, wie dieses Bedürfnis befriedigt werden kann, und die erforderliche Aktivität einleiten. Der Affekt [...] stellt die Art von Verstärkung zur Verfügung, die jede Information dringend und wichtig macht, egal, ob sie aus einem Trieb, einer Erkenntnis, Erinnerung, Wahrnehmung oder irgendeiner anderen Quelle stammt« (Nathanson 1996b, S. 386). Nathanson nennt als Beispiele den Hungertrieb, der eine Reaktion auf den Blutzuckerspiegel ist, sowie den Harndrang, der eine Reaktion auf die Dehnungsrezeptoren in der Blase darstellt. Doch diese Triebe bzw. Dränge müssen Affekte rekrutieren, um ein Gefühl von Dringlichkeit und Motivation zu erzeugen. Wir beeinflussen und manipulieren Menschen durch das Triggern von Affekten, genauso wie wir uns selbst motivieren, indem wir Mittel und Wege finden, unsere eigenen Affekte zu generieren. Und wir kontrollieren uns, indem wir Möglichkeiten finden, unsere Affekte abzumildern.

9 Natürlich stimmen viele Theoretiker nicht mit Tomkins' Sichtweise überein, dass wir mit angeborenen Affekten auf die Welt kommen. Vergleichen Sie das erste Kapitel von S. B. Millers (1996) Werk für eine Zusammenfassung der Hauptkritikpunkte an Tomkins' Behauptung, Menschenbabys würden mit einer festgelegten Anzahl an neurologisch fest verdrahteten Affekten geboren. Sie bezeichnet seine Theorie als »Theorie der Grundaffekte«. Es lässt sich auch argumentieren, dass es mehr oder weniger als die exakt neun von Tomkins identifizierten Affekte geben könnte (er selbst änderte im Laufe seiner Karriere seine Meinung über die Anzahl angeborener Affekte). Für die Zwecke dieses Buches ist es nicht sonderlich wichtig, ob die Affekte seiner Beschreibung genau entsprechen. Wichtig sind vielmehr folgende Aspekte: (a) die Vorstellung, dass Affekte motivierend wirken, (b) die Beobachtung, dass Affekte verbaler und nonverbaler Kommunikation Sinn verleihen und (c) die Vorstellung, dass Scham eine besondere Rolle spielt und die Macht hat, die anderen Affekte außer Kraft zu setzen.

10 Broucek (1991) bringt Argumente gegen Tomkins' Idee vor, der Schamaffekt würde in jeder Situation aktiviert, in der eine Quelle von Interesse oder Vergnügen aufgrund eines Hindernisses nicht mehr zur Verfügung stünde. Er stellt fest, dass keine Scham erlebt wird, wenn jemand ein Sportereignis im Fernsehen verfolgt und es zu einem Stromausfall kommt. Das ist ein hervorragendes Beispiel, da es genau die Art von Situation ist, die nach Tomkins' Auffassung mit Sicherheit den Schamaffekt aktivieren würde. Der Grund, warum dies für Broucek und andere Theoretiker keinen Sinn ergibt, ist, dass sie Scham immer noch als Emotion ansehen und nicht als reinen Affekt. Der Schamaffekt würde sich in dem schlechten Gefühl zeigen, das infolge des Stromausfalls entsteht, doch die Schamemotion würde auftreten, wenn die betreffende Person das Gefühl hätte, es wäre irgendwie ihre Schuld, dass der Strom ausgefallen ist.

11 In Holmes (1996) findet sich eine Erörterung der zwei Jahrzehnte andauernden Ablehnung von Bowlbys Bindungstheorie durch die psychoanalytische Fachwelt. Holmes merkt an, dass, als Bowlby der Britischen Psychoanalytischen Gesellschaft seinen Film *A Two Year Old Goes to Hospital* (»Eine Zweijährige kommt ins Krankenhaus«) vorstellte, Wilfred Bion insistiert haben soll, dass »der Kummer des kleinen Mädchens Ausdruck seines Neids auf die Schwangerschaft der Mutter sei, statt eine Reaktion auf die Trennung selbst« (1996, S. 43). Dies ist ein anschauliches Beispiel für die zu jener Zeit verbreitete Sichtweise, seelische Schmerzen würden hauptsächlich aus der subjektiven inneren Welt herrühren, statt von tatsächlichen Erfahrungen in der äußeren Welt.

12 Das Zitat stammt aus Johnson (2009, S. 32). Es ist wahrscheinlich kein Zufall, dass die anhaltenden Folgen von Bindungsverletzungen und traumatischen Ereignissen nur wenigen Experten für psychische Erkrankungen bekannt waren, beide jedoch erst Eingang in den Mainstream fanden, als posttraumatische Belastungsstörungen endlich anerkannt und akzeptiert wurden.

13 Bowlbys Beschreibung des »sich teilnahmslos abwendenden Säuglings« ist genau das biologische Muster, das Tomkins als Schamerleben des Säuglings bezeichnet. Das verdeutlicht die zentrale Rolle des Schamaffekts bei der inneren Kündigung eines Säuglings, der zu lange von seiner Mutter getrennt war. Wie Sie in späteren Kapiteln sehen werden, ist derselbe Mechanismus auch bei Erwachsenen zu finden.

14 Ainsworth, Blehar, Waters und Wall (1978) haben verschiedene von Unsicherheit geprägte Bindungsstile identifiziert. Sie und ihre Kollegen machten ähnliche Beobachtungen wie Bowlby, doch ihr Ausgangspunkt war eine standardisierte Laborsituation (während Bowlby auf tatsächliche Trennungen zurückgriff). Sie setzten Babys einem fremden Erwachsenen aus und untersuchten, inwieweit die Babys ihre Mutter als Quelle der Sicherheit nutzen konnten. Aufgrund ihrer Beobachtungen legten sie dann unterschiedliche Bindungskategorien entlang eines Kontinuums von sicher bis unsicher fest. Sie fanden heraus, dass einige Babys fähig waren, sich tatsächlich von der Mutter zu trennen und die neue Situation zu erforschen, sie die Mutter jedoch mieden, als diese zurückkam. Das Verhalten der Babys ähnelte der von Bowlby identifizierten distanzierten Phase (Ablösungsphase), auch wenn diese Babys nur für wenige Augenblicke von ihrer Mutter getrennt waren.

15 Das von Bartholomew im Jahr 1991 entwickelte und von Bartholomew und Horowitz (1991) zu einem Instrument weiterentwickelte Bindungsmodell, das vier Kategorien umfasst, bildete die Grundlage für die erfolgreichsten *Adult Attachment Scales* (Brennan, Clark a. Shaver 1998).

16 Wissenschaftliche Untersuchungen, die Bindungssicherheit damit verknüpften, wie Erwachsene an ihre romantischen Beziehungen herangingen, begannen

mit einer von Hazan und Shaver (1987) entwickelten Selbsteinschätzungsmethode. Dies war ein neuer Ansatz zur Erforschung von Bindung: ein einfacher Fragebogen, mit dessen Hilfe die bewusste Einschätzung bewertet wurde, die Erwachsene von ihren Bindungsbeziehungen haben. Dieser Fragebogen führte zu weiteren, die alle so konzipiert sind, dass Erwachsene mit ihrer Hilfe ihre Beziehungen beurteilen können (Stein, Jacobs, Ferguson, Allen a. Fonagy 1998). Seitdem hat diese Forschungsrichtung zahlreiche Studien hervorgebracht, die Bindungssicherheit mit einer Vielzahl von Faktoren verbinden – sie reichen von den Einstellungen von Individuen zu Beziehungen im Allgemeinen (Carnelley a. Janoff-Bullman 1992) oder zur Bewertung der Zufriedenheit in der Ehe (Feeney 1996; Tucker a. Anders 1999) bis hin zu Messungen des persönlichen Engagements in Beziehungen (Pistole a. Vocaturo 1999), effektiver Kommunikation in Beziehungen (Feeney 1996), der allgemeinen Stabilität von Beziehungen (Hill, Young a. Nord 1994; Kirkpatrick a. Davis 1994; Kirkpatrick a. Hazan 1994) und Erwartungen an zukünftige Beziehungen (Whitaker, Beach, Etherton, Wakefield a. Anderson 1999). Insgesamt zeigen die Studien zur Bindungssicherheit, dass bei Individuen mit sichereren Bindungsstilen eine höhere Wahrscheinlichkeit besteht, dass sie (a) langfristige Beziehungen haben werden, (b) stabilere Beziehungen unterhalten werden und (c) weniger Schwierigkeiten in ihren Beziehungen erleben werden (Mikulincer, Florian, Cowan a. Cowan 2002).

17 Zur Bewertung von Erwachsenen-Bindungen verwendete Selbsteinschätzungsfragebögen sind vor dem Hintergrund kritisiert worden, dass sie allgemeinere Gefühle in Bezug auf die Beziehung, wie zum Beispiel, den Partner zu mögen, im Vergleich dazu, ihn abzulehnen, mit spezifischeren Bindungsgefühlen verwechselten. Im Jahre 2005 befragte eine Forschergruppe, die damit befasst war, Kriterien für die Einschätzung der Bindungsqualität zu entwickeln, eine Gruppe von Fachleuten über die Zweckmäßigkeit verschiedener Items. Die Forscher stellten erhebliche Unterschiede bei den Experten hinsichtlich dessen fest, was ein Bindungsitem bzw. Nicht-Bindungsitem ausmachte. Daraus folgerten sie, dass die Fachleute in Bezug auf die Bindung zu viele einbezogen hatten (Allen, Stein, Fonagy, Fultz a. Target 2005). Ich sehe diese Beobachtung als repräsentativ für die Art und Weise an, wie man sich in diesem Bereich dem Konzept Bindung bei Erwachsenen angenähert hat.

18 Es gibt natürlich noch weitere Bereiche, die von Bedeutung sind, und manchmal ist dort noch sehr viel Arbeit erforderlich. Traumata und Sexualität sind gängige Beispiele dafür. Probleme treten gewiss auch in anderen Bereichen auf, doch ich behaupte, dass diese Probleme für sich genommen nur selten die emotionale Sicherheit bedrohen und zu repetitiven Konflikten oder chronischer Vermeidung führen. Stattdessen verlieren Paare ihre emotionale Sicherheit in Wirklichkeit dann, wenn der Einfluss von Problemen in anderen Bereichen auf diejenigen von Bindung und Wertschätzung abfärbt. Kapitel 9 endet mit Beispielen dafür, wie Probleme in den Bereichen Trauma und Sexualität Ängste in den Bereichen Bindung und Wertschätzung auslösen können.

19 Diese Beschreibung einer Emotion ähnelt sehr stark dem, was einige analytische Autoren als Ego-State bzw. Ich-Anteil bezeichnet haben. In einer Diskussion darüber, wie Borderline-Patienten zwischen widersprüchlichen Ich-Anteilen hin- und herwechseln, erklärte Otto Kernberg, dass »diese Ichzustände jeweils einen mit einem bestimmten Objektbild verbundenen Affekt repräsentierten, solange der Patient sich in dem entsprechenden affektiven Zustand befand« (1981, S. 24).

20 Philip Hwang verwendete den Begriff »Fremdwertschätzung« *(Other-esteem)* zur Bezeichnung dessen, wie wir alle anderen Menschen behandeln, sowie unserer Einstellungen ihnen gegenüber. »Fremdwertschätzung ist die vorbehaltlose

Achtung, Akzeptanz, Fürsorge, Wertschätzung und Förderung aller Menschen« (Hwang 2000, S. 16). Ich verwende diesen Begriff, um mich auf dieselben Qualitäten von Achtung, Akzeptanz und so weiter im Hinblick auf den Partner zu beziehen. Insbesondere interessiert mich dabei die Wirkung der Emotionen der Fremdwertschätzung des einen Partners auf die Emotionen der Selbstwertschätzung des anderen.

21 Der Bereich der Wertschätzung, der von Bindungstheoretikern am häufigsten erörtert wird, ist der Selbstwert. Insbesondere geht es darum, ob sich das Individuum würdig fühlt, geliebt zu werden. Dieser besondere Aspekt der Wertschätzung wird maßgeblich durch die Bindungsemotionen des Partners beeinflusst. Jedoch fallen noch viele weitere Aspekte von Wertschätzung unter die Rubrik Zulänglichkeit bzw. Kompetenz. In diesen Bereichen der Wertschätzung ist das Individuum weniger darauf eingestellt, ob der Partner gebunden ist, als vielmehr auf die Fremdwertschätzungs-Emotionen des Partners: »Sieht mich mein Partner als zulänglich an?«

22 Die Affekttheorie sieht Triebe als biologische Bedürfnisse an, die alle Organismen haben. Folglich gibt es einen Trieb, genug Wasser zu haben, Nahrung zu bekommen, sich fortzupflanzen usw. Streng genommen sind Triebe lebensnotwendig. Von diesem Standpunkt aus zählt Bindung möglicherweise nicht als Trieb per se, doch ich habe sie so behandelt, als sei sie grundsätzlich dasselbe wie ein Trieb. In jedem Fall ist die tiefgreifende Einsicht der Affekttheorie die, dass Triebe wenig zur Motivation beitragen. Es sind die Affekte, die motivierend wirken, und die Triebe müssen einen Affekt rekrutieren, um dem Bedürfnis Dringlichkeit zu verleihen.

23 Noch einmal: Diese Beschreibung einer Emotion ähnelt dem, was andere eher als *Ego-States* ansehen würden.

24 Das Selbst zu definieren, ist ein ehrgeiziges Unterfangen, und meine Herangehensweise dazu ist in ihrem Umfang begrenzt. Mein Ziel ist es nicht, eine neue Metapsychologie zu entwickeln, sondern lediglich, die Verwendung des Konzepts in der Praxis des ES-Modells zu verdeutlichen. Hartmanns (1939) Ich-Psychologie-Ansatz zur Sichtweise des Selbst als interner Struktur, die aus der Organisation der Selbst-Repräsentationen folgt, hat meine Sichtweise des Selbst von jeher geprägt. Aus der Perspektive der Affekttheorie verbinden sich die verschiedenen Szenen, die das Selbst beinhalten, zu relativ stabilen Selbst- und Fremdbildern, und diese Sichtweisen werden zu verschiedenen Zeiten aktiviert, die zu unterschiedlichen emotionalen Zuständen führen. Das Arbeitsmodell des Selbst setzt sich somit aus unterschiedlichen Emotionen/ Selbstbildern zusammen, die die unmittelbare Überzeugung in Bezug auf das Selbst bilden, je nachdem, welche Sichtweise aktiviert wird.

25 Die Vorstellung, dass Säuglinge einen langen Entwicklungsprozess hin zu immer höheren Graden an Getrenntheit durchlaufen, schlägt sich in Theorien wie dem Loslösungs-Individuations-Modell von Mahler, Pine und Bergman (1975) nieder. Die gesamte Idee des Strebens nach Getrenntheit spiegelt auch die westliche Wertschätzung von Individualität wider.

26 Stern (1985) hob hervor, dass sich Säuglinge aktiv an der Beziehung zur Mutter beteiligen. Von einem frühen Zeitpunkt im Leben an üben sie die Macht aus, zwischenmenschliche Beziehungen zu schaffen oder abzubrechen, indem sie Blickkontakt herstellen oder ihn beenden. Diese Fähigkeit, der Beziehung Grenzen zu setzen, spiegelt die Anfänge der Entwicklung der empathischen Abschirmung und der sich entwickelnden Fähigkeit des Säuglings wider, seinen Affektzustand zu regulieren. Im Laufe der Zeit entwickeln Säuglinge dann eine immer stärkere Präsenz, eine Persönlichkeit, ein Selbst.

27 D. Nathanson, persönliche Mitteilung.

28 Die Entwicklung der empathischen Abschirmung spielt wahrscheinlich auch eine Rolle bei der Entwicklung der Fähigkeit, die eigenen Affektzustände zu regulieren.

29 Die Theoretikerinnen des Stone Centers setzten sich nachdrücklich für die Vorstellung ein, dass die grundlegende Richtung des Wachstums des Selbst dahin gehe, sich mit anderen verbinden zu können. Sie lehnen strikt die Vorstellung ab, dass eine größere Trennung von anderen der natürliche Entwicklungsverlauf sei (Jordan, Kaplan, Miller, Stiver a. Surrey 1991).

30 Ich habe in diesem Satz zum weiblichen Geschlecht gewechselt, weil die Theoretikerinnen des Stone Centers davon abgesehen haben, ihr Modell auf Frauen *und* Männer anzuwenden. Sie wendeten ihre Theorie nur auf die Entwicklung von Frauen an und weigerten sich, das zu tun, was so viele Männer im 20. Jahrhundert getan haben: in ihrer Arroganz dem anderen Geschlecht zu sagen, was es ausmache. Ich glaube jedoch, dass sich die Auffassung der Selbstentwicklung, die das Stone Center vertritt, sehr gut auf beide Geschlechter anwenden lässt.

31 Das Modell des Stone Centers hat sich mit der Zeit weiterentwickelt und sein Name wurde von Selbst-in-Beziehung über relational zu relational-kulturell angepasst. Unabhängig von der Bezeichnung bildet die darunterliegende Idee, dass Selbstwachstum nur in vollständiger Verbindung mit einer anderen Person stattfinden kann, eine Grundlage ihres Ansatzes (Jordan 1989, 2000).

32 Ich bin mir sicher, dass viele traditionelle Theoretiker angesichts dieser Behauptung erbleichen werden, doch meiner Ansicht nach ergibt sie sich logisch aus den Prämissen der Affekttheorie. Wir denken nicht über das Selbst nach, ohne einen Affekt zu haben (für gewöhnlich einen Interesseaffekt).

33 Leslie Greenberg und Susan Johnson (1988) machten einen Unterschied zwischen primären Emotionen, d.h. den anfänglichen emotionalen Reaktionen, und sekundären Emotionen, d.h. den erlernten emotionalen Reaktionen, die die Person in das Erleben einbringt. Sie hoben außerdem eine dritte Kategorie hervor, die instrumentellen Emotionen, die erzeugt werden, um andere zu beeinflussen.

34 Freud reduzierte sämtliches menschliche Verhalten auf zwei Grundtriebe. Die Affekttheorie steht auf dem Standpunkt, dass praktisch alles, was mit unserem Überleben verbunden ist, auf Trieben beruht, doch diese sind von Natur aus schwach und müssen die Macht des Affekts rekrutieren, um dem Ziel des Triebs ein Gefühl von Dringlichkeit und Unmittelbarkeit zu verleihen.

35 Menschen mit einer unsicheren Bindungsbeziehung können ihr Selbstwertgefühl aufrechterhalten, wenn sie in der Vergangenheit sichere Bindungen hatten. Allerdings sind sogar Menschen mit einem starken Selbstwertgefühl beeinträchtigt, wenn sie zu lange in einer schlechten Beziehung ausharren.

36 In der Lage zu sein, die Unterschiede zu tolerieren und trotzdem eng verbunden zu bleiben, würde bedeuten, dass er auf Murray Bowens Skala der Differenzierung sehr hoch angesiedelt ist. Bowen (1978) behauptete, dass ein hochdifferenziertes Individuum in der Lage sei, das Verlangen nach Autonomie und dasjenige nach Nähe auszugleichen, ohne zu viel von einem der beiden Bereiche zu opfern. Vielleicht haben viele Menschen aufgrund von Bowens Betonung auf Autonomie die Differenzierung dahingehend missverstanden, dass sie sie als identisch mit Individuation und als Gegensatz zu Nähe angesehen haben. Stattdessen geht es darum, in der Lage zu sein, *sowohl* nah als auch autonom zu sein.

37 Für Forschungszwecke ist der Bindungsstil ein sehr sinnvolles Konstrukt gewesen, doch er bezieht sich auf einen durchschnittlichen Stil, und die meisten Menschen lassen sich nicht einer einzigen Bindungsstil-Kategorie zuordnen. In

der ersten Forschungsstudie zu Bartholomews Kategorien (über die Recherchen für Bartholomews Dissertation hinaus) stellten Bartholomew und Horowitz fest: »Keine der Versuchspersonen in diesem Projekt passt eindeutig zu einem einzigen Bindungsprototyp. Stattdessen berichteten die meisten Versuchspersonen von einer Kombination aus Tendenzen über die Zeit hinweg und innerhalb von und zwischen Beziehungen« (1991, S. 241).

38 Reber (1996) weist darauf hin, dass aus dem äußersten negativen Ende des Bindungsspektrums ein Syndrom folgt, das er als reaktive Bindungsstörung (RAD [Abk. nach dem engl. Begriff *reactive attachment disorder*; Anm. d. Red.]) bezeichnet. Diese extreme Störung wird normalerweise auf Missbrauch oder Vernachlässigung in der frühen Kindheit zurückgeführt. Bei normalen Praktiken der Kindererziehung kommt sie nicht vor. Vielmehr ist es so, dass in dem Maße, wie das Band zwischen Mutter (oder einer anderen Hauptbezugsperson) und Kind vorzeitig durchtrennt wird, aber trotzdem irgendwie fortbesteht, diese Kinder zu Erwachsenen heranwachsen, die unsicher sein können, Bindungen einzugehen, aber trotzdem die Fähigkeit haben, dies zu tun.

39 Die drei Bindungskategorien sicher, ängstlich-ambivalent und vermeidend wurden aus der Arbeit von Mary Ainsworth abgeleitet, die Bowlbys Forschung auf Situationen ausweitete, in denen sich Kinder von der Mutter trennen mussten, um eine neue Umgebung aktiv zu erkunden (Ainsworth, Blehar, Waters a. Wall 1978).

40 Bartholomews Gut-/Schlecht-Schemata vom Selbst und vom Anderem beziehen sich auf die vier spezifischen Arbeitsmodelle, die sich aus positiven und negativen Selbst- und Fremdbildern ergeben. Ihr und Horowitz' Schwerpunkt auf Modellen des »Guten Selbst« und des »Schlechten Selbst« ist die neueste Entwicklung bei Ansätzen dieser Art. Möglicherweise war die früheste Identifikation dieser konkurrierenden Selbstansichten Harry Stack Sullivans »Selbstsystem«. Er schlug drei grundlegende Formen der Personifizierung vor: gutes Ich, schlechtes Ich und Nicht-Ich (1983).)

41 Bartholomew baute das Vier-Kategorien-Modell weiter aus. Unter anderem schlüsselte sie weitere Emotionen und andere Eigenschaften innerhalb der vier Quadranten auf (Griffin a. Bartholomew 1994). Doch die Grundlage des Modells sind die bivalenten Pole des Selbst und des Anderen. Wie Sie sehen werden, unterstützt die Affekttheorie die Vorstellung, dass es sich hierbei um orthogonale Pole handelt, die Menschen in die eine oder andere Richtung treiben, je nachdem, ob ein positiver oder negativer Affekt aktiviert worden ist.

42 Ich nenne diese Haltung das Groucho-Marx-Syndrom wegen dessen berühmt gewordener Reaktion, als man ihm die Mitgliedschaft in einem exklusiven Club anbot: »Ich mag keinem Club angehören, der mich als Mitglied aufnimmt.« Auf humorvolle Weise scheint er sagen zu wollen, dass jeder, der sein Schlechtes Selbst akzeptiert, ein »Schlechter Anderer« sein müsse.

43 Sowohl die Achse des Selbst als auch die des Anderen werden durch den Schamaffekt beeinflusst. Wenn der Schamaffekt mit einem Selbstbild verbunden wird, entwickelt er sich zur *Schamemotion*, und wenn er mit einem Fremdbild verbunden wird, wird er zur Variante einer *nicht annehmenden Emotion*. Natürlich ist es unwahrscheinlich, dass Scham der einzige Affekt sein wird, der auftaucht, wenn ein Individuum negative Emotionen in Bezug auf den Anderen hat. Jeder der negativen Affekte kann beteiligt sein. Wenn der Andere jedoch eine Bindungsperson in einer intimen Beziehung ist, dann werden die negativen Gefühle gewöhnlich eine Störung der vorher positiven Gefühle gegenüber dem Anderen beinhalten, folglich ist der Schamaffekt wahrscheinlich immer beteiligt, er wird jedoch häufig zusammen mit anderen negativen Affekten auftreten.

44 Sandra Murray und ihre Kollegen haben die »wahrgenommene Wertschätzung« untersucht. Sie stellten fest, dass Individuen, die sich weniger positiv gesehen fühlen, eine negativere Bedeutung in unbedeutende Ereignisse hineinlesen, nach schwierigen Interaktionen mit ihren Partnern verletzter sind und sich schlechter gegenüber ihren Partnern benehmen, wenn sie sich verletzt fühlen. Menschen, die sich weniger positiv gesehen fühlen, neigen dazu, sich zu distanzieren, wenn sie sich verletzt fühlen, während Menschen, die sich positiver gesehen fühlen, näher an ihre Partner heranrücken, wenn sie sich verletzt fühlen (Murray, Bellavia, Rose a. Griffin 2003). Auf der anderen Seite neigen Menschen mit geringem Selbstwert eher dazu, eine negative Bedeutung in unbedeutende Ereignisse hineinzulesen und ihre Partner nach solchen Ereignissen schlecht zu behandeln (einschließlich Distanzierung). Partner mit hohem Selbstwert waren weniger sensibel dafür, sich abgelehnt zu fühlen (Murray, Rose, Bellavia, Holmes a. Kusche 2002; Murray, Holmes a. Griffin 2000).

45 Ich habe die verbale Form *lieben* statt des Substantivs *Liebe* verwendet, um einige der Aktivitäten zu hervorzuheben, die Bindung ausmachen. Akte der Liebe geben Geborgenheit, Fürsorge und Schutz; es geht nicht nur darum, Interesse und Freude an der Gegenwart der anderen Person zu haben. Das Vorhandensein oder Fehlen solcher Bindungsverhaltensweisen führt zu Sicherheit oder Unsicherheit hinsichtlich der Liebe oder des Engagements des anderen. Susan Johnsons wunderschönes Zitat trifft bei der Beschreibung des menschlichen Bedürfnisses nach einer Bindungsbeziehung den richtigen Ton.

46 Der Grund, warum die meisten Wertschätzungs- und Bindungsemotionen nicht neutral sind, sondern Gruppen positiver oder negativer Emotionen bilden, liegt darin begründet, dass die zugrunde liegenden motivierend wirkenden Affekte im Allgemeinen entweder positiv (»zugehen auf«) oder negativ (»wegschieben«) sind. Wenn die Emotion neutral ist, bedeutet das in der Regel, dass die Person keine Emotion hat. Allgemein gesprochen, wenn eine Emotion aktiviert wird, sind wir motiviert, uns auf den einen oder auf den anderen Pol zuzubewegen.

47 Es mehren sich die Anzeichen dafür, dass Paartherapie nicht nur bei Beziehungsproblemen wirkt, sondern auch bei vielen individuellen Störungen, doch es gibt wenig Hinweise darauf, dass Einzeltherapie bei Beziehungsproblemen viel ausrichten kann (Byrne, Carr a. Clark 2004; Gilliam a. Cottone 2005; Johnson a. Lebow 2000; Snyder a. Whisman 2003).

48 Forscher, die sich mit der Bindungsthematik beschäftigt haben, haben viele Opfer frühkindlicher Traumata als Individuen mit einem desorganisierten Bindungsstil eingestuft (dieser lässt sich am besten als Annäherungs-Vermeidungs-Dilemma beschreiben, bei dem die Bindungsperson sowohl als Bedrohung als auch als sichere Basis angesehen wird) (Holmes 2004). Jüngste Forschungen legen nahe, dass die meisten Kinder, die desorganisierte Bindungsmuster entwickeln, auf Eltern mit ungelösten Verlusten oder Traumata reagieren, was deren Fähigkeit beeinträchtigt, eine durchgehend sichere Basis zu bieten (Green a. Goldwyn 2002).

49 Menschen in intimen Beziehungen sind stark auf die affektive Gestimmtheit ihrer Partner und deren Bild von ihnen eingestellt. Das bedeutet jedoch nicht unbedingt, dass ihre Wahrnehmung zutreffend ist. Forschungen zur wahrgenommenen Wertschätzung zeigen, dass Menschen, die sicher sind und sich gut mit sich fühlen, dazu neigen, die positive Wertschätzung ihrer Partner zu überschätzen, und Menschen, die unsicher sind und sich nicht gut mit sich fühlen, dazu neigen, die positive Wertschätzung ihrer Partner zu unterschätzen (Murray, Holmes, Doldermann a. Griffin 2000; Murray, Holmes a. Griffin 2000). Noch besser, die positiven Illusionen prophezeien bessere Beziehungen im Sinne einer

größeren Zufriedenheit, von mehr Liebe und Vertrauen und weniger Konflikten (Murray a. Holmes 1998). Wenn Sie also schon die Gefühle Ihres Partners Ihnen gegenüber fehlwahrnehmen, dann ist es am besten, dies in positiver Richtung zu tun.

50 Ich vermute, dass Freuds Sichtweise des Säuglings als mit der Mutter verschmolzen von seinen Begegnungen mit diesem Phänomen herrührte, in dem unser Selbstbild sehr stark mit dem affektiven Bild verflochten ist, das der andere von uns hat. In einem Zustand der Psychose scheinen viele Menschen jegliches Gefühl dafür zu verlieren, dass es eine Grenze zwischen ihrem Selbstbild und dem Bild gibt, das andere von ihnen haben. Unter anderem dieses Phänomen könnte Heinz Kohut (1971) dazu gebracht haben, ein Modell des Selbst zu konstruieren, in dem der andere als Erweiterung des eigenen Selbst erfahren wird und beruhigende und stabilisierende Funktionen zur Verfügung stellt, die dem Selbst zu fehlen scheinen. Kohuts Modell basierte auf der traditionellen Prämisse, dass sich Entwicklung in Richtung Trennung vollzieht, und es postulierte, dass Menschen mit derartigen Schwierigkeiten kein kohärentes Selbst ausgebildet haben. Das Verständnis des Wesens der Affekte, insbesondere des Schamaffekts, kann zu einer anderen Interpretation der Bedeutung von Selbstberuhigung in einer Beziehung führen. Die Selbstberuhigung könnte mehr mit der Menge an Skripts und dem Zugang zu Skripts zu tun haben, in denen das Selbst als kompetent und widerstandsfähig angesehen wird (Stolzskripts). Wenn sich das Individuum selbst als kompetent und widerstandsfähig ansieht, dann schwinden seine Ängste schnell.

51 Bedenken Sie, dass alle Selbstskripts auf zwischenmenschlichen Erfahrungen beruhen. Die affektive Gestimmtheit, die vermeintlich vom Anderen gegenüber dem Selbst und über das Selbst gefühlt wird, ist ein wesentlicher Faktor bei der ursprünglichen Entstehung unserer Selbstskripts. Unsere Emotionen leiten sich aus unseren gesamten Lebenserfahrungen ab, doch unser emotionales Selbstbild ist im Wesentlichen ein soziales Bild. Deshalb unterscheidet sich die Schamemotion von vielen anderen Emotionen, in denen der Schamaffekt akkumuliert ist. Genau in diesen Beziehungen, die für uns die größte Bedeutung haben – unseren Bindungsbeziehungen –, sind wir am stärksten mit der affektiven Sichtweise der anderen Person von uns beschäftigt. Und diese Sichtweisen üben den größten Einfluss auf unser Selbstbild aus.

52 Der Psychiater Jerry Lewis (1998) folgerte, dass die Intensität der affektiven Bindung über den Erfolg einer Ehe entscheidet und dieser wiederum das individuelle Wohlbefinden in scheinbar in so wesensfremden Bereichen wie der Immunkompetenz bestimmt.

53 Robert Sternberg (1987) hat das Konzept der Liebe in Langzeitbeziehungen mittels dreier Schlüsselvariablen beschrieben: Intimität, Leidenschaft und Engagement. Im Laufe der Zeit nehmen Intimität und Engagement zu, die Leidenschaft nimmt hingegen ab.

54 Ihre Missbilligungsskripts aktivieren seine Scham und sein Selbstbild wechselt vom Guten Selbst zum Schlechten Selbst. Die Schlechtes-Selbst-Skripts sind sehr mächtig. Forscher haben eine starke Beziehung zwischen negativem Selbstbild und Psychopathologie festgestellt, eine Beziehung, die viel stärker ist als diejenige zwischen negativem Fremdbild und Psychopathologie (Muller, Lemieux a. Sicoli 2001). Außerdem war ein negatives Selbstbild ein starker Prädiktor für posttraumatische Stresssymptome, ein negatives Fremdbild war es hingegen nicht (Muller, Sicoli a. Lemieux 2000).

55 Marys Reagieren mit Selbstekel und der darauffolgenden Wut auf sich selbst ist eine verbreitete Reaktion auf Scham, die wir im nächsten Kapitel eingehend untersuchen werden.

56 Professionelle Therapeuten werden erkennen, dass diese Interaktion sehr stark von Übertragung geprägt ist. Das ist ein wirksames Mittel, um zu beschreiben und zu verstehen, was passiert ist. Mit der Klientin daran zu arbeiten, dass sie erkennt, dass ihr Mann nicht ihr Vater ist, wäre eine vollkommen angemessene Herangehensweise. Von diesem Standpunkt aus steuert die Affekttheorie eine Wertschätzung des Mechanismus des Übertragungsprozesses bei (das heißt, die Rolle der affektiven Resonanz beim Triggern ihrer Übertragungsreaktion). Wenn der Fokus auf der Übertragung liegt, wird jedoch manchmal die starke Selbstscham übersehen, die ihrer Reaktion zugrunde liegt.

57 Eine eindeutige Quelle von Ängsten sind frühere Traumata im Leben der betreffenden Person. Dies ist ein klar getrennter Bereich, der sich hauptsächlich aus dem Angstaffekt zusammensetzt sowie aus den Affekten, die rekrutiert werden, um diesem entgegenzuwirken (wie beispielsweise Wut).

58 Die Unterscheidung zwischen Angst, bei der es um Möglichkeiten geht, und Furcht, bei der es um Wahrnehmung geht, spielt sich auf neurologischer Ebene ab (Catherall 2003).

59 Das ist die Strategie, die der Eheforscher John Gottman (1999) als »Mauern« bezeichnet hat. Tatsächlich handelt es sich dabei um eine Intensivierung der empathischen Abschirmung mit dem Ziel, die Fähigkeit des Partners zu reduzieren, den eigenen Schamaffekt zu aktivieren. Sie ist praktisch immer ein Hinweis daraus, dass der mauernde Partner eine signifikante Wertschätzungsbedrohung wahrnimmt.

60 Der Sexualtherapeut David Schnarch (1998) bezeichnet die Fähigkeit, dem anderen nahe zu bleiben und gleichzeitig nicht in die Ängste der anderen Person hineingezogen zu werden, als »sich am eigenen Selbst festhalten«.

61 Bobby (Robert) Kennedy, acht Jahre jünger als John F. und zehn Jahre jünger als Joe Jr., war klein von Gestalt und wurde durch die dynamischen, leistungsfähigen Persönlichkeiten seines Vaters und seiner beiden älteren Brüder weit in den Schatten gestellt. Steels Zitat (2000, S. 38) gibt die Strategie zur Überwindung der Scham wieder, die Robert Kennedy zeit seines Lebens verfolgte.

62 Es hat sich gezeigt, dass man mithilfe des Ausmaßes an Scham bei den einzelnen Partnern ihr Maß an wahrgenommener Intimität vorhersagen kann (Owens 1995).

63 Der Schamaffekt ist an den meisten, wenn nicht allen Emotionen, die durch ungünstig verlaufende Situationen geweckt wurden, bis zu einem gewissen Grad beteiligt. Wenn er mit anderen Affekten gekoppelt ist, und insbesondere dann, wenn das Selbst nicht Gegenstand des Affekts ist, erleben wir diese Emotion nicht als Scham. Doch wenn der Schamaffekt Teil der Emotion ist, dann wirkt er sich nachteilig auf uns aus. Donald Nathanson sagte: »Egal, wann und wie er getriggert wurde, der Scham[affekt] dämpft und verhindert und reduziert und lässt alles schmerzhaft sein, womit er gekoppelt worden ist« (1992, S. 413).

64 Es gibt mehrere Gründe, warum es schwierig ist zu erkennen, wann unser Schamaffekt getriggert worden ist:
Ein Affekt kennt keinen Meister: Der Schamaffekt beschränkt sich nicht auf Situationen, in denen die Emotion erzeugt wird, die wir Scham nennen. Der Affekt selbst – der mit einigen oder allen physischen Reaktionen einhergeht, die von erröten, die Augenlider senken, das Gesicht abwenden, den Muskeltonus an Hals und Schultern verlieren bis hin zu einem kurzzeitigen Verlust der Kontrolle über die kognitiven Fähigkeiten reichen – kann potenziell mit beliebigen anderen Affekten und Skripts gekoppelt werden. Der Schamaffekt ist im Hinblick auf die Bedeutung der Ereignisse, die ihn triggern, neutral, doch wir messen den Ereignissen schnell Bedeutung bei, und diese Bedeutungen werden dann den Affekten zugeordnet, die sie triggern.

Eine Emotion ist mehr als ihre Affekte: Sobald der neutrale Affekt in einer bestimmten Situation rekrutiert worden ist, paart er sich mit seinem typischen Skript und den typischen anderen Affekten und nimmt die Qualität an, die wir Emotion nennen. Die Emotion ist dann nicht länger reiner Affekt; sie ist etwas Größeres, insbesondere deshalb, weil jede Emotion mit Bedeutung aufgeladen worden ist.

Der Affekt Scham ist nicht das Gleiche wie die Emotion Scham: So ist die Schamemotion wesentlich mehr als der einfache Schamaffekt. Die Emotion hat eine besondere Bedeutung für uns, eine, die ihre eigenen subtilen Schattierungen und Nuancen hat, aufgrund derer sie anders ist, als die gleiche Emotion bei jemand anderem erscheinen mag. Ihre Scham ist nicht meine Scham.

Der Affekt Scham ist kurzlebig: Wie es bei den meisten affektiven Erfahrungen der Fall ist, ist die Erfahrung des Schamaffekts kurzlebig. Nachdem er seine Aufgabe erfüllt hat, ein Hindernis größer erscheinen zu lassen, als es in Wirklichkeit ist, und uns so zu veranlassen, von unserer Beschäftigung mit der zu verhindernden interessanten oder angenehmen Sache abzulassen, ist er innerhalb weniger Sekunden vorbei. Häufig geht unsere Erfahrung der Schamemotion jedoch weiter, weil – auch wenn die ursprüngliche affektive Erfahrung vorbei ist – das Skript wesentlich rigoroser ist und uns dazu bringt, uns weiterhin im Kontext der Schamerfahrung zu sehen. Wir spielen unser Schamskript immer wieder durch und triggern so erneut die entsprechenden Affekte und Reaktionen.

Die Emotion Scham setzt sich aus Skripts und Affekten zusammen: Unsere eigene Version von Scham wird durch die Beschaffenheit unserer Skripts und der anderen Affekte, die wir mit ihnen koppeln, geprägt, woraus dann die spezifisch erlebte Emotion gebildet wird. Das Beispiel von den beiden Männern, die zu spät zu einem Treffen kommen, veranschaulicht, wie unterschiedliche Anteile der diversen Affektkomponenten zu ganz verschiedenen emotionalen Zuständen führen können. Auch wenn sich Scham mit jedem anderen Affekt koppeln kann, wird sie besonders stark, wenn sie sich mit Abscheu und Geruchsekel verbindet. Alle drei zusammen können ein sehr starker Beweggrund sein, von allem Abstand zu nehmen, an dem wir hätten interessiert sein können. Wenn Individuen in einer Atmosphäre heftiger Scham aufwachsen, koppeln sie diese drei Affekte häufig mit negativen Selbstskripts (»Ich stinke und ekle mich vor mir selbst«).

65 Auf die Triade der moderierenden Affekte (Scham, Ekel, Geruchsekel), die oftmals mit negativen Selbstskripts in Zusammenhang gebracht werden, folgt häufig eine Reaktion der Wut, die sich gegen das Selbst richtet. Wenn die Scham stark genug ist und die Person bereits unter chronischer Scham leidet, kann es sein, dass sie diese Wut durch selbstverletzendes Verhalten zum Ausdruck bringt, zum Beispiel, indem sie sich ritzt. Gemeinhin wird angenommen, dass selbstverletzende Verhaltensweisen Versuche dissoziativer Individuen sind, sich von der Gefühllosigkeit der Dissoziierung zu befreien (indem sie diese mithilfe von Schmerz durchdringen). Das ist gut möglich; meiner Erfahrung nach folgen solche Verhaltensweisen jedoch häufig auf die Aktivierung starker Scham.

66 Nathanson (1993, 1996a) beschreibt den Akt, die Aufmerksamkeit auf Quellen des Stolzes zu lenken, als Möglichkeit zur Vermeidung von Scham.

67 Die Reihe stammt aus den USA und wurde ab 1942 von Simon & Schuster herausgegeben. Die ersten deutschen Ausgaben der *Little Golden Books* erschienen 1952 und 1953 im Kurt Desch Verlag, München. Der Titel *Tootle. (Die Geschichte einer kleinen Lokomotive)* basiert auf einer Erzählung von Gertrude Crampton auf dem Jahr 1945 mit Illustrationen von Tibor Gergely [Anm. d. Red.].

68 Donald Nathanson, persönliche Mitteilung.

69 Die Erinnerung setzt sich aus verschiedenen Arten von Systemen zusammen. Es bestehen unterschiedliche Auffassungen hinsichtlich der Unterkategorien von Erinnerung. Jedoch herrscht allgemeine Übereinstimmung hinsichtlich der Unterscheidung zwischen (a) dem expliziten Gedächtnis, das Fakten, Worte, Ideen und die Art von Dingen, die wir in der Schule lernen, beinhaltet, und (b) dem impliziten Gedächtnis, das Dinge enthält, die wir gelernt haben, ohne zu begreifen, dass wir sie gelernt haben, oder Dinge, die wir nicht in Worte fassen können, wie zum Beispiel das Körpergefühl, das sich beim Fahrradfahren einstellt.

70 24. November 2002 [Anm. d. Red.].

71 C. G. Jung (1968) erörterte die Schattenwelt in dem ersten von fünf unbetitelten Vorträgen, die er 1935 in der Tavistock Clinic [einem bekannten Zentrum für psychoanalytische Therapie des NHS in London, Anm. d. Ü.] hielt.

72 Freud (2017) war der Ansicht, Angst habe ihren Ursprung im Ich und gehe auf Gefahren aus der äußeren Welt zurück, auf das Über-Ich und die Libido des Es. Er sah Angst nicht als auf eine Neurose beschränkt an, sondern stellte ihr Vorhandensein bei allen Formen von Neurosen fest (Freud 1926). Er bezeichnete jegliche Angst als »Ausdruck eines Rückzugs vor der Gefahr« (2017, S. 25), eine Ansicht, die sicherlich auch die Angst einschließt, dass die Scham aufgedeckt werden könnte. Helen Block Lewis hat Scham den »Schläfer« in der Psychopathologie genannt. Sie glaubte, diese sei ein Schlüsselfaktor bei den irrationalen Schuldgefühlen, die neurotischen und psychotischen Symptomen zugrunde liegen (1987a). Sie vermutete auch, dass Scham eine zentrale Rolle bei dem geringen Selbstwert spiele, der als Begleiterscheinung einer Depression auftritt (1987b).

73 In seinem Werk *Pinckert's Practical Grammar* erörtert Robert Pinckert die Rolle emotionaler Appelle in der Kunst der Überredung. Unter seinen Beispielen findet sich auch der Appell an die Scham: »Jeder in der Nachbarschaft hat etwas gegeben, willst du das nicht auch tun?« (1986, S. 187).

74 Krugman (1995) behauptet, dass die Schwierigkeit von Männern, Scham wirksam zu integrieren, für ihre emotionale Verletzlichkeit und so negative Verhaltensweisen wie sozialen Rückzug und Gewalt verantwortlich sei.

75 Der Zusammenhang zwischen männlicher Scham und Wut bzw. Aggression ist von zahlreichen Beobachtern festgestellt worden. Die Neigung zur Scham ist bei Männern, die gegen ihre Frauen tätlich werden, mit dem Erregen von Zorn sowie der Tendenz, andere zu beschuldigen, in Verbindung gebracht worden (Dutton, van Ginkel a. Starzomski 1995). Einige Theoretiker glauben, dass das Beschämen in familiären Systemen mit Aggression im Erwachsenenalter zusammenhängt (Lansky 1993).

76 Diejenigen, die eine enge Beziehung zu der schamanfälligen Person haben, sehen sie gewöhnlich als hypersensibel an und als unfähig, mit Kritik umzugehen. Therapeuten verwenden für sie häufig Bezeichnungen wie narzisstisch, kindisch und kontrollierend.

77 Da die zwischenmenschliche Erfahrung der Scham so verheerende Auswirkungen auf das Selbstbild (und die sich daraus ergebenden Folgen für das Funktionieren) hat, ist der Angstaffekt gewöhnlich mit dem Reaktionsskript gekoppelt – einer Angst, persönlich durch die Erfahrung der Scham herabgesetzt zu werden.

78 In ähnlicher Weise weisen viele Missbrauchsopfer nicht genügend Selbstliebe-/Akzeptanzstrategien auf. Wenn sie das Gefühl haben, dass sie sich selbst im Stich gelassen haben, indem sie unzulänglich waren und Scham empfanden, bestrafen sie sich selbst. Das ist wahrscheinlich sowohl ein Ausdruck von Wut auf sich selbst als auch eine von ihnen entwickelte Möglichkeit, sich selbst zu kontrollieren.

79 Als junger Offizier war Admiral Jeremy »Mike« Borda auf einem Zerstörer vor der vietnamesischen Küste stationiert gewesen und erhielt einen Orden. Einige Orden, die für Verdienste im Kampf verliehen werden, sind mit einem »V«-Emblem [das »V« steht für *valor*, also Tapferkeit, Anm. d. Ü.] geschmückt. Da Admiral Borda seinen Orden an einem Kriegsschauplatz erhalten hatte, nahm er fälschlicherweise an, er sei berechtigt, dafür das »V« zu tragen. Anscheinend erfuhr er später von seinem Irrtum, trug das »V« jedoch weiter. Als er hörte, dass dies zum Thema einer Fernsehreportage gemacht werden sollte, beging er Selbstmord. Wenn man den immensen Wert, der im Militär auf Kampferfahrung und Orden gelegt wird, in Betracht zieht, kann diese falsche Darstellung eines Kampfordens für einen ranghohen Militäroffizier die schlimmste Art von Erniedrigung sein.

80 Michael Basch (1996) stellt fest, dass Freud das Konzept der Verleugnung konzipierte, um den Prozess zu erfassen, durch den Menschen die affektive Bedeutung (Signifikanz) beunruhigender äußerer Ereignisse von ihrer Wahrnehmung derselben trennen. Er erklärte: »Die Verleugnung ist ein Schutz vor Angst auslösenden äußeren Wahrnehmungen und das Gegenstück zur Unterdrückung, wobei sich Letztere auf ähnliche Anforderungen aus der inneren Welt der Instinkte richtet« (S. 260).

81 Da unser Schwerpunkt auf dem anderen liegt, ist es verführerisch, diese Situationen so zu deuten, dass sie Misstrauensskripte auslösen. Tatsächlich kann es vorkommen, dass ausschließlich diese getriggert werden, ohne dass gleichzeitig Scham aktiviert worden ist. Doch häufig werden Schamskripts zusammen mit Misstrauensskripts aktiviert, und der Fokus auf dem anderen kann die verleugnete Scham leicht verdecken. Ein Schlüssel ist in dem angeführten Grund für die Attacke zu finden. Wenn die angreifende Person diese damit rechtfertigt, dass sie in irgendeiner Weise verletzt worden sei, dann ist zu vermuten, dass die Verletzung die Aktivierung von Scham nach sich gezogen hat. Aaron Beck (1999) ermittelt in seiner Arbeit zur kognitiven Komponente von Wutreaktionen die Wahrnehmung eines Angriffs auf das Selbstvertrauen als üblichen Auslöser für die Gedankenkette, die in einer Wutreaktion gipfelt.

82 Dies vermittelt ein Gefühl von der Bandbreite an emotionalen Erfahrungen, die der Schamaffekt beinhalten kann. Einige der Kombinationen aus diesem Erfahrungsspektrum würden subjektiv nie als auch nur annähernd der Gruppe von Emotionen zugehörig angesehen werden, die sich unter der Überschrift Scham zusammenfassen lassen (wie Verlegenheit, Erniedrigung und so weiter). Einige Theoretiker kritisieren die Affekttheorie, weil sie diese als zu begrenzte Sichtweise affektiven Erlebens ansehen. Susan Miller schrieb: »Wenn alle Affekterfahrungen eindeutig einer der neun Gruppierungen zugeordnet werden könnten, dann sollte man meinen, dass die Festlegung der entsprechenden Bezeichnung für ein Gefühl weiter gehen würde, als sie es bei der Vermittlung der wesentlichen Elemente einer Erfahrung tut« (1996, S. 13). Ich glaube, dass eine solche Sichtweise Affekt als Emotion missversteht, was ein gängiger Irrtum ist. Affekte sind Bestandteil von Emotionen und können sich verbinden – sowohl miteinander als auch mit verschiedenen Szenen und Skripts (alle in unterschiedlichen Größenordnungen) –, sodass ein immenses Spektrum an emotionalen Erfahrungen entsteht. Wenn sich drei Primärfarben so miteinander mischen lassen, dass sie alle Farben des Regenbogens ergeben, was ist dann mit den neun Affekten möglich?

83 In Wurmsers klassischem Text *The Mask of Shame* (1981) wurde die Erfahrung des Säuglings, nicht liebenswert zu sein, als zentrales Element dauerhafter Scham identifiziert. Diese Vorstellung hat seitdem viele Theoretiker beeinflusst, und

wahrscheinlich hat ihre breite Akzeptanz zu der Tendenz beigetragen, gescheiterte Bindungen als unabdingbare Voraussetzung für Scham anzusehen.

84 Sich der Liebe wert fühlen ist jener Teil von Wertschätzung, der unmittelbar aus einer sicheren Bindung hervorgeht. Sich kompetent und in der Lage zu fühlen, in der Welt zu funktionieren, geht hauptsächlich auf Erfahrungen außerhalb der Bindungsbeziehung zurück. Ich war versucht, diese als unterschiedliche Typen von Selbstwert einzustufen (wie relationale Wertschätzung und Zulänglichkeitswertschätzung), doch das wäre irreführend. Selbstvertrauen ist ein einheitliches Phänomen; sowohl relationale als auch Zulänglichkeitsskripts tragen zu den allgemeinen Gefühlen einer Person sich selbst gegenüber bei – sie stammen lediglich aus verschiedenen Quellen. Meiner Ansicht nach bezieht sich der Begriff Selbstwert auf die relationale Komponente – wir leiten Gefühle von Selbstwert daraus ab, dass wir von anderen geschätzt werden. Das allgemeinere Konzept des Selbstvertrauens beinhaltet sowohl Selbstwert- als auch Kompetenzgefühle.

Selbstvertrauen entwickelt sich in Verbindung mit der Entwicklung des Ich in einer Bindungsbeziehung, doch die Quellen des Selbstvertrauens erweitern sich, wenn das Individuum heranreift (insbesondere im Hinblick auf Zulänglichkeitsskripts). Selbstvertrauen als einheitliches Phänomen zu erkennen, hilft uns zu verstehen, wie ein Individuum seine Bemühungen außerhalb der Beziehung verstärken kann, wenn es das Gefühl hat, seine Wertschätzung innerhalb der Beziehung habe nachgelassen.

85 Das Thema, sich allzu sehr darauf zu verlassen, dass der Partner Wertschätzungsbedürfnisse erfüllt, taucht im modernen Leben häufig auf, wenn ein Partner (gewöhnlich die Frau) aufhört, außer Haus zu arbeiten, und sich der Erziehung der Kinder widmet. Es ist hilfreich, wenn sie Quellen von Wertschätzung außerhalb der Beziehung hat, da sie bereits ein verstärktes Bedürfnis danach haben wird, dass ihr Partner ihre Erziehungsleistung bestätigt. Wenn ihre Wertschätzungsbedürfnisse ausschließlich auf ihren Partner fokussiert sind, dann kann dies ihr Gefühl von Eigenständigkeit beeinträchtigen und ihr das Gefühl geben, sie würde mit den Kindern um Papas Aufmerksamkeit konkurrieren.

86 Sowohl Bindungs- als auch Wertschätzungsbedrohungen können Angst (den Angstaffekt) auslösen. Der Unterschied liegt in dem, wovor man sich fürchtet – der Möglichkeit, nicht das zu bekommen, was man von dem anderen möchte (positive affektive Gestimmtheit), oder der Möglichkeit, das zu bekommen, was man von dem anderen nicht bekommen möchte (negative affektive Gestimmtheit).

87 Zu erklären, warum der auf Wertschätzung fokussierte Partner der Beziehung gegenüber gleichgültig erscheinen kann, ist eine schwierige Aufgabe, und sie geht nicht immer gut voran. Manchmal ist es hilfreich, dies anhand von Maslows (1987) Theorien der Selbstverwirklichung und seiner Bedürfnishierarchie zu beschreiben, in denen darauf hingewiesen wird, dass weniger grundlegende Prioritäten wenig Aufmerksamkeit bekommen, wenn das Selbst bedroht ist.

88 Die Forscher definierten Kritik als Kommentar, der nahelegt, dass das Problem bei der Gesamtpersönlichkeit der anderen Person liegt.

89 Susan Johnson (1996) setzt auch auf das Ziel, die Bitten des verletzten Partners um Unterstützung (die in Form von Kritik am anderen Partner ausgedrückt werden) abzumildern. In der Sprache des ES-Modells ist der grobe Beginn gewöhnlich Ausdruck feindseligen Protests vonseiten des Partners, der die Bindungsbedrohung erlebt. Leider stellt der angriffslustige Stil, die »Bitte« um Unterstützung vorzubringen, eine Wertschätzungsbedrohung für den anderen Partner dar.

90 Meine Behauptung, dass viele der bekannten Probleme, auf die man sich in der Therapie konzentriert, den Bereichen Bindung und Wertschätzung untergeordnet sind – und relativ leicht gelöst werden können, sobald das Paar sich in der sicheren Zone befindet –, wird von Susan Johnson (2009) geteilt. Sie nimmt die gleiche explizite Position ein, auch wenn sie das zentrale, grundlegende Problem nur im Hinblick auf Bindung definiert. Doch ihre Sichtweise von Bindung umfasst eindeutig auch den Bereich Wertschätzung. Ich habe einfach eine weitere Unterscheidung zwischen beiden Bereichen eingeführt.

91 Die Tatsache, dass Emily einen Teil von sich abgespalten hatte, um in der Beziehung akzeptiert zu werden, ist das, was Jean Baker Miller und Irene Stiver (1994) eine *strategy of disconnection* (etwa: Strategie der Nicht-Verbundenheit) nennen.

92 Dieses Muster hat gewöhnlich seinen Ursprung in der frühen Kindheit. Viele der Kinder, die von ihren Eltern vernachlässigt wurden, werden zu »Kümmerern« und lernen nicht, ihre Bedürfnisse in Beziehungen durchzusetzen.

93 Meiner Erfahrung nach sind »Kümmerer« häufiger Frauen. Das liegt wahrscheinlich an den in der Kindheit erlernten sozialen Rollen; allerdings gibt es auch viele männliche »Kümmerer«.

94 John Gottmans (1999) Forschungen haben gezeigt, wie wichtig es ist, dass Partner einander unmittelbar beeinflussen können. Wenn Individuen das Gefühl haben, dass sie, wenn überhaupt, nur einen geringen Einfluss auf ihren Partner haben, dann werden sie ihn wahrscheinlich beschämen. Die destruktiven Bemühungen, Scham zu erzeugen, sind dort am stärksten, wo die Fähigkeit, unmittelbaren Einfluss auszuüben, gering ist.

95 John Gottman (1999) hat in seinen Forschungen die Bedeutung eines *softened startup* (etwa: abgemilderten Einstiegs) beleuchtet, und Susan Johnson (1996) sieht die Entwicklung eines *blamer softening events* (etwa: Abschwächung einer Anklage) als entscheidenden Aspekt der emotionsfokussierten Paartherapie an. Viele Paartherapeuten streben diese Veränderung an, wenn sie Paare bitten, »Ich-Aussagen« zu machen. Der »Ich-Aussagen«-Ansatz kann auf eine Reihe von Themen angewendet werden, wie zum Beispiel, wenn es darum geht, die Gefühle des anderen zu übernehmen, doch die wichtigste Veränderung geschieht gewöhnlich dann, wenn man vom Attackieren oder Kritisieren des anderen dazu übergeht, um das zu bitten, was man von dem anderen braucht und sich wünscht. Um eine »Ich-Aussage« zu bitten, drängt den Partner in diese Richtung, doch es ist hilfreich, wenn die Therapeutin das Bedürfnis identifizieren kann (insbesondere im Bindungsbereich). Eine solche Bitte vorzubringen, ist auch ein wesentlicher Ausdruck von Verletzlichkeit.

96 Der »symptombehaftete Ehepartner« steht für ein Muster, bei dem sich Probleme mit der Bindungsbeziehung entwickeln, wenn er entweder nicht gewillt ist zu protestieren oder es aufgegeben hat. Das heißt ganz gewiss nicht, dass alle individuellen Probleme Bindungsprobleme widerspiegeln – sondern nur, dass einige Menschen, die die Hoffnung aufgegeben haben, ihre Bindung verbessern zu können, individuelle Symptome, vor allem Depressionen, entwickeln.

97 Ein Gegenstück zum symptombehafteten Ehepartner könnte das Kind mit Schulangst sein. Kinder, bei denen der Schulbesuch mit Angst verbunden ist, sind im Allgemeinen unsicher gebunden und haben deshalb nicht das Vertrauen einer sicheren Basis, das ihnen die Erforschung einer neuen Umgebung erleichtern könnte.

98 Kaufman (1989, 1992) hebt hervor, dass das Durchtrennen der Brücke zu einem anderen Menschen der zentrale Aktivator jeglicher Scham ist.

99 Murray Bowen (1978) hat eine Skala der Differenzierung des Selbst entwickelt. Der Begriff bezieht sich auf die Fähigkeit eines Individuums, vollständig es selbst zu sein (und folglich in vielerlei Hinsicht anders als andere), während es gleichzeitig die Nähe in einer Beziehung pflegt. Bowen würde das Versäumnis, eine ausreichende Selbstdefinition zu entwickeln, als Mangel an Differenzierung ansehen. Der Sexualtherapeut David Schnarch (1991) hat die destruktive Wirkung hervorgehoben, die das Streben nach exzessiver Bestätigung durch den Partner in einer intimen Beziehung hat, und er merkt an, dass es Ausdruck eines Mangels an Differenzierung ist.

100 Ein ähnliches Muster könnte die Triangulation sein, was ein weiterer von Murray Bowen (1978) geprägter Ausdruck ist. Er bezieht sich auf die Rekrutierung einer dritten Person in eine konfliktgeladene Beziehung. Wenn du und ich einander widersprechen, dann kann ich mit einer anderen Person reden und sie dazu bringen, mit mir übereinzustimmen und die Gefühle, die ich in Bezug auf dich habe, zu teilen und zu bestätigen. Das kann mir helfen, mein Selbstvertrauen wiederherzustellen. Die Triangulation kann noch weiteren Zwecken dienen als nur der Verstärkung von Wertschätzungsthemen; einen Verbündeten zu haben, hilft bei der Entscheidungsfindung und bei unausgeglichenen Machtverhältnissen. Doch man sollte die Macht der Scham und die Bedeutung von Wertschätzungsängsten bei dieser Art von zwischenmenschlicher Dynamik nicht unterschätzen.

101 Kerr und Bowen (1988) verwenden das Konzept eines »starken« und eines »schwachen« Selbst mit Bezug auf Bowens Skala der Differenzierung des Selbst. In diesem Zusammenhang verwenden Kerr und Bowen den Begriff »stark«, um sich auf die Vortäuschung von Stärke zu beziehen. Ihrer Ansicht nach ist ein stabiles Selbst nicht künstlich durch »Aus- oder Verleihen, Ein- oder Austauschen des Selbst« aufgeblasen, wie es in weniger differenzierten Beziehungen vorkommt. Wenn sie sich auf die systemischen Muster beziehen, in die Menschen hineingeraten, dann sprechen sie eigentlich von Positionen des Funktionierens und verwenden zu diesem Zweck die Begriffe Über- und Unterfunktionieren.

102 David Kerr und Murray Bowen (1988) bezeichneten das künstlich erhöhte Kompetenzgefühl des Partners, der die Norm übererfüllt, als »geborgtes Funktionieren«.

103 In seinem Klassiker *Understanding Human Nature* (1923) erörtert Alfred Adler, wie das Minderwertigkeitsgefühl das Streben nach Anerkennung antreibt, welches zu aggressiven Charakterzügen wie Eitelkeit, Ehrgeiz, Eifersucht, Neid, Habgier und Hass führen kann. Durch die moderne Affekttheorie erkennen wir, welche Funktion Scham bei Minderwertigkeitsgefühlen hat und welche Rolle Schamvermeidung bei einer aggressiven Ausrichtung gegenüber anderen spielt.

104 Vermeidung ist eine besonders resistente Abwehrstrategie, weil sie die Tendenz hat, von Natur aus selbstverstärkend zu sein. Ob es sich nun um gegenseitige Vermeidung bei einem Paar handelt, das gelernt hat, sich Konflikten zu entziehen, oder um die isolierte Vermeidung eines Individuums, das glaubt, es sei glücklicher, wenn es nicht mit den angstbesetzten Aspekten des Lebens umgehen muss – Vermeidung ist eine der wirkungsvollsten Strategien, mit der es Therapeuten je zu tun haben werden. Der einzige Grund, warum Menschen mit Vermeidungsverhalten zur Behandlung kommen, ist wohl der, dass ihre Strategie nicht funktioniert. Folglich muss der Therapeut seinen Fokus darauf legen, warum die Vermeidung nicht funktioniert – oder die Klienten könnten vergessen, warum sie überhaupt Hilfe gesucht haben.

105 Robert Schwarz (2002, S. 78) gibt ein hervorragendes Beispiel für den Unterschied zwischen Mauern bzw. Wänden und Grenzen, indem er auf den Unter-

schied zwischen dem eisernen Vorhang (einer Mauer) und der Landesgrenze zwischen den USA und Mexiko (einer Grenze) hinweist.

106 »Voraussetzung für das Auftreten von Scham ist eine emotionale Beziehung zwischen der Person und dem ›anderen‹, sodass es der Person wichtig ist, was der andere über das Selbst denkt oder fühlt« (Lewis 1971, S. 42).

107 John Gottman (1994a) beobachtete vier Verhaltensweisen, die für eine Ehe besonders destruktiv waren – Kritik, Verachtung, Abwehr und Mauern. Mauern (d. h., eine Wand zu errichten und auf nichts, was der Ehepartner sagt oder tut, zu reagieren) ist in puncto Abwehr die ultimative Strategie. Gottman wies darauf hin, was für eine äußerst destruktive Kraft diese in einer Beziehung darstellt, vielleicht umso mehr, als die Person, die sie anwendet (zu 85 % der Zeit ist es ein Mann), sich häufig als lediglich neutral und harmlos betrachtet.

108 Die Definition des Kernproblems schafft die Voraussetzungen für die Entwicklung der konkreten Therapie. William Pinsofs *Integrative Problem-Centered Therapy* (1995) basiert auf diesem Grundsatz. Pinsof hebt hervor, wie wichtig es ist, in der Lage zu sein, die Verbindung zwischen dem Problem und den verwendeten Interventionen aufzuzeigen. Sobald der Klient die Formulierung des Problems durch den Therapeuten akzeptiert, hat dieser den Auftrag, Bereiche zu erforschen bzw. in Bereichen zu intervenieren, die mit dem Problem verbunden sein können. Ohne diese nachweisliche Verbindung könnte es sein, dass Klienten diesen Bereichen gegenüber Widerstand leisten.

109 Nathaniel Branden (1983) erörtert die gleiche Thematik eigens im Hinblick auf den Bereich Wertschätzung. Er verwendet den Begriff *focusing*, um die Entscheidung zu beschreiben, sich bewusst mit der genauen Beschaffenheit des eigenen emotionalen Erlebens auseinanderzusetzen.

110 John Gottmans (1999) Forschungen veranlassten ihn, zu unterstreichen, wie wichtig es ist, dass das Paar seine Beziehung in Ordnung bringen kann. Eine Therapie ist dann erfolgreich, wenn das Paar in der Lage ist, dies in effektiver Weise selbst zu tun. Vom Standpunkt des emotionalen Sicherheitsmodus aus würde ich sagen, dass das, was in Ordnung gebracht wird, der Verlust an emotionaler Sicherheit ist.

111 Gottman (1994a) stellte fest, dass Paare in stabilen und zufriedenstellenden Ehen ungefähr fünf Mal mehr positiven als negativen Affekt ausdrückten, während Partner in Ehen, die schließlich scheiterten, negativen Affekt häufiger als positiven ausdrückten. Ganz eindeutig ist eine große Menge an positivem Affekt ein Faktor, der dazu beiträgt, dass sich Paare in einer Beziehung emotional sicher fühlen können.

112 In einer Studie positiven Affekts an der Universität Michigan zitierten Barbara Fredrickson und Marcial Losada (2005) andere Studien, die den Nutzen positiven Affekts für die frontale Asymmetrie, kardiovaskuläre Gesundheit, Immunfunktion, Belastbarkeit gegenüber Widrigkeiten, Glück, psychologisches Wachstum und Langlebigkeit zeigten. Bei ihren eigenen Forschungen und Losadas Forschungen zu Gruppen (Losada 1999; Losada a. Heapy 2004) fanden sie ein Positivitätsverhältnis, das mit dem Gottmans vergleichbar, allerdings um einiges niedriger war (2,9 zu 1 im Vergleich zu Gottmans Verhältnis von 5 zu 1 in intimen Beziehungen).

113 Richard Heyman (2001) wertete die Forschung zu Paaren aus und hob mehrere »unumstößliche Tatsachen« hervor: »Im Vergleich zu entspannten Partnern sind notleidende Partner (a) feindseliger, (b) beginnen ihre Unterhaltungen feindseliger und behalten diese Feindseligkeit im Laufe der Unterhaltung bei, (c) neigen weniger dazu, ihr Verhalten bei Konflikten zu überprüfen, was zu längeren Wiederholungsschleifen führt, (d) tendieren dazu, die Feindseligkeit ihres

Partners zu erwidern und zu verstärken, (e) zeigen weniger positives Verhalten, (f) leiden aufgrund ihrer Konflikte eher an gesundheitlichen Problemen und (g) weisen mit höherer Wahrscheinlichkeit Forderungs-/Rückzugsmuster auf (S. 6). Ein Mehr an positiven Affekten wird eindeutig mit einer befriedigenderen Beziehung in Verbindung gebracht, doch es könnte ebenso die Folge einer besseren Beziehung sein wie ihr Auslöser. Im Ganzen betrachtet, zeichnen Gottmans Forschungen jedoch ein überzeugendes Bild, dass Partner, die einander mehr positive Botschaften vermitteln, eine vollkommen andere Atmosphäre in der Beziehung erzeugen – eine Atmosphäre, die einen Impuls in Richtung größeren Wachstums und Sicherheit gibt. Das ist es im Wesentlichen, was auch Barbara L. Fredricksons (2001) Forschungen über positive Emotionen im Leben von Individuen ergeben haben, wie sie in ihrer *Broaden-and-build*-Theorie positiver Emotionen dargelegt hat.

114 Es liegt in der Verantwortung von Eltern (und Lehrern sowie anderen Erwachsenen), den positiven Selbstwert von Kindern aufzubauen. Wir fördern ihr Wachstum, indem wir ihre Erfolge spiegeln und unsere Beobachtungen in eine positive affektive Gestimmtheit einbetten (»Tolle Arbeit, du hast einen echten Schritt nach vorn gemacht!«). Wir zeigen, wie stolz wir auf ihre Errungenschaften sind. Manchmal ist eine ähnliche Situation zwischen Erwachsenen erforderlich, etwa dann, wenn ein Erwachsener arbeitsunfähig geworden ist und es ihm langsam wieder besser geht. Je mehr ein Erwachsener jedoch die Rolle des Cheerleaders für einen anderen übernimmt, umso schwieriger ist es, eine ausgeglichene Beziehung zwischen zwei autonomen, unabhängigen Individuen aufrechtzuerhalten, die sich aus freiem Willen in einer gegenseitig erfüllenden Beziehung engagieren. Dies muss nüchtern betrachtet werden. Es ist gut für die Beziehung und fördert die positive Bindung zweier Erwachsener, einander zu unterstützen, positive Gefühle füreinander zu haben, sich über die Erfolge des jeweils anderen zu freuen und stolz darauf zu sein. Doch wenn ein Partner derjenige ist, der immer unterstützt, und der andere derjenige, der immer Unterstützung bekommt, dann entsteht ein Ungleichgewicht. Oder wenn einer der Partner nicht ohne die Hilfe des anderen funktionieren kann, dann wurde die Autonomie geopfert und die Beziehung kann zu einer Form von Behinderung werden.

115 Wie Watzlawick, Beavin und Jackson (1967) herausstellen, ist es in der Tat unmöglich, nicht zu kommunizieren.

116 Tatsächlich vermute ich, dass die Erfahrung des Überflutens, die im Labor gemessen wird, hauptsächlich die eines überwältigenden Schamaffekts ist. Da viele Menschen sich von der Scham zu einer sekundären Emotion, insbesondere Wut, hinbewegen, könnte es so aussehen, als stünden die berichteten Emotionen nicht im Zusammenhang mit der Scham. Beim jetzigen Stand der Forschung können wir jedoch nicht mit Sicherheit sagen, welche Emotionen primär sind, insbesondere, wenn sie der Versuchsperson nicht zugänglich sind.

117 Branden (1983) weist darauf hin, dass Menschen mit »Pseudo-Selbstwert« die Realität verzerren, um ein positives Selbstbild aufrechtzuerhalten. Er hebt hervor, dass wahre Selbstwertschätzung auf der Fähigkeit beruht, der Realität ins Auge zu sehen und die notwendigen Veränderungen in die Wege zu leiten, um mit ihr umzugehen.

118 Der Akt der Verleugnung von Aspekten des Selbst ist ein individueller Prozess. Er ist nicht wirklich dasselbe wie die Erfahrung, sein Selbst in einer Beziehung zu verlieren. Sein Selbst auf diese Weise zu verlieren, ist ein relationaler Prozess, bei dem Menschen mit geringem Selbstwertgefühl dem Partner manchmal zu viel Kontrolle darüber geben, ihr Leben zu definieren. Dies würde wahrscheinlich

eher als eine Form von emotionaler Verschmelzung denn als Verleugnung des Selbst eingestuft werden, auch wenn Elemente von Verleugnung darin enthalten sein mögen.

119 Die begabte Familientherapeutin Virginia Satir (1967) war äußerst sensibel für das Auslösen von Scham und setzte sich in ihrer Arbeit dafür ein, dass Familien authentisch sein und offen kommunizieren konnten. Sie fasste ihre Arbeit in Begriffen des Selbstwertgefühls, doch das Ergebnis war, dass sich Familienmitglieder nicht durch ihre Furcht vor Scham gefangen nehmen ließen. Satir war als Therapeutin besonders wertvoll, weil sie selbst sich nicht so leicht triggern ließ. Sie war durchaus bereit, das Unausgesprochene auszusprechen, auch wenn sie sensibel mit der Schamneigung ihrer Klienten umging.

120 Das Ziel eines bewussten Lebens hat in den letzten Jahren zunehmend Beachtung gefunden. Populäre Bücher wie *Jetzt! Die Kraft der Gegenwart* (Tolle 2010) und *Im Alltag Ruhe finden* (Kabat-Zinn 2015) zeigen Lesern auf, wie wertvoll es ist, auf den gegenwärtigen Moment fokussiert zu bleiben. Dies ist auch in spirituellen Traditionen hervorgehoben und in Seminaren für Achtsamkeitsmeditation gelehrt worden. John Kabat-Zinn (2019) ist ein wichtiger Verfechter des Wertes von Achtsamkeit für die Gesundheit und er hat ihre positiven Wirkungen bei Krebspatienten aufgezeigt.

121 Soziale Situationen sind die zentrale Herausforderung für Kinder, die besonders sensibel für Scham sind – lange bevor intime Beziehungen zum Thema im Erwachsenenleben werden. Es gibt Anhaltspunkte dafür, dass manche Menschen aufgrund ihres Temperaments oder ihrer Genetik sensibler auf potenziell Scham auslösende Merkmale in sozialen Situationen reagieren (Markway u. Markway 2014). Menschen mit dieser Sensibilität bezeichnen wir gewöhnlich als schüchtern (Markway, Carmin, Pollard a. Flynn 1992). Viele, wenn nicht die meisten dieser Menschen reagieren auch als Erwachsene noch sensibel auf soziale Situationen und müssen lernen, mit ihrer Angst umzugehen, sobald sie sich in einer sozialen Situation vorfinden. Wenn ihre Schüchternheit mit großer Angst einhergeht, dann kann sie ihre mangelnde Bereitschaft, sich sozialen Situationen auszusetzen, erheblich behindern, und sie könnten unter einer sozialen Angststörung oder anderen Phobien leiden (Beidel a. Turner 1998).

122 Die Rolle der selbstfokussierten Aufmerksamkeit bei der Aufrechterhaltung gesellschaftlicher Ängste führte zur Entwicklung von Aufmerksamkeitsstrategien bei der Behandlung sozialer Phobien (Bogells a. Mansell 2004). Es gibt immer mehr Literatur zur Rolle der selbstfokussierten Aufmerksamkeit bei Depressionen (Watkins a. Teasdale 2004). Bei Depressionen könnte es eine Verbindung zwischen selbstfokussierter Aufmerksamkeit und einem zu allgemeinen biografischen Gedächtnis geben, das dazu tendiert, kategorische Zusammenfassungen von Ereignissen statt spezifische Erinnerungen abzurufen. Natürlich eignet sich eine kategorische Zusammenfassung gut für eine verzerrte Selbstsicht (z. B. »Ich habe bei allem, was ich in der Highschool ausprobiert habe, versagt« im Gegensatz zu »Ich habe die Tennismannschaft ausprobiert, aber ich habe es nicht geschafft«). Watkins und Teasdale (2001, 2004) haben den Unterschied zwischen grüblerischen Formen des Selbstfokus, bei denen das Individuum dazu neigt, sich selbst zu analysieren und zu bewerten, und erfahrungsbezogenen Formen hervorgehoben, die der Achtsamkeit ähneln. Melanie Fennell (2004) erweitert diese Arbeit vom Fokus auf Depressionen in den Bereich der Selbst-Wertschätzung hinein.

123 John Teasdale und seine Kollegen haben die Achtsamkeitsmeditation in den Bereich der kognitiven Therapie hineingebracht (Teasdale, Segal a. Williams 1995; Segal, Williams a. Teasdale 2002). Statt sich so sehr zu bemühen, selbst-

zerstörerische Gedanken an sich zu verändern – was der traditionelle Ansatz der kognitiven Verhaltenstherapie ist –, konzentrieren sich Teasdale und seine Kollegen darauf, das Verhältnis der Person zu diesen Gedanken zu verändern. Sie behaupten, dass Meditation das *metakognitive Gewahrsein* verbessern kann, mit anderen Worten die Fähigkeit, die eigenen Gedanken als bloß vorübergehende Ereignisse zu erfahren statt als Manifestationen des Selbst (Teasdale et al. 2002). Dies ist die grundlegende Einstellung, die im Achtsamkeits-Meditationstraining kultiviert wird.

124 John Gottmans (1999) Untersuchungen haben gezeigt, dass stabile, zufriedene Paare fast nie Verachtung ausdrücken. Wenn sie auftaucht, ist sie ein starker Prädiktor, dass die Beziehung auf die Auflösung zusteuert.

125 Nathaniel Branden (1983) beschreibt die Folgen, die sich ergeben, wenn man ohne eine angemessene Anerkennung der eigenen Emotionen aufwächst, als die Erfahrung, »sich unsichtbar zu fühlen«.

126 Für alle, die diesen Hinweis nicht verstehen: Er bezieht sich auf das Märchen von des Kaisers neuen Kleidern. Dem Kaiser wird gesagt, dass die Kleider aus so herrlichen Materialien bestünden, dass sie nur von Menschen gesehen werden könnten, die gut / überlegen / reinen Herzens seien. Der Kaiser möchte nicht, dass jemand weiß, dass er selbst die Kleider nicht sehen kann, also läuft er nackt herum, bis ein unschuldiges Kind ausruft, dass der Kaiser keine Kleider trägt.

127 Viele Autoren setzen schwere Nähe-Distanz-Konflikte mit psychopathologischen Störungen gleich. Gunderson (1996) legt nahe, dass das Grundproblem von Menschen mit Borderline-Persönlichkeitsstörung eine Intoleranz für das Alleinsein als Folge unsicherer Bindungserfahrungen ist. »Allein zu sein, ist für Borderline-Patienten häufig unerträglich, weil es mit einem ausgeprägten Gefühl, gut oder schlecht zu sein, in Verbindung gebracht wird – eine Verzerrung des Selbstbildes, die mit so heftigen Schuld- oder Schamgefühlen einhergeht, dass sich daraus häufig die Frage ergibt, ob man es wert sei, am Leben zu sein« (S. 756). Seine Beschreibung dessen, was aktiviert wird, weist eine bemerkenswerte Übereinstimmung mit dem auf, was ich als Schlechtes-Selbst-Skript bezeichnet habe. Seine Formulierung legt nahe, dass dieses Schlechtes-Selbst-Skript aktiviert wird, wenn Borderline-Patienten alleine sind, und dass es von den zwischenmenschlichen Beziehungen der betreffenden Individuen abhängt, ob sie die Aktivierung dieser Skripts abwenden können.

128 Menschen, die nicht in der Lage sind, eine unabhängige Sichtweise von sich aufrechtzuerhalten, sind schon seit Langem ein Forschungsobjekt der Psychiatrie. Die an ihnen festgemachten Etiketten und Erklärungen sind abhängig von den jeweils angewandten Theorien. Man hat dargelegt, dass es den Betreffenden an einem kohärenten Selbst mangele oder an einem positiven Introjekt, dass sie auf eine frühe Phase der Objektbeziehungen fixiert oder in ihre Ursprungsfamilie verstrickt seien, dass sie undifferenziert oder charakterlich beeinträchtigt seien – um nur einige der häufigeren Erklärungen zu nennen.

129 Ich habe mich entschieden, mich auf Bowens Konzept der Differenzierung zu fokussieren, weil ich glaube, dass es das Dilemma, das durch die konkurrierenden Bedürfnisse von Nähe und Getrenntheit geschaffen wird, am besten beschreibt. Dasselbe Thema ist jedoch auch von anderen Autoren angesprochen worden, und diese Diskussion könnte genauso in die in anderen theoretischen Modellen verwendeten Begrifflichkeiten transponiert werden. Der Psychiater Jerry Lewis (1997) hat eine ausgereifte Theorie der Ehesysteme dargelegt, die auf den konkurrierenden Bedürfnissen von Getrenntheit–Autonomie und Verbundenheit–Intimität gründet. Ich ziehe Bowens Begriff nur deshalb vor, weil

er die Fähigkeit, die beiden Bedürfnisse auszugleichen, in einem Begriff zusammenfasst.

130 Menschen, die mit sich nicht zufrieden sind und stark auf die Meinungen reagieren, die ihre Partner von ihnen haben, sind genau die Menschen, auf die sich Sandra Murray und ihre Kollegen in ihren Studien von Partnern mit geringem Selbstwert beziehen (Murray, Holmes a. Griffin 2000; Murray, Holmes, Griffin, Bellavia a. Rose 2001; Murray, Rose, Bellavia, Holmes a. Kusche 2002). Dies wurde in Kapitel 5 erörtert.

131 Bowen sagte nicht, dass schlecht differenzierte Menschen von ihrer Sorge darum beherrscht würden, ob sie Zustimmung bekommen; Bowen sprach darüber, dass Besorgnis die Motivation liefere, doch er hat nie deren Quelle untersucht. Ich glaube, dass die Besorgnis eine Manifestation ihrer Angst davor ist, dass ihre Scham durch Missbilligung aktiviert werden könnte. In einer aktuellen Studie, die Bowens Theorie unterstützte, wurde festgestellt, dass sich die Angst von College-Studenten umgekehrt proportional zum Differenzierungsgrad ihrer Eltern verhielt (Peleg 2005). Die Angst, die die Studenten an den Tag legten, war ausdrücklich gesellschaftlicher Natur. Eine von der Affekttheorie geprägte Sichtweise würde anmerken, dass soziale Angst im Wesentlichen die Angst von Menschen davor sei, dass ihre Scham in sozialen Situationen (z. B. durch Missbilligung) aktiviert werden könnte.

132 Helen Block Lewis (1987c) hat angemerkt, dass sich Therapieklienten manchmal aufgrund eines Gefühls von Scham dem Einfluss ihrer Therapeuten widersetzen. Lewis weist darauf hin, dass das gesamte Konzept der Therapieresistenz kontraproduktiv ist und aufgegeben werden sollte.

133 Sandra Murray und ihre Kollegen haben eine Reihe von Studien dazu durchgeführt, welch große Auswirkungen es hat, von Partnern positiv bewertet zu werden (Murray, Holmes a. Griffin 2000; Murray, Holmes, Griffin, Bellavia a. Rose 2001; Murray, Rose, Bellavia, Holmes a. Kusche 2002). Sie haben eine Relation festgestellt dazwischen, in positivem Licht gesehen zu werden, und bessere Beziehungen zu haben, ein besserer Partner zu sein, näher an den Partner heranzurücken, wenn Konflikte auftauchen, weniger leicht verletzt zu werden sowie weniger reaktiv gegenüber leichten Anzeichen von Missbilligung und widerstandsfähiger zu sein.

134 Die Entscheidung, ob man sich auf frühe Ereignisse oder das gegenwärtige Leben fokussiert, wird von der theoretischen Orientierung des Therapeuten beeinflusst. Der Psychoanalytiker wird wahrscheinlich versuchen, der Person zu helfen, die Ursache der Scham zu verstehen; der kognitive Verhaltenstherapeut wird sich stärker auf ihre aktuellen Erscheinungsformen fokussieren. In beiden Fällen muss der Therapeut in der Lage sein, die Person jenseits der Skripts zu sehen, da der Klient von den Skripts absorbiert sein wird, sobald der Schamaffekt aktiviert wird.

135 Meine Betonung darauf, den Patienten als Person mit einem Problem zu sehen, statt als jemanden, mit dem grundsätzlich etwas nicht stimmt, steht im Gegensatz zu seinem aus der Scham abgeleiteten Selbstbild. Dies baut außerdem eine Beziehung zwischen zwei funktionsfähigen Individuen auf. Es ähnelt dem, was Gershen Kaufman (1989, 1992) im Auge hat, wenn er den Aufbau der zwischenmenschlichen Brücke unterstreicht. Es ist diese Qualität des Sichbeziehens auf einen Mitmenschen, die letztlich die Scham transzendiert.

136 Diese innere Stimme drückt sich tatsächlich in Form von Wörtern und Sätzen aus, in dem, was man häufig als negative Selbstgespräche oder automatische Gedanken bezeichnet. Die Ähnlichkeit zu Freuds Konzept des Über-Ichs ist kaum zu übersehen. Vielleicht ist es so, dass bei Individuen mit starken Schamskripts

ein strenges Über-Ich die Erscheinungsform einer inneren Stimme annimmt. In jedem Fall veranlasst uns die Affekttheorie dazu, die Rolle der Scham bei der Entwicklung dieses Funktionsbereichs, der unter dem Titel Über-Ich zusammengefasst wird, in Betracht zu ziehen.

137 Ich bezeichne diese Trennung vom Ich als eine Form von Dissoziation, doch viele Theoretiker würden den Begriff eher für schwerere Symptomatiken reservieren.

138 Die Technik, nach körperlichen Empfindungen zu fragen, als Möglichkeit, um die Dissoziation zu unterbrechen und einem Klienten zu helfen, im gegenwärtigen Moment verankert zu bleiben, ist eine Traumatechnik. Sie wurde von Pat Ogden am Sensorimotor Psychotherapy Institute in Colorado und von Babette Rothschild entwickelt, deren Werk *The Body Remembers* (2000) ein moderner Klassiker der körperorientierten Psychotherapie ist. Rothschild (2003) hat auch ein Arbeitsbuch geschrieben, das eine genaue Beschreibung dieser Technik enthält. Ich habe festgestellt, dass die Technik besonders effektiv bei Menschen ist, die ganz normal »in ihrem Körper« sind, bis der Schamaffekt aktiviert wird und sie sich dann von ihm abspalten.

139 Die Achtsamkeitsmeditation ist eine weitere Aktivität, die einem Menschen helfen kann, die Macht seiner Scham zu überwinden. Es handelt sich dabei um eine Meditationsform, bei der ein Individuum lernt, sich auf den unmittelbaren Moment zu fokussieren und den *(äußeren)* Informationen Aufmerksamkeit zu schenken, die ihm seine Sinne vermitteln, statt seinen (inneren) Gedanken. Achtsamkeit kann auf zweierlei Weise helfen: Sie kann Befangenheit verringern, indem sie dem Individuum hilft, seinen Fokus von sich selbst wegzuverlagern, und sie kann die Macht der Skripts des Schlechten Selbst reduzieren, indem sie der Person hilft, sich weniger von ihren Gedanken absorbieren zu lassen. So wird sie weniger stark durch ihre Befangenheit und die innere Stimme der Scham beeinflusst. In den USA wurde die Achtsamkeitsmeditation von John Kabat-Zinn (1990, 1995) eingeführt, der ihren Wert für Krebspatienten aufgezeigt hat.

140 Leider habe ich auch Beispiele dafür gesehen, wie dieser wütende Fokus auf dem anderen in einer intimen Beziehung benutzt wurde. Natürlich zerstört er jegliche emotionale Sicherheit. In missbräuchlichen Beziehungen ist es keine Seltenheit, dass der kontrollierende Partner seine Scham vermeidet, indem er einen rigiden, wütenden Fokus auf dem anderen Partner aufrechterhält. Das ist nicht nur die Schuldzuweisungsreaktion aus Nathansons Kompass der Scham; sie beinhaltet auch eine Dimension von Kontrolle, die sich wahrscheinlich nicht nur auf Momente der Scham beschränkt. Individuen, die versuchen, ihre Partner durch das Mittel der Einschüchterung zu kontrollieren, leiden gewöhnlich unter einer gravierenden Persönlichkeitsstörung.

141 Ich habe in Kapitel 7 ebenfalls ausgeführt, dass die vier negativen Reaktionen als Kampf-oder-Flucht-Reaktionen auf Angst angesehen werden können. Die dritte Reaktion auf Angst, Erstarrung, bedeutet, sich der Scham zu überlassen – sie zu erleben und das von Scham geprägte Selbstbild als Realität zu akzeptieren. Young, Klosko und Weishaar (2003) verwenden die drei Reaktionsstile Kampf, Flucht und Erstarrung in ihrem Modell der Schematherapie in ähnlicher Weise. Sie beschränken diese jedoch nicht auf Reaktionen auf Angst, sondern sehen sie als allgemeinere maladaptive Bewältigungsstile an. Vom Standpunkt der Affekttherapie aus betrachte ich sie spezifisch als durch Angst motiviert. Folglich gehe ich von einer Angstkomponente im Kämpfen und Fliehen bei den Reaktionen in Nathansons Kompass der Scham aus.

142 Wut lässt sich am besten überwinden, indem man sich auf das irrationale Wesen der sie begleitenden Skripts fokussiert. Diese nehmen den Status von Glaubenssätzen an, wenn das Individuum unter dem Einfluss des Wutaffekts

steht. Das erklärt, warum sich kognitive Ansätze als so effektiv dabei erwiesen haben, Menschen zu helfen, ihre Probleme mit der Wut zu überwinden (Ellis 2001).

143 Mein Verweis auf aktive Empathie bedeutet, dass ich meine Stimme gebrauche und sehr engagiert bin. Zu solchen Zeiten stelle ich gewöhnlich fest, dass ich mich in meinem Stuhl vorbeuge und Augenkontakt suche. Manchmal werde ich dann auch meine Hand ausstrecken und die Person berühren. David Read Johnson (2004) hat eine wunderbare Intervention für Paare parat, die es mit Scham in Verbindung mit Trauma zu tun haben. Er bittet das Paar, sich gegenüberzustellen, einander direkt anzuschauen, sich an den Händen zu halten und die Schamgeschichte zu erzählen. Er hilft beiden, eine so kraftvolle Verbindung zu schaffen, dass die zwischenmenschliche Brücke inmitten des Erlebens und der Erforschung der Schamemotion beibehalten wird.

144 Sich objektiv mit sich selbst auseinanderzusetzen, ist nicht dasselbe, wie das schamgeprägte Selbstbild (Schlechtes Selbst) zu akzeptieren. Das Selbstbild, das in den Schamskripts einer Person enthalten ist, ist keine objektive Sichtweise, sondern eine, die durch den Schamaffekt verzerrt ist (der so funktioniert, dass er verstärkt, was immer ihn stimuliert hat). Um eine objektivere Selbstsicht zu erreichen, muss die Person in der Lage sein, ihre Schamskripts unabhängig von den Affekten, die normalerweise mit ihnen verbunden sind, zu untersuchen. Wenn die Intensität ihres emotionalen Zustands relativ niedrig ist, dann kann sie eine objektivere Sichtweise von sich selbst bekommen.

145 David Schnarch (1991) hebt in seinem Modell der Sexualtherapie die Selbstkonfrontation hervor. Auch wenn er den Prozess nicht im Hinblick auf die Scham konzeptualisiert, ist die Idee ähnlich. Er betont, dass Selbstkonfrontation in Gegenwart des Partners die Intimität zwischen beiden fördern kann.

146 Es deutet vieles darauf hin, dass ein erheblicher Anteil der Jungen mit einer Verunsicherung hinsichtlich der Qualität ihrer Männlichkeit aufgewachsen ist. Eine der gesellschaftlichen Lösungen für diese Verunsicherung sind Burschenschaften, die den jungen Mann üblicherweise beschämen und von ihm fordern, sich verschiedenen Prüfungen zu unterziehen. Wenn er die Schikanen dann überstanden hat, belohnen sie ihn mit Stolz und Bestätigung. Nicht alle diese Organisationen sind auf Männer beschränkt, doch die Struktur des Schikanierens und der letztendlichen Akzeptanz ist eine langjährige männliche Domäne. Ich beziehe mich auf Organisationen wie die Polizeibehörde, die Feuerwehr, das Militär (mit vielen Ebenen zunehmend elitärerer Unterorganisationen innerhalb des Militärs), die juristische Fakultät, Facharztausbildungen, Sportmannschaften und Clubs bzw. Burschenschaften. Indem sich der Aspirant der beschämenden Atmosphäre dieser Organisationen unterwirft und die Schikanen akzeptiert, verdient er sich das Recht auf Zugehörigkeit und ersetzt die Scham- durch Stolzskripts.

147 David Schnarchs Modell (1991, 1998) würde hervorheben, dass es für den zuhörenden Partner notwendig sei, differenziert zu bleiben, um der Erforschung des zuhörenden Partners Gehör zu schenken, ohne dass dieser getriggert wird. Er bezeichnet dies als die Notwendigkeit, dass der zuhörende Partner »bei sich bleiben müsse«.

148 Dieses Zitat stammt aus dem *Blauen Buch*, dem Grundlagentext der Anonymen Alkoholiker (Anonyme Alkoholiker Interessengemeinschaft e. V., München 1999, S. 32 f.). Ist es nicht interessant, wie klar es den Prozess beschreibt, bestimmte Emotionen aufzugeben und sie durch neue zu ersetzen?

149 Von der Art, wie die Treffen abgehalten werden, bis hin zur Struktur des 12-Schritte-Programms selbst ist das Ziel, damit aufzuhören, Menschen zum

Narren zu halten – insbesondere sich selbst. Der vierte Schritt des Programms besteht in einer »gründlichen und furchtlosen Inventur in unserem Inneren«; der fünfte Schritt lautet: »Wir gaben Gott, uns selbst und einem anderen Menschen gegenüber unverhüllt unsere Fehler zu«. Als fortlaufende Praxis bringt man den Mitgliedern bei, sofort zuzugeben, wenn sie im Unrecht sind. Die Schnelligkeit dient dazu, zu verhindern, dass aus kleinen Problemen große werden.

150 Das 12-Schritte-Programm der Anonymen Alkoholiker und die Struktur ihrer Treffen sind hervorragend für die Überwindung von Scham geeignet. Eine der Prämissen von AA ist, dass ein Alkoholiker immer Alkoholiker ist; er kann mit dem Trinken aufhören, doch er bleibt sein ganzes Leben lang verletzlich für die Risiken des Alkohols. Eine weitere Prämisse ist, dass nicht der Alkohol selbst das Problem ist, sondern die charakterlichen Mängel, die zum Missbrauch von Alkohol geführt haben. So bleiben selbst AA-Mitglieder, die jahrelang nüchtern gewesen sind, demütig und dankbar. Die Folge ist, dass die Mitglieder, die den schmerzhaften Prozess der Selbstkonfrontation durchlaufen, akzeptiert und nicht verurteilt werden. Es scheint klar, dass Scham ein wesentlicher Teil der Alkoholsucht ist. Sicherlich empfinden die meisten Alkoholiker Scham wegen ihres Alkoholverhaltens. Ich denke jedoch, dass bei der überwiegenden Mehrzahl der Alkoholsucht erhebliche Schwierigkeiten mit Scham vorausgingen. In vielen dieser Fälle entwickelte sich der exzessive Alkoholkonsum wahrscheinlich als Mittel, um mit der Scham fertigzuwerden.

151 Ich fürchte, dass Formulierungen wie »seine Scham *sein*« dem Leser einfach als hochtrabende Sprache erscheinen könnten, doch ich habe festgestellt, dass viele Menschen mit heftiger Scham genau so fühlen.

152 Diese Daten stammen aus einer Longitudinalstudie zu Opfern sexuellen Missbrauchs, die 1987 begann, als die Opfer noch Kinder waren, und über einen 7-Jahres-Zeitraum Daten sammelte (Bonanno et al. 2002). Die Kinder wurden durch eine örtliche Kinderschutzbehörde identifiziert, die Berichte über sexuellen Missbrauch erhalten hatte und folglich diejenigen identifizieren konnte, die diesen freiwillig offengelegt hatten, sowie die, deren Offenlegung zufällig erfolgt war (infolge medizinischer Untersuchungen, der Entdeckung durch eine dritte Person oder eines Tätergeständnisses).

153 Wenn seine Partnerin eine negative Reaktion hat, diese aber leugnet, dann wird er durch die Interaktion nicht wachsen. Nur wenn sie ihre negative Sichtweise anerkennen kann, während sie ihm gleichzeitig wirksam vermittelt, dass sie auch die positive Sicht aufrechterhält, kann er eine andere Haltung (und Emotion) sich selbst gegenüber zulassen.

154 Der hier beschriebene Prozess klingt sehr ähnlich wie die Integration guter und schlechter Objekte, die Melanie Klein und Joan Riviere (1964) in ihrer Besprechung der »depressiven Position« hervorhoben. Es gibt jedoch wichtige Unterschiede, unter anderem: (a) die Tatsache, dass der Fokus auf dem anderen statt auf dem Selbst liegt, und (b) die Vorstellung, dass das gute Objekt abgetrennt werden muss, um es vor den aggressiven Gefühlen zu schützen, die sich gegen das schlechte Objekt richten. Die Affekttheorie lässt darauf schließen, dass Skripts für beide Arten von Emotionen (Gutes Selbst, Schlechtes Selbst) in einem Individuum vorhanden sind und jedes von beiden zu jedem Zeitpunkt aktiviert werden kann. Die Lösung erfordert den allmählichen Abbau negativer und die Entwicklung positiver Selbstbilder. Auf einer oberflächlichen Ebene sehen diese Prozesse vielleicht ähnlich aus, doch die Sichtweise der Affekttheorie hebt die Rolle der Schamemotion statt aggressiver Triebregungen hervor. Diese Unterscheidung führt in der Behandlung in eine ganz andere Richtung.

155 Dieses Phänomen, einen Bruch in der Bindung mit einer wichtigen anderen Person zu erleben, gefolgt von einer Reparatur jener Bindung, ist als zentraler Faktor im Wachstumsprozess in allen zwischenmenschlichen Beziehungen identifiziert worden. Der Psychiater Jerry Lewis (2000) hat auf seine Bedeutung bei Mutter-Kind-Bindungsinteraktionen, Therapeut-Patient-Interaktionen und ehelichen Interaktionen hingewiesen. Heinz Kohuts (1984) Modell der Selbstpsychologie beruht auf der Vorstellung, dass das gestörte Selbst des Patienten allmählich durch die empathischen Versäumnisse des Therapeuten und die nachfolgende Wiederherstellung einer empathischen Verbindung verändert wird. Kohuts Modell sieht den Mangel im Selbst als seine Tendenz zur Fragmentierung, Schwäche oder Disharmonie an. Ich würde sagen, dass dieser offensichtliche Mangel ein Ausdruck von Scham ist und dass die Demontierung dieser Schamemotion zu einem stärkeren oder geschlosseneren Selbst führt.

156 Der Kinderarzt und Psychoanalytiker D. W. Winnicott (1963) hat die Rolle der empathischen Mutter bei der Aufrechthaltung einer Umgebung beschrieben, welche die Entwicklung des Kindes fördert. Er beobachtete, dass die Mutter das Kind vor störenden Einflüssen *(impingements)* schützt, damit es imstande ist, eine dauerhafte Verbindung zu seiner Welt aufrechtzuerhalten, und sich so entwickeln und lernen kann, mit dieser Welt umzugehen. Wenn zu viele Störungen eingelassen werden und es zu übermäßiger Frustration kommt, dann bricht das innere Gleichgewicht des Kindes zusammen – es fällt dann quasi auseinander und kann nichts aus seiner Erfahrung lernen.

157 Auch wenn Männer weniger eingestimmt zu sein scheinen als Frauen, heißt das nicht, dass Männer weniger erfahren darin sind, sich auf andere Menschen einzustimmen. Vielmehr haben die meisten Männer gelernt, sich auf eine andere Dimension im emotionalen Erleben des anderen einzustimmen. Zum Beispiel sind die meisten Männer recht sensibel für jeden Hinweis darauf, dass eine Frau wütend ist oder dass ein anderer Mann sich aggressiv fühlt.

158 Einige Autoren haben festgestellt, dass Frauen einen Preis für ihre Einstimmung auf die Schmerzen anderer zahlen, denn man hat herausgefunden, dass sie ungeschützter und verletzlicher dafür sind, sich wegen Vorkommnissen verstört zu fühlen, die anderen passieren (Turner a. Avison 1989).

159 Ein typisches Beispiel findet sich in einem Überblick über 39 verschiedene Studien, die an der UCLA [University of California, Los Angeles] über Einsamkeit durchgeführt wurden. Die Männer hatten die höheren Einsamkeitswerte, waren jedoch weniger geneigt zuzugeben, dass sie sich einsam fühlten, als die Frauen. Die Autoren führten weitere Recherchen durch, um die Einstellungen von Individuen gegenüber einsamen Menschen zu beurteilen, und stellten fest, dass sowohl Männer als auch Frauen gegenüber einem einsamen Mann abweisender waren als gegenüber einer einsamen Frau. Männer lernen, nicht zuzugeben, dass sie einsam sind, weil das zu negativen Folgen führt (Borys a. Perlman 1985). Das Beziehungsmodell des Stone Centers sagt dasselbe über Frauen, außer, dass verschiedene Aspekte ihrer Erfahrung als inakzeptabel angesehen werden. Im Wesentlichen lernen Frauen, diejenigen Aspekte zu unterdrücken, die bedrohlich für Männer und nicht Teil der traditionellen weiblichen Rolle sind. Mary Pipher (1994) hat diesen Prozess im Detail beschrieben und sich auf die Phase konzentriert, in der überschwängliche junge Mädchen in die Pubertät kommen und sich plötzlich gedrängt fühlen, ihre natürlichen Fähigkeiten abzuschalten. Sie legt nahe, dass Mädchen dazu tendieren, zu reagieren, indem sie sich anpassen, zurückziehen, depressiv oder wütend werden.

160 Uns stehen schon seit Langem Theorien über unbewusste Verteidigungsmechanismen zur Verfügung, die Menschen davor schützen, ihre eigenen störenden Gedanken und Gefühle zu erleben. Es ist jedoch schwierig, aussagekräftige Forschungsergebnisse für diese Prozesse zu erbringen; zum Beispiel zu beweisen, dass ein Mensch etwas Bestimmtes fühlt, auch wenn er etwas anderes berichtet. Doch wir kommen der Möglichkeit, solche Dinge nachweisen zu können, immer näher. Forschungen mit Studenten ergaben Hinweise darauf, dass diese ihre Vorurteile über Geschlechterstereotypen beibehielten, indem sie nicht nur Informationen unberücksichtigt ließen, die mit ihren Vorurteilen unvereinbar waren, sondern indem sie tatsächlich ihre Wahrnehmungen von Ereignissen blockierten, die alternative Erklärungen erforderten (Sanbonmatsu, Akimoto a. Gibson 1994). Das ist ein unbewusster Prozess, der Vorstellungen von anderen mit einbezieht, doch es ist möglich, dass ein ähnlicher Prozess beteiligt ist, wenn Männer ihre eigenen Gefühlszustände nicht wahrnehmen. Tatsächlich könnten sie eine Art Stereotyp von sich haben – »das sind die Gefühle, die ich habe« –, und sie blockieren und ignorieren die Gefühlserlebnisse, die nicht dem Stereotyp entsprechen.

161 Eine sichere Struktur, um Gefühle zu überprüfen, heißt, dass der Therapeut die Parameter der Aufgabe definieren muss, wie zum Beispiel das Verbot, die Gefühle des anderen zu kommentieren oder Ratschläge dazu zu erteilen. Solche zugewiesenen Aufgaben funktionieren oft besser, wenn das Paar sie in der Therapiesitzung praktiziert, bevor es sie zu Hause einführt. Natürlich wird die Zuweisung von Aufgaben für zu Hause zum Scheitern verurteilt sein, wenn ein Paar zu viele Konflikte hat.

162 Diese Anmerkung spiegelt meine Meinung wider, dass das Gefühl der Verbundenheit eher von der Wahrnehmung eines Partners herrührt, dass der andere auf ihn eingestimmt ist, als von seiner Einschwingung auf die Gefühle und Bedürfnisse des anderen. Das typische Muster ist, dass der weibliche Part stärker eingestimmt ist als der männliche. Folglich fühlt sie sich häufiger nicht verbunden, während er glaubt, es sei alles in Ordnung.

163 Wenn ein Partner auf den Ausdruck einer Bindungsbedrohung reagiert, indem er sein positives Affektverhalten verstärkt, dann würde ein Systemtheoretiker sagen, dass das Paar einen wirksamen negativen Feedback-Mechanismus hat, um das Beziehungssystem in die Homöostase zurückzubringen. In diesem Fall fällt die Homöostase mit der sicheren Zone zusammen.

164 Diese Techniken und andere werden in Sherman und Fredman (1986, S. 149) zusammengefasst und auf den Folgeseiten ausführlich beschrieben.

165 Nein, der wichtigste Bestandteil positiven Bindungsverhaltens ist nicht die Sexualität, auch wenn sie häufig die lustvollste Form ist, Dinge zusammen zu tun.

166 Das Zitat bezieht sich auf die Kleinkinder, die Bowlby untersucht hat. Sie wurden von ihren Müttern getrennt, und plötzlich zeigte sich, wie wichtig die Bindung war.

167 Die Auswirkung negativer Unterstützung ist bei unterschiedlichen klinischen Gruppen aufgezeigt worden, von Menschen, die bei KFZ-Unfällen traumatisiert worden sind (Holeva, Tarrier a. Wells 2001), bis hin zu Patienten mit Aids (Nott, Vedhara Power 1995).

168 In der Vergangenheit sahen viele Theoretiker Ehekonflikte als klaren Indikator für eine dysfunktionale Ehe an. John Gottmans (1999) Untersuchungen haben gezeigt, dass »sowohl konfliktvermeidende, als auch sprunghafte, leidenschaftliche Paare eine stabile und glückliche Ehe haben können« (S. 14). Seine Studien haben gezeigt, dass praktisch alle Paare Probleme haben, die nie gelöst werden, doch das hindert sie nicht daran, eine befriedigende Ehe zu führen.

169 Chrys Harris (2004) erörtert den Wert des Opfers in einer Beziehung und wie sich dieses vom Kompromiss unterscheidet, bei dem vielleicht keiner der Partner bekommt, was er oder sie will.

170 Winnicott (1963) behauptete, dass die Entwicklung des wahren Selbst beim Säugling davon abhängt, dass er einen Zustand des »weiter Seins« (*going-on-being*) aufrechterhalten kann. Die Mutter oder die mütterliche Umgebung wurde als verantwortlich dafür angesehen, potenzielle Störungen dieses Zustands abzuwenden.

171 In einer Studie über Menschen, die in Scheidung lebten, berichteten Männer wie Frauen, dass die Hauptgründe unerfüllte emotionale Bedürfnisse / sich auseinanderleben, Unterschiede im Lebensstil oder Langeweile in der Ehe sowie konfliktreiche, erniedrigende Beziehungen waren; Affären allein wurden nur zu etwa einem Viertel der Zeit verantwortlich gemacht (Gigy a. Kelly 1992). Eine neuere Studie stellte fest, dass Paare mit Untreuethemen eine größere eheliche Instabilität hatten sowie mehr Unehrlichkeit, Auseinandersetzungen über Vertrauen, Narzissmus und Zeit, die getrennt verbracht wurde (Atkins, Yi, Baucom a. Christensen 2005). John Gottman (1999) sagt, dass der verbreitetste Mythos über Scheidung der ist, dass sie durch außereheliche Beziehungen verursacht wurde.

172 In Harville Hendrix' Imago-Beziehungstherapie (1988, 1993) wird die Rolle intimer Beziehungen bei der Heilung von Wunden aus der Kindheit erörtert und wie Menschen vor diesem Hintergrund Partner suchen. Das Buch des Psychiaters Jerry Lewis mit dem Titel *Marriage as a Search for Healing* (1997) vertritt die Auffassung, dass Menschen ihre Partner mit Blick auf Heilung auswählen (sonst wird die Ehe wahrscheinlich keinen Erfolg haben).

173 Sicherlich können sich Wertschätzungsthemen bei der Übertragung bemerkbar machen, doch Bindungsthemen herrschen vor. Wertschätzungsthemen werden gewöhnlich wahrgenommen als Missbilligung durch den Therapeuten; die Übertragung gilt einem kritischen Elternteil. Jedoch scheinen Bindungsthemen, wie sich im Stich gelassen oder ungeliebt zu fühlen, jemand Besonderes sein zu müssen und so weiter, gängiger zu sein.

174 Die Vorstellung, dass ein Partner befürchten könnte, jemand würde vielleicht etwas erfahren, mit dem er nicht umgehen kann, scheint die Angst eines Partners mit einer schmutzigen Vergangenheit zu sein – voller Angst, dass der andere Partner etwas hören würde, was er nicht bewältigen kann. Manchmal ist es jedoch der andere Partner, der davon abrät, über die Vergangenheit zu sprechen, doch aus demselben Grund – seiner Angst, dass er etwas hören könnte, mit dem er nicht fertigwerden kann.

175 Im Deliktsrecht wird diese Problematik als Eierschalenregel oder Talem-Qualem-Regel bezeichnet, die greift, wenn die bereits bestehende Fragilität des Individuums ein wesentlicher Faktor bei seiner Verletzung ist. Sollte die Person, deren geringfügiges Vergehen die Verletzung verursacht hat, verantwortlich gemacht werden, wenn ein solcher Akt die meisten Menschen nicht verletzen würde? Das Gesetz beantwortet diese Frage durch die Regel der unmittelbaren (die Zurechnung eines Schadens begründende) Ursache. Wenn die Verletzung ohne diesen Akt nicht geschehen wäre, unabhängig davon, wie dünn die Schädeldecke der verletzten Person bereits war, dann ist die Person, deren Handlung zu der Verletzung geführt hat, verantwortlich.

176 Gottmans (1999) Forschungen haben ihn zu dem Kommentar veranlasst, dass stabile, zufriedene Paare nicht auf diese Weise aufrechnen. Sie vertrauen darauf, dass jeder Partner seinen Beitrag leistet.

177 Gordon und Baucom (1998) haben die verschiedenen Phasen der Vergebung bei einem großen Vertrauensbruch in einer Beziehung untersucht und den

Prozess entsprechend den Phasen der Traumaheilung unterteilt: (a) Wirkung, (b) Suche nach dem Sinn und (c) Genesung. In ihren Untersuchungen (Gordon a. Baucom 2003) haben sie erhebliche Unterschiede zwischen den einzelnen Prozessphasen festgestellt; da sie jedoch noch nicht in der Lage waren, Längsschnittdaten zu bekommen, wissen wir nicht, ob Menschen die verschiedenen Phasen durchlaufen oder ob unterschiedliche Gruppen von Menschen einfach verschiedene Grade von Vergebung zeigen.

178 Die primäre Messgröße dafür, wie gesund eine intime Beziehung ist, ist der Umgang mit Scham in der Beziehung. Robert Karen, den ich in diesem Kapitel bereits zweimal zitiert habe, sagt praktisch das Gleiche über Vergebung. Doch da ich glaube, dass es ein bestimmter Aspekt der Scham ist, der das Vergeben so schwierig macht, werde ich bei meiner Behauptung bleiben, und ich hoffe, die Leser werden verstehen, wie ich zu dieser Sichtweise der Macht von Scham gekommen bin. Die meisten Leser hätten, wenn ich diese Behauptung zu Beginn des Buches aufgestellt hätte, gedacht, ich wäre verrückt. Natürlich werden einige das immer noch denken.

179 Sullivan sprach nicht über enge Verbindungen an sich; er brachte vielmehr seine Ansicht zum Ausdruck, dass zwischenmenschlicher Kontakt ein grundlegendes menschliches Bedürfnis ist. Er sah das Verlangen nach einer Liebesverbindung – in der der andere als ebenso bedeutungsvoll, oder nahezu so bedeutungsvoll, wie das Selbst angesehen wird – als Maßstab für das Erwachsensein an.

180 Russell Meares (2000) merkt an, dass es Intimität auch zwischen Fremden geben kann, wie zum Beispiel bei den vertraulichen Gesprächen, die sich gelegentlich zwischen Passagieren abspielen, die nebeneinander in einem Flugzeug sitzen. Er hebt eine bestimmte Art von Unterhaltung als intim hervor (d. h. eine, bei der das Individuum seine inneren Gedanken und Gefühle teilt, ohne zu versuchen, sie zu verbergen oder sie in eine konventionellere Form zu bringen). Das ist Vernon Kellys (1996) Definition von Intimität recht ähnlich – das Offenbaren des innersten Selbst. Solche Unterhaltungen können sich in der Tat zwischen Fremden abspielen – manchmal fühlen wir uns bei jemandem sicherer, der uns nicht kennt und uns wahrscheinlich nicht wiedersehen wird. Das könnte auch erklären, warum Menschen häufig ungehemmtere sexuelle Begegnungen mit relativ Fremden haben können als mit ihren langjährigen Partnern.

181 Es gibt immer mehr Studien, die die Beobachtung stützen, dass es ein Risiko für die Gesundheit darstellt, über einschneidende emotionale Erlebnisse nicht zu sprechen. Eine der besten Studien wurde von James Pennebaker in seinem Buch *Opening up: The healing power of expressing emotions* (1990) durchgeführt.

182 Dieser Absatz hebt hervor: (a) die *Verbindung mit* dem Therapeuten, (b) eine Vereinbarung über die *Ziele* der Therapie und (c) die Relevanz der *Aufgaben*, die zum Erreichen dieser Ziele zugewiesen werden. Das sind die Herzstücke der therapeutischen Allianz, wie sie von Edward Bordin (1979) identifiziert wurden.

183 Mechanismen, um eine Konflikteskalation zu vermeiden, reichen vom Zählen bis zehn bis dahin, Auszeiten zu verkünden, in denen jeder Partner eine Diskussion, die sich anfühlt, als würde sie außer Kontrolle geraten, für beendet erklären kann. Im Falle von Auszeiten hilft es, wenn man die Partner versichern lässt, dass sie zu einem späteren Zeitpunkt wieder auf das Thema zurückkommen werden, wenn sie weniger erregt sind.

184 Die Kommunikationsaufgabe / das Kommunikationstool, das ich bei Paaren in Konfliktsituationen als äußerst hilfreich empfunden habe, ist der von Harville Hendrix (1988) für seine Imago-Therapie entwickelte »Paardialog«. Die Aufgabe besteht darin, dass ein Partner zuhört, wenn der andere spricht, doch die Reaktion beschränkt sich nicht darauf, das Gesagte zu umschreiben. Die Rollen von

Sprecher und Zuhörer verändern sich erst, wenn der zuhörende Partner sehen kann, inwiefern die Position des anderen Partners aus seiner Sicht Sinn ergibt. Die Aufgabe endet damit, dass der zuhörende Partner den Satz so beendet: »Ich denke also, dass du ... fühlen musst.«

185 Zu den besten strukturierten Aufgaben, um positives Bindungsverhalten zu verstärken, gehören Richard Stewarts (1980) »caring days« (Tage der Fürsorge). Bei der Aufgabe erstellt jeder Partner eine Liste positiver Verhaltensweisen, von denen er möchte, dass der andere sie zeigt. Dann tauschen sie ihre Listen und jeder Partner zeigt abwechselnd eine der gewünschten Verhaltensweisen.

186 Ich bevorzuge diese Check-in-Aufgabe insbesondere deshalb, weil sie den Kern der Gefühle des Paares sich selbst gegenüber berührt und die Quellen von Scham und Stolz gleichermaßen anspricht. Ich habe die Technik Maggie Scarfs Buch *Intimate partners* (1988) [dt. *Autonomie und Nähe* (1993)] entnommen. Ich verwende Aufgaben jedoch nicht bei allen, ja nicht einmal den meisten Paaren. Mein Kriterium ist, dass ich eine Aufgabe nicht verwende, wenn das Paar vermutlich daran scheitern wird.

187 Gottmans (1999) Untersuchungen zeigen, dass die meisten Partner viele ihrer langjährigen individuellen Probleme nicht lösen, doch das hindert sie nicht daran, eine stabile und befriedigende Beziehung zu haben.

188 Negative Emotionalität wird nun von einigen als Hauptrisikofaktor für eine symptomatische Reaktion der Persönlichkeit auf Stress angesehen (Cox, MacPherson, Enns a. McWilliams 2004; Miller 2003; van Zelst, de Beurs, Beekman, Deeg a. van Dyke 2003). Miller verglich hohe negative Emotionalität mit der posttraumatischen Belastungsstörung und merkte an, dass beide »Tendenzen, sich nervös, angespannt, sensibel, verletzlich, verraten, misshandelt, unglücklich usw. zu fühlen« beinhalteten (2004, S. 2). Diese Charakterisierung der Erscheinungsformen negativer Emotionalität lässt sich leicht mit einer großen Menge an Skripts und den in ihnen akkumulierten Emotionen erklären.

189 Die einzige scheinbare Ausnahme von dem Gedanken, dass sie für seine Wertschätzungsbedrohung verantwortlich ist, ist die, wenn sie nichts tut, um seinen Selbstwert zu bedrohen, er aber seinen Selbstwert aufpumpen muss. Dabei handelt es nicht wirklich um die Wahrnehmung einer Bedrohung, auch wenn einige Partner es gelegentlich so beschrieben haben. Eigentlich geht es dabei um die Suche nach Bestätigung wie bei jemandem aus einer schlecht differenzierten Ursprungsfamilie.

190 Die Rolle der Scham bei Depressionen wird zunehmend wahrgenommen (Fennel 2004; Watkins a. Teasdale 2001, 2004).

Literatur

Adler, A. (1983): Menschenkenntnis. Frankfurt/M. (Fischer TB), 17. Aufl. [am. Orig. (1923): Understanding human nature. New York (Garden City.]

Adler, A. (1931): What life should mean to you. New York (Capricorn), Neuaufl. 2019. [dt. (1990): Wozu leben wir? Frankfurt/M. (Fischer TB).]

Ainsworth, M., M. Blehar, E. Waters a. S. Wall (1978): Patterns of attachment: A psychological study of the strange situation. Hillsdale, NJ (Erlbaum).

Anonyme Alkoholiker Interessengemeinschaft e. V. (1999): Blaues Buch. München, 3. Aufl. [am. Orig. Alcoholics anonymous (1976): Big Book. New York (Alcoholics Anonymous World Services), 3rd ed., 4th ed. 2001.]

Allen, J. G., H. Stein, P. Fonagy, J. Fultz a. M. Target (2005): Rethinking adult attachment: A study of expert consensus. *Bulletin of the Menninger Clinic* 69: 59–81.

Atkins, D. C., J. Yi, D. H. Baucom a. A. Christensen (2005): Infidelity in couples seeking marital therapy. *Journal of Family Psychology* 19: 470–473.

Bartholomew, K. (1997): Adult attachment processes: individual and couple perspectives. *British Journal of Medical Psychology* 70 (3): 249–263, Diskussion 281–290.

Bartholomew, K. a. L. M. Horowitz (1991): Attachment styles among young adults: A test of a four-category model. *Journal of Personality and Social Psychology* 61: 226–244.

Basch, M. F. (1996): Affect and defense. In: D. L. Nathanson (ed.): Affect, script, and psychotherapy. New York (Norton), pp. 257–270.

Beck, A. (1999): Prisoners of hate: The cognitive basis of anger, hostility, and violence. New York (HarperCollins).

Beidel, D. C. a. S. M. Turner (1998): Shy children, phobic adults: Nature and treatment of social phobia. Washington, D. C (American Psychological Association).

Blake, W. (1794): Songs of Innocence and of experience. New York (Dover), Neuaufl. 2007. [dt. (1976): Lieder der Unschuld und Erfahrung. Frankfurt/M. (Insel).]

Bodin, A. M. (1981): The interactional view: Family therapy approaches of the Mental Research Institute. In: A. S. Gurman a. D. P. Kniskern (eds.): Handbook of family therapy. New York (Brunner/Mazel), pp. 267–309.

Bogells, S. M. a. W. Mansell (2004): Attention processes in the maintenance and treatment of social phobia: Hypervigilance, avoidance, and self-focused attention. *Clinical Psychology Review* 24: 827–856.

Bonanno, G. A., D. Keltner, J. G. Noll, F. W. Putnam, P. K. Trickett, J. LeJeune a. C. Anderson (2002): When the face reveals what words do not: Facial expressions of emotion, smiling and the willingness to disclose childhood sexual abuse. *Journal of Personality and Social Psychology* 83 (1): 94–110.

Bordin, E. S. (1979): The generalizability of the psychoanalytic concept of the working alliance. *Psychotherapy: Theory, Research and Practice* 16: 252–260.

Borys, S. a. D. Perlman (1985): Gender differences in loneliness. *Personality and Social Psychological Bulletin* 11: 63–74.
Boszormenyi-Nagy, I. u. G. Spark (1973): Invisible loyalties: Reciprocity in intergeneration family therapy. New York: (Harper & Row). [dt. (2020): Unsichtbare Bindungen. Die Dynamik familiärer Systeme. Stuttgart (Klett-Cotta), 11. Aufl.]
Bowen, M. (1978): Family therapy in clinical practice. New York (Aronson).
Bowlby, J. (2006a): Bindung (Reihe: Bindung und Verlust). München/Basel (Reinhardt). [am. Orig. (1969): Attachment and loss, Vol. 1: Attachment. New York (Basic).]
Bowlby, J. (2006b): Trennung – Angst und Zorn (Reihe: Bindung und Verlust). München/Basel (Reinhardt). [am. Orig. (1973): Attachment and loss, Vol. II: Separation: Anxiety and anger. Harmondsworth, Middlesex, Eng. (Penguin).]
Bradshaw, J. (2006): Wenn Scham krank macht: Verstehen und Überwinden von Schamgefühlen. München (Knaur). [am. Orig. (1988): Healing the shame that binds you. Deerfield Beach, FL (Health Communications).]
Branden, N. (1971): The psychology of self-esteem: A revolutionary approach to self-understanding that launched a new era in modern psychology. New York (Bantam).
Branden, N. (1983): Honoring the self: Self-esteem and personal transformation. New York (Bantam).
Brennan, K., C. Clark a. P. Shaver (1998): Self-report measurement of adult attachment. In: J. A. Simpson a. W. S. Rholes (eds.): Attachment theory and close relationships. New York (Guilford), pp. 46–76.
Broucek, F. (1991): Shame and the self. New York (Guilford).
Buber, M. (1997): Ich und Du. Gerlingen (Schneider). [am. Orig. (1970): I and thou. New York (Scribner's).]
Byrne, M., A. Carr a. M. Clark (2004): The efficacy of couples-based interventions for panic disorder with agoraphobia. *Journal of Family Therapy* 26: 105–125.
Carnelley, K. B. a. R. Janoff-Bulman (1992): Optimism about love relationships: General vs. specific lessons from one's personal experiences. *Journal of Social and Personal Relationships* 9: 5–20.
Carrere, S. a. J. M. Gottman (1999): Predicting divorce among newlyweds from the first three minutes of a marital conflict discussion. *Family Process* 38: 293–301.
Catherall, D. R. (2003): How fear differs from anxiety. *Traumatology* 9 (2): 76–92.
Chambless, D. L. a. S. D. Hollon (1998): Defining empirically supported therapies. *Journal of Consulting and Clinical Psychology* 66: 7–18.
Cox, B. J., P. S. R. MacPherson, M. W. Enns a. L. A. McWilliams (2004): Neuroticism and self-criticism associated with posttraumatic stress disorder in a nationally representative sample. *Behavior Research and Therapy* 42: 105–114.

Damasio, A. (2009): Ich fühle, also bin ich. Die Entschlüsselung des Bewusstseins. München (Ullstein). [am. Orig. (1999): The feeling of what happens: Body and emotion in the making of consciousness. New York (Harcourt).]

Dreikurs, R. u. V. Soltz (2014): Kinder fordern uns heraus. Wie erziehen wir sie zeitgemäß? Stuttgart (Klett-Cotta). [am. Orig. (1964): Children: The challenge. New York (Hawthorn).]

Dutton, D. G., C. van Ginkel a. A. Starzomski (1995): The role of shame and guilt in the intergenerational transmission of abusiveness. *Violence and Victims* 10 (2): 121–131.

Ellis, A. (2001): Overcoming destructive beliefs, feelings, and behaviors: New directions for rational emotive behavior therapy. New York (Prometheus).

Feeney, J. A. (1996): Attachment, caregiving, and marital satisfaction. *Personal Relationships* 3: 401–416.

Fennell, M. J. V. (2004): Depression, low self-esteem, and mindfulness. *Behavior Research and Therapy* 42: 1053–1067.

Fincham, F. D., S. R. H. Beach a. J. Davila (2004): Forgiveness and conflict resolution in marriage. *Journal of Family Psychology* 18: 72–81.

Fredrickson, B. L. (2001): The role of positive emotions in positive psychology: The broaden-and-build theory of positive emotions. *American Psychologist* 56: 218–226.

Fredrickson, B. L. a. M. Losada (2005): Positive affect and the complex dynamics of human flourishing. *American Psychologist* 60: 678–686.

Freud, S. (1926): Inhibition, symptoms and anxiety (Standard Ed., Vol. 20). Oxford (Macmillan), new ed. 2013. [dt. (2021): Hemmung, Symptom, Angst. Berlin (epubli) / Norderstedt (books on demand).]

Freud, S. (2017): Das Ich und das Es. Köln (Anaconda). [am. Orig. (1923): The ego and the id (Standard Ed., Vol. 20). Oxford, England (Macmillan), new ed. 1989.]

Gigy, L. a. J. B. Kelly (1992): Reasons for divorce: Perspectives of divorcing men and women. *Journal of Divorce and Remarriage* 18: 169–187.

Gilliam, C. M. a. R. R. Cottone (2005): Couple or individual therapy for the treatment of depression? An update of the empirical literature. *American Journal of Family Therapy* 33: 265–272.

Ginott, H. G. (1965): Between parent and child: New solutions to old problems. New York (Avon), new ed. 2003. [dt. (1981): Eltern und Kinder. Elternratgeber für eine verständnisvolle Erziehung. Reinbek bei Hamburg (Rowohlt)].

Goldberg, C. (1991): Understanding shame. Northvale, NJ (Jason Aronson).

Goleman, D. (1998): Working with emotional intelligence. New York (Bantam). [dt. (2000): EQ2 – Der Erfolgsquotient. München (Dt. Taschenbuchverlag)].

Gordon, K. C. a. D. H. Baucom (1998): Understanding betrayals in marriage: A synthesized model of forgiveness. *Family Process* 37: 425–450.

Gordon, K. C. a. D. H. Baucom (2003): Forgiveness and marriage: Preliminary support for a measure based on a model of recovery from a marital betrayal. *American Journal of Family Therapy* 31: 179–199.

Gottman, J. M. (1994a): What predicts divorce? The relationship between marital processes and marital outcomes. Hillsdale, NJ (Erlbaum).

Gottman, J. M. (1994b): Why marriages succeed or fail. New York (Simon & Schuster).

Gottman, J. M. (1998): Psychology and the study of marital processes. *Annual Review of Psychology* 49: 169–197.

Gottman, J. M. (1999): The marriage clinic: A scientifically-based marital therapy. New York (Norton).

Gottman, J. M. a. C. I. Notarius (2002): Marital research in the 20th century and a research agenda for the 21st century. *Family Process* 41: 159–197.

Green, J. a. R. Goldwyn (2002): Annotation: Attachment disorganization and psychopathology: New findings in attachment research and their potential implications for developmental psychopathology in childhood. *Journal of Child Psychology and Psychiatry* 43: 835–846.

Greenberg, L. S. a. S. M. Johnson (1988): Emotionally focused therapy for couples. New York (Guilford).

Greenberg, L. S. a. S. C. Paivio (1997): Working with emotions in psychotherapy. New York (Guilford), new ed. 2003.

Griffin, D. a. K. Bartholomew (1994): Models of the self and other: Fundamental dimensions underlying adult attachment. *Journal of Personality and Social Psychology* 67: 430–455.

Gunderson, J. G. (1996): The borderline patient's intolerance of aloneness: Insecure attachments and therapist availability. *American Journal of Psychiatry* 153: 752–758.

Hanh, T. N. (1992): Peace is every step: The path of mindfulness in everyday life. New York (Bantam). [dt. (2007): Ich pflanze ein Lächeln. München (Goldmann).]

Harris, C. J. (2004): Family crisis intervention. In: D. R. Catherall (ed.): Handbook of stress, trauma, and the family. New York (Brunner-Routledge), pp. 417–431.

Hartling, L. M., W. B. Rosen, M. Walker a. J. V. Jordan (2004): Shame and humiliation: From isolation to relational transformation. In: J. V. Jordan, M. Walker a. L. M. Hartling (eds.): The complexity of connection: Writings from the Stone Center's Jean Baker Miller Training Institute. New York (Guilford), pp. 103–128.

Hartmann, H. (1939): Ego psychology and the problem of adaptation. New York (International Universities Press), 14th ed. 1958.

Hazan, C. a. P. R. Shaver (1987): Romantic love conceptualized as an attachment process. *Journal of Personality and Social Psychology* 52: 511–524.

Hendrix, H. (1988): Getting the love you want: A guide for couples. New York (Henry Holt), new ed. 2019.

Hendrix, H. (1993): Keeping the love you find: A personal guide. New York (Atria). [dt. (2007): Ohne Wenn und Aber. Die Liebe fürs Leben. Reinbek bei Hamburg (Rowohlt).]

Heyman, R. E. (2001): Observation of couple conflicts: Clinical assessment applications, stubborn truths, and shaky foundations. *Psychological Assessment* 13: 5–35.

Hill, E. M., J. P. Young a. J. L. Nord (1994): Childhood adversity, attachment, security, and adult relationships: A preliminary study. *Ethiology and Sociobiology* 15: 323–338.
Holeva, V., N. Tarrier a. A. Wells (2001): Prevalence and predictors of acute stress disorder and PTSD following road traffic accidents: Thought control strategies and social support. *Behavior Therapy* 32: 65–83.
Holinger, P. C. a. K. Doner (2003): What babies say before they can talk: The nine signals infants use to express their feelings. Wichita, KS (Fireside).
Holmes, J. (1996): Attachment, intimacy, autonomy: Using attachment theory in adult psychotherapy. Northvale, NJ (Jason Aronson).
Holmes, J. (2004): Disorganized attachment and borderline personality disorder: A clinical perspective. *Attachment and Human Development* 6: 181–190.
Hwang, P. O. (2000): Other-esteem: Meaningful life in a multicultural society. Ann Arbor, MI (Sheridan).
Johnson, S. M. (2002): Emotionally focused couple therapy with trauma survivors: Strengthening attachment bonds. New York (Guilford).
Johnson, S. M. (2003): The revolution in couple therapy: A practitioner-scientist perspective. *Journal of Marital and Family Therapy* 29: 365–384.
Johnson, D. R. (2004): Critical interaction therapy with traumatized couples. In: D. R. Catherall (ed.): Handbook of stress, trauma and the family. New York (Brunner-Routledge), pp. 513–532.
Johnson, S. M. (2009): Die Praxis der emotionsfokussierten Paartherapie: Verbindungen herstellen. Paderborn (Junfermann). [am. Orig. (1996): Creating connection: The practice of emotionally focused marital therapy. New York (Brunner/Mazel).]
Johnson, S. M. a. J. Lebow (2000): The »coming of age« of couple therapy: A decade review. *Journal of Marital and Family Therapy* 26: 23–38.
Johnson, S. M., J. A. Makinen a. J. W. Milliken (2001): Attachment injuries in couple relationships: A new perspective on impasses in couples therapy. *Journal of Marital and Family Therapy* 27 (2): 145–155.
Jordan, J. V. (1989): Relational development: Therapeutic implications of empathy and shame (Work in Progress, No. 39). Wellesley, MA (Stone Center for Developmental Services and Studies).
Jordan, J. V. (2000): The role of mutual empathy in relational/cultural therapy. *Journal of Clinical Psychology* 56: 1005–1016.
Jordan, J. V., A. G. Kaplan, J. B. Miller, I. P. Stiver a. J. L. Surrey (1991): Women's growth in connection: Writings from the Stone Center. New York (Guilford).
Jung, C. G. (1968): Analytical psychology: Its theory and practice (The Tavistock lectures). New York (Vintage).
Kabat-Zinn, J. (1990): Full catastrophe living: Using the wisdom of your body and mind to face stress, pain, and illness. New York (Dell). [dt. (2019): Gesund durch Meditation. Das große Buch der Selbstheilung mit MBSR. München (Knaur).]
Kabat-Zinn, J. (1995): Wherever you go, there you are: Mindfulness meditation in everyday life. New York (Hyperion). [dt. (2015): Im Alltag Ruhe finden. Meditation für ein gelassenes Leben. München (Knaur), 6. Aufl.]

Kalsched, D. (1996): The inner world of trauma: Archetypal defenses of the personal spirit. New York (Routledge).
Karen, R. (2001): The forgiving self: the road from resentment to connection. New York (Doubleday).
Kaufman, G. (1989): The psychology of shame: Theory and treatment of shame-based syndromes. New York (Springer).
Kaufman, G. (1992): Shame: The power of caring. Rochester, VT (Schenkman), 3rd ed.
Kelly, V. C. (1996): Affect and the redefinition of intimacy. In: D. L. Nathanson (ed.): Knowing feeling: Affect, script and psychotherapy. New York (Norton), pp. 55–104.
Kernberg, O. (1976): Object relations theory and clinical psycho-analysis. New York (Jason Aronson). [dt. (1981): Objektbeziehungen und Praxis der Psychoanalyse. Stuttgart (Klett-Cotta), 5. Aufl. 1992).]
Kerr, M. E. a. M. Bowen (1988): Family evaluation: An approach based on Bowen theory. New York (Norton).
Kirkpatrick, L. A. a. K. E. Davis (1994): Attachment, style, gender, and relationship stability: A longitudinal analysis. *Journal of Personality and Social Psychology* 66: 502–512.
Kirkpatrick, L. A. a. C. Hazan (1994): Attachment styles and close relationships: A four-year prospective study. *Personal Relationships* 1: 123–142.
Klein, M. u. J. Riviere (1964): Love, hate and reparation. New York (Norton). [dt. (1992): Liebe, Hass und Schuldgefühl. Frankfurt/M. (Fischer TB).]
Kohut, H. (1971): The analysis of the self. New York (International Universities Press). [dt. (1979): Die Heilung des Selbst. Frankfurt/M. (Suhrkamp).]
Kohut, H. (1984): How does analysis cure? Chicago (University of Chicago Press). [dt. (1989): Wie heilt die Psychoanalyse? Frankfurt/M. (Suhrkamp).]
Krueger, R. F., M. McGue a. W. G. Iacono (2001): The higher-order structure of common DSM mental disorders: Internalization, externalization, and their connections to personality. *Personality and Individual Differences* 30: 1245–1259.
Krugman, S. (1995): Male development and the transformation of shame. In: R. F. Levant a. W. S. Pollack (eds.): A new psychology of men. New York (Basic), pp. 91–126.
Lansky, M. R. (1993): Family genesis of aggression. *Psychiatric Annals* 23: 494–499.
Lebow, J. L. (2000): What does the research tell us about couple and family therapies? *Journal of Clinical Psychology* 56: 1083–1094.
Lederer, W. (1964): Dragons, delinquents, and destiny: An essay on positive superego functions (Monograph 15). *Psychological Issues* 4 (3). New York (International Universities Press).
Lerner, H. G. (2001): Zärtliches Tempo. Wie Frauen ihre Beziehungen verändern, ohne sie zu zerstören. Frankfurt/M. (Fischer TB). [am. Orig. (1989): The dance of intimacy: A woman's guide to courageous acts of change in key relationships. New York (Harper & Row).]
Lewis, H. B. (1971): Shame and guilt in neurosis. New York (International Universities Press).

Lewis, H. B. (1987a): Introduction: Shame – the »sleeper« in psychopathology. In: H. B. Lewis (ed.): The role of shame in symptom formation. New York (Erlbaum), pp. 1–28.
Lewis, H. B. (1987b): The role of shame in depression over the life span. In: H. B. Lewis (ed.): The role of shame in symptom formation. New York (Erlbaum), pp. 29–50.
Lewis, H. B. (1987c): Resistance: A misnomer for shame and guilt. In: D. S. Milman a. G. D. Goldman (eds.): Techniques of working with resistance. New York (Jason Aronson), pp. 209–226.
Lewis, H. B. (1989): Shame and guilt in neurosis. New York (International Universities Press).
Lewis, J. M. (1997): Marriage as a search for healing: Theory, assessment and therapy. New York (Brunner/Mazel).
Lewis, J. M. (1998): For better or worse: Interpersonal relationships and individual outcome. *American Journal of Psychiatry* 155: 582–589.
Lewis, J. M. (2000): Repairing the bond in important relationships: A dynamic for personality maturation. *American Journal of Psychiatry* 157: 1375–1378.
Losado, M. (1999): The complex dynamics of high performance teams. *Mathematical and Computer Modelling* 30 (9–10): 179–192.
Losada, M. a. E. Heapy (2004): The role of positivity and connectivity in the performance of business teams: A nonlinear dynamics model. *American Behavioral Scientist* 47: 740–765.
Mahler, M., F. Pine a. A. Bergman (1975): The psychological birth of the human infant. New York (Basic). [dt. (1993): Die psychische Geburt des Menschen. Symbiose und Individuation. Frankfurt/M. (Fischer TB).]
Markway, B. G., C. Carmin, C. A. Pollard a. T. Flynn (1992): Dying of embarrassment: Help for social anxiety and phobia. Oakland, CA (New Harbinger).
Markway, B. G. a. G. P. Markway (2003): Painfully shy: How to overcome social anxiety and reclaim your life. New York (Thomas Dunne). [dt. (2014): Frei von Angst und Schüchternheit. Soziale Ängste besiegen – ein Selbsthilfeprogramm. Weinheim (Beltz).]
Maslow, A. H. (1987): Motivation and personality. New York (Harper & Row), 3rd ed. [dt. (2018): Motivation und Personali*tät*. Reinbek bei Hamburg (Rowohlt).]
Maugham, W. S. (1915): Of human bondage. New York (Penguin), new ed. (Signet) 2015. [dt. (2012): Der Menschen Hörigkeit. Zürich (Diogenes).]
McDonough, M. L., C. Carlson a. C. R. Cooper (1994): Individuated marital relationships and the regulation of affect in families of early adolescents. *Journal of Adolescent Research* 9: 67–87.
Meares, R. (2000): Intimacy and alienation: Memory, trauma and personal being. Philadelphia, PA (Taylor & Francis).
Mikulincer, M., V. Florian, P. A. Cowan a. C. P. Cowan (2002): Attachment security in couple relationships: A systemic model and its implications for family dynamics. *Family Process* 41: 405–434.
Miller, J. B. a. I. Stiver (1994): Movement in therapy: Honoring the »strategies of disconnection«. (Work in Progress, No. 65). Wellesley, MA (Stone Center for Developmental Services and Studies).

Miller, S. B. (1996): Shame in context. Hinsdale, NJ (Analytic).

Miller, M. W. (2003): Personality and the etiology and expression of PTSD: A three-factor model perspective. *Clinical Psychology: Science and Practice* 10: 373–393.

Miller, M. W. (2004): Personality and the development and expression of PTSD. *PTSD Research Quarterly* 15 (3): 1–4.

Muller, R. T., L. A. Sicoli a. K. E. Lemieux (2000): Relationships between attachment style and posttraumatic stress symptomatology among adults who report the experience of childhood abuse. *Journal of Traumatic Stress* 13: 321–332.

Muller, R. T., K. E. Lemieux a. L. A. Sicoli (2001): Attachment and psychopathology among formerly maltreated adults. *Journal of Family Violence* 16: 151–169.

Murray, S. L. a. J. G. Holmes (1998): A leap of faith? Positive illusions in romantic relationships. *Personality and Social Psychology Bulletin* 23: 586–604.

Murray, S. L., G. Bellavia, P. Rose a. D. W. Griffin (2003): Once hurt, twice hurtful: How perceived regard regulates daily marital interactions. *Journal of Personality and Social Psychology* 84: 126–147.

Murray, S. L., J. G. Holmes, D. Dolderman a. D. W. Griffin (2000): What the motivated mind sees: Comparing friends' perspectives to married partners' views of each other. *Journal of Experimental Social Psychology* 36: 600–620.

Murray, S. L., J. G. Holmes, D. W. Griffin, G. Bellavia a. P. Rose (2001): The mismeasure of love: How self-doubt contaminates relationship beliefs. *Personality and Social Psychology Bulletin* 27: 423–436.

Murray, S. L., P. Rose, G. Bellavia, J. G. Holmes a. A. G. Kusche (2002): When rejection stings: How self-esteem constrains relationship-enhancement processes. *Journal of Personality and Social Psychology* 83: 556–573.

Nathanson, D. L. (1992): Shame and pride: Affect, sex, and the birth of the self. New York (Norton).

Nathanson, D. L. (1993): About emotion. *Psychiatric Annals* 23: 543–555.

Nathanson, D. L. (1996a): About emotion. In: D. L. Nathanson (ed.): Knowing feeling: Affect, script and psychotherapy. New York (Norton), pp. 1–21.

Nathanson, D. L. (1996b): Some closing thoughts on affect, scripts and psychotherapy. In: D. L. Nathanson (ed.): Knowing feeling: Affect, script and psychotherapy. New York (Norton), pp. 379–407.

Nott, K. H., K. Vedhara a. M. J. Power (1995): The role of social support in HIV infection. *Psychological Medicine* 25: 971–983.

Owens, K. A. (1995): Internalized shame, reclusive behavior, and intimacy in couples. *Dissertation Abstracts International* 53 (3A): 1143.

Peleg, O. (2005): The relation between differentiation and social anxiety: What can be learned from students and their parents? *American Journal of Family Therapy* 33: 167–183.

Pennebaker, J. W. (1990): Opening up: The healing power of expressing emotions. New York (Guilford), Neubearb. 1997.

Perls, F. S. (1973): The gestalt approach and eye witness to therapy. Palo Alto, CA (Science and Behavior). [dt. (1992): Grundlagen der Gestalt-Therapie. Einführung und Sitzungsprotokolle. München (Pfeiffer).]

Perls, F. S. (1992): Gestalt therapy verbatim. Gouldsboro, ME (Gestalt Journal Press), rev. ed. [dt. (2002): Gestalt-Therapie in Aktion. Stuttgart (Klett-Cotta).]

Pinckert, R. C. (1986): Pinckert's practical grammar: A lively, unintimidating guide to usage, punctuation, and style. Cincinatti, OH (Writers' Digest).

Pinsof, W. M. (1995): Integrative problem-centered therapy: A synthesis of family, individual, and biological therapies. New York (Basic).

Pipher, M. (1994): Reviving Ophelia: Saving the selves of adolescent girls. New York (Ballantine).

Pistole, M. C. (1994): Adult attachment styles: Some thoughts on closeness-distance struggles. *Family Process* 33: 147–159.

Pistole, M. C. a. L. C. Vocaturo (1999): Attachment and commitment in college students' romantic relationships. *Journal of College Student Development* 40: 710–720.

Prager, K. J. (1995): The psychology of intimacy. New York (Guilford).

Reber, K. (1996): Children at risk for reactive attachment disorder: Assessment, diagnosis and treatment. In: Progress: Family systems research and therapy, Vol. 5. Encino, CA (Phillips Graduate Institute), pp. 53–98.

Rothschild, B. (2000): The body remembers: The psychophysiology of trauma and trauma treatment. New York (Norton). [dt. (2002): Der Körper erinnert sich. Die Psychophysiologie des Traumas und der Traumabehandlung. Essen (Synthesis).]

Rothschild, B. (2003): The body remembers casebook: Unifying methods and models in the treatment of trauma and PTSD. New York (Norton).

Sagan, C. (2001): Gedanken über Mensch und Kosmos. München (Droemer). [am. Orig. (1997): Billions and billions: Thoughts on life and death at the brink of the millennium. New York (Random House).]

Sanbonmatsu, D. M., S. A. Akimoto a. B. D. Gibson (1994): Stereotype-based blocking in social explanation. *Personality and Social Psychology Bulletin* 20 (1): 71–81.

Sapolsky, R. M. (1997): The solace of patterns. In: The trouble with testosterone and other essays on the biology of the human predicament. New York (Simon & Schuster), pp. 91–100.

Satir, V. (1967): Conjoint family therapy: a guide to theory and technique. Palo Alto, CA (Science and Behavior), rev. ed. [dt. (1994a): Familienbehandlung. Kommunikation und Beziehung in Theorie, Erleben und Therapie. Freiburg im Breisgau (Lambertus).]

Satir, V. (1988): The new peoplemaking. Palo Alto, CA (Science and Behavior). [dt. (1994b): Kommunikation – Selbstwert – Kongruenz. Konzepte und Perspektiven familientherapeutischer Praxis. Paderborn (Junfermann).]

Scarf, M. (1988): Intimate Partners: Patterns in love and marriage. New York (Ballantine). [dt. (1993): Autonomie und Nähe. Grundkonflikte in der Partnerschaft. München (Heyne).]

Scharff, D. E. a. J. S. Scharff (1991): Object relations couple therapy. New York (Jason Aronson).

Schnarch, D. (1991): Constructing the sexual crucible: An integration of sexual and marital therapy. New York (Norton).

Schnarch, D. (1998): Passionate marriage: Love, sex, and intimacy in emotionally committed relationships. New York (Henry Holt).

Schwartz, R. C. (1997): Internal family systems therapy. New York (Guilford). [dt. (2018): Systemische Therapie mit der inneren Familie. Stuttgart (Klett-Cotta).]

Schwarz, R. A. (2002): Tools for transforming trauma. New York (Brunner-Routledge).

Segal, Z. V., M. G. Williams a. J. D. Teasdale (2002): Mindfulness-based cognitive therapy for depression: A new approach to preventing relapse. New York (Guilford). [dt. (2015): Die achtsamkeitsbasierte kognitive Therapie der Depression. Ein neuer Ansatz zur Rückfallprävention. Tübingen (dgvt), 2. Aufl.]

Seldes, G. (1985): The great thoughts. New York (Ballantine).

Shadish, W. R. a. S. A. Baldwin (2003): Meta-analysis of MFT interventions. *Journal of Marital and Family Therapy* 29: 547–570.

Sherman, R. a. N. Fredman (1986): Handbook of structured techniques in marriage and family therapy. New York (Brunner/Mazel).

Shi, L. (2003): The association between adult attachment styles and conflict resolution in romantic relationships. *American Journal of Family Therapy* 31: 143–157.

Snyder, D. K. a. M. A. Whisman (eds.) (2003): Treating difficult couples: Helping clients with coexisting mental and relationship disorders. New York (Guilford).

Snyder, D. K., A. M. Castellani a. M. A. Whisman (2006): Current status and future directions in couple therapy. *Annual Review of Psychology* 57 (1): 317–344.

Steel, R. (2000): In love with night: The American romance with Robert Kennedy. New York (Simon & Schuster).

Stein, H., N. J. Jacobs, K. S. Ferguson, J. G. Allen a. P. Fonagy (1998): What do adult attachment scales measure? *Bulletin of the Menninger Clinic* 62: 33–82.

Stern, D. (1985): The interpersonal world of the infant. New York (Basic). [dt. (2010): Die Lebenserfahrung des Säuglings. Stuttgart (Klett-Cotta), 10. Aufl.]

Sternberg, R. J. (1987): The triangle of love: Intimacy, passion, commitment. New York (Basic).

Stewart, R. (1980): Helping couples change: A social learning approach to marital therapy. New York (Guilford).

Stiver, I. P. (1997): Chronic disconnections: Three family contexts. In: B. S. Mark a. J. A. Incorvaia (eds.): The handbook of infant, child, and adolescent psychotherapy, Vol. 2: New directions in integrative treatment. New York (Jason Aronson), pp. 439–459.

Stone, H. a. S. Stone (1993): Embracing your inner critic: Turning self-criticism into a creative asset. San Francisco (HarperOne). [dt. (1995): Du bist richtig. Mit der Voice-Dialogue-Methode den inneren Kritiker zum Freund gewinnen. München (Heyne).]

Sullivan, H. S. (1983): Die interpersonale Theorie der Psychiatrie. Frankfurt/M. (Fischer TB) [am. Orig. Sullivan, H. S. (1953). The interpersonal theory of psychiatry. New York (Norton).]

Teasdale, J. D., R. G. Moore, H. Hayhurst, M. Pope, S. Williams a. Z. V. Segal (2002): Meta-cognitive awareness and prevention of relapse in depression: Empirical evidence. *Journal of Consulting and Clinical Psychology* 70: 275–287.

Teasdale, J. D., Z. V. Segal a. J. M. G. Williams (1995): How does cognitive therapy prevent relapse, and why should attentional control (mindfulness) training help? *Behavior Research and Therapy* 33: 225–239.

Thomas, P. M. (2003): Protection, dissociation, and internal roles: Modeling and treating the effects of child abuse. *Review of General Psychology* 7, 364–380.

Thomas, P. M. (2005): Dissociation and internal models of protection: Psychotherapy with child abuse survivors. *Psychotherapy: Theory, Research, Practice, Training* 42: 20–36.

Tolle, E. (1999): The power of now: A guide to spiritual enlightenment. New York (New World Library). [dt. (2010): Jetzt! Die Kraft der Gegenwart. Bielefeld (Kamphausen).]

Tomkins, S. S. (1962): Affect/imagery/consciousness. Vol. I: The positive affects. New York (Springer).

Tomkins, S. S. (1963): Affect/imagery/consciousness. Vol. II: The negative affects. New York (Springer).

Tomkins, S. S. (1979): Script theory: Differential magnification of affects. In: H. E. Howe, Jr., a. R. A. Dienstbier (eds.): Nebraska Symposium on Motivation – 1978 (Vol. 26). Lincoln (University of Nebraska Press), pp. 201–236.

Tomkins, S. S. (1991): Affect/imagery/consciousness. Vol. III: The negative affects: anger and fear. New York (Springer).

Tomkins, S. S. (1992): Affect/imagery/consciousness. Vol. IV: Cognition: Duplication and transformation of information. New York (Springer).

Tomkins, S. S. (2008): Affect/imagery/consciousness: the complete edition. New York (Springer).

Tucker, J. S. a. S. L. Anders (1999): Attachment style, interpersonal perceptions accuracy, and relationship satisfaction in dating couples. *Personality and Social Psychology Bulletin* 25: 403–412.

Turner, R. J. a. W. R. Avison (1989): Gender and depression: Assessing exposure and vulnerability to life events in a chronically strained population. *Journal of Nervous and Mental Disease* 177: 443–455.

Twain, M. (2013): Der geheimnisvolle Fremde. Die Abenteuer des jungen Satan. Internet Archive. Hörfunksendung vom 28.10.2015, NDR, Hamburg. [am. Orig. (1957: The mysterious Stranger. In: C. Neider (ed.) (1984): The Complete Short Stories of Mark Twain. New York (Bantum), pp. 602–679.]

Vanier, J. (1994): From Brokenness to community. Mahwah, NJ (Paulist).

Van Zelst, W. H., E. de Beurs, A. T. F. Beekman, D. J. H. Deeg a. R. van Dyke (2003): Prevalence and risk factors of posttraumatic stress disorder in older adults. *Psychotherapy and Psychosomatics* 72: 333–342.

Watkins, E. a. J. D. Teasdale (2001): Rumination and overgeneral memory in depression: Effects of self-focus and analytic thinking. *Journal of Abnormal Psychology* 110: 353–357.

Watkins, E. a. J. D. Teasdale (2004): Adaptive and maladaptive self-focus in depression. *Journal of Affective Disorders* 82: 1–8.

Watzlawick, P., J. H. Beavin a. D. D. Jackson (1967): The pragmatics of human communication. New York (Norton).

Webster's New Universal Unabridged Dictionary (2003): Fully revised and updated. New York (Barnes & Noble).

Whitaker, D. J., S. R. H. Beach, J. Etherton, R. Wakefield a. P. L. Anderson (1999): Attachment and expectations about future relationships: Moderations by accessibility. *Personal Relationships* 6: 41–56.

Winnicott, D. W. (1963): The maturational processes and the facilitating environment: Studies in the theory of emotional development. New York (International Universities Press). [dt. (2002): Reifungsprozesse und fördernde Umwelt. Gießen (Psychosozial).]

Wurmser, L. (1981): The mask of shame. Baltimore (Johns Hopkins University Press).

Young, J. E., J. S. Klosko u. M. E. Weishaar (2003): Schema therapy: A practioner's guide. New York (Guilford). [dt. (2005): Schematherapie: ein praxisorientiertes Handbuch. Paderborn (Junfermann).]

Über den Autor

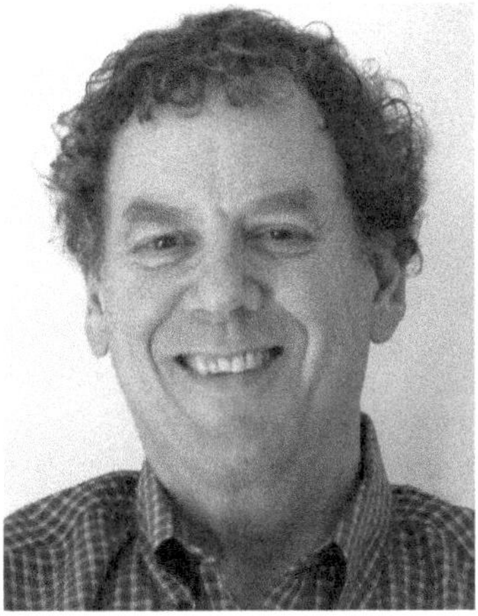

Don R. Catherall, Ph. D., ist außerordentlicher klinischer Professor an der Feinberg School of Medicine an der Northwestern University in Evanston, Illinois.